C. Dellas

Crashkurs Pharmakologie

C. Dellas

Crashkurs Pharmakologie

Repetitorium mit Einarbeitung der wichtigsten Prüfungsfakten

3., überarbeitete Auflage

ELSEVIER
URBAN & FISCHER

URBAN & FISCHER München

Zuschriften und Kritik an:
Elsevier GmbH, Urban & Fischer Verlag, Hackerbrücke 6, 80335 München, E-Mail: medizinstudium@elsevier.de

Wichtiger Hinweis für den Benutzer

Die Erkenntnisse in der Medizin unterliegen laufendem Wandel durch Forschung und klinische Erfahrungen. Herausgeber und Autoren dieses Werkes haben große Sorgfalt darauf verwendet, dass die in diesem Werk gemachten therapeutischen Angaben (insbesondere hinsichtlich Indikation, Dosierung und unerwünschten Wirkungen) dem derzeitigen Wissensstand entsprechen. Das entbindet den Nutzer dieses Werkes aber nicht von der Verpflichtung, anhand der Beipackzettel zu verschreibender Präparate zu überprüfen, ob die dort gemachten Angaben von denen in diesem Buch abweichen und seine Verordnung in eigener Verantwortung zu treffen.

Wie allgemein üblich wurden Warenzeichen bzw. Namen (z. B. bei Pharmapräparaten) nicht besonders gekennzeichnet.

Bibliografische Information Der Deutschen Bibliothek

Die Deutsche Bibliothek verzeichnet diese Publikation in der Deutschen Nationalbibliografie; detaillierte bibliografische Daten sind im Internet über http://www.d-nb.de abrufbar.

15 16 17 5 4 3

Um den Textfluss nicht zu stören, wurde bei Patienten und Berufsbezeichnungen die grammatikalisch maskuline Form gewählt. Selbstverständlich sind in diesen Fällen immer Frauen und Männer gemeint.

Planung: Julia Baier
Lektorat: Alexander Gattnarzik
Herstellung: Peter Sutterlitte
Satz: abavo GmbH, Buchloe
Druck und Bindung: Drukarnia Dimograf, Bielsko-Biała, Polen
Umschlaggestaltung: SpieszDesign, Neu-Ulm
Printed in Polen

ISBN 978-3-437-43182-1

Aktuelle Informationen finden Sie im Internet unter www.elsevier.de und www.elsevier.com.

Vorwort zur 3. Auflage

Der *Crashkurs Pharmakologie* ist zum beliebten Kurzlehrbuch geworden, das mit seinem strengen didaktischen Konzept einer einheitlichen Gliederung und übersichtlichen Darstellung besticht. Ursprünglich war er in seiner ersten Auflage als Repetitorium für das zweite Staatsexamen gedacht. Darüber hinaus bestand der Bedarf an einem semesterbegleitenden übersichtlichen Kurzlehrbuch. Und so wurden in der zweiten Auflage die Kapitel thematisch besser abgegrenzt und inhaltlich verbessert, sodass mit dem *Crashkurs* auch bereits während des Semesters die allgemeine und später die spezielle Pharmakologie gelernt werden kann. Es entstand ein knappes, prägnantes und dennoch möglichst vollständiges Kurzlehrbuch, das viele Studenten über mehrere Jahre begleitet. Und der Erfolg der zweiten Auflage gibt uns Recht. Denn auch mit Änderung der Approbationsordnung und Einführung des Hammerexamens bleibt der Bedarf nach einem solchen Buch bestehen. Und darauf soll auch in Zukunft keiner verzichten müssen. Deshalb wurde der *Crashkurs* komplett überarbeitet und um neue Substanzklassen der Arzneimitteltherapie aktualisiert. Das bewährte Konzept haben wir selbstverständlich aufrechterhalten. Damit ist die dritte Auflage des *Crashkurs* für Studenten/-innen geeignet, die begleitend zur Vorlesung, zum Seminar oder zum Tutorial ein kurzes Lehrbuch der allgemeinen und/oder speziellen Pharmakologie benötigen. Wer dieses Buch dann bereits intensiv durchgearbeitet hat, kann es selbstverständlich auch für die Vorbereitung auf das Hammerexamen nutzen. Für die schnelle Wiederholung der wichtigsten IMPP-relevanten Pharmakologieaspekte am Ende des Studiums ist aus gleicher Feder das Repetitorium *last minute Pharmakologie* entstanden, das gezielt auf das Hammerexamen vorbereitet. Für die Realisierung der *Crashkurs*-Neuauflage danke ich den Mitarbeitern vom Urban & Fischer-Verlag der Elsevier-GmbH, insbesondere Herrn Gattnarzik.

Priv.-Doz. Dr. med. Claudia Dellas — Göttingen, April 2011

Vorwort zur 1. Auflage

Es bleibt nicht mehr viel Zeit, die Pharmakologieprüfung naht. Der Stress schlägt bereits auf den Magen, der Schlaf ist auch nicht mehr der Beste. Statt Säuresekretionshemmer und Schlaftabletten zu nehmen – mit dem Crashkurs Pharmakologie ist das richtige Mittel zur Hand, um die Beschwerden zu lindern. Ein didaktisch ausgefeiltes Prinzip hilft, sich effizient auf die Prüfung vorzubereiten.

Das Buch aus der Crashkurs-Reihe von Urban & Fischer ist für Studenten gedacht, die kurz vor ihrer mündlichen Pharmakologieprüfung zum 2. Staatsexamen stehen, Kurse über die allgemeine und spezielle Pharmakologie bereits an der Uni hinter sich gebracht haben und nun noch einmal alles wiederholen möchten. Jetzt kommt es darauf an, strukturiert vorzugehen, den Überblick zu bewahren und Fakten zu lernen, mit denen man jeden Prüfer überzeugt.

Auch wenn dieser Crashkurs zur Vorbereitung auf die Prüfung der speziellen Pharmakologie dient, sind im Lehrbuch komplett die allgemeinen Grundlagen verankert, denn das Grundwissen ist die Basis für ein erfolgreiches Abschneiden im 2. Staatsexamen. Abgesehen von der Vorbereitung auf die mündliche Prüfung ist dieses Buch auch zum Lernen für das schriftliche Examen geeignet, da das Buch den gesamten GK abhandelt.

Das didaktische Konzept basiert auf einer strengen Gliederung, die sich durch das gesamte Lehrbuch zieht:

- Im grauen Kasten stehen die **Keywords**. Sie geben an, was im nachfolgenden Abschnitt steht. Man sollte mit diesen Schlagwörtern etwas anfangen können und in der Lage sein, ein paar Sätze dazu zu sagen. Ist das nicht der Fall, so empfiehlt es sich, den Abschnitt durchzuarbeiten.
- In der Randspalte sind **Schlagwörter** aufgelistet, die das Kapitel strukturieren und als roter Faden für die mündliche Prüfung dienen, an dem man sich gedanklich „entlanghangeln" kann. Freier Platz in der Randspalte kann für eigene Notizen genutzt werden.
- Viele Grafiken wurden eingebaut, um z.B. Wirkungsmechanismen zu veranschaulichen und dadurch das Lernen zu erleichtern. Außerdem kann man in der mündlichen Prüfung so manchen Prüfer beeindrucken, indem man schnell eine Skizze an die Tafel zeichnet. Das zeugt von gutem Verständnis.
- Klinische Bezüge sind durch das Stethoskop hervorgehoben.
- Ausrufezeichen markieren Merksätze, Besonderheiten, Fallstricke des IMPP oder geben Hinweise für mündliche Prüfungen.

Ich hoffe, mit diesem Buch wird die Pharmakologie interessanter und vertrauter, die Angst vor der Prüfung kleiner. Es lohnt sich, die Seiten durchzuarbeiten, denn die Pharmakologie begleitet uns auch nach dem Studium. Selbst wenn man kein Pharmakologe wird, die Patienten werden es danken, wenn man als Arzt etwas von den Medikamenten versteht, die man auf das Rezept schreibt. Deshalb sind zum Lernen gute Bücher wichtig und ich möchte an dieser Stelle all jenen danken, die an der Verwirklichung des Crashkurses beteiligt waren, insbesondere Frau Wintermayr und Frau Feyl aus dem Verlag Urban & Fischer.

Außerdem gilt meinen Eltern und meiner Schwester mein ganzer Dank, da sie mich über das gesamte Studium tatkräftig unterstützt haben und mir eine wunderbare Studienzeit ermöglichten. Ihnen möchte ich dieses Buch genauso widmen wie meinem Freund, der mir bei meinen schreibenden Künsten liebevoll zur Seite stand.

Ich wünsche eine erfolgreiche Prüfung!

Göttingen, November 2002

Dr. Claudia Dellas

Benutzerhinweise

Die Crashkurs-Reihe ermöglicht eine knappe, prägnante Wiederholung des gesamten Prüfungswissens des Faches in verständlicher und strukturierter Form. Durch die strenge Gliederung wird das Wissen aktiviert und systematisiert. Der Stoff kann in kurzer Zeit aufgearbeitet werden und so sind Prüfungsangst und Zeitdruck kein Thema mehr.

- In blau hinterlegten **Kästen** zu Beginn jedes Abschnittes finden sich sog. **keywords**. Sie geben einerseits den Überblick über den im folgenden Abschnitt behandelten Stoff, können aber auch zur eigenen Lernkontrolle genutzt werden: Weiß man zu einem Begriff gar nichts zu sagen, empfiehlt es sich, den entsprechenden Abschnitt noch einmal durchzulesen.
- Die Begriffe der **Randspalte** dienen der Strukturierung und Orientierung innerhalb der Kapitel. Der Lernstoff soll damit in Portionen geteilt werden, die unter einem bestimmten Stichpunkt gespeichert werden können. Zudem soll die gezielte Suche nach bestimmten Begriffen eines Kapitels erleichtert werden. Freier Platz in der Randspalte lässt Raum für eigene Notizen.
- Kästen mit Ausrufezeichen markieren Merksätze, Besonderheiten, Fallstricke des IMPP oder geben Hinweise für mündliche Prüfungen.
- Kästen mit Stethoskop enthalten klinische Hinweise.

Abkürzungsverzeichnis

5-HT	5-Hydroxytryptamin (Serotonin)
ACh	Acetylcholin
ACS	akutes Koronarsyndrom (acute coronary syndrome)
AP	Aktionspotential
ASS	Acetylsalicylsäure
AT	Angiotensin
AZ	Allgemeinzustand
BB	Blutbild
BtmV	Betäubungsmittelverordnung
BV	Bioverfügbarkeit
BZ	Blutzucker
COMT	Katecholamin-O-Methyltransferase
EDV	enddiastolisches Volumen
EPM	extrapyramidal-motorisch
GABA	Gammaaminobuttersäure
GFR	glomeruläre Filtrationsrate
GI-Trakt	Gastrointestinaltrakt
GTN	Glyceroltrinitrat
HF	Herzfrequenz
HHL	Hypophysenhinterlappen
HIT	heparininduzierte Thrombozytopenie
HVL	Hypophysenvorderlappen
HZV	Herzzeitvolumen
IE	internationale Einheiten
i.m.	intramuskulär
Ind	Indikation
ISDN	Isosorbiddinitrat
ISMN	Isosorbidmononitrat
i.v.	intravenös
KG	Körpergewicht
KI	Kontraindikation
LE	Lungenembolie
MAO	Monoaminooxidase
MG	Molekulargewicht
NMH	niedermolekulares Heparin
NNR	Nebennierenrinde
NSTEMI	non-ST-elevation myocardial infarction
oBV	orale Bioverfügbarkeit
PEB	Plasmaeiweißbindung
PK	Pharmakokinetik
p.o.	per os
PPI	Protonenpumpeninhibitor
RA	rheumatoide Arthritis
RAAS	Renin-Angiotensin-Aldosteron-System
ret.	retardiert
s.c.	subcutan
SR	sarkoplasmatisches Retikulum
SSRI	selektive Serotonin-Re-uptake-Hemmer (Antidepressiva)
STEMI	ST-elevation myocardial infarction
SV	Schlagvolumen
Tabl.	Tablette
$t_{1/2}$	Halbwertszeit
TVT	tiefe Venenthrombose
UE	Untereinheit
UFH	unfraktioniertes Heparin
UW	unerwünschte Wirkung
V.a.	Verdacht auf
Wi	Wirkung
Wm	Wirkungsmechanismus
WW	Wechselwirkung
Z.n.	Zustand nach

Inhaltsverzeichnis

1 Pharmakokinetik

Die Pharmakologie beschäftigt sich mit der Pharmakokinetik (☞ Kap. 1) und der Pharmakodynamik (☞ Kap. 2). Dieser Zusammenhang lässt sich folgendermaßen darstellen:

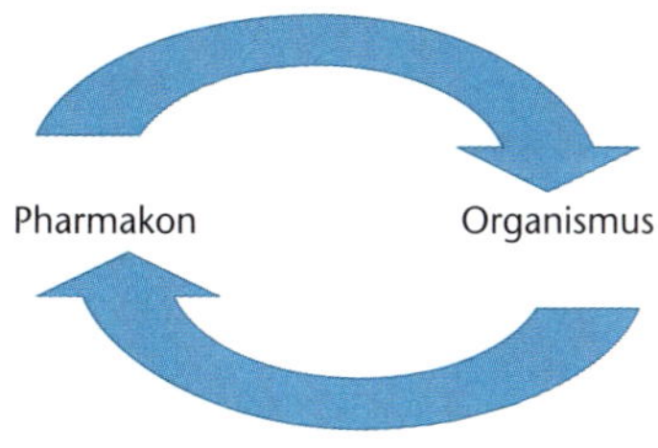

> **!** Die Pharmakokinetik beschreibt **Resorption, Verteilung** und **Elimination** eines Pharmakons: „Was macht der Organismus mit dem Pharmakon?"

Resorption

einfache Diffusion · carriervermittelter Transport · aktiver Transport · vesikulärer Transport

- = Aufnahme eines Pharmakons in die Blutbahn. Die wichtigste Resorptionsbarriere ist die Lipidmembran.
- Es gibt **verschiedene Transportmechanismen** für die Passage durch die Membran.

Diffusion

= **passiver** Transport einer Substanz entlang des Konzentrationsgradienten (vom Ort höherer Konzentration zum Ort geringerer Konzentration) durch die Zellmembran, besitzt die **größte Bedeutung** für den Transport; ist u.a. abhängig von:

- der **Lipophilie** des Pharmakons: Je lipophiler, umso besser die Resorption.
- dem **Konzentrationsgefälle für die Substanz:** Je stärker die Durchblutung, umso schneller wird das Pharmakon abtransportiert und umso größer ist der Konzentrationsgradient. Deshalb ist die Resorption nach i.m.-Injektion (gute Durchblutung der Muskulatur) schneller als nach s.c.-Injektion (schlechtere Durchblutung im subkutanen Fettgewebe).
- dem **Ionisationsgrad:** Ionisierte Substanzen sind polar und können die Lipidmembran nicht überwinden. Der Ionisationsgrad ist abhängig vom pH-Wert und der Dissoziationskonstante pK_a (☞ Abb. 1.1).

Man unterteilt die Diffusion in:

- **einfache Diffusion** direkt durch die Membran, z. B. Wasser, einige lipophile Substanzen; pharmakologisch nicht beeinflussbar
- **carriervermittelte Diffusion** (= erleichterte Diffusion) erfolgt über Transporter und Kanäle, z. T. auch passiv entlang dem Konzentrationsgradienten z. B. bei hydrophilen Substanzen, deren einfache Diffusion viel zu lange dauern würde (z. B. Fructose); sättigbar und pharmakologisch beeinflussbar, z. B. durch Kanalblocker.

aktiver Transport

- entgegen dem Konzentrationsgefälle **unter Energieverbrauch;** ist pharmakologisch beeinflussbar und wird unterteilt in:
  - **primär aktiven** Transport: Die Energie wird direkt aus der Hydrolyse von ATP gewonnen, z. B. Na^+-K^+-Pumpe.
  - **sekundär aktiven** Transport: Die Aufnahme, z. B. von Zuckern oder Aminosäuren ist mit dem passiven Transport von Na^+-Ionen gekoppelt, deren Gradient die treibende Kraft für den Transport liefert. Die Aufrechterhaltung des Konzentrationsgradienten für Na^+ ist dabei der energieverbrauchende Prozess.

vesikulärer Transport

= **aktiver** Transport, bei dem die Substanz durch Vesikelbildung in die Zelle aufgenommen wird. Dieser Prozess kann spezifisch über bestimmte Rezeptoren vermittelt werden (**rezeptorvermittelte Endozytose**).

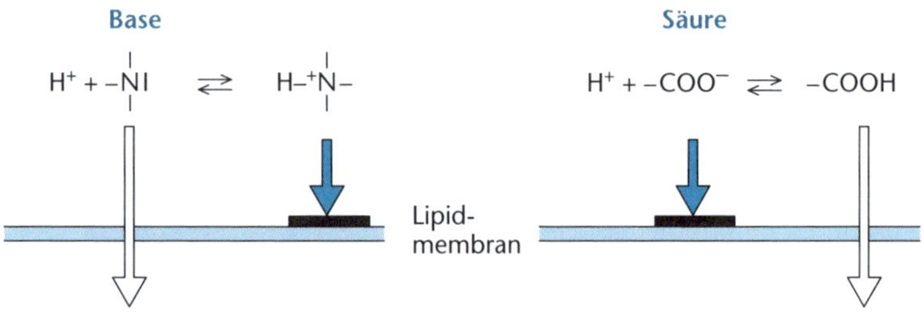

- Bei einem niedrigen pH-Wert (H^+-Konzentration hoch) wie im Magen liegt das Gleichgewicht der Reaktion auf der rechten Seite.
  Das bedeutet:
  - die Base ist geladen → schlechte Diffusion
  - die Säure ist ungeladen → gute Diffusion
- Bei einem höheren pH-Wert (H^+-Konzentration niedrig), z. B. nach Alkalisieren des Harns, liegt das Gleichgewicht der Reaktion auf der linken Seite.
  Das bedeutet:
  - die Base ist ungeladen → gute Diffusion
  - die Säure ist geladen → schlechte Diffusion

Abb. 1.1: Ionisationsgrad und Grad der Diffusion einer Base und einer Säure in Abhängigkeit vom pH-Wert

Verteilung

Verteilungsräume · Verteilungsparameter

Nach der Aufnahme des Pharmakons in die Blutbahn verteilt es sich in Abhängigkeit von den Verteilungsparametern in den verschiedenen Stoffwechselräumen (**Kompartments**) des Körpers.

Verteilungsräume

Gesamtkörpermasse	Verteilung des Gesamtkörperwassers	
Gesamtkörperwasser ⅔ des KG (Männer 65 % Frauen 55 %)	**extrazellulär** ca. 20 % des KG (⅓ des Gesamtwassers)	**transzellulär:** 1 % des KG
		Plasma: 5 % des KG
		Interstitium: 15 % des KG
	intrazellulär ca. 40 % des KG (⅔ des Gesamtwassers)	
Trockenmasse ⅓ des KG		

Tab. 1.1: Verteilungsräume (KG = Körpergewicht)

Verteilungsparameter

Die Verteilung einer Substanz im Körper ist abhängig von:

- **physikochemischen Eigenschaften:** Lipophilie versus Hydrophilie:
  - lipophile Substanzen reichern sich im Fettgewebe an
  - kleine hydrophile Moleküle (z. B. Ethanol) verteilen sich im Gesamtkörperwasser
  - große hydrophile Moleküle (z. B. Mannit) verteilen sich nur extrazellulär
- **Durchblutung** des Gewebes:
  - Je intensiver die Durchblutung eines Organs, umso stärker die initiale Verteilung. Bsp.: Injektionsnarkotika reichern sich zuerst im gut durchblutetem ZNS an (☞ Kap. 34.3).
  - Nach Erreichen des Verteilungsgleichgewichts ist die Verteilung unabhängig von der Durchblutung. Bsp.: Injektionsnarkotika werden später in andere Gewebe umverteilt (☞ Kap. 34.3).
- **Durchlässigkeit der Barriere** Gefäßwand-Endothel:
  Je dichter die Barriere, umso geringer die Durchlässigkeit für hydrophile Substanzen. Eine hohe Abdichtung besteht bei der Blut-Hirn-Schranke (dichte Gliazellschicht und lückenloses Endothel).
- **Plasmaeiweißbindung:**
  - wichtigstes Plasmaeiweiß: Albumin
  - Nur die freien, nicht gebundenen Pharmaka sind pharmakologisch wirksam.
  - Je lipophiler ein Pharmakon, desto höher die Plasmaeiweißbindung.

Elimination

Metabolismus (Biotransformation) · Ausscheidung

Ziel der Elimination ist es, Substanzen in weniger toxische Stoffwechselprodukte zu überführen (Metabolismus) und ihre Ausscheidung zu verbessern.

Metabolismus

zwei Phasen, wobei die Einführung funktioneller Gruppen (Phase-I-Reaktion) häufig die Voraussetzung für die nachfolgende Konjugation (Phase-II-Reaktion) ist:

- **Phase-I-Reaktion:**
  - Oxidation, Reduktion (seltener), Hydrolyse, Hydratisierung
  - Cytochrom-P-450-Enzyme sind häufig an der Biotransformation beteiligt: **induzierbar** durch Barbiturate, Phenytoin, Rifampicin, Griseofulvin, Zigarettenbestandteile; **hemmbar** durch Makrolidantibiotika, Chloramphenicol, Cimetidin, Grapefruitsaft
  - Cytochrom-P-450 (CYP) sind Enzyme in der Membran des endoplasmatischen Retikulums. Es gibt viele Subfamilien, die überwiegend in der Leber vorkommen und von denen viele am Arzneimittelstoffwechsel beteiligt sind. Die häufigste Isoform, die für den Metabolismus von 60% aller Arzneistoffe verantwortlich ist, ist CYP3A4 (z.B. für Verapamil, Ciclosporin). Die Enyzme unterliegen einem großen genetischen Polymorphismus, der für die interindividuelle Varianz bei der Metabolisierung von Medikamenten verantwortlich ist.
- **Phase-II-Reaktion:**
  - Konjugation u.a. mit Glukuronsäure, Sulfat, Glycin, Glutathion
  - Ziel: Steigerung der Hydrophilie und Verbesserung der Ausscheidung sowie Inaktivierung der Substanzen
- **Bildung aktiver Metabolite** im Rahmen der Biotransformation:
  - Phenacetin (wirksam) → Paracetamol (wirksam)
  - Parathion (E 605, nicht wirksam) → Paraoxon (wirksam)
- **Prodrug** = Pharmakon, das als Ausgangssubstanz unwirksam ist und erst durch die Metabolisierung in die aktive Form umgewandelt wird (z.B. zahlreiche ACE-Hemmer)
- **Bildung toxischer Substanzen** im Rahmen der Biotransformation = „Giftung", z.B. entsteht bei der Metabolisierung von Paracetamol ein toxisches Zwischenprodukt, das durch Konjugation entgiftet wird (☞ Kap. 30.2)

Ausscheidung

- meist über die **Niere** (renal) und **Leber** (biliär), selten Darm und Lunge (z.B. Inhalationsnarkotika)
- renale Elimination wird bestimmt durch:
  - glomeruläre Filtration: gut bei kleinmolekularen Substanzen und geringer Bindung an Plasmaproteine
  - tubuläre Sekretion: z.B. über den Säuresekretionsmechanismus bei Penicillin
  - tubuläre Rückresorption: Lipophile Substanzen werden passiv rückresorbiert und daher kaum renal eliminiert. Bei Säuren und Basen ist die Ausscheidung pH-abhängig. Im alkalischen Harn liegen Säuren wie ASS protoniert vor und werden dann verstärkt ausgeschieden, da protonierte Substanzen schlecht rückresorbiert werden können (☞ Abb. 1.1). Im sauren Harn liegen Basen wie Morphin protoniert vor und werden verstärkt ausgeschieden.

pharmakokinetische Parameter

orale Bioverfügbarkeit · First-pass-Effekt · Verteilungsvolumen · Clearance · Sättigungsdosis · Erhaltungsdosis · Halbwertszeit · Kinetik 1. und 0. Ordnung · Drug Monitoring

orale Bioverfügbarkeit (oBV)

- entspricht dem Anteil der applizierten Dosis, der den **systemischen Kreislauf** erreicht
- bei oraler Gabe meist < 100 % in Abhängigkeit von der Galenik (= Art der Arzneiform), der Resorption oder dem First-pass-Effekt
- bei i.v.-Gabe = 100 % Bioverfügbarkeit

First-pass-Effekt
- = präsystemische Eliminierung eines Pharmakons durch die Metabolisierung der Substanz in der **Darmmukosa** und der **Leber** bei der ersten Leberpassage
- Reduktion der oralen Bioverfügbarkeit (oBV) auf < 100 %

Verteilungsvolumen

V_D = reales Verteilungsvolumen
- = Volumen, in dem sich das Pharmakon verteilt (Verteilungsräume: ☞ Tab. 1.1)
- entspricht dem Verhältnis zwischen Menge (M in g) eines Pharmakons im Körper zu seiner Plasmakonzentration (c in g/l) bezogen auf das Körpergewicht: **V_D (l/kg) = M / c je kg KG**
- verteilt sich ein Pharmakon nur im Plasma → V_D = 0,05 l/kg KG (entsprechend 5 % des KG)
- verteilt es sich im Gesamtkörperwasser → V_D = 0,6 l/kg KG (entsprechend 60 % des KG)

V_{Da} = apparentes (scheinbares) Verteilungsvolumen
- reichert sich ein Pharmakon im Gewebe an → $V_{Da} > V_D$. Nur ein geringer Anteil der Substanz ist im Plasma vorhanden (V_{Da} = M/c ist hoch)
- wird ein Pharmakon an Plasmaproteine gebunden → $V_{Da} < V_D$

Clearance

Plasmavolumen, das pro Zeiteinheit von einer Substanz befreit wird (in ml/min)

Sättigungsdosis
- = Dosis, die zum **Erzielen** einer initialen therapeutischen Konzentration notwendig ist
- abhängig vom Verteilungsvolumen
- unabhängig von der Elimination
- Sättigungsdosis = Verteilungsvolumen V_D × initiale Plasmakonzentration c_0

Erhaltungsdosis
- = Dosis, die zum **Aufrechterhalten** einer therapeutisch wirksamen Konzentration notwendig ist
- abhängig von der Elimination
- unabhängig vom Verteilungsvolumen

Halbwertszeit
- $t_{1/2}$: Zeit, in der die **Plasmakonzentration** einer Substanz **auf die Hälfte reduziert** wird
- abhängig von der Elimination: hohe Elimination = kurze $t_{1/2}$
- abhängig vom Verteilungsvolumen: kleines V_D = kurze $t_{1/2}$
- $t_{1/2} = \ln 2 \times V_D$ / Clearance

Kinetik 1. Ordnung
- Pro Zeiteinheit wird immer ein **gleicher Anteil der Ausgangskonzentration** ausgeschieden. Bsp.: Bei einer $t_{1/2}$ von 3 h und einer aktuellen Konzentration der Substanz X von 100 mg/dl liegen nach 3 h noch 50 mg/dl vor, nach weiteren 3 h noch 25 mg/dl, nach weiteren 3 h noch 12,5 mg/dl usw. (☞ Abb. 1.2).
- Die absolute Menge, die ausgeschieden wird, ist abhängig von der aktuellen Plasmakonzentration.
- $t_{1/2}$ ist konstant und dosisunabhängig.
- gilt für die meisten Substanzen
- Nach 4–5 Halbwertszeiten ist die Substanz praktisch vollständig eliminiert.
- Bei kontinuierlicher Gabe (Gabe der nächsten Dosis, bevor die vorhergehende vollständig eliminiert wurde) erreicht man nach 4–5 Halbwertszeiten einen Gleichgewichtszustand, der dann durch die Erhaltungsdosis aufrechterhalten werden kann.
- Um den Gleichgewichtszustand schneller zu erreichen, wird häufig initial die Sättigungsdosis gegeben und dann mit der Erhaltungsdosis fortgefahren.

Kinetik 0. Ordnung

- Pro Zeiteinheit wird immer die gleiche Menge eliminiert. Bsp.: Bei Ethanol werden pro Stunde 0,15 ‰ eliminiert, egal wie hoch der Ausgangsspiegel war (☞ Abb. 1.2).
- betrifft nur wenige Substanzen: Phenytoin, ASS bei hoher Dosierung und Ethanol
- $t_{1/2}$ ist nicht konstant, sondern dosisabhängig.

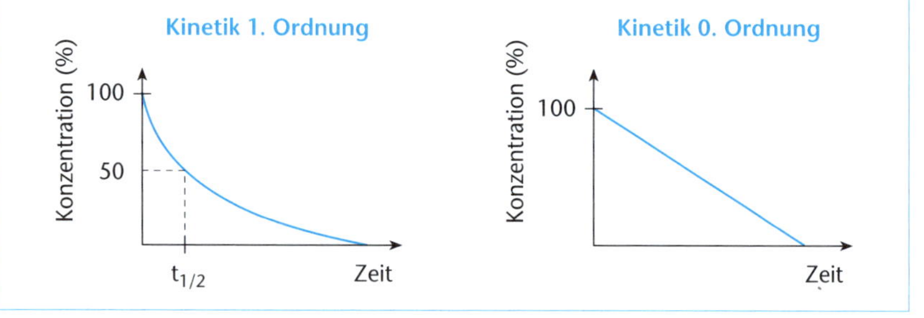

Abb. 1.2: Schematische Darstellung der Eliminationskinetik 1. und 0. Ordnung

Drug monitoring

- dient der Bestimmung der individuellen Pharmakokinetik eines bestimmten Pharmakons durch die Kontrolle des Plasmaspiegels
- notwendig bei Medikamenten mit einer geringen therapeutischen Breite (☞ Kap. 2), z. B. bei Antiepileptika, Vancomycin, Aminoglykoside oder Theophyllin

2 Pharmakodynamik

Die Pharmakodynamik beschreibt den **Wirkungsmechanismus,** die **Wirkqualität** und die **Wirkstärke** eines Arzneimittels: „Was macht das Pharmakon mit dem Organismus?“

pharmakodynamische Parameter

ED_{50} · LD_{50} · therapeutische Breite · Potenz · intrinsische Aktivität · Affinität · Agonist · Antagonist · Toleranz · Tachyphylaxie · Rebound-Phänomen

ED_{50}

= **Effektdosis$_{50}$** = EC_{50} (effective concentration) = Dosis, bei der 50 % der Individuen eine bestimmte Wirkung zeigen

LD_{50}

= **Letaldosis$_{50}$** = Dosis, bei der 50 % der Versuchstiere sterben

therapeutische Breite

- Maßzahl für die **Sicherheit** eines Pharmakons, Quotient aus **LD_{50}/ED_{50}**
- Je größer die therapeutische Breite, umso sicherer ist ein Pharmakon (☞ Abb. 2.1).

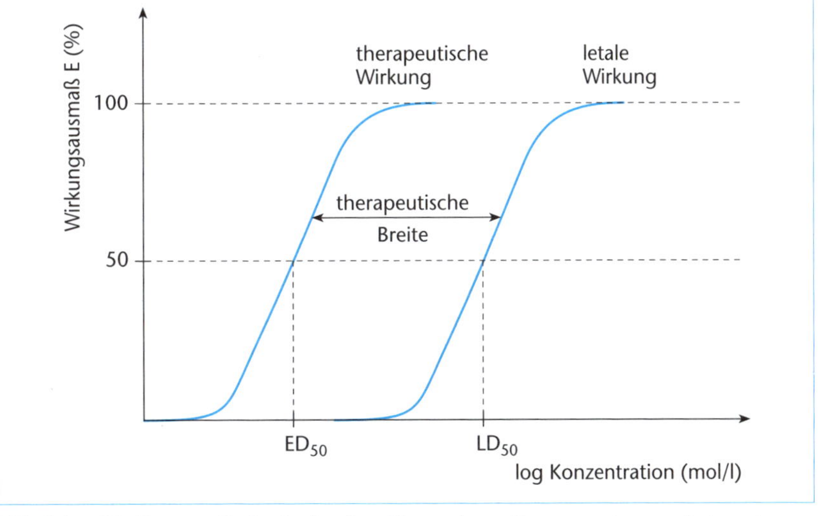

Abb. 2.1: Die therapeutische Breite eines Pharmakons: Zusammenhang zwischen der erwünschten (therapeutischen) Wirkung und der letalen Wirkung

Potenz

- = Wirkstärke
- Maß für die Dosis eines Wirkstoffes, die einen definierten pharmakologischen Effekt erzeugt
- Vergleich der Potenzen verschiedener Pharmaka anhand der EC_{50}: Je kleiner die EC_{50}, umso größer die Potenz (☞ Abb. 2.2).

intrinsische Aktivität

- Fähigkeit eines Pharmakons, nach der Bindung an den Rezeptor eine bestimmte Wirkung auszulösen.
- Je höher die intrinsische Aktivität, umso größer die Wirksamkeit (☞ Abb. 2.2).

Affinität

Die Affinität eines Pharmakons zum Rezeptor wird durch die Dissoziationskonstante K_D beschrieben. Je kleiner der K_D-Wert, umso höher die Affinität.

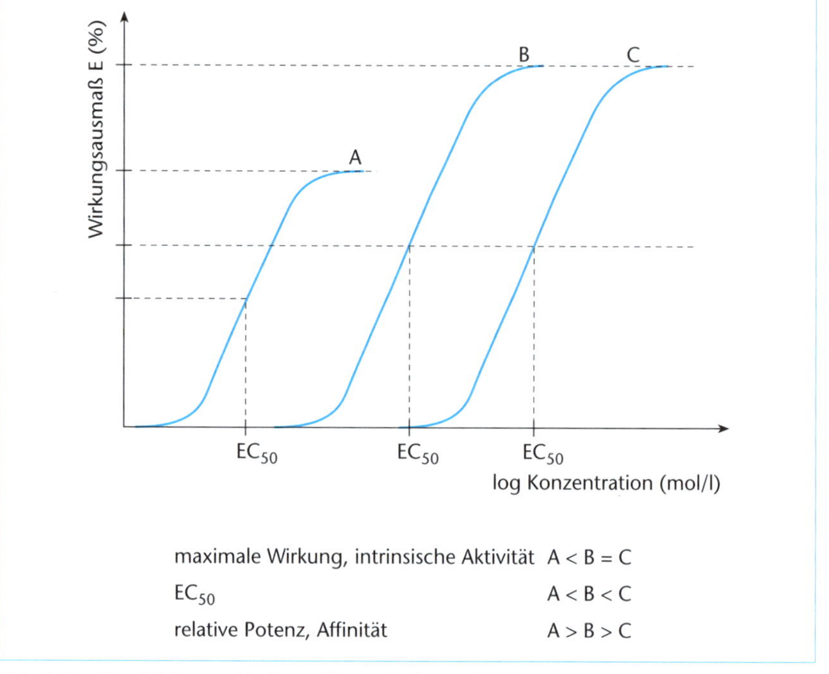

Abb. 2.2: Vergleich verschiedener Pharmaka bezüglich ihrer Potenz und intrinsischen Aktivität

Agonist

- = Pharmakon, das einen Rezeptor stimuliert und eine Wirkung erzielt
- besitzt eine Affinität und intrinsische Aktivität
- **voller Agonist:** volle Wirksamkeit (Substanz B und C in Abb. 2.2)
- **partieller Agonist:** geringe Wirksamkeit: sowohl agonistisch als auch antagonistisch wirksam (Substanz A in Abb. 2.2), z. B. einzelne β-Blocker (☞ Kap. 4.2.3.2)
- Ein partieller Agonist schwächt die maximale Wirkung eines gleichzeitig gegebenen vollen Agonisten ab.
- **Synergisten** sind verschiedene Agonisten mit:
  – additiver Wirkung: Gesamtwirkung = Summe der Einzelwirkungen
  – überadditiver Wirkung (Potenzierung): Gesamtwirkung > Summe der Einzelwirkungen

Antagonist

- = Pharmakon, das an den Rezeptor bindet, **ohne** eine **Wirkung** zu erzielen
- besitzt eine Affinität, aber keine intrinsische Aktivität
- **Einteilung** in kompetitive und nicht-kompetitive Antagonisten
- Als funktionelle Antagonisten bezeichnet man Agonisten, die über unterschiedliche Rezeptoren entgegengesetzte Wirkungen auslösen. Beispiel: Histamin löst über H_1-Rezeptoren eine Bronchokonstriktion aus und Salbutamol über β_2-

Rezeptoren eine Bronchodilatation. Ihr Antagonismus bezieht sich daher nicht auf ihre „Tätigkeit" am Rezeptor, sondern auf ihre Wirkung.

kompetitiver Antagonist	nicht-kompetitiver Antagonist
verdrängt den Agonisten vom Rezeptor (Konkurrenz)	wirkt allosterisch am Rezeptor, z. B. kann durch eine Konformationsänderung des Rezeptors der Agonist nicht mehr wirksam werden (kein Konkurrenzprinzip)
bewirkt eine Parallelverschiebung der Dosis-Wirkungs-Kurve des Agonisten nach rechts (☞ Abb. 2.3)	bewirkt eine Abflachung der Dosis-Wirkungs-Kurve des Agonisten (☞ Abb. 2.4)
hat keinen Einfluss auf die maximale Wirkung des Agonisten (E_{max} bleibt gleich, ☞ Abb. 2.3)	bewirkt eine Verminderung der maximalen Wirkung des Agonisten (E_{max} ↓, ☞ Abb. 2.4)
erhöht die EC_{50} des Agonisten (☞ Abb. 2.3)	die EC_{50} des Agonisten bleibt gleich (☞ Abb. 2.4)
Wirkung des Antagonisten lässt sich durch eine höhere Dosis des Agonisten wieder aufheben	Agonist kann nicht die Wirkung des Antagonisten aufheben

Tab. 2.1: Vergleich zwischen kompetitiven und nicht-kompetitiven Antagonisten

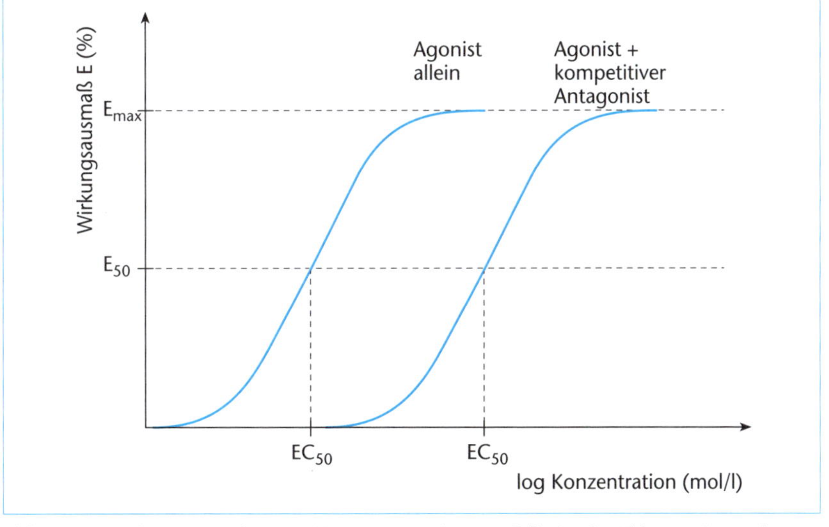

Abb. 2.3: Wirkung eines kompetitiven Antagonisten auf die Dosis-Wirkungs-Kurve des Agonisten

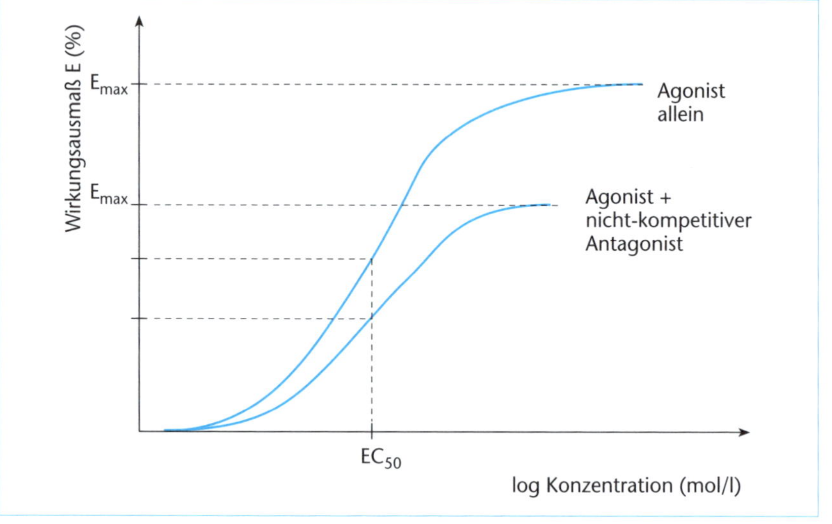

Abb. 2.4: Wirkung eines nicht-kompetitiven Antagonisten auf die Dosis-Wirkungs-Kurve des Agonisten

Toleranz

- **Gewöhnung** an ein Pharmakon bei **wiederholter Applikation:** Um die gleiche Wirkung zu erreichen, muss die Dosis immer wieder erhöht werden.
- **reversibel:** Nach einer Pause ist die Empfindlichkeit wieder normal.
- Ursache:
  - **pharmakokinetische Toleranz:** beschleunigter Abbau des Pharmakons durch Enzyminduktion (z. B. Barbiturate, ☞ Kap. 40)
  - **pharmakodynamische Toleranz:** Abnahme der Bindungsstellen für den Agonisten (z. B. Benzodiazepine, ☞ Kap. 35) oder Downregulation der Rezeptoren

Tachyphylaxie

Schnellgewöhnung: Abnahme der Empfindlichkeit innerhalb von Minuten bis Stunden (z. B. durch rasche Entleerung der Noradrenalinvesikel bei indirekten Sympathomimetika, ☞ Kap. 4.2.2)

Rebound-Effekt

Entzugssymptomatik nach plötzlichem Absetzen eines Pharmakons (z. B. durch Upregulation der Rezeptoren während der Therapie mit β-Blockern, ☞ Kap. 4.2.3.2)

3 Neuzulassung von Arzneimitteln

In Deutschland müssen alle Arzneimittel vom Bundesinstitut für Arzneimittel und Medizinprodukte (BfArM) oder von der europäischen Zulassungsbehörde EMEA (European Medicines Agency) zugelassen werden. Impfstoffe und Sera erhalten die Zulassung vom Paul-Ehrlich-Institut. Pro Jahr kommen ca. 50 neue Substanzen auf den Markt:

- 10 % sind echte Neuheiten.
- 40 % dienen der Verbesserung bestehender Therapieprinzipien.
- 50 % bringen keine wesentlichen Erneuerungen mit sich.

Bevor ein Arzneimittel zugelassen wird, müssen vom Hersteller **Qualität, Wirksamkeit** und **Unbedenklichkeit** nachgewiesen werden.

Phasen der Arzneimittelentwicklung

präklinische Phase · klinische Phase

präklinische Phase

- nimmt bis zu 6 Jahre in Anspruch
- Die Substanzen werden u.a. bezüglich ihrer Toxizität, Pharmakodynamik und Pharmakokinetik an Zellkulturen und Tieren getestet. Die anschließende klinische Prüfung des Pharmakons setzt die Zustimmung der Ethikkommission voraus.

klinische Phase

- kann bis zu 10 Jahren dauern, untergliedert sich in 4 Phasen (☞ Tab. 3.1).
- Sammeln von Informationen über:
  - Langzeittoxikologie
  - pharmakokinetische und pharmakodynamische Parameter am Menschen
  - Dosierungen
  - Verträglichkeit

klinische Phasen der Arzneimittelprüfung

Phase	Anwendung	Ziel der Anwendung
I	erste Anwendung an wenigen gesunden Probanden (10–50), Ausnahme: keine Prüfung von gefährlichen Arzneimitteln wie Zytostatika an Gesunden	Informationen über Verträglichkeit, Dosis-Wirkungs-Kurve, Pharmakokinetik etc.
II	erste Anwendung an kleiner homogener Patientengruppe (bis 300)	Nachweis der therapeutischen Wirkung, Ungefährlichkeit, Bestimmung der therapeutischen Dosis
III	Anwendung an großer Patientengruppe (> 1000)	Bestimmung der Wirksamkeit und Sicherheit meist in multizentrischen Studien während längerer Behandlungsdauer, Erfassung von UW
Zulassung zunächst für 5 Jahre, Verschreibungspflicht für die Substanz		
IV	Nachbeobachtungsphase bei allen Patienten, die das Medikament einnehmen	wissenschaftliche Langzeitbetreuung, breite Erfassung UW, Einfluss auf Lebensdauer, Prüfung zusätzlicher Indikationen

Tab. 3.1: Klinische Phasen der Arzneimittelprüfung

Sonderfälle

Genererika · Homöopathika

Generika

sind Substanzen mit **gleichem Wirkungsprofil wie die Originalsubstanz.** Sie müssen nicht die Phasen der Arzneimittelprüfung durchlaufen, sondern werden im **Bioäquivalenztest** geprüft.

! Bioäquivalenztest = Test zum Nachweis, dass eine Dosis des Generikums die gleiche Wirkung wie eine Dosis der Originalsubstanz am gesunden Probanden besitzt und damit die gleichen UW aufweist

Homöopathika

sind nach der Theorie von Samuel Hahnemann Substanzen, die beim Gesunden einen bestimmten Symptomenkomplex hervorrufen. Beim Kranken sollen sie den entsprechenden Symptomkomplex nach **starker Verdünnung** durch Verschüttelung oder Verreibung (= Potenzieren) behandeln (similia similibus curentur). Sie benötigen **keine Zulassung,** da für sie eine bestimmte **Wirksamkeit** wissenschaftlich **nicht nachgewiesen** werden kann. Sie werden registriert.

4 Vegetatives Nervensystem

- Im sympathischen und parasympathischen Nervensystem dient **Acetylcholin (ACh)** als Transmitter zwischen dem **1.** und **2. Neuron.** Es bindet dort an nicotinerge Rezeptoren (☞ Abb. 4.1).
- Vom **2. Neuron** wird im **parasympathischen** Nervensystem wieder **ACh** freigesetzt, das am Erfolgsorgan muskarinerge Rezeptoren stimuliert.
- Vom **2. Neuron** wird im **sympathischen** Nervensystem **Noradrenalin** freigesetzt, das am Erfolgsorgan an α- und β-adrenerge Rezeptoren bindet.
- **ACh** wird auch vom **Motoneuron** freigesetzt und dient als Transmitter an nicotinergen Rezeptoren der motorischen Endplatte.

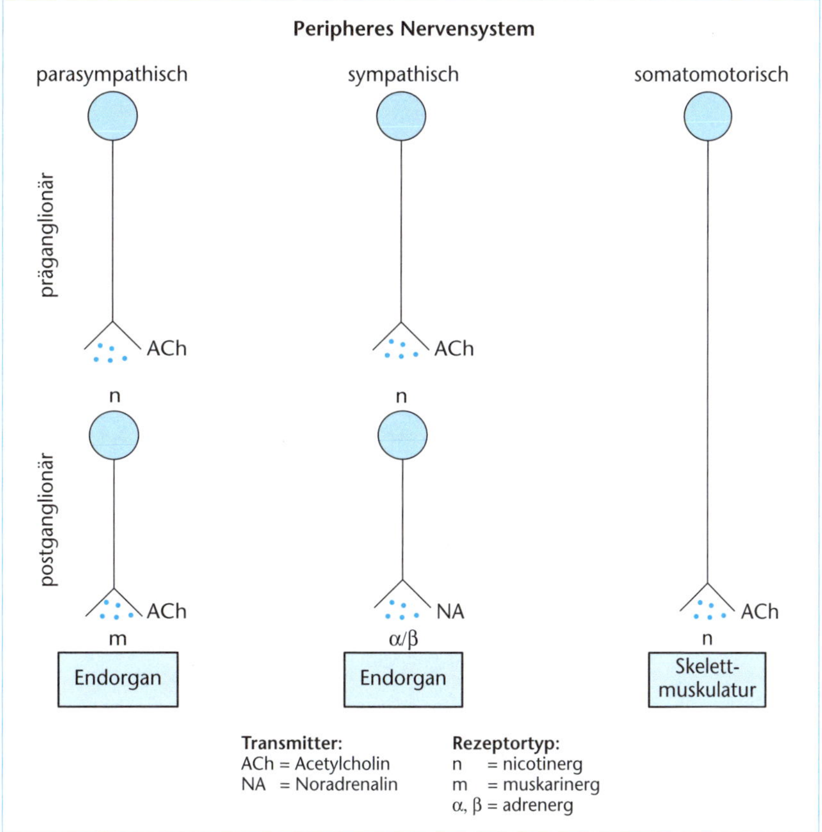

Abb. 4.1: Peripheres Nervensystem: Transmitter und Rezeptortypen

Die Wirkungen des Parasympathikus und Sympathikus auf verschiedene Organe sind in Tab. 4.1 aufgelistet.

Organ	Parasympathikus	Sympathikus [Rezeptor]
Auge		
M. sphincter pupillae	Kontraktion (Miosis)	∅
M. ciliaris	Kontraktion (Nahsicht)	∅
M. dilatator pupillae	∅	Kontraktion (Mydriasis) [α_1]
Herz		
Sinusknoten (Herzfrequenz)	↓ (negativ chronotrop)	↑ (positiv chronotrop) [β_1]
AV-Knoten (Überleitungsgeschwindigkeit)	↓ (negativ dromotrop)	↑ (positiv dromotrop) [β_1]
Kontraktionskraft der Vorhofmuskulatur	↓ (negativ inotrop)	↑ (positiv inotrop) [β_1]
Kontraktionskraft der Kammermuskulatur	∅	↑ (positiv inotrop) [β_1]
Gefäße	nur Wirkung auf Genitalgefäße (Vasodilatation)	Vasokonstriktion [α_1], Vasodilatation in Gefäßen der Skelettmuskulatur und des Herzen [β_2]
exokrine Drüsen		
Schweißdrüsen	∅	Sekretion (cholinerg)
Speicheldrüsen	seröse Sekretion	visköse Sekretion [α_1]
Tränendrüsen	Sekretionssteigerung	∅
Verdauungsdrüsen	Sekretionssteigerung	Sekretionsabnahme [α]
Bronchialdrüsen	Sekretionssteigerung	∅ (?)
Lunge		
glatte Bronchialmuskulatur	Kontraktion	Erschlaffung [β_2] (Bronchodilatation)
Gastrointestinaltrakt		
Motilität	Zunahme	Abnahme [α_2, β_2]
Gallenwege	Kontraktion	Erschlaffung [β_2]
Sphinkteren	Erschlaffung	Kontraktion [α_1]
Harnblase		
M. detrusor vesicae	Miktionsreflex: Kontraktion	Erschlaffung [β_2]
M. sphincter vesicae internus	Erschlaffung	Kontraktion [α_1]
Stoffwechsel		
Leber	∅	Glykogenolyse, Glukoneogenese [β_2]
Pankreas	∅	Insulinsekretion: ↑ [β_2]; ↓ [α_2]
Fettgewebe	∅	Lipolyse [β_2]
Skelettmuskulatur	∅	Glykogenolyse [β_2]
Nebennierenmark	∅	Freisetzung von Adrenalin und Noradrenalin (cholinerg)

Organ	Parasympathikus	Sympathikus [Rezeptor]
Niere	∅	Reninfreisetzung [β_1]
Geschlechtsorgane		
Uterus	∅	Erschlaffung [β_2], Kontraktion [α_1]
Penis	Erektion (Vasokongestion)	∅

Tab. 4.1: Wirkungen, die sich aus einer Aktivierung des Parasympathikus oder Sympathikus an verschiedenen Organen ergeben. Im parasympathischen System werden die Effekte am Endorgan durch Muskarinrezeptoren vermittelt, im sympathischen System durch Adrenozeptoren, deren Subtypen in eckigen Klammern angegeben sind. Das Nebennierenmark wird von präganglionären cholinergen sympathischen Neuronen innerviert. Eine Ausnahme besteht bei der Haut, in der Muskarinrezeptoren durch sympathische postganglionäre Fasern innerviert werden (Schweißdrüsen, M. erectores pili). ∅ = keine Wirkung

4.1 Parasympathisches Nervensystem

Rezeptortypen

Nicotinrezeptor · Muskarinrezeptor

Nicotinrezeptoren

- Lokalisation: auf **postganglionären Neuronen** des Parasympathikus und Sympathikus sowie an der **motorischen Endplatte** der quer gestreiften Muskulatur (☞ Abb. 4.1)
- wirken als **Kationenkanäle,** die sich öffnen, nachdem 2 Moleküle Acetylcholin daran gebunden haben. Die Folge ist insbesondere ein starker Na^+-Einstrom, der schließlich zur Depolarisation der Membran führt.

Muskarinrezeptoren

- Lokalisation: am **Endorgan des Parasympathikus,** wobei die Verteilung je nach Rezeptorsubtyp variiert:
  - M_1 im ZNS und in den Ganglien
  - M_2 überwiegend am Herzen
  - M_3 an der glatten Muskulatur
  - M_4 an exokrinen Drüsen
- Nach der Bindung von Acetylcholin an einen Muskarinrezeptor werden **G-Proteine** aktiviert, wodurch die Leitfähigkeit von Kanälen beeinflusst wird (z.B. Öffnung von K^+-Kanäle am Herzen).

Cholinerge Synapse

Acetylcholin · Ca^{2+}-Kanäle · Acetylcholinesterase

- Acetylcholin (ACh) wird im präsynaptischem Axon aus Cholin und Acetyl-CoA durch die **Cholin-Acetyltransferase** synthetisiert und in Vesikel aufgenommen (☞ Abb. 4.2).
- Bei Eintreffen eines Aktionspotentials öffnen sich **Ca^{2+}-Kanäle** → Ca^{2+} strömt ein und bewirkt eine Fusion der Vesikel mit der Membran → Freisetzung von ACh in den synaptischen Spalt:
  - ACh bindet an **postsynaptische Nicotin-** oder **Muskarinrezeptoren** und vermittelt dort seine Wirkungen.
  - ACh wird schnell über die spezifische **Acetylcholinesterase** abgebaut, die an der prä- und postsynaptischen Membran lokalisiert ist. Dabei wird ACh in Cholin und Acetat gespalten. Cholin wird wieder in das Axon aufgenommen,

Acetat wird über das Blut abtransportiert. Zusätzlich wird ACh schnell über die unspezifische Cholinesterase im Blut und in der Leber abgebaut, sodass **ACh systemisch** praktisch **nicht wirksam** werden kann.

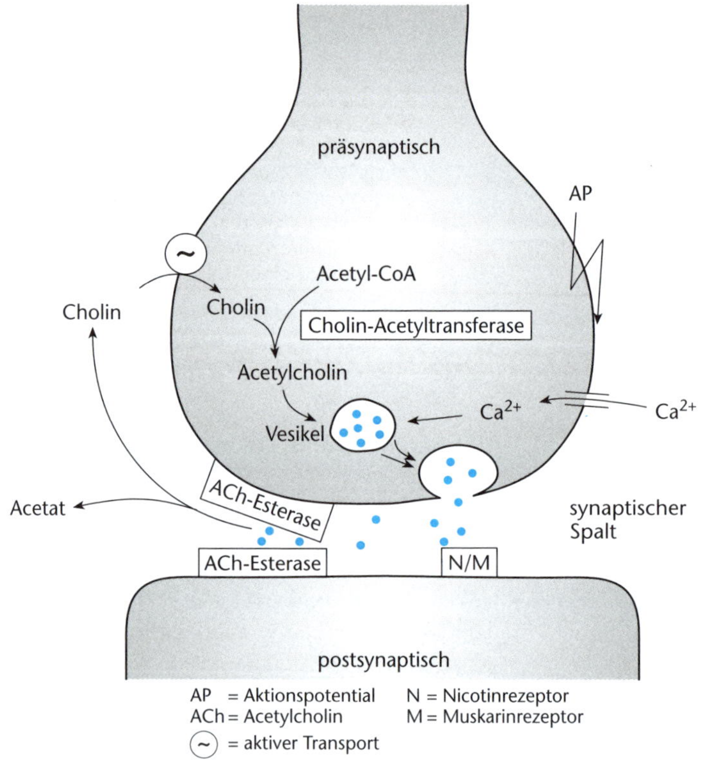

Abb. 4.2: Cholinerge Synapse

4.1.1 Direkte Parasympathomimetika (Muskarinrezeptoragonisten)

Wirkstoffe

Acetylcholin · Carbachol · Pilocarpin

Wi

Die Wirkungen und UW lassen sich aus Tab. 4.1 ableiten.

- **Auge:** Kontraktion des M. sphincter pupillae (Miosis, Verbesserung des Kammerwasserabflusses) und des M. ciliare (Sehverschlechterung durch Nahakkommodation):

Anwendung zur Glaukomtherapie

- **Herz:**
  - Kammern: negativ chronotrop (HF ↓), negativ dromotrop (Erregungsleitung ↓)
  - Vorhof: negativ inotrop (Kontraktionskraft ↓), positiv bathmotrop (Erregbarkeit ↑ durch Herabsetzen der Reizschwelle)

! Der Parasympathikus selbst hat keine positiv bathmotrope Wirkung. Muskarinrezeptoragonisten können jedoch durch die Aktivierung von K^+-Kanälen die Gefahr von **Vorhofflimmern,** z. B. bei bestehender Hyperthyreose, erhöhen.

- **Lunge:** Bronchokonstriktion, gesteigerte Sekretion (Gefahr eines Asthmaanfalls)
- **Magen/Darm:** gesteigerte Motilität und Sekretion (Gefahr der Diarrhö):

Anwendung bei Darmatonie

- **Harnblase:** Kontraktion des M. detrusor vesicae (gesteigerter Harndrang):

Anwendung bei Blasenatonie

- **endothelvermittelte Relaxation:** Am Endothel befinden sich Muskarinrezeptoren, die durch Acetylcholin aktiviert werden können und zu einer Relaxation der glatten Gefäßmuskulatur führen. Dabei wird **EDRF** (Endothelium-derived relaxing factor) freigesetzt, der dem Stickstoffmonoxid (NO) entspricht. EDRF diffundiert in die glatte Muskelzelle und stimuliert die Guanylatzyklase. Es wird vermehrt cGMP gebildet, das zu einer Herabsetzung der intrazellulären Ca^{2+}-Konzentration führt. Der Gefäßtonus nimmt ab. Der periphere Widerstand und der RR sinken.

! Diese muskarinergen Rezeptoren auf dem Endothel werden nicht parasympathisch innerviert. Muskarinrezeptoragonisten führen jedoch zu einer Stimulation der Rezeptoren.

Merkmale

Merkmal	Acetylcholin	Carbachol	Pilocarpin
Ind	keine klinische Bedeutung aufgrund der schnellen Inaktivierung	Glaukomtherapie (Augentropfen), postoperative Blasenatonie (Carbachol-Derivat Bethanechol)	Glaukomtherapie (Augentropfen)
chemische Eigenschaften	quartäres Amin	quartäres Amin	tertiäres Amin
Resorption	schlecht	schlecht	gut
ZNS-gängig	gering	gering	gut
Abbau	schnell	langsam	langsam
Selektivität (nicotinerg/ muskarinerg)	unspezifisch (n/m)	unspezifisch (n/m)	spezifisch (m)

Merkmal	Acetylcholin	Carbachol	Pilocarpin
UW	**allgemein:** Übelkeit, Erbrechen, Schwitzen, Speichelfluss, Diarrhö, Bronchospasmen, Herzinsuffizienz **lokal** am Auge: Sehverschlechterung, Augenrötung, Kopfschmerzen, vermehrte Tränensekretion		
KI	Herzinsuffizienz, Angina pectoris, Asthma bronchiale, Hyperthyreose (Gefahr von Herzrhythmusstörungen)		

Tab. 4.2: Charakterisierung verschiedener Muskarinrezeptoragonisten

4.1.2 Indirekte Parasympathomimetika (Acetylcholinesterasehemmstoffe)

Indirekte Parasympathomimetika erhöhen die Acetylcholinkonzentration, in dem sie den Abbau von ACh durch Inhibition der Acetylcholinesterase (ACh-Esterase) verhindern.

ACh-Esterase:

- besteht aus einem **anionischen** und einem **esteratischen** Zentrum (☞ Abb. 4.3)
- Bei der Reaktion mit ACh lagert sich das quartäre Amin von ACh an das anionische Zentrum, die Acetylgruppe an das esteratische Zentrum, wo die chemische Reaktion in 2 Schritten stattfindet:
  - 1. **Acetylierung** der Aminosäure Serin im esteratischen Zentrum des Enzyms: Übertragung der Acetylgruppe von ACh auf Serin unter Ausbildung einer Esterbindung. Bei dieser Reaktion wird Cholin aus ACh abgespalten.
  - 2. Regeneration des esteratischen Zentrums durch **Hydrolyse:** Spaltung des Serinesters mit H_2O. Dabei wird Acetat freigesetzt.

Wirkstoffe

Edrophonium/Donepezil · Carbaminsäureester · Phosphorsäureester

Edrophonium und Donepezil

chemische Eigenschaft

- nicht-veresternde Inhibitoren
- mit **quartärem Stickstoff:** Edrophonium: nicht ZNS-gängig
- mit **tertiärem Stickstoff:** Donepezil: gute Resorption, ZNS-gängig

Wm

reversible Hemmung der ACh-Esterase:

- Edrophonium lagert sich mit dem quartären Stickstoff an das anionische Zentrum und **blockiert** dadurch das **enzymatische Zentrum.** Donepezil bindet außerhalb der beiden aktiven Zentren an das Enzym und blockiert die Hydrolyse von ACh.
- keine Ester und damit kein Substrat des Enzyms

Ind

- **Edrophonium** besitzt keine therapeutische Bedeutung, wird aber zur **Diagnostik der Myasthenia gravis** verwendet.

Diagnostik der Myasthenia gravis (Tensilon-Test)

Nach der Gabe von Edrophonium kommt es zur passageren Besserung der Muskelschwäche, da die vorübergehende Anreicherung von ACh kompetitiv die Antikörper, die gegen die ACh-Rezeptoren an der motorischen Endplatte gerichtet sind, verdrängt. Die Wirkung hält nur kurzfristig an.

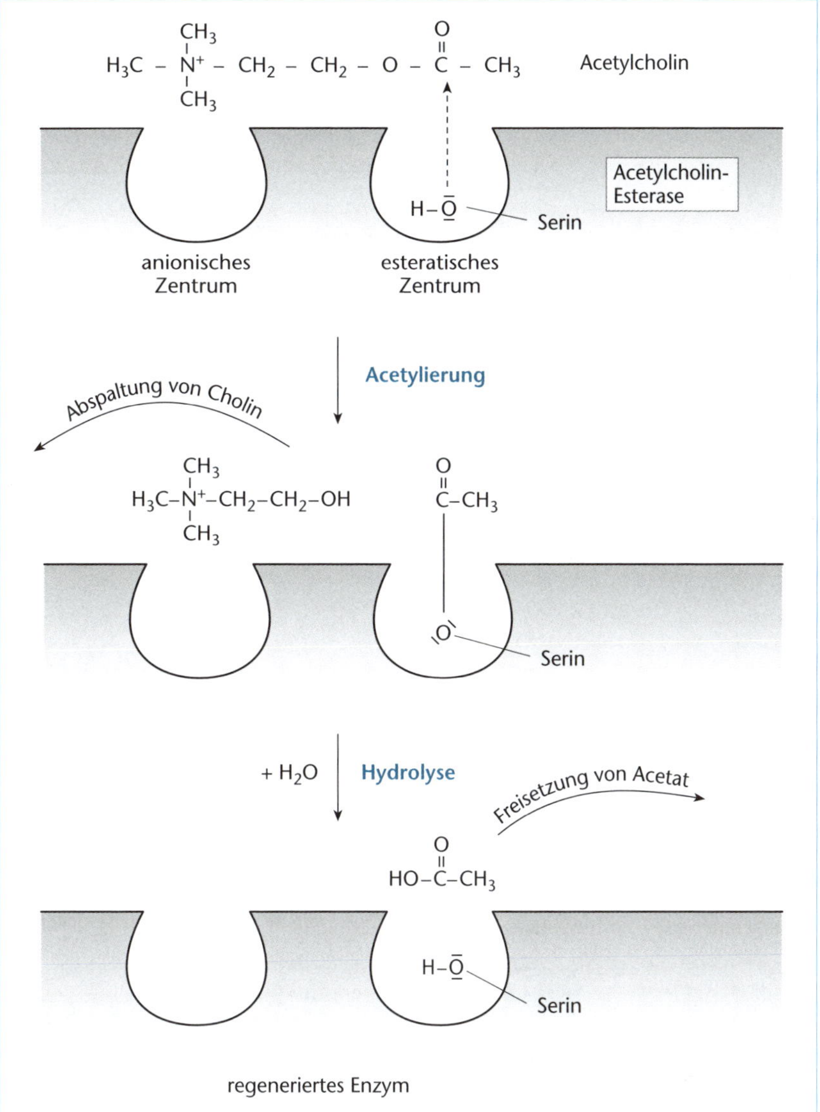

Abb. 4.3: Spaltung von Acetylcholin durch die Acetylcholinesterase

- **Donepezil:** leichte bis mittelschwere **Alzheimerdemenz** (☞ Kap. 39.6)

Carbaminsäureester

chemische Eigenschaft

- Carbaminsäureester
- mit **quartärem Stickstoff:** Di-, Neo-, Pyridostigmin → nicht ZNS-gängig
- mit **tertiärem Stickstoff:** Physostigmin, Rivastigmin→ ZNS-gängig

Wm

- **reversible** Hemmung der ACh-Esterase:
- Die chemische Reaktion ist ähnlich wie die o. g. Reaktion mit ACh, jedoch ist die Bindung zwischen der Carbaminsäure und dem Serin fester als zwischen ACh und Serin.
- Die Hydrolyse erfolgt langsamer, wodurch das Enzym länger blockiert ist. ACh wird dadurch langsamer abgebaut und reichert sich an.

Ind

- **Physostigmin:** Anwendung als **Antidot** bei Vergiftungen mit Muskarinrezeptorantagonisten wie Atropin, wobei es auch zentrale Wirkungen aufheben kann (ZNS-gängig)
- **Neo-, Pyrido-, Distigmin:** Darm-, Blasenatonie, Glaukomtherapie, Myasthenia gravis, Decurarisierung (Aufhebung der Wirkung von nicht-depolarisierenden Muskelrelaxantien, ☞ Kap. 34.1.1)
- **Rivastigmin:** Alzheimerdemenz (☞ Kap. 39.6)

UW

Übelkeit, Diarrhö, Schwitzen, Salivation, Asthmaanfall, Harndrang, Hypotonie, Muskelzittern, Bradykardie, Sehstörungen insbesondere im Dunkeln

Organische Phosphorsäureester

chemische Eigenschaft

Alkylphosphate (Parathion = E605 = Nitrostigmin, Dichlorvos, Paraoxon)

Wm

irreversible Hemmung der ACh-Esterase:
- Phosphorsäureester phosphorylieren das Serin im esteratischen Zentrum der ACh-Esterase. Dadurch entsteht eine sehr feste Bindung.
- Die Regeneration des Enzyms durch Hydrolyse erfolgt langsamer als die Neusynthese des Enzyms dauern würde (praktisch irreversible Enzymhemmung).
- **Oxime** (Pralidoxim, Obidoxim) können eine schnellere Regeneration des Enzyms bewirken, jedoch nur, wenn sie rechtzeitig gegeben werden. Tritt die sog. „Alterung“ des Enzyms ein (= Verstärkung der Phosphorsäurebindung mit Serin), so sind auch Oxime unwirksam.

Anwendung

Insektizide

Alkylphosphatvergiftung

Bei einer Vergiftung mit Phosphorsäureester reichert sich ACh stark an.
Die cholinergen Symptome resultieren aus einer Überstimulation von:
- **muskarinergen Rezeptoren:**
  Erbrechen, Diarrhö, Koliken, Miosis, Salivation, Schwitzen, Dyspnoe, Hypotonie, Bradykardie (parasympathische Effekte)
- **nicotinergen Rezeptoren:**
  Wirkungen an der Skelettmuskulatur: Muskellähmung
  Wirkungen im ZNS: Sprachstörung, Verwirrtheit, Krämpfe
- **Todesursache** ist meist eine zentrale Atemlähmung.

Therapie:
- **Allgemeinmaßnahmen:** Magenspülung, Aktivkohle, symptomatische Behandlung (unspezifisch)
- **Antidot:**
  Atropin: Muskarinrezeptorantagonist (☞ Kap. 4.1.3) → nur Aufhebung der muskarinergen Wirkungen möglich,
  Oxime: nur wirksam vor „Alterung“ des Enzyms

4.1.3 Parasympatholytika (Muskarinrezeptorantagonisten)

Wirkstoffe

Atropin · Scopolamin · Tropicamid · Homatropin · Ipratropium · Tiotropium · N-Butylscopolamin (Buscopan®) · Pirenzepin · Biperiden · Oxybutynin

Wm, Wi

kompetitiver Antagonismus mit Acetylcholin an **Muskarinrezeptoren:**

- **Auge:** Mydriasis (Lähmung des M. sphincter pupillae), Akkommodationslähmung (Lähmung des M. ciliare)
- **Herz:** Sinusknoten: positiv chronotrop, AV-Knoten: positiv dromotrop
- **Drüsen:** Hemmung der Speichel-, Schweiß-, Schleimsekretion
- **Lunge:** Relaxation der Bronchialmuskulatur, Abnahme der Schleimproduktion
- **Magen/Darm:** Relaxation der glatten Muskulatur und Abnahme der Sekretion (Obstipation)
- **Blase:** Lähmung des M. detrusor vesicae (Harnverhalt)

Ind

- **bradykarde Rhythmusstörungen, AV-Block:** Atropin, Ipratropium
- **Mydriatika:** Wirkdauer:
  - Tropicamid: wenige Stunden
  - Homatropin: 1–3 d
  - Scopolamin: 3–7 d
  - Atropin: 10–14 d

> - Zur **diagnostischen** Mydriasis und Refraktionsbestimmung wird Tropicamid, evtl. auch Homatropin verwendet.
> - Zur **therapeutischen** Mydriasis, z. B. bei einer Iritis, werden Homatropin und Atropin eingesetzt, wobei die Wirkung aufgrund der entzündlichen Hyperämie deutlich kürzer anhält, als die Wirkdauer unter normalen Bedingungen vermuten lässt.

- **Kinetosen:** Scopolamin
- **gastrointestinale Spasmen:** Butylscopolamin
- **obstruktive Atemwegserkrankungen:** Ipratropium, Tiotropium
- **Ulkustherapie:** Pirenzepin (heute nur noch selten)
- **M. Parkinson:** Biperiden
- **Dranginkontinenz:** Oxybutynin
- **Decurarisierung:** Atropin (zusätzlich zu Neostigmin)
- **Alkylphosphatvergiftung:** Atropin

Atropin

- = pflanzliches Alkaloid und tertiäres Amin
- wird gut resorbiert
- in therapeutischer Dosierung nicht ZNS-gängig, da es im Blut zu 99 % protoniert vorliegt. Bei Überdosierung kann es jedoch die Blut-Hirn-Schranke passieren und wirkt **zentral-erregend.**
- Indikation:
  - **bradykarde Rhythmusstörungen, AV-Block, Asystolie**
  - Prämedikation in der Anästhesie
  - Antidot bei Vergiftungen mit Alkylphosphaten (☞ Kap. 4.1.2)
  - Mydriatikum (lang anhaltende Wirkung)

Scopolamin

- = tertiäres Amin, das besser ZNS-gängig ist als Atropin, da es im Blut nur zu ca. 50 % protoniert vorliegt
- wirkt **zentral-dämpfend,** in höheren Dosen zentral erregend
- Indikation: **Antiemetikum** bei Kinetosen

Tropicamid, Homatropin

- = tertiäre Amine mit kürzerer Wirkdauer als Atropin
- Indikation: **Mydriatika** für die Diagnostik

Ipratropium, Tiotropium, Butylscopolamin

- Ipratropium, Tiotropium (Atropinderivat) und Butylscopolamin (Buscopan®) sind quartäre Amine.
- werden schlecht resorbiert, daher nur geringe systemische Wirkungen
- Indikation:
  - **obstruktive Atemwegserkrankungen** (Ipratropium, Tiotropium)
  - **gastrointestinale Spasmen / Koliken** (Buscopan)

Pirenzepin

- hemmt die parasympathisch innervierte Salzsäuresekretion im Magen (Selektivität gegenüber den ganglionären M_1-Rezeptoren)
- Die Anwendung im Rahmen der Ulkustherapie spielt aufgrund besser verträglicher Substanzen nur noch eine untergeordnete Rolle (☞ Kap. 21.3.6).

Biperiden

- gut ZNS-gängig
- Indikation: Anticholinergikum zur **Parkinsontherapie** (☞ Kap. 41 und 42)

Oxybutynin

- = tertiäres Amin mit bevorzugter Wirkung auf die glatte Muskulatur, u.a. der Harnblase
- Indikation: **Dranginkontinenz**

KI Engwinkelglaukom, Prostatahyperplasie

> Atropinvergiftung
> Eine Vergiftung kann durch den Verzehr von Tollkirschen, Bilsenkraut, Stechapfelsamen oder durch eine medikamentöse Überdosierung entstehen.
> **Anticholinerge Symptome** treten in folgender Reihenfolge auf:
> - Mundtrockenheit
> - trockene, rote Haut, Hyperämie
> - Mydriasis, Photophobie, Akkommodationslähmung, Gefahr eines Glaukomanfalls
> - Tachykardie, Arrhythmie, Angina-pectoris-Anfall aufgrund des erhöhten O_2-Verbrauchs
> - Harnverhalt
> - Obstipation
> - Halluzination, Erregungszustände, Krämpfe, Tod durch zentrale Atemlähmung

Therapie:
- **Allgemeinmaßnahmen:** Magenspülung, symptomatische Maßnahmen (β-Blocker, Diazepam)
- **Antidot:** Physostigmin

4.2 Sympathisches Nervensystem

Endogene Katecholamine

Dopamin · Noradrenalin · Adrenalin

Synthese

aus **Tyrosin** über Dopa zu Dopamin, das zu Noradrenalin hydroxyliert wird. Noradrenalin kann im Nebennierenmark und im ZNS zu Adrenalin methyliert werden. In den sympathischen Synapsen ist keine Umwandlung zum Adrenalin möglich.

Tyrosin → Dopa → Dopamin → Noradrenalin → Adrenalin

Wm

Adrenalin und Noradrenalin binden an transmembranös lokalisierte **Adrenozeptoren,** die ihre Wirkung über G-Proteine vermitteln. Die Rezeptoren unterscheiden sich in ihrer Affinität für Adrenalin oder Noradrenalin, in ihrer Verteilung und ihrer Wirkung (☞ Tab. 4.3 und Kap. 4.2.1).

Wi

Rezeptor	Verteilung	Wirkung
α_1	Gefäße (Haut, Schleimhaut, Skelettmuskulatur, Niere, Splanchnikus)	Vasokonstriktion → RR ↑
	Auge	Kontraktion des M. dilatator pupillae → Mydriasis
	Speicheldrüsen	(schwache) visköse Sekretion
	Sphinkter (Blase, Gastrointestinaltrakt)	Kontraktion
	Uterusmuskulatur	Kontraktion
α_2	präsynaptisch	Noradrenalinfreisetzung ↓
	Pankreas	Insulinsekretion ↓
β_1	Herz	positiv chrono-, dromo-, bathmo-, inotrop → O_2-Bedarf ↑
	Niere	Reninsekretion ↑ → Aktivierung des RAAS

Rezeptor	Verteilung	Wirkung
β_2	Pankreas	Insulinsekretion ↑
	Leber	Glykogenolyse, Glukoneogenese
	Fettgewebe	Lipolyse
	Skelettmuskulatur	Glykogenolyse, Förderung der K^+-Aufnahme → Gefahr der Hypokaliämie, Tremor
	Bronchien (glatte Muskulatur)	Relaxation → Atemwegswiderstand ↓
	Uterus	Relaxation → Wehenhemmung
	Gastrointestinaltrakt	Motilität ↓
	Gefäße (Skelettmuskulatur, Herz)	Vasodilatation → RR ↓, Verbesserung der Koronardurchblutung
	Auge	Kammerwasserproduktion ↑

Tab. 4.3: Verteilung von Adrenozeptoren und ihre Wirkungen

Inaktivierung

- **Re-uptake:** Die Inaktivierung von Noradrenalin im synaptischen Spalt erfolgt hauptsächlich durch schnelles Re-uptake über neuronale Carrier.
- **enzymatisch:** Katecholamine werden außerdem über die Enzyme **COMT** (Catecholamin-O-Methyl-Transferase, nur peripher lokalisiert) und **MAO** (Monoaminoxidase, neuronal und peripher an den Mitochondrien lokalisiert) zur **Vanillinmandelsäure** abgebaut.

4.2.1 Direkte Sympathomimetika (Adrenozeptoragonisten)

α- und β-Mimetika

Dopamin · Noradrenalin · Adrenalin · Dobutamin

Wm

Dopamin, Noradrenalin, Adrenalin und Dobutamin (☞ Kap. 7.2) sind **physiologische** Adrenozeptoragonisten. Adrenalin wirkt in niedriger (physiologischer) Konzentration stärker auf die β-Rezeptoren und erst in höherer Dosierung überwiegend α-sympathomimetisch. Bei Noradrenalin verhält es sich umgekehrt (jeweils in Abhängigkeit von der Verteilung der Rezeptoren).

- **Adrenalin:** $\beta > \alpha$ (α erst in höherer Konzentration)
- **Noradrenalin:** $\alpha > \beta$ (β erst in höherer Konzentration, und zwar $\beta_1 > \beta_2$)
- **Dopamin:** Dopaminrezeptor $> \beta_1 > \alpha$ (☞ Kap. 7.2)
- **Dobutamin:** $\beta > \alpha_1$ (☞ Kap. 7.2)

Wi

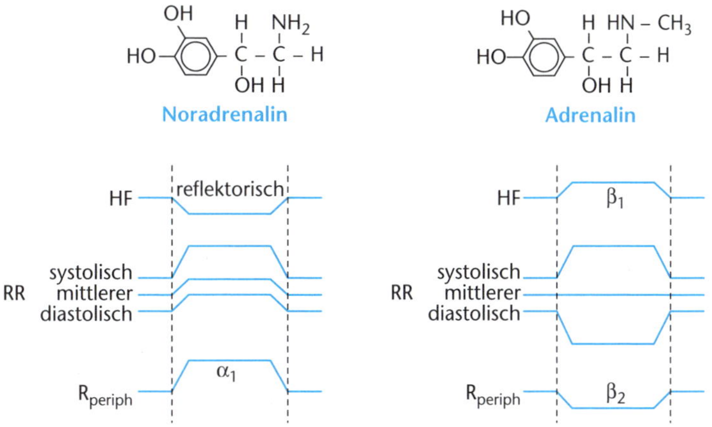

- Widerstandshochdruck durch periphere Vasokonstriktion über α_1-Rezeptoren
- RR_{sys} ↑, RR_{dia} ↑, mittlerer RR ↑
- HF ↓: reflektorisch über Barorezeptoren (parasympathische Gegenregulation aufgrund des erhöhten peripheren Widerstandes), wodurch die positive Chronotropie von Noradrenalin überspielt wird
- nach Gabe von Atropin: HF ↑ (Ausschalten des Baroreflexes)

- RR_{sys} ↑ wegen erhöhten HZV (β_1), RR_{dia} ↓ wegen erniedrigten R_{periph} (β_2), dadurch mittlerer RR wenig verändert
- HF ↑ durch direkte positive Chronotropie (keine reflektorische Gegenregulation, da mittlerer RR nicht erhöht ist)
- in hoher Dosis zeigt Adrenalin gleiche Wirkung wie Noradrenalin (s. links): RR ↑, R_{periph} ↑, HF ↓
- Adrenalinumkehr: nach Gabe eines α-Blockers senkt Adrenalin den RR (starke Vasodilatation über β_2-Rezeptoren bei Blockade der vasokonstriktorisch wirksamen α-Rezeptoren)

Abb. 4.4: Wirkungen von Noradrenalin und Adrenalin auf die Herzfrequenz (HF), den Blutdruck (RR) und den peripheren Widerstand (R_{periph})

Ind

- **lokal:** Blutstillung, Abschwellung, Zusatz zu Lokalanästhetika: Durch lokale Vasokonstriktion über α_1-Rezeptoren wird die Resorption des Lokalanästhetikums vermindert, wodurch weniger systemische UW und eine längere lokale Wirkdauer resultieren. Inhalative Anwendung bei akutem Asthmaanfall.
- **systemisch:** Reanimation bei Herz-Kreislauf-Stillstand, Schockzustände (insbesondere bei septischem, anaphylaktischem, kardiogenem Schock)

PK

geringe orale Bioverfügbarkeit:
- schlechte Resorption aufgrund der Hydrophilie und einer Vasokonstriktion im Splanchnikusbereich, die über α_1-Rezeptoren bewirkt wird
- hoher First-pass-Effekt in der Leber über COMT und MAO
- keine per-os-Gabe möglich

UW

Angstzustände, Tremor, Tachykardie, Arrhythmie, Angina-pectoris-Anfall

α-Mimetika

Norfenefrin · Phenylephrin · Oxymetazolin · Xylometazolin · Etilefrin

Wm

- **Norfenefrin** und **Phenylephrin** sind überwiegend α_1-Agonisten mit vasokonstriktorischer Wirkung. Sie sind eng mit Noradrenalin/Adrenalin verwandt (Fehlen der phenolischen Hydroxylgruppe) und haben eine geringe orale Bioverfügbarkeit aufgrund der schlechten gastrointestinalen Resorption und des hohen First-pass-Effekts in der Leber durch MAO.
- **Oxymetazolin** und **Xylometazolin** (Imidazolinderivate) wirken α-agonistisch und werden aufgrund der geringen oralen Bioverfügbarkeit nur lokal verwendet.
- **Etilefrin** wird gut resorbiert und stimuliert sowohl α- als auch β-Rezeptoren.

Ind

lokal:

- **Mydriatikum:** Phenylephrin
- **Zusatz zu Lokalanästhetika:** Norfenefrin, Phenylefrin
- **Priapismus:** Etilefrin (intrakavernöse Injektion)
- **Nasentropfen:** Xylometazolin:

> Vorsicht bei der chronischen Anwendung von Nasentropfen!
> Nach Abklingen der vasokonstriktorischen Wirkung kommt es zur reaktiven Dilatation der Schleimhautgefäße mit erneuter Schwellung → die Nasentropfen werden erneut eingesetzt. Die chronische Anwendung kann zur Schleimhautnekrose führen.

systemisch:

- **Hypotonie:** Norfenefrin, Etilefrin

UW

Arrhythmie, Angina-pectoris-Anfall, Miktionsstörung, Schleimhautatrophie
Oxymetazolin/Xylometazolin: Atemdepression und Kreislaufstörungen bei Säuglingen und Kleinkindern (zentrale Wirkung nach Resorption, ähnlich wie bei Clonidin, ☞ Kap. 4.2.4)

KI

Hypertonie, Hyperthyreose, Phäochromozytom, Engwinkelglaukom, Rhinitis sicca, KHK, benigne Prostatahyperplasie (Verschlechterung des Harnflusses durch Kontraktion des Blasensphinkters über α_1-Rezeptoren)

β-Mimetika

Isoprenalin · Orciprenalin · Terbutalin · Fenoterol · Salbutamol

Durch zunehmende N-Substitution am Noradrenalin verstärkt sich die β-mimetische Wirkung: Noradrenalin < Adrenalin < Etilefrin < Isoprenalin/Orciprenalin

Wm, Wi

- **Isoprenalin** und **Orciprenalin** stimulieren β_1- und β_2-Rezeptoren, Folgen:
  - Steigerung der Herzfrequenz, der Erregungsleitung und der Herzkontraktilität (über β_1-Rezeptoren)
  - broncholytische Wirkung, tokolytische Wirkung (über β_2-Rezeptoren)
- **Terbutalin, Fenoterol** und **Salbutamol:** β_2-selektive Agonisten
  - Broncholyse über β_2-Rezeptoren der Lunge
  - mit zunehmender Dosierung: Selektivität geht verloren und β_1-Rezeptoren werden mitbesetzt → kardiale UW

Ind

- bradykarde Herzrhythmusstörungen, AV-Block: Isoprenalin, Orciprenalin
- Asthma bronchiale (zur Anfallstherapie per inhalationem): Terbutalin, Fenoterol, Salbutamol
- Tokolyse (bei drohendem Abort, vorzeitigen Wehen): Fenoterol
- Hyperkaliämie: Fenoterol, Salbutamol

UW — Arrhythmie, Angina-pectoris-Anfall, Schwäche, Hypokaliämie (Stimulation der zellulären K^+-Aufnahme)

KI — Tachyarrhythmie, KHK, Hyperthyreose, Hypertonie

4.2.2 Indirekte Sympathomimetika

Wm — **Erhöhung** der **axonalen Noradrenalinfreisetzung** (☞ Abb. 4.5): Sympathikotonus ↑ (indirekte Sympathomimetika sind keine Agonisten an den Adrenozeptoren):

- Aufnahme des indirekten Sympathomimetikums über den neuronalen Carrier ins Axon → Hemmung von MAO und
  - Aufnahme der Substanz in die Noradrenalinvesikel
  - stoßartige Verdrängung von Noradrenalin aus den Vesikeln
  - Transport von Noradrenalin im Antiport mit dem indirekten Sympathomimetikum in den synaptischen Spalt
- Der Abbau von Noradrenalin wird verzögert, da MAO durch die stoßartige Noradrenalinfreisetzung überlastet ist und außerdem das Enzym durch das indirekte Sympathomimetikum gehemmt wird. Es resultieren
  - hohe Noradrenalinkonzentration an der Zielzelle
  - verstärkte Sympathikuswirkung
- Bei wiederholter Gabe besteht die Gefahr der **Tachyphylaxie** (Vesikel entleert).

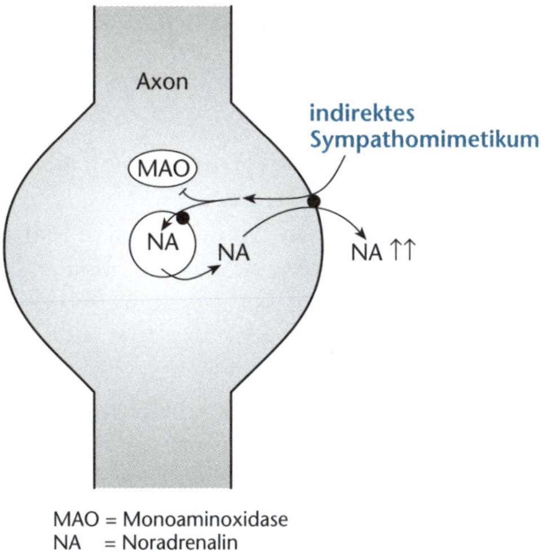

Abb. 4.5: Wirkungsmechanismus indirekter Sympathomimetika

Wirkstoffe

Tyramin · Amphetamine · Ephedrin · Atomoxetin

Tyramin

- nur **peripher** wirksam, keine therapeutische Bedeutung
- Vorkommen: Rotwein, Käse
- unterliegt einer hepatischen Metabolisierung

> Bei Verzehr tyraminhaltiger Nahrung und gleichzeitiger Therapie mit MAO-Hemmern (Antidepressiva, ☞ Kap. 39.3) wird Tyramin nicht abgebaut und kann eine **hypertensive Krise** auslösen.

Amphetamine

- sind lipophil, haben eine gute orale Bioverfügbarkeit und penetrieren die Blut-Hirn-Schranke
- unterdrücken das Hungergefühl (Missbrauch als **Appetitzügler**) und die Müdigkeit
- steigern die Konzentration und das subjektive Kraftgefühl (Missbrauch zum **Doping**) und führen zu **euphorischer Stimmung**
- nur noch selten therapeutische Anwendung:
  Methylphenidat unterliegt der Betäubungsmittelverordnung und ist indiziert
  - als Psychostimulans bei der **Narkolepsie**
  - bei Kindern mit ADHS (Aufmerksamkeitsdefizit-Hyperaktivitäts-Störung)
- Die synthetisch hergestellten **Designerdrogen** Speed und Ecstasy gehören zu den Amphetaminderivaten und werden aufgrund der **antriebssteigernden Wirkung,** dem **verminderten Schlafbedürfnis** und der verbesserten und **enthemmten Denkabläufe** missbräuchlich verwendet. Sie führen zu psychischer Abhängigkeit.

Ephedrin

- = Bestandteil in manchen Kombinationspräparaten zur Therapie von **Schnupfen, Erkältungskrankheiten** oder **Asthma bronchiale**
- Cave: restriktiver Einsatz aufgrund des **Abhängigkeitspotentials**

Atomoxetin

- ist ein zentrales Sympathomimetikum und unterscheidet sich im Wm von den anderen Substanzen:
- Erhöhung der Noradrenalinkonzentration im synaptischen Spalt durch selektive Hemmung des präsynaptischen Noradrenalin-Transporters (dieser Wm ist von Antidepressiva (☞ Kap. 39) bekannt, jedoch wirkt Atomoxetin nicht antidepressiv)
- Indikation: **ADHS**
- Im Gegensatz zu Methylphenidat ist Atomoxetin kein Psychostimulanz, kein Amphetamin und unterliegt nicht der Betäubungsmittelverordnung.

4.2.3 Sympatholytika (Adrenozeptorantagonisten)

4.2.3.1 α-Blocker

Wirkstoffe

nicht-selektive α-Blocker: Phentolamin · Phenoxybenzamin
selektive α_1-Blocker: Prazosin / Doxazosin · Alfuzosin / Tamsulosin · Urapidil · Carvedilol
selektiver α_2-Blocker: Yohimbin

Phentolamin, Phenoxybenzamin

Wm

nicht-selektive α-Blocker (α_1- und α_2-Blocker):

- **Phentolamin: kompetitiver** Antagonist
- **Phenoxybenzamin** bindet kovalent und **irreversibel** an den Rezeptor → lange Wirkdauer

Wi Durch die Blockade der α_1-Rezeptoren in den Gefäßen wird der vasokonstriktorische Effekt von Noradrenalin aufgehoben (☞ Abb. 4.6). Noradrenalin bindet nur noch an β-Rezeptoren mit folgenden Wirkungen:

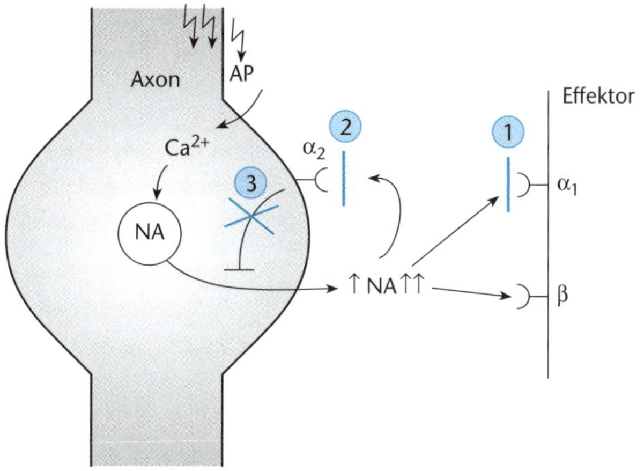

Wirkungen von Phentolamin, Phenoxybenzamin:
- α_1-Blockade (1) → Aufhebung der peripheren Vasokonstriktion
- α_2-Blockade (2) → Aufhebung des negativen Feedbacks auf die Noradrenalinfreisetzung (3) → Noradrenalin ↑
- Reflektorische Sympathikusaktivierung → Noradrenalin ↑

AP = Aktionspotential
NA = Noradrenalin
Y = Rezeptor

Abb. 4.6: Wirkungsmechanismus der nicht-selektiven α-Blocker

- **Vasodilatation** (β_2) → RR ↓
- verminderter venöser Rückstrom (bedingt durch die Vasodilatation) → **orthostatische Hypotonie**
- Steigerung der Reninfreisetzung (β_1) → **Na^+-/H_2O-Retention**
- reflektorische Steigerung der Sympahikusaktivität durch Abnahme des peripheren Widerstandes → Noradrenalinfreisetzung ↑ → **Tachykardie** (β_1)
- Blockade präsynaptischer α_2-Rezeptoren (☞ Abb. 4.6) → Verstärkung der Noradrenalinfreisetzung und damit der o.g. Mechanismen durch die Wegnahme des negativen Feedbacks

Ind
- **Phäochromozytom** (präoperativ bzw. bei Inoperabilität)
- neurogene Blasenentleerungsstörungen

Nicht-selektive α-Blocker bewirken eine effiziente Blutdrucksenkung begleitet von ausgeprägten UW, weshalb sie sich nicht zur Dauertherapie eignen.

UW orthostatische Hypotonie, Reflextachykardie, Na^+-/H_2O-Retention

Prazosin, Doxazosin, Alfuzosin, Tamsulosin

Wm

selektive α_1-Blocker: Aufhebung des vasokonstriktorischen Effekts von Noradrenalin (☞ oben). Im Gegensatz zu den nicht-selektiven α-Blockern:
- Das negative Feedback über α_2-Rezeptoren auf die Noradrenalinfreisetzung bleibt erhalten.
- **Reflextachykardie** und **Na^+-/H_2O-Retention** sind **geringer** ausgeprägt.

Ind

- **arterielle Hypertonie**
- **M. Raynaud** (aufgrund der Vasodilatation)
- **benigne Prostatahyperplasie** (Erschlaffung der glatten Muskulatur im Blasenhals, Urethra und Prostata → Blasenauslasswiderstand ↓)

> Alfuzosin und Tamsulosin sind selektive α_1-Blocker mit bevorzugter Wirkung am Subtyp α_{1A}: überwiegende Wirkung in Urethra und Prostata, weniger systemische UW, Anwendung bei benigner Prostatahyperplasie.

UW

- **orthostatische Hypotonie,** insbesondere als First-dose-Effekt (→ unbedingt einschleichende Dosierung)
- Kopfschmerzen, verstopfte Nase, Priapismus, Tachykardie, Na^+-/H_2O-Retention

Urapidil

Wm

selektiver α_1-Blocker, zusätzlich **5-HT_{1A}-Rezeptoragonist** (☞ Kap. 17.2.1):
Über die Wirkung an den Serotoninrezeptoren hat Urapidil eine zusätzliche zentrale blutdrucksenkende Wirkung und **hemmt** den **Barorezeptorreflex** (kaum Reflextachykardie).

Ind

- arterielle Hypertonie
- insbesondere zur Behandlung der **hypertensiven Krise** (schneller Wirkungseintritt nach 2–5 min)

UW

selten Schwindelgefühl, Kopfschmerzen, Herzklopfen

Carvedilol

Wm

α_1-, β_{1+2}-Rezeptorantagonist:
- α_1-Blockade → Vasodilatation
- β_1-Blockade → negativ inotrop, chronotrop, dromotrop, reduziert den O_2-Verbrauch

Ind

- **arterielle Hypertonie:** Blutdrucksenkung durch die Vasodilatation (α_1-Blockade) und die negative Inotropie (β_1-Blockade)
  - keine Reflextachykardie, da Carvedilol durch die β_1-Blockade negativ chronotrop wirkt
  - Wenn bei bestehender pAVK ein β-Blocker zur Therapie, z. B. einer Hypertonie, notwendig ist, sollte Carvedilol aufgrund der Vasodilatation bevorzugt werden (☞ Kap. 4.2.3.2).
- stabile Angina pectoris
- chronische Herzinsuffizienz: als Zusatzmedikation zu Diuretikum, ACE-Hemmer und Digitalis (☞ Kap. 7.1)

UW

orthostatische Hypotonie, Bradykardie, AV-Block, Ödeme, Herzinsuffizienz, Bronchospasmus

Yohimbin

natürliches Alkaloid der Yohimbeherinde in Westafrika

Wm

zentral wirksamer α_2-Blocker:
- durch zentrale α_2-Blockade: Aufhebung des negativen Feedbacks auf die Noradrenalinfreisetzung → Noradrenalin steigt (Cave: kann zu Hypertonie und Tachykardie führen)
- genauer Wirkmechanismus bei erektiler Dysfunktion nicht ganz geklärt: in hoher Dosierung Erweiterung der Penisgefäße, Erhöhung der Blutzufuhr in den Beckenorganen, direkte Wirkung auf erektiles Gewebe.

Ind

psychogene erektile Dysfunktion, insgesamt eher schwache Wirkung

4.2.3.2 β-Blocker

Wirkstoffe

β-Blocker ohne intrinsische Aktivität:
- nicht-selektiv: Propranolol · Timolol · Nadolol · Sotalol
- β_1-selektiv: Metoprolol · Atenolol · Bisoprolol · Esmolol · Nebivolol

β-Blocker mit partieller intrinsischer Aktivität:
- nicht-selektiv: Pindolol · Oxprenolol
- β_1-selektiv: Celiprolol · Acebutolol

β-Blocker mit vasodilatativer Wirkung:
- Carvedilol (α_1, β_{1+2}-Blocker)
- Celiprolol · Acebutolol (partieller β_2-Agonist)
- Nebivolol (hochselektiver β_1-Antagonist, Stimulation der NO-Freisetzung)

Die Einteilung der β-Blocker erfolgt nach ihrer Selektivität zu den Rezeptoren:
- **nicht-selektiv** = Antagonist an β_1- und β_2-Rezeptoren
- **kardioselektiv**= nur β_1-Blocker

Bei zunehmender Dosierung geht die Selektivität verloren.

Insbesondere bei Diabetikern sollten β_1-selektive Blocker verwendet werden, da viele UW wie die Hypoglykämie oder die Hyperlipidämie über die Blockade von β_2-Rezeptoren entstehen.

Zusätzlich gibt es β-Blocker, die eine **partielle intrinsische Aktivität** besitzen, d.h. sie sind sowohl Antagonisten als auch Agonisten. Ein eindeutiger Vorteil aus dieser Eigenschaft hat sich noch nicht gezeigt.

Der prognoseverbessernde Effekt der β-Blocker wird nur durch reine Antagonisten bewirkt (β-Blocker ohne intrinsische Aktivität).

Wm, Wi

kompetitiver Antagonismus an β_1-Rezeptoren des Herzens: negativ chronotrop, dromotrop, inotrop, bathmotrop:
- Senkung des Blutdrucks:
  - negative Inotropie (β_1) → HZV ↓
  - Reninfreisetzung ↓ (β_1) → peripherer Widerstand ↓

> Initial ändert sich der RR kaum, da der periphere Widerstand durch die β_2-Blockade zunächst erhöht ist (verstärkte Wirkung des Sympathikus an nicht-blockierten α-Rezeptoren der Gefäße). Langfristig nimmt jedoch der periphere Widerstand wieder ab: RR ↓.

- **Verminderung des kardialen O_2-Bedarfs:** negative Chrono-, Inotropie (β_1)
- **Senkung der Herzfrequenz und Erregungsleitung** (β_1)

Ind

- **arterielle Hypertonie**
- **KHK:** β-Blocker ohne intrinsische Aktivität (z.B. Metoprolol, Atenolol):
  - Angina pectoris (☞ Kap. 8.1)
  - frischer Myokardinfarkt (☞ Kap. 8.2)
  - Reinfarktprophylaxe (☞ Kap. 8.2.3)
- **tachykarde Rhythmusstörungen** (☞ Kap. 9.2 und 10):
  - insbesondere bei Sinustachykardie bei Hyperthyreose
  - behandlungsbedürftige ventrikuläre Extrasystolen
  - Frequenzkontrolle bei Vorhofflimmern, AV-Reentry-Tachykardien

> **Sotalol** ist zusätzlich ein Kaliumkanalblocker: wird als Antiarrhythmikum bei supraventrikulären und ventrikulären Tachyarrhythmien, beim WPW-Syndrom und bei Vorhofflimmern eingesetzt (☞ Kap. 9.3). Im Gegens. zu anderen β-Blockern soll es nicht in der Akutphase eines Myokardinfarkts verwendet werden.

- chronische Herzinsuffizienz (☞ Kap. 7.1)
- hyperkinetisches Herzsyndrom
- **Tremor** z.B. bei Hyperthyreose, M. Parkinson, essentieller Tremor: bevorzugt wird Propranolol verwendet
- Angstsyndrome
- **Migräneprophylaxe:** Propranolol, Metoprolol (☞ Kap. 31.2.2)
- **Glaukom** (Senkung des Augeninnendrucks): Pindolol, Timolol

PK

große Unterschiede in der PK:

- **hydrophile β-Blocker:** Atenolol, Nadolol, Sotalol:
  - niedrige Resorptionsquote
  - kein/geringer First-pass-Effekt in der Leber
  - orale Bioverfügbarkeit 30–40 %
  - renale Elimination (Cave: Niereninsuffizienz)
- **lipophile β-Blocker mit hohem First-pass-Effekt:** Propranolol, Metoprolol, Oxprenolol: orale Bioverfügbarkeit 30–40 % (Cave: Leberinsuffizienz)
- **lipophile β-Blocker mit niedrigem First-pass-Effekt:** Bisoprolol, Pindolol: orale Bioverfügbarkeit 90 %
- **ultrakurzwirksame β-Blocker:** Esmolol:
  - nur zur i.v.-Anwendung in der Intensivmedizin indiziert
  - rascher Abbau durch Esterasen der Erythrozyten
  - $t_{1/2} = 9$ min
- **unterschiedliche PEB:** hoch (Propranolol), niedrig (Sotalol)
- **unterschiedliche $t_{1/2}$:**
  - 3–4 h (Propranolol, Metoprolol)
  - bis 22 h (Nebivolol: genetisch determinierte Metabolisierungsrate)

> **!** Einschleichende und niedrige Dosierung bei bestehender Herzinsuffizienz wegen der Gefahr einer Dekompensation.
> Ausschleichende Dosisreduktion wegen der Gefahr des Rebound-Effekts: Aufgrund der zunehmenden Empfindlichkeit der β-Rezeptoren unter der Therapie können beim abrupten Absetzen von β-Blockern Arrhythmien oder Angina-pectoris-Anfälle auftreten.

UW

- Dekompensation einer bestehenden Herzinsuffizienz (β_1)
- Bradykardie (β_1)
- Erhöhung des Atemwegswiderstands (β_2)
- Hypoglykämie bei medikamentös behandelten Diabetikern (Hemmung der Glykogenolyse, Unterdrückung der hypoglykämischen Warnsymptome und Gegenregulation)
- periphere Durchblutungsstörungen (β_2)
- Fettstoffwechselstörungen (Triglyzeride ↑, HDL ↓)
- Impotenz

> **!** **Vorsicht** bei der Verwendung von β-Blockern bei:
> - **Diabetes mellitus** (kardioselektive β-Blocker einsetzen, BZ-Kontrollen)
> - **Phäochromozytom:** Vorbehandlung mit einem α-Blocker notwendig, sonst drohen hypertensive Krisen
> - **AV-Block I°:** Übergang in höheren AV-Block möglich
> - **pAVK:** Da Katecholamine nach der Blockade der β-Rezeptoren mehr über α-Rezeptoren wirken, wird eine periphere Vasokonstriktion verstärkt. Substanzen mit vasodilatativer Komponente, z.B. Carvedilol, sollten dann bevorzugt werden.
> - **Psoriasis:** Verschlechterung durch β-Blocker möglich
> - **Herzinsuffizienz:** Einschleichend dosieren.

> Früher waren β-Blocker bei einer Herzinsuffizienz kontraindiziert, heute werden sie in Kombination mit einem ACE-Hemmer aufgrund der prognoseverbessernden Wirkung eingesetzt (☞ Kap. 7.1).

KI

- obstruktive Ventilationsstörung (insbesondere Asthma bronchiale)
- AV-Block II–III°, Bradykardie, Sick-Sinus-Syndrom, SA-Block
- Hypotonie
- fortgeschrittene pAVK
- dekompensierte Herzinsuffizienz
- gleichzeitige Therapie mit Verapamil, Diltiazem

4.2.4 Antisympathotonika

Wirkstoffe

Clonidin · Moxonidin · α-Methyl-Dopa · Guanethidin · Reserpin

Wm

Senkung der Noradrenalinkonzentration an sympathisch innervierten Zielzellen über unterschiedliche Mechanismen:
→ peripherer Gefäßwiderstand ↓, HF ↓, HZV ↓

Clonidin

Wm, Wi

α_2- > α_1-**Rezeptoragonist,** Imidazolinderivat:
- Stimulation **zentraler postsynaptischer** α_2-Rezeptoren: Senkung der Sympathikusaktivität
- Stimulation **peripherer präsynaptischer** α_2-Rezeptoren: Verstärkung des negativen Feedbacks auf die Noradrenalinfreisetzung → Noradrenalinkonzentration ↓
- Diskutiert wird außerdem eine Senkung der Sympathikusaktivität durch die Stimulation von **Imidazolinrezeptoren** in der Medulla oblongata.
- Folge: **Blutdruck ↓, Herzfrequenz ↓, Herzzeitvolumen ↓**

> Vorsicht:
> - Bei hoher Dosierung steigt vorübergehend der Blutdruck über die Stimulation peripherer α_1-Rezeptoren.
> - Bei plötzlichem Absetzen kann der Blutdruck aufgrund eines **Rebound-Effekts** bedrohlich ansteigen. Deshalb ausschleichend absetzen.

Ind

- **arterielle Hypertonie,** insbesondere hypertensive Krise
- **Glaukom** (Augentropfen)
- **Opiatentzug, Alkoholentzugsdelir** (Senkung der erhöhten Aktivität zentraler noradrenerger Neurone im Entzug)
- adjuvante **Schmerztherapie** bei neuropathischen Schmerzen

UW

- Mundtrockenheit, Obstipation: Stimulation der präsynaptischen α_2-Rezeptoren cholinerger Nerven → Senkung der Acetylcholinfreisetzung
- Müdigkeit, Sedierung
- **passagerer Blutdruckanstieg,** Orthostasestörungen, Na^+-/H_2O-Retention, Rebound-Effekt beim abrupten Absetzen

WW

- α-Blocker und trizyklische Antidepressiva schwächen die Wirkung von Clonidin ab.
- Verstärkung der zentral dämpfenden Wirkung von Alkohol oder Hypnotika

Moxonidin

Wm, Wi

- ☞ Clonidin
- Moxonidin soll eine stärkere Affinität zu den **Imidazolinrezeptoren** besitzen und darüber hinaus **blutdrucksenkend** wirken. Dadurch sollen weniger UW bezüglich Sedation und Mundtrockenheit auftreten.

Ind

arterielle Hypertonie (Mittel 2. Wahl)

> Patienten, die im Krankenhaus zur Abklärung einer bereits medikamentös anbehandelten Hypertonie aufgenommen werden, werden gelegentlich passager auf Moxonidin umgestellt. Im Gegensatz zu ACE-Hemmern oder Diuretika hat Moxonidin keinen Einfluss auf das RAAS und stört damit nicht die Diagnostik.

UW

Rebound-Effekt

> Insbesondere bei gleichzeitiger Therapie mit β-Blockern soll zuerst Moxonidin ausschleichend abgesetzt werden, dann der β-Blocker, anderenfalls droht ein starker Blutdruckanstieg.

α-Methyl-Dopa

Wm, Wi

$\alpha_2 > \alpha_1$-Rezeptoragonist:
- **Aufnahme ins ZNS** über den Aminosäurecarrier:
  - **Metabolisierung zu α-Methyl-Noradrenalin:** α-Methyl-Dopa → α-Methyl-Dopamin → α-Methyl-Noradrenalin: Speicherung als „falscher Transmitter" in den Vesikeln
  - **Stimulation zentraler α-Rezeptoren** (Sympathikusaktivität ↓, ähnlich wie bei Clonidin) → Folge: Blutdruck ↓, Herzfrequenz ↓, Herzzeitvolumen ↓

Ind

arterielle Hypertonie (2. Wahl): kann in der Schwangerschaft eingesetzt werden, wenn kardioselektive β-Blocker nicht ausreichend oder kontraindiziert sind

PK

- Prodrug (verzögerter Wirkungseinstritt)
- hydrophil: geringe Diffusion durch Membranen, jedoch Aufnahme über den **Aminosäurecarrier** (darüber ZNS-gängig)

UW

Orthostasestörung, Sedierung, parkinsonähnliche Symptome (α-Methyl-Noradrenalin verdrängt als falscher Transmitter Dopamin aus den Vesikeln), Mundtrockenheit, Na^+-/H_2O-Retention, Leber-, Blutbildschädigung

Guanethidin

Wm, Wi

Hemmung spannungsabhängiger **Na^+-Kanäle:**
- Aufnahme in sympathisches Axon über neuronalen Re-uptake-Carrier → Inhibition spannungsabhängiger Na^+-Kanäle → Hemmung des Aktionspotentials → **Senkung der Noradrenalinfreisetzung**
- nur peripher wirksam
- Folge: Blutdruck ↓, Herzfrequenz ↓, Herzzeitvolumen ↓

Ind

- **arterielle Hypertonie**
- **Glaukom (Augentropfen)**
- intravenöse Sympathikusblockade (Regionalanalgesie durch Blockade der Natriumkanäle noradrenerger Neurone)

UW

Orthostasestörung, Sedierung, Mundtrockenheit, Na^+-/H_2O-Retention

Reserpin

Wm, Wi

langsame Entleerung der Noradrenalinvesikel:
- Diffusion ins Zytosol der sympathischen Axone:
  - irreversible Bindung an die Speichervesikel
  - Hemmung der Aufnahme von Noradrenalin und Dopamin in die Vesikel → Entleerung der Vesikel + Abbau von Noradrenalin und Dopamin durch MAO im Zytoplasma
  - Senkung der Noradrenalinkonzentration, aber auch der Konzentrationen von Dopamin und Serotonin, woraus die UW resultieren
- lipophil, peripher und zentral wirksam
- Folge: Blutdruck ↓, Herzfrequenz ↓, Herzzeitvolumen ↓

- Anmerkung: Im Gegensatz zum Reserpin führen indirekte Sympathomimetika zu einer stoßartigen Freisetzung von Noradrenalin aus den Vesikeln → Noradrenalinkonzentration ↑ (☞ Kap. 4.2.2). Würde man mit Reserpin vorbehandeln → Entleerung der Noradrenalinvesikel → keine Wirkung der indirekten Sympathomimetika mehr. Im Gegensatz dazu ist die Wirkung von direkten Sympathomimetika unabhängig von Reserpin, da sie direkt am adrenergen Rezeptor angreifen.

Ind

arterielle Hypertonie: Reserpin wurde früher wegen seiner effektiven Wirkung zur Blutdrucksenkung eingesetzt. Heute wird es wegen erheblicher UW praktisch nicht mehr verwendet.

UW

- parkinsonähnliche Symptome
- **Depression,** Minderung der kognitiven Leistung, Sedierung
- Na^+-/H_2O-Retention, orthostatische Dysregulation
- Steigerung der Magensäuresekretion (Ulzera)

5 Antihypertensiva

Einteilung

Bei den Antihypertensiva werden folgende Medikamentengruppen unterschieden:

- ACE-Hemmer
- Angiotensin-II-Rezeptorantagonisten (= AT_1-Rezeptorantagonisten)
- Renin-Inhibitor
- β-Blocker
- Diuretika
- Ca^{2+}-Antagonisten
- α_1-Blocker
- Vasodilatatoren
- Antisympathotonika

5.1 ACE-Hemmer

Wirkstoffe

Captopril · Enalapril · Lisinopril · Fosinopril · Ramipril

Wm, Wi

Hemmung des Angiotensin-Converting-Enzyms (ACE; ☞ Abb. 5.1):

- Hemmung der Umwandlung von Angiotensin I in II
- verminderter Abbau von Bradykinin

Folgen:

- Aufhebung der Angiotensin-II-vermittelten Vasokonstriktion → **peripherer Widerstand ↓, RR ↓**
- Nierendurchblutung ↑ durch Dilatation der efferenten Arteriolen
- Aldosteron ↓ → leichte Diurese, **Abnahme der Na^+- und H_2O-Retention, Hemmung** der aldosteroninduzierten **Myokardfibrose**
- **Hemmung** des Angiotensin-II-induzierten **Remodelings am Myokard** → Vermeidung einer Myokardhypertrophie und Ventrikeldilatation, Verbesserung der Pumpfunktion (☞ Kap. 8.2.1)
- Hemmung der ADH-Freisetzung → **Diurese**
- Hemmung der Angiotensin-II-induzierten Katecholaminfreisetzung → **Senkung des Sympathikotonus**
- Bradykinin ↑ → Prostaglandine ↑, NO ↑, EDHF ↑ → **Vasodilatation,** Hemmung der Thrombozytenaggregation, Verminderung des Remodelings
- **Senkung der Mortalität** bei Herzinsuffizienz, Hypertonie, KHK

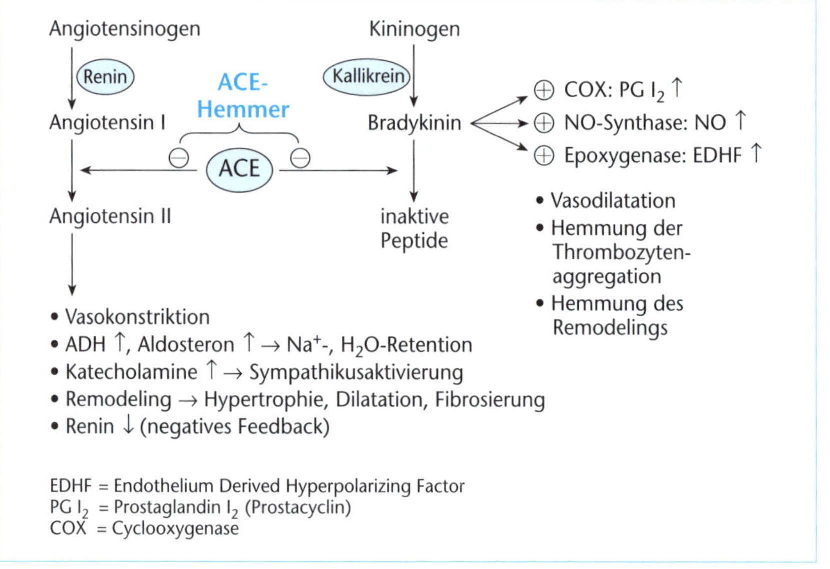

Abb. 5.1: Wirkungsmechanismus der ACE-Hemmer. Angegeben sind die Effekte von Angiotensin II und Bradykinin sowie der Angriffspunkt der ACE-Hemmer. Die ACE-Hemmer reduzieren die Wirkungen von Angiotensin II und verstärken die vom Bradykinin.

Ind

- **arterielle Hypertonie**
- **KHK:** frühzeitig bei akutem Myokardinfarkt
- **Herzinsuffizienz** (ab NYHA I)
- diabetische und nicht-diabetische Nephropathie mit Proteinurie (→ nephroprotektiver Effekt, s. u.)

PK

- **Prodrugs** (Ausnahme: Captopril, Lisinopril)
- meist gute Resorption
- Elimination renal (Ausnahme Fosinopril: zusätzlich biliär)
- **Captopril:** direkt wirksam, schneller Wirkungseintritt (15 min), kurze Wirkdauer, renale Elimination
- **Enalapril:** Prodrug, hepatische Aktivierung, verzögerter Wirkungseintritt (60 min), längere Wirksamkeit als Captopril, renale Elimination
- **Ramipril:** Prodrug, lange Wirkdauer

UW

- **Hypotonie:** RR-Abfall, insbesondere bei Patienten mit sekundär aktiviertem RAAS bei Diuretikatherapie oder Herzinsuffizienz. Deshalb muss **langsam einschleichend** begonnen werden.
- **Nierenfunktionsstörung** (Kreatinin ↑): ACE-Hemmer können initial zu einem leichten, meist klinisch nicht relevanten Anstieg des Kreatininwertes führen. Abgesehen von dieser initialen UW haben aber klinische Studien auf langfristiger Sicht gezeigt:

> ACE-Hemmer sind **nephroprotektiv,** daher günstig bei einer hypertensiven oder diabetischen Nephropathie mit begleitender Proteinurie.

- **Hyperkaliämie:** insbesondere bei der Kombination mit kaliumsparenden Diuretika
- **Reizhusten** (bei bis zu 10 % der Patienten): wahrscheinlich durch verstärkte Bradykininbildung
- **angioneurotisches Ödem**

KI
- beidseitige Nierenarterienstenose bzw. Nierenarterienstenose bei Einzelniere, Niereninsuffizienz (Kreatinin > 3 mg/dl), Z. n. Nierentransplantation
- schwere Aortenklappenstenose
- Schwangerschaft

WW
- Hyperkaliämie bei Kombination mit kaliumsparenden Diuretika
- Abschwächung der Wirkung durch **NSAID** (verminderte Prostaglandinbildung)

5.2 Angiotensin-II-Rezeptorantagonisten (AT_1-Rezeptorantagonisten)

Wirkstoffe

Losartan · Valsartan · Candesartan

Wm, Wi

selektiver Antagonismus am AT_1-Rezeptor (☞ Abb. 5.2)
- Angiotensin II wirkt an mind. 2 Rezeptorsubtypen, die sich in ihrer Verteilung und ihren Wirkungen unterscheiden:
  - AT_1-Rezeptoren: Wachstumsstimulation, Vasokonstriktion
  - AT_2-Rezeptoren: Wachstumshemmung, Vasodilatation
- Angiotensin-II-Rezeptorantagonisten **heben** nur die **Wirkung** von Angiotensin II **am AT_1-Rezeptor auf**, d. h. Angiotensin II kann weiter am AT_2-Rezeptor wirken: → **Vasodilatation, RR ↓, Hemmung des Zellwachstums und des Remodelings,** Sympathikusaktivität ↓, Diurese

Die Kombination von ACE-Hemmern und Angiotensin-II-Rezeptorantagonisten wird wegen vermehrter unerwünschter Wirkungen – insbesondere Nierenfunktionsstörungen – nicht mehr empfohlen.

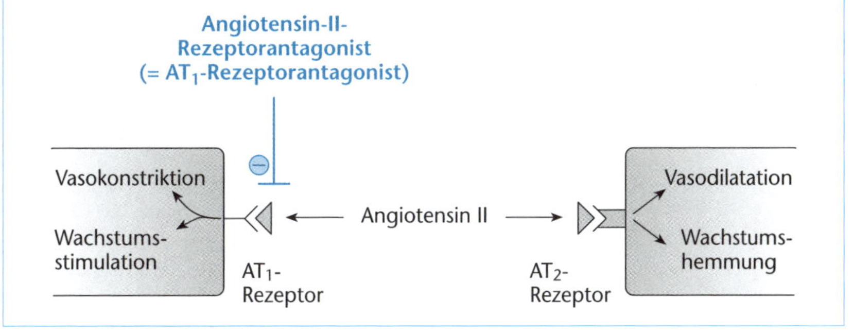

Abb. 5.2: Wirkungsmechanismus der Angiotensin-II-Rezeptorantagonisten

Ind

- **arterielle Hypertonie** (gleichwertig gute antihypertensive Wirkung wie ACE-Hemmer)
- KHK, **Herzinsuffizienz** (bei KI oder Unverträglichkeit von ACE-Hemmern)

PK

- relativ gute intestinale Resorption
- hepatische Metabolisierung in z. T. noch aktive Metabolite (bei Valsartan gering ausgeprägt)
- ausreichend lange $t_{1/2}$, Gabe: 1 × täglich

UW, KI, WW

vergleichbar mit ACE-Hemmern (jedoch kein Reizhusten)

5.3 Renin-Inhibitor

Wirkstoff

Aliskiren

Wm

Hemmung von Renin

- Aliskiren greift am Aktivierungspunkt in das Renin-Angiotensin-Aldosteron-System ein (☞ Abb. 5.1)
- Folge: Angiotensin I ↓, Angiotensin II ↓, Renin ↓ (Merke: bei ACE-Hemmern und Angiotensin-II-Rezeptorantagonisten ist der Reninspiegel kompensatorisch erhöht)
- Dadurch hebt Aliskiren die Effekte von Angiotensin II auf → RR ↓

Ind

arterielle Hypertonie

PK

- niedrige oBV
- lange $t_{1/2}$ = 40 h → lang anhaltende RR-senkende Wirkung
- überwiegend unveränderte Ausscheidung über den Darm

UW

insgesamt gut verträglich, sehr selten Angioödeme (angioneurotisches Ödem)

> Aliskiren ist ein neues Antihypertensivum, das aufgrund seiner langen Wirkdauer gewisse Vorteile bei der Blutdruckeinstellung aufweist (anhaltende Wirkung bis in die frühen Morgenstunden). Ob es auch die umfangreichen positiven Effekte der ACE-Hemmer besitzt (Nephroprotektion, prognostische Effekte bei der KHK und Herzinsuffizienz) bleibt abzuwarten.

5.4 β-Blocker

Wirkstoffe

Metoprolol · Bisoprolol · Nebivolol · Carvedilol · Propranolol · Atenolol · Esmolol (Intensivmedizin)

Im Prinzip kann jeder β-Blocker (☞ Kap. 4.2.3.2) als Antihypertensivum verwendet werden (nur die gängigen Präparate sind hier aufgezählt).

Wm, Wi

Senkung des Blutdrucks durch:

- negative Inotropie (β_1-Rezeptoren des Herzen) → HZV ↓
- Reninfreisetzung ↓ (β_1-Rezeptoren der Niere) → peripherer Widerstand ↓

- β-Blocker mit zusätzlicher Wirkung als α-Blocker wie z. B. Carvedilol bewirken eine periphere Vasodilatation, die den blutdrucksenkenden Effekt verstärkt (**weitere Details: ☞ Kap. 4.2.3.2).**

Ind

- sehr gut verträgliche und wirksame Antihypertensiva
- Bevorzugt eingesetzt werden **β_1-selektive** Antagonisten (UW ↓), z. B. Metoprolol ret., Nebivolol und Bisoprolol.
- Ihre Anwendung ist besonders **günstig** bei Patienten mit **erhöhtem Sympathikotonus,** bei **Postinfarktpatienten** und bei Patienten mit einer chronischen **Herzinsuffizienz.**
- weitere Ind ☞ Kap. 4.2.3.2

UW

Herzinsuffizienz, Bradykardie, Erhöhung des Atemwegswiderstands, Hypoglykämie bei medikamentös behandelten Diabetikern, periphere Durchblutungsstörungen, Fettstoffwechselstörungen (Triglyzeride ↑, HDL ↓)

5.5 Diuretika

Wirkstoffe

Thiaziddiuretika · Schleifendiuretika

Wm

Senkung des Blutdrucks durch:

- initiale Steigerung der Na^+-Ausscheidung mit Abnahme des Plasma- und Herzzeitvolumens (Diurese), Schleifendiuretika wirken sogar direkt vasodilatatorisch
- im weiteren Verlauf verminderte Empfindlichkeit der Gefäßmuskulatur auf vasokonstriktorische Reize

Ind

- **arterieller Hypertonus**
  - **Thiaziddiuretika** dienen der **Langzeittherapie** (UW ↓).
  - **Schleifendiuretika** werden zur **Akuttherapie** und bei **fortgeschrittener Niereninsuffizienz** verwendet, bei der Thiaziddiuretika nicht mehr wirksam sind.
- weitere Ind ☞ Kap. 14

UW

Hypokaliämie (Elektrolytkontrollen notwendig), Fettstoffwechselstörungen (LDL ↑, HDL ↓), Verminderung der Glukosetoleranz, Erhöhung des Harnsäurespiegels

5.6 Ca^{2+}-Antagonisten

Einteilung

Dihydropyridine · Verapamil-Typ · Diltiazem-Typ

Wm

Hemmung der langsamen, spannungsabhängigen **L-Typ-Ca^{2+}-Kanäle** (**Vorkommen:** Myokard, glatte Gefäßmuskulatur) → Reduktion des Ca^{2+}-Einstroms in die Zelle. Folge:

- an den Gefäßen (auch Koronargefäße): **arterielle Vasodilatation**
- am Herzen: **negativ ino-, chrono-, dromo-, bathmotrop**

Ca^{2+}-Antagonisten wirken unterschiedlich selektiv an den Ca^{2+}-Rezeptoren:

- Dihydropyridine: nur Gefäße
- Verapamil-Typ, Diltiazem-Typ: Gefäße + Herz

5.6.1 Dihydropyridine

Wirkstoffe

Nifedipin · Nitrendipin · Amlodipin · Felodipin

Wm

gefäßselektiv: Hemmung der Ca^{2+}-Kanäle der Gefäßmuskulatur, keine direkte Wirkung am Herzen:
- **Senkung des peripheren Widerstands** → RR ↓
- **reflektorische Aktivierung des Sympathikus** → HF ↑ → kardialer O_2-Verbrauch ↑ (Gefahr von Angina-pectoris-Anfällen)

Ind

- arterielle Hypertonie
- hypertensiver Notfall (Nifedipin)
- vasospastische Angina (Prinzmetal-Angina)
- chronische stabile Angina pectoris
- Raynaud-Syndrom

> Langwirksame Substanzen (Nitrendipin, Amlodipin, Felodipin) sollen bei der Dauertherapie bevorzugt werden. Kurzwirksames Nifedipin wies eine erhöhte Mortalität bei KHK-Patienten auf.

PK

- gute intestinale Resorption
- hepatische Metabolisierung (First-pass-Effekt)
- unterschiedliche $t_{1/2}$: Nifedipin 3 h, Nitrendipin 12 h, Amlodipin 40 h

UW

Reflextachykardie, orthostatische Hypotonie, Angina-pectoris-Anfall, Kopfschmerzen, Flush, Knöchelödeme, Zahnfleischhypertrophie

KI

- instabile Angina pectoris, akuter Myokardinfarkt
- Tachykardie (Dihydropyridine bewirken selbst eine Reflextachykardie)

WW

Die Kombination von Dihydropyridinen mit β-Blockern vermeidet die Reflextachykardie.

5.6.2 Verapamil-Typ (Phenylalkylamine) und Diltiazem-Typ (Benzothiazine)

Wirkstoffe

- **Verapamil-Typ:** Verapamil · Gallopamil
- **Diltiazem-Typ:** Diltiazem

Wm

- an den **Gefäßen:** Senkung des peripheren Widerstands → RR ↓
- am **Herzen:** negativ chronotrop (HF ↓), negativ ino-, dromo-, bathmotrop

Ind

- arterielle Hypertonie
- supraventrikuläre Tachykardie, Tachyarrhythmia absoluta
- KHK (chronisch stabile Angina, Prinzmetal-Angina)

> Sie sollten bei instabiler Angina erst dann verwendet werden, wenn die prognosebessernden β-Blocker (= 1. Wahl) unverträglich sind.

PK

- Verapamil:
  - geringe oBV wegen des starken First-pass-Effekts
  - hepatische Metabolisierung
  - $t_{1/2} = 5$ h

- Diltiazem:
  - gute intestinale Resorption, First-pass-Effekt
  - hepatische Metabolisierung
  - $t_{1/2} = 8$ h

UW

AV-Block, Bradykardie, Herzinsuffizienz, Obstipation

KI

- AV-Block, Bradykardie, Herzinsuffizienz, Sick-Sinus-Syndrom
- Therapie mit β-Blockern

WW

> Keine Kombination mit β-Blockern aufgrund der synergistischen Wirkungen. Gefahren: höhergradiger AV-Block, Bradykardie, akute Herzinsuffizienz

5.7 α_1-Blocker

Wirkstoffe

Carvedilol · Urapidil i.v. · (Doxazosin · Phenoxybenzamin / Phentolamin)

Wm

- **α_1-Blockade in den Gefäßen → Vasodilatation → RR ↓**
- Die meisten α-Blocker haben zusätzliche Wirkungen an anderen Rezeptoren:
  - Carvedilol: α_1-, β_{1+2}-Rezeptorantagonist
  - Urapidil: α_1-Blocker, 5-HT_{1A}-Rezeptoragonist (☞ Kap. 4.2.3.1)
  - Doxazosin: selektiver α_1-Blocker
  - Phenoxybenzamin / Phentolamin: α_1- und α_2-Blocker (☞ Kap. 4.2.3.1)

Ind

- **Carvedilol** wird als β-Blocker mit vasodilatatorischem Begleiteffekt (durch die Blockade am α-Rezeptor) eingesetzt bei:
  - arterieller Hypertonie (insbesondere bei gleichzeitig bestehender pAVK)
  - KHK
  - Herzinsuffizienz
- **Urapidil:**
  - hypertensive Krise i.v.
  - Phäochromozytom
- **Doxazosin:**
  - die α_1-Blocker zählten früher zu den Antihypertensiva der 1. Wahl. Da sich unter Doxazosin häufiger eine Herzinsuffizienz entwickelt, ist es heute nur noch als **Alternative bei KI** oder **Unverträglichkeit** anderer Substanzen zur Monotherapie geeignet.
  - differentialtherapeutische Anwendung bei arterieller Hypertonie mit gleichzeitig bestehender **benigner Prostatahyperplasie** (tonussenkende Wirkung auf den Blasensphinkter)
- **Phenoxybenzamin / Phentolamin:** Phäochromozytom
- weitere Details: ☞ Kap. 4.2.3.1

UW

- orthostatische Hypotonie, Reflextachykardie, Na^+-/H_2O-Retention (insbesondere bei Phentolamin / Phenoxybenzamin)
- Bradykardie, AV-Block, Herzinsuffizienz, Bronchospasmus (Carvedilol)

5.8 Vasodilatatoren

Wirkstoffe

- Hydralazin · Dihydralazin
- Minoxidil · Diazoxid (K^+-Kanalöffner)
- Nitroprussidnatrium

5.8.1 Hydralazin, Dihydralazin

Wm, Wi

Relaxation der Arteriolen über einen noch unbekannten Mechanismus:
- peripherer Widerstand ↓ → **RR** ↓
- reflektorisch: **HF** ↑, **HZV** ↑, **Na^+**- und **H_2O-Retention** ↑

Ind

> **Kombinationstherapie der Hypertonie:**
> Zur Aufhebung der reflektorischen Wirkung muss im Rahmen einer Dauertherapie die Kombination mit einem β-Blocker und einem Diuretikum erfolgen.

PK

- ausgeprägter First-pass-Effekt (Acetylierung)
- oBV abhängig von der Metabolisierungsrate (genetisch determiniert):
  - Schnellacetylierer: oBV ca. 15–20 %
  - Langsamacetylierer: oBV ca. 30–40 %

UW

Tachykardie, rheumatoide Arthritis, medikamentöser Lupus erythematodes

5.8.2 K^+-Kanalöffner

Wm, Wi

- binden an den ATP-abhängigen **K^+-Kanal** und erhöhen dessen Öffnungswahrscheinlichkeit:
  → Hyperpolarisation durch den verstärkten K^+-Ausstrom aus der Zelle
  → spannungsabhängige Ca^{2+}-Kanäle öffnen nicht mehr
  → Abnahme des Ca^{2+}-Einstroms in die Zelle
  → Relaxation der glatten Gefäßmuskelzellen der Arteriolen
  → Folgen: **Vasodilatation und Blutdrucksenkung**
- reflektorisch: **HF** ↑, **HZV** ↑, **Na^+**- und **H_2O-Retention** ↑

Ind

- **Minoxidil: therapierefraktäre Hypertonie** in Kombination mit Furosemid und einem β-Blocker
- **Diazoxid:**
  - hypertensive Krisen
  - **Hypoglykämien bei Insulinomen**: Hemmung der Insulinfreisetzung aus pankreatischen β-Zellen (☞ Abb. 25.1) durch Öffnung des K^+-Kanals

> Im Rahmen einer Dauertherapie muss eine Kombination mit einem β-Blocker und einem Diuretikum zur Aufhebung der reflektorischen Wirkungen erfolgen.

UW

- Reflextachykardie, Na^+-und H_2O-Retention
- **Hypertrichose** (Minoxidil wird topisch als Haarwuchsmittel angewandt.)

5.8.3 Nitroprussidnatrium

Wm

NO-Freisetzung (nicht-enzymatisch): **endothelvermittelte Relaxation** der Arteriolen und Venolen → periphere Widerstand ↓, Vor- und Nachlast am Herzen werden vermindert.

> Nitroprussidnatrium (lichtempfindlich) ist eine sehr instabile Substanz (nur i.v.-Gabe möglich). Es kann praktisch jeder Blutdruckwert „titriert“ werden, da es sehr schnell und nur sehr kurz wirkt ($t_{1/2}$ = 3 min).

Ind

- hypertensive Notfälle
- kontrollierte Hypotension bei Operationen

UW

bei hoher Dosierung und längerer Gabe: **Zyanidvergiftung** (☞ Kap. 47.3):
- Neben NO wird auch Zyanid freigesetzt.
- Zyanid wird durch das Enzym Rhodanese mit Schwefel zum weniger toxischen Rhodanid (Thiozyanat) in der Leber umgewandelt.
- Limitierender Faktor ist die begrenzte Verfügbarkeit von Schwefel. Daher wird prophylaktisch Natriumthiosulfat gleichzeitig verabreicht.

5.9 Antisympathotonika

Von den Antisympathotonika werden **Clonidin**, **Moxonidin** und **α-Methyldopa** zur Kombinationstherapie der arteriellen Hypertonie eingesetzt (weitere Details: ☞ Kap. 4.2.4).

6 Blutdrucktherapie

6.1 Arterielle Hypertonie

6.1.1 Therapierichtlinien

Definition

RR$_{\textbf{systolisch}}$ ≥ **140** mmHg und/oder **RR**$_{\textbf{diastolisch}}$ ≥ **90** mmHg

Therapieprinzip

Blutdruck (mmHg)	Risikofaktoren	Therapie
RR hochnormal (130–139/85–89)	–/+	AM, zusätzlich PH bei Patienten mit Diabetes mellitus, Herz-, Niereninsuffizienz
Grad 1 (140–159/90–99)	–	AM (einige Monate)
	+	AM + PH
Grad 2 (160–179/100–109)	–	AM (einige Wochen)
	+	AM + PH
Grad 3 (> 180/> 110)	–/+	AM + PH

Tab. 6.1: Stadiengerechte Therapie der arteriellen Hypertonie (AM = Allgemeinmaßnahmen, PH = Pharmakotherapie)

Therapieziel

- RR < 140/90 mmHg
- bei Diabetes mellitus und hohem kardiovaskulärem Risiko: < 130/80 mmHg
- Niereninsuffizienz mit Proteinurie > 1 g/d: < 125/75 mmHg

Allgemeinmaßnahmen

- **Gewichtsnormalisierung** (pro kg Gewichtsverlust sinkt der RR um ca. 2 mmHg)
- **Ernährung:** kochsalzarm (< 6 g NaCl/d)
- körperliche Bewegung
- Reduktion des Alkoholkonsums (< 30 g/d)
- Beendigung des Nikotinabusus (assoziiertes Risiko)
- Stressreduktion
- Überprüfen der Notwendigkeit zusätzlicher Pharmaka, die den RR steigern können: Glukokortikoide, NSAID, Cyclosporin A, orale Kontrazeptiva

Therapie

Monotherapie · Zweierkombination · Dreierkombination

Die Blutdrucktherapie erfolgt nach einem **Stufenschema** (Empfehlungen der deutschen Hochdruckliga, Stand 2008). Mittel der ersten Wahl sind Substanzen, die in zahlreichen Studien eine Senkung der kardiovaskulären Morbidität und Mortalität ergeben haben. (Details zu den einzelnen Antihypertensiva: ☞ Kap. 5)

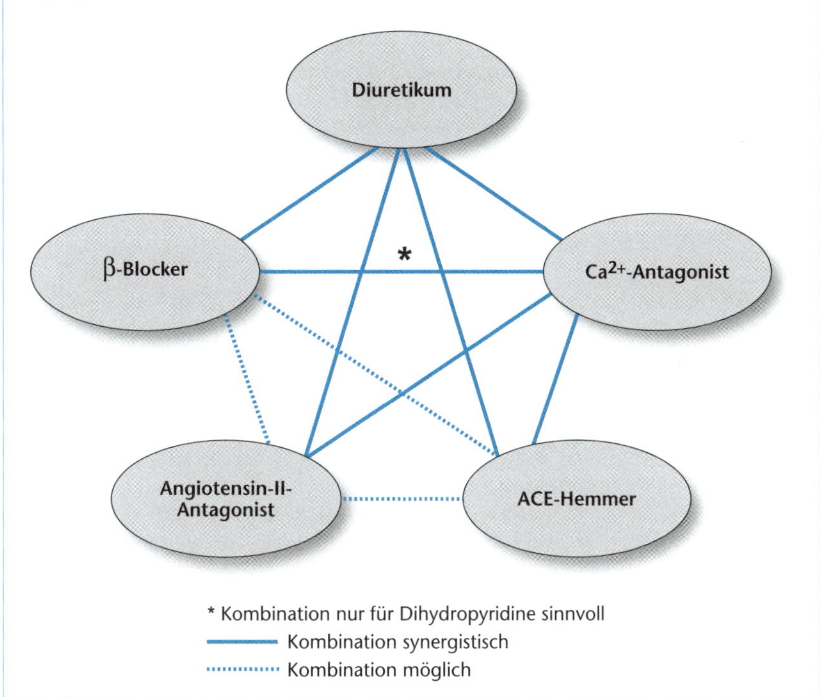

Abb. 6.1: Schema der antihypertensiven Therapie nach den Empfehlungen der Deutschen Hochdruckliga (aktueller Stand von 2008). Die grau hinterlegten Substanzklassen sind die Medikamente der 1. Wahl zur Monotherapie. Die Zweierkombination wird durch die blauen Verbindungslinien zwischen zwei Substanzen dargestellt.

Monotherapie

Diuretikum · β-Blocker · ACE-Hemmer · Angiotensin-II-Rezeptorantagonist · Ca^{2+}-Antagonist

- Beginn meist mit einer Monotherapie mit einem der fünf Antihypertensiva der Abbildung 6.1, wobei sich das geeignete Antihypertensivum nach der Verträglichkeit und nach den Begleiterkrankungen richtet (☞ Kap. 6.1.2). Die volle Wirkung tritt innerhalb von 2–4 Wochen ein.
- Der neue Renin-Inhibitor hat bisher noch keinen Eingang als Monotherapeutikum in den Leitlinien gefunden. Er ist aber in der Monotherapie gut wirksam.
- Bei KI oder Unverträglichkeiten gegen die „klassischen" Monotherapeutika, können auch Antisympathotonika und α_1-Blocker zur Monotherapie genutzt werden. Diese sind jedoch Mittel 2. Wahl, da bisher keine Senkung der kardiovaskulären Morbidität und Mortalität nachgewiesen werden konnte und relativ häufig UW auftreten. Insbesondere unter Doxazosin (α_1-Blocker) kann sich eine Herzinsuffizienz entwickeln.
- Bei unzureichender Wirkung eines Antihypertensivums kann entweder auf eine andere Substanzklasse übergegangen werden (**sequenzielle Monotherapie**), oder es wird eine **Kombination** mit einem zusätzlichen Präparat begonnen.

Kombinationstherapie
– Zweierkombination

Bei vielen Hypertonikern ist eine Monotherapie nicht ausreichend, da z.B. aufgrund von Begleiterkrankungen niedrigere Zielblutdruckwerte erreicht werden sollen oder eine Kombinationstherapie aus differentialtherapeutischen Aspekten notwendig wird (☞ Kap. 6.1.2).

Diuretikum +
- ACE-Hemmer oder
- Angiotensin-II-Rezeptorantagonist oder
- β-Blocker oder
- Ca^{2+}-Antagonist

Ca^{2+}-Antagonist +
- ACE-Hemmer oder
- Angiotensin-II-Rezeptorantagonist oder
- β-Blocker

- Bei der Kombination β-Blocker + Ca^{2+}-Antagonist dürfen nur Dihydropyridine verwendet werden, da die übrigen Ca^{2+}-Antagonisten (Verapamil, Diltiazem) wie die β-Blocker negativ chronotrop und dromotrop sind → Gefahr von bradykarden Herzrhythmusstörungen.

– Dreierkombination

Wirkt keine der angegebenen Zweifachkombinationen ausreichend, kann eine der folgenden Dreifachkombinationen angewandt werden:

- Diuretikum + ACE-Hemmer + Ca^{2+}-Antagonist oder
- Diuretikum + β-Blocker + Vasodilatator oder
- Diuretikum + Antisympathotonikum + Vasodilatator

Als Vasodilatator sind hierbei subsumiert: Ca^{2+}-Antagonisten, ACE-Hemmer, Angiotensin-II-Rezeptorantagonisten, α_1-Blocker, Dihydralazin.

therapierefraktäre Hypertonie:
Versuch mit Schleifendiuretikum + β-Blocker + Minoxidil

6.1.2 Differentialtherapeutischer Einsatz von Antihypertensiva

Hypertonie *plus*	Bemerkung
Diabetes mellitus	• günstig (u.a. wegen der Nephroprotektion): **ACE-Hemmer, Angiotensin-II-Rezeptorantagonisten** • Diuretika verschlechtern die Glukosetoleranz • β-Blocker können eine durch Insulin ausgelöste Hypoglykämie verstärken und dazugehörige Symptome wie Tachykardie und Tremor unterdrücken • Ziel-RR-Wert < 130/80 mmHg
Metabolisches Syndrom	• ungünstig: β-Blocker, Diuretika • Unter β-Blocker und Diuretika tritt bei Patienten mit hohem Diabetesrisiko häufiger ein Diabetes mellitus auf, als bei Therapie mit anderen Antihypertensiva

Hypertonie *plus*	Bemerkung
Nephropathie (diabetisch, hypertensiv)	• günstig: **ACE-Hemmer, Angiotensin-II-Rezeptorantagonisten** • Kombination mit: **Diuretika, β-Blockern** • Bei fortgeschrittener Niereninsuffizienz sind ACE-Hemmer/Angiotensin-II-Rezeptorantagonisten kontraindiziert. Von den Diuretika ist dann nur noch Furosemid wirksam • Ziel-RR-Wert < 125/75 mmHg (bei Proteinurie > 1 g/d)
Herzinsuffizienz	• Verbesserung der Prognose durch frühzeitigen Einsatz von **ACE-Hemmern** und **β-Blockern.** Angiotensin-II-Rezeptorantagonisten bei ACE-Hemmer-Unverträglichkeit • Kombination im weiteren Verlauf mit **Diuretika** • KI: Ca^{2+}-Antagonisten, α_1-Blocker, Moxonidin
KHK	• günstig: **β-Blocker, ACE-Hemmer, Angiotensin-II-Rezeptorantagonist** • KI: Ca^{2+}-Antagonisten (Dihydropyridine) bei akutem Koronarsyndrom
Bradykardie, AV-Block	• günstig: **ACE-Hemmer, Angiotensin-II-Rezeptorantagonisten, α_1-Blocker, Dihydropyridine** • KI: Substanzen mit negativ chronotroper und dromotroper Wirkung: β-Blocker, Verapamil, Diltiazem, Antisympathotonika
Tachykardie, Tachyarrhythmie	• günstig: **β-Blocker, Verapamil, Diltiazem, Antisymathotonika** • KI: α_1-Blocker, Dihyropyridine, Dihydralazin
pAVK	• günstig: **Ca^{2+}-Blocker, ACE-Hemmer, Angiotensin-II-Rezeptorantagonisten, α_1-Blocker** • Vorsicht bei β-Blockern: Verschlechterung der pAVK möglich. Ausnahme: Carvedilol (β-Blocker + α_1-Blocker), Nebivolol (β-Blocker + NO-Freisetzung)
obstruktive Atemwegserkrankung	• günstig: **ACE-Hemmer, Angiotensin-II-Rezeptorantagonisten, Ca^{2+}-Antagonisten, α_1-Blocker** • Cave β-Blocker: Bei Asthma bronchiale sind β-Blocker kontraindiziert, bei COPD können kardioselektive β-Blocker mit gewisser Vorsicht eingesetzt werden.
Gicht	• ungünstig: Diuretika (Anstieg des Harnsäurespiegels)
benigne Prostatahyperplasie	• günstig: **α_1-Blocker** (nicht bei Herzinsuffizienz)
Osteoporose	• günstig: **Thiaziddiuretika** wegen des kalziumretinierenden Effekts • ungünstig: Schleifendiuretika
Hyperlipoproteinämie	• kein Einfluss auf den Lipidspiegel haben **ACE-Hemmer und Ca^{2+}-Antagonisten** • ungünstig: Diuretika, β-Blocker
Schwangerschaft	• α-Methyldopa, β_1-selektive Blocker (☞ Kap. 6.1.4)

Tab. 6.2: Differentialtherapeutische Anwendung von Antihypertensiva

6.1.3 Hypertensiver Notfall

Definition

Blutdruckerhöhung mit Organschäden: Hochdruckenzephalopathie, Augenhintergrundveränderungen, intrakranielle Blutungen, Lungenödem, Angina-pectoris-Anfall, Myokardinfarkt, Aortendissektion

Therapie

- **prähospital:** Nitroglyzerin · Nifedipin · Urapidil · Clonidin
- **hospital:** evtl. zusätzlich Dihydralazin · Furosemid · Nitroprussidnatrium

prähospital

Therapiebeginn mit:
- **Nitroglyzerin:** sublingual, insbesondere bei gleichzeitig bestehendem Lungenödem, Angina-pectoris-Anfall oder Myokardinfarkt
- **Nifedipin:** sublingual rasche RR-Senkung, KI bei akutem Koronarsyndrom
- **Urapidil** oder **Clonidin** i.v.

hospital

- Bei unzureichender Wirkung der prähospital begonnenen Therapie wird die Therapie im Krankenhaus i.v. mit Nitroglyzerin, Urapidil, Clonidin oder Dihydralazin fortgesetzt.
- Bei bestehender Linksherz- oder Niereninsuffizienz wird **Furosemid** i.v. verabreicht.
- Beim Phäochromozytom sind Urapidil oder Phenoxybenzamin wirksam.
- Bei unzureichender Wirkung kann **Nitroprussidnatrium** i.v. eingesetzt werden.

6.1.4 Arterielle Hypertonie in der Schwangerschaft

Ein Hypertonus in der Schwangerschaft gefährdet Mutter und Kind.

Einteilung

- Gestationshypertonie ohne Proteinurie
- Präeklampsie (= Gestose: Gestationshypertonie mit Proteinurie)
- vorbestehender Hypertonus

Bei der Mutter kann sich eine **Eklampsie** (☞ Kap. 6.1.4.1) oder ein **HELLP-Syndrom** (☞ Kap. 6.1.4.2) entwickeln. Durch degenerative Prozesse in der Plazenta kann es zu **Entwicklungsstörungen beim Fetus** kommen.

! In der Schwangerschaft ist eine optimale RR-Einstellung sehr wichtig.

Therapie

α-Methyldopa · β_1-Blocker

- Allgemeinmaßnahmen: **körperliche Schonung,** Ruhe
- medikamentös:
  - 1. Wahl: **α-Methyldopa**
  - alternativ: **β_1-Blocker**
  - weniger gut geeignet (2. Wahl): Dihydralazin, Verapamil, ab 2. Trimenon auch Nifedipin
  - akute RR-Senkung mit: Dihydralazin i.v., Urapidil i.v., Nifedipin sublingual

KI

absolut kontraindiziert:
ACE-Hemmer, Angiotensin-II-Rezeptorantagonisten, Diuretika, Diltiazem, nicht-selektive β-Blocker, Clonidin, Reserpin, α-Blocker (Ausnahme: Urapidil zur akuten RR-Senkung)

6.1.4.1 Eklampsie

Definition

arterielle Hypertonie mit Proteinurie, zerebralen Krämpfen, Zyanose, Apnoe und Bewusstlosigkeit

Therapie

- Sedierung: **Diazepam**
- **Magnesiumsulfat:** Reduktion der zerebralen Erregbarkeit
- Antihypertensiva: **Dihydralazin** i.v.
- Entbindung

6.1.4.2 HELLP-Syndrom

Definition

arterielle Hypertonie und Proteinurie mit Hämolyse, Anstieg der Leberenzyme und Abfall der Thrombozytenzahl

Therapie

- Sedierung: **Diazepam**
- Antihypertensiva: **Dihydralazin** i.v.
- Fresh-frozen-Plasma, Thrombozytensubstitution
- Entbindung

6.2 Therapie der Hypotonie

6.2.1 Primäre Hypotonie

Eine Hypotonie tritt meist als primäre Hypotonie bei jungen Frauen mit vagotoner Kreislauflage auf. Die Therapie besteht aus:

- **Allgemeinmaßnahmen:** Sport, Stützstrümpfe, Wechselduschen etc.
- Pharmakotherapie (selten indiziert):
  - **Sympathikomimetika:** Etilefrin (α- und β-Mimetikum, ☞ Kap. 4.2.1), Norfenefrin (α_1-Mimetikum, ☞ Kap. 4.2.1)
  - **Dihydroergotamin** (α-Mimetikum, ☞ Kap. 17.2.1)

6.2.2 Therapie der akuten Kreislaufinsuffizienz bei hypovolämischem Schock

Therapie

Elektrolytlösungen · Plasmaexpander · Frischplasma · Erythrozytenkonzentrate

- wichtigste Maßnahme bei hypovolämischem Schock: **Volumensubstitution**
- Blutverluste < 30 % des Blutvolumens: Plasmaexpander und Elektrolytlösungen
- Blutverluste > 30 % (> 1,5 l Blutverlust) des Blutvolumens: zusätzlich **Blutkonserven** und **Frischplasma,** um Erythrozyten und körpereigene Proteine zu ersetzen

Elektrolytlösungen

- kristalloide Lösungen (z. B. Ringer-Lösung)
- nur **geringer Volumeneffekt** (25 %): Elektrolyte und Wasser wandern in den interstitiellen und intrazellulären Raum ab
- verweilen nur kurz intravasal
- werden bei **schwerem Volumenmangel häufig** in **Kombination mit kolloidalen Lösungen** verwendet. In den letzten Jahren erfolgt die Volumensubstitution meist zugunsten eines höheren Anteils an Elektrolytlösungen im Vergleich zu Plasmaexpandern.

Plasmaexpander

- kolloidale Plasmaersatzmittel
- **hoher Volumeneffekt** (> 100 %): fördern den Einstrom von extravasaler Flüssigkeit in den intravasalen Raum

Dextrane

- Polysaccharide mit unterschiedlichem Molekulargewicht (MG)
- hoher Volumeneffekt (120–150 %)
- Verbesserung der Mikrozirkulation, Hemmung der Erythrozyten- und Thrombozytenaggregation, besonders gut bei niedermolekularem Dextran (MG = 40 000) ausgeprägt
- UW: **allergische Reaktionen** und **Gerinnungsstörungen** durch Hemmung der Gerinnungsfaktoren V und VIII → erhöhte Blutungsneigung
- wegen der häufigen Unverträglichkeitsreaktionen wurden Dextrane vom Markt genommen.

HES

- = Hydroxyethylstärke, Polysaccharid
- guter Volumeneffekt (100–130 %)
- Verbesserung der Mikrozirkulation, Hemmung der Erythrozyten- und Thrombozytenaggregation (etwas schwächer ausgeprägt als bei den Dextranen)
- selten allergische Reaktionen

Gelatine

- eigentlich **kein Plasmaexpander,** Volumeneffekt nur bei 70 %
- kein Einfluss auf die Mikrozirkulation
- **allergische Reaktionen** möglich
- **enthält Ca^{2+}:** Vorsicht bei gleichzeitiger Digitalisierung

Albumin

- körpereigene Lösung
- Volumeneffekt 100 %
- frei von Antikörpern: Blutgruppenbestimmung nicht notwendig

Frischplasma, Erythrozytenkonzentrate

- **Frischplasma** (Fresh-frozen-Plasma): dient zum Ersatz physiologischer Plasmaproteine (Albumin) und Gerinnungsfaktoren, ersetzt kein Volumen, AB0-kompatible Transfusion notwendig
- **Erythrozytenkonzentrate** (EK): dienen der Substitution von Erythrozyten, mit einer EK kann der Hb um ca. 1 g/dl angehoben werden, AB0-kompatible Transfusion notwendig

7 Therapie der Herzinsuffizienz

Definition

Herzinsuffizienz: Unfähigkeit des Herzens, ein für die Bedürfnisse des Organismus notwendiges HZV zur Verfügung zu stellen

Einteilung in klinische Stadien (NYHA):

I	klinische Beschwerdefreiheit
II	Beschwerden bei starker körperlicher Belastung
III	Beschwerden bei leichter körperlicher Belastung
IV	Beschwerden in Ruhe

Symptome

Abgeschlagenheit, Nykturie, Tachykardie, Arrhythmie, Pleuraergüsse, Venenthrombose und zusätzlich bei:

- **Linksherzinsuffizienz:** Dyspnoe (initial als Belastungsdyspnoe), Orthopnoe, periphere Zyanose, akutes Lungenödem
- **Rechtsherzinsuffizienz:** periphere Ödeme, Gewichtszunahme, Gastritis, Proteinurie, Hepatomegalie, Aszites

Ursachen

- **erhöhtes preload** = Volumenüberlastung der Ventrikel, z.B. durch Klappeninsuffizienzen, Thyreotoxikose
- **erhöhtes afterload** = Drucküberlastung der Ventrikel, z.B. durch Klappenstenosen, arteriellen Hypertonus
- **myokardiale Dysfunktion:** z.B. bei Z.n. Myokardinfarkt, Myokarditis

Kompensation

> ! Alle Kompensationsmechanismen dienen initial der Aufrechterhaltung des HZV und Blutdrucks, bewirken jedoch im weiteren Verlauf eine Verschlechterung der Herzinsuffizienz durch die Erhöhung von preload, afterload und des kardialen O_2-Bedarfs (Circulus vitiosus).

- **Herzdilatation:** Folge einer Volumenbelastung
- **Herzhypertrophie:** Folge einer Druckbelastung
- neuroendokrine Anpassung:
  - **Aktivierung des sympathischen Nervensystems** → myokardiale Kontraktilität ↑, Frequenz ↑, Vasokonstriktion ↑
  - **Aktivierung des RAAS** → Vasokonstriktion ↑, Blutvolumen ↑, Na^+-Retention
  - **ADH** ↑ → H_2O-Retention
  - **ANP** wirkt der Wasserretention und Vasokonstriktion entgegen, kann aber die Wirkungen der anderen Systeme nicht kompensieren.

7.1 Therapie der chronischen Herzinsuffizienz

Therapieprinzip

- **Nachlastsenkung:** ACE-Hemmer
- **Vorlastsenkung:** Diuretika · ACE-Hemmer
- **Verminderung des kardialen O_2-Bedarfs:** β-Blocker
- **Inotropiesteigerung:** Digitalisglykoside
- **Hemmung des Remodelings:** ACE-Hemmer · Aldosteronrezeptor-Antagonisten

- Therapieziele: Vermeiden einer Progredienz der Herzinsuffizienz, Reduzieren der Symptome, Verbesserung der Herzfunktion
- Durch die Pharmaka wird versucht, den Circulus vitiosus zu durchbrechen:
  - Senkung der **Vor- und Nachlast:** Diuretika und ACE-Hemmer → Reduktion der Volumen- und Druckbelastung des Herzens
  - Hemmung der ungünstigen Umbauprozesse im Myokard (**Remodeling**): ACE-Hemmer, Aldosteronrezeptor-Antagonisten
  - Senkung der **Aktivität des Sympathikus:** β-Blocker → Senkung des kardialen O_2-Bedarfs
  - Steigerung der **Inotropie** bei fortgeschrittener Herzinsuffizienz: Digitalisglykoside (nur noch als Reservemedikament verwendet)
- Besserung der **Prognose** durch ACE-Hemmer / Angiotensin-II-Rezeptorantagonisten, β-Blocker und Aldosteronrezeptor-Antagonisten

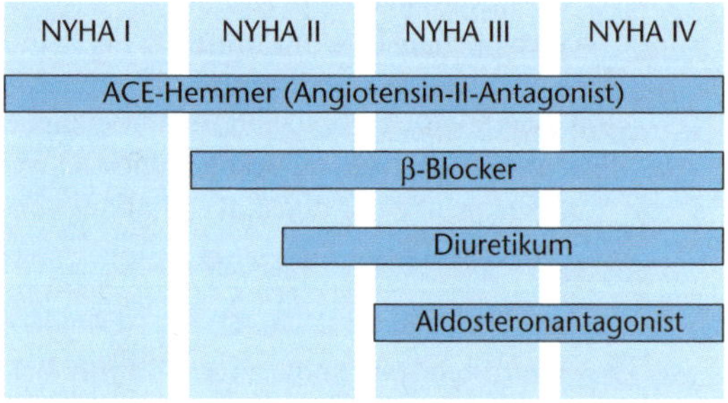

Abb. 7.1: Therapie der chronischen Herzinsuffizienz entsprechend dem NYHA-Stadium

ACE-Hemmer

Basistherapie der chronischen Herzinsuffizienz, **ab NYHA I** (☞ Abb. 7.1)

Wm, Wi

- Senkung der **Vor-** und **Nachlast** (☞ Abb. 5.1), insbesondere durch:
  - Reduktion der Angiotensin-II-Bildung → Abnahme der Vasokonstriktion
  - Reduktion der Aldosteronbildung → Abnahme der Na^+- / H_2O-Retention
  - Reduktion der Katecholaminausschüttung → Abnahme des Sympathikotonus
  - Reduktion des Bradykininabbaus → Vasodilatation
  - ACE-Hemmer vermindern zusätzlich die ungünstigen Remodelingsprozesse am Herzen

- **Verbesserung** der **Prognose** bei Patienten mit klinisch manifester Herzinsuffizienz
- **Verzögerung** der Entwicklung einer manifesten Herzinsuffizienz bei asymptomatischen Patienten mit linksventrikulärer Funktionsstörung. ACE-Hemmer werden schon frühzeitig bei asymptomatischen Patienten mit verminderter Ejektionsfraktion eingesetzt (NYHA I).

Anwendung

- Die Wirkung der ACE-Hemmer tritt sehr zögerlich ein. Um jedoch den prognoseverbessernden Effekt zu erzielen, sollte die empfohlene Maximaldosis angestrebt werden.
- Bei Patienten mit sekundär aktiviertem RAAS im Rahmen der Herzinsuffizienz oder unter einer Diuretikatherapie kann es durch ACE-Hemmer zu einer Hypotonie kommen.

> ! ACE-Hemmer müssen **initial niedrig** dosiert werden, dann **langsame Dosissteigerung.**

- Alternative bei ACE-Hemmer-Unverträglichkeit: **Angiotensin-II-Rezeptorantagonisten.**

β-Blocker

chronische Herzinsuffizienz **NYHA II–IV, additiv** zu einem ACE-Hemmer (☞ Abb. 7.1). Bei Patienten mit einem Herzinfarkt oder Hypertonie können β-Blocker bereits im NYHA-Stadium I eingesetzt werden.

Wm, Wi

- Senkung der Herzfrequenz, der Herzarbeit und des O_2-Verbrauchs, Verhinderung von ventrikulären Arrhythmien
- Früher waren β-Blocker bei der Behandlung der Herzinsuffizienz aufgrund ihrer negativ inotropen Wirkung absolut kontraindiziert. Jedoch können sie den **gesteigerten Sympathikotonus reduzieren,** der im Verlauf der Erkrankung zu einer Verschlechterung der myokardialen Funktion führt (☞ Kompensationsmechanismen).

> In verschiedenen Studien wurde eine **Senkung der Letalität** bei herzinsuffizienten Patienten durch die Verwendung von β-Blockern erreicht. Beispiel: **CIBIS II** (Cardiac Insufficiency Bisoprolol Study, 1999): Senkung der Mortalität um 32 %).

Anwendung

- nur bei stabiler Herzinsuffizienz
- empfohlen: **Bisoprolol, Carvedilol, Metoprolol** oder **Nebivolol**
- β-Blocker mit partieller agonistischer Aktivität dürfen nicht eingesetzt werden, da sie die Letalität erhöhen.

> ! Um eine Dekompensation der Herzinsuffizienz zu vermeiden, muss die Therapie mit einem β-Blocker niedrig dosiert und einschleichend begonnen werden. Zur optimalen Nutzung des prognoseverbessernden Effekts sollte nach **langsamer Dosissteigerung** die Maximaldosis angestrebt werden (weitere Details: ☞ Kap. 4.2.3.2).

Diuretika

jede symptomatische Form der Herzinsuffizienz (**NYHA II–IV**) zur **additiven** Therapie mit einem ACE-Hemmer und β-Blocker (☞ Abb. 7.1)

Wm, Wi

Verminderung der Vorlast durch Steigerung der renalen Na^+-/H_2O-Ausscheidung

Anwendung

- Um die UW einer diuretischen Therapie gering zu halten, sollte die **Ödemausschwemmung** bei der chronischen Herzinsuffizienz **langsam** erfolgen (nicht mehr als 1 kg Gewichtsverlust/d). Kontrolle des Therapieerfolges: **tägliches Wiegen**
- bei normaler Nierenfunktion: bevorzugt **Thiaziddiuretika**
- Erweisen sich die Ödeme gegenüber den Thiaziddiuretika als **therapierefraktär,** z. B. wegen einer gleichzeitig vorliegenden Niereninsuffizienz, so werden **Schleifendiuretika** gegeben bzw. eine **sequenzielle Nephronblockade** (= Schleifendiuretikum + Thiazid, ☞ Kap. 15) durchgeführt.
- Nach der Rekompensation sollte die Diuretikatherapie dauerhaft fortgeführt werden, da es **nach Absetzen** eines Diuretikums zur **akuten Linksherzinsuffizienz** kommen kann (weitere Details: ☞ Kap. 14 und 15).

UW

Hypokaliämie: Herzinsuffiziente Patienten werden häufig zusätzlich mit Digitalisglykosiden behandelt, so dass eine Hypokaliämie dringend zu vermeiden ist:

- Kombination mit ACE-Hemmern wirkt einer Hypokaliämie entgegen.
- Kombintion mit kaliumsparenden Diuretika (Amilorid, Triamteren)
- bei NYHA III–IV: Kombination mit Aldosteronrezeptor-Antagonisten (= kaliumsparendes Diuretikum)

Aldosteronrezeptor-Antagonisten

NYHA III–IV zur **additiven** Therapie mit einem ACE-Hemmer, β-Blocker und Diuretikum (☞ Abb. 7.1). Bei Patienten mit einem frischen Herzinfarkt werden Aldosteronrezeptor-Antagonisten bereits ab NYHA-Stadium II verwendet.

Wm

Antagonismus am Aldosteronrezeptor

Die Wirkungen von **Aldosteron:**

- K^+- und Mg^{2+}-Verlust (Arrhythmiegefahr)
- Verstärkung der Katecholaminwirkung
- Stimulation der Kollagensynthese im Myokard → Induktion einer Myokardfibrose und Herzhypertrophie (Remodeling)
- Na^+-Retention, Erhöhung des Blutdrucks
  → Verschlechterung der Herzinsuffizienz

> Die Gabe eines ACE-Hemmers hemmt die Aldosteronsynthese nicht vollständig bzw. der Aldosteronspiegel steigt häufig im weiteren Verlauf wieder an. So gibt es beispielsweise Nebenwege über die Chymase, über die Angiotensin II und letztendlich Aldosteron unabhängig vom ACE gebildet werden können. Durch die zusätzliche Gabe eines Aldosteronrezeptor-Antagonisten können die nachteiligen Wirkungen von Aldosteron aufgehoben werden. In der **RALE-Studie** (Randomized Aldactone Evaluation Study, 1999) konnte gezeigt werden, dass niedrig dosiertes Spironolacton (25 mg) zusätzlich zur typischen Medikation der Herzinsuffizienz die **Mortalität** im NYHA-Stadium III–IV **um ca. 30 %** gegenüber plazebobehandelten Patienten **reduziert.**

Anwendung

- Wirkstoffe: **Spironolacton, Eplerenon**
- niedrige Dosierung
- Gefahr einer Hyperkaliämie: keine Kombination mit anderen kaliumsparenden Diuretika
- Spironolacton kann zur Gynäkomastie führen, dann wird Epleronon alternativ eingesetzt (weitere Details: ☞ Kap. 14.5.1)

Digitalisglykoside

Reservemedikament bei chronischer Herzinsuffizienz mit Sinusrhythmus im **NYHA-Stadium III–IV additiv** zu ACE-Hemmer, β-Blocker und Diuretikum (☞ Abb. 7.1). Bei Patienten mir tachykardem Vorhofflimmern können Digitalisglykoside zur Frequenzkontrolle bereits ab NYHA-Stadium I eingesetzt werden.

Wm

Antagonismus an der **Na^+-/K^+-ATPase** (☞ Abb. 7.2):

- Digitalisglykoside sind Antagonisten an der **K^+-Bindungsstelle** der Na^+-/K^+-ATPase: Hemmung der K^+-Aufnahme in die Zelle und des Na^+-Ausstroms aus der Zelle → **Na^+ intrazellulär ↑** → es wird weniger Na^+ über den Na^+-/Ca^{2+}-Antiporter in die Zelle transportiert, folglich verbleibt mehr Ca^{2+} intrazellulär → **Ca^{2+} intrazellulär ↑** (wird vermehrt ins sarkoplasmatische Retikulum (SR) aufgenommen)
- Beim nächsten Aktionspotential (AP) steht mehr Ca^{2+} aus dem SR zur Verfügung. Trifft das AP ein, öffnen sich spannungsabhängige Ca^{2+}-Kanäle in der Zellmembran. Ca^{2+} strömt in die Zelle und triggert die Ca^{2+}-Kanäle des SR, in dem mittlerweile viel Ca^{2+} gespeichert ist. Die intrazelluläre Ca^{2+}-Konzentration steigt stark an. Ca^{2+} bindet an Myofilamente und induziert die Muskelkontraktion

  → **gesteigerte Kontraktilität = positive Inotropie**

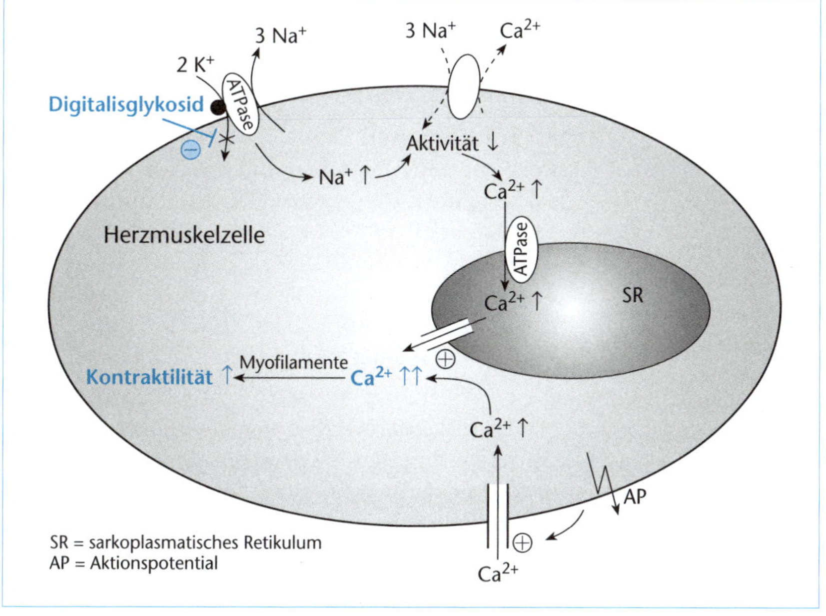

Abb. 7.2: Wirkungsmechanismus der Digitalisglykoside

Wi

- **positiv inotrop/negativ chronotrop:** Beim insuffizienten Herzen ändern sich folgende Parameter durch die **gesteigerte Kontraktilität:**
  - **SV** ↑, **HZV** ↑, Sympathikotonus ↓, Vagotonus ↑ mit der Folge:
  - Nierendurchblutung ↑, **Diurese** ↑
  - **HF** ↓
  - venöse Stauung ↓, **Ödeme** ↓, **Gewicht** ↓
  - Herzgröße ↓, **myokardialer O_2-Bedarf** ↓

Nach Einnahme von Digitalisglykosiden bemerkt der herzinsuffiziente Patient **zunächst** den **diuretischen Effekt,** es kommt zur Abnahme der Ödeme und Gewichtsreduktion. Im weiteren Verlauf bessert sich die Dyspnoe und schließlich steigt die Leistungsfähigkeit an.

- **negativ dromotrop: Leitungsgeschwindigkeit** ↓ (EKG: PQ verlängert)
  - Durch die verminderte intrazelluläre K^+-Konzentration wird das Membranruhepotential positiver.
  - Ein Teil der **spannungsabhängigen Na^+-Kanäle** bleibt im **inaktiv-geschlossenen** Zustand. Es stehen somit weniger Na^+-Kanäle für die schnelle Depolarisation zur Verfügung.
- **positiv bathmotrop:**
  - therapeutische Dosierung: Öffnung von Ca^{2+}-abhängigen K^+-Kanälen, wodurch die Repolarisation beschleunigt wird: **AP-Dauer** ↓, Refraktärzeit ↓ (EKG: QT-Verkürzung, ST-Senkung, T-Abflachung)
  - **erhöhte Automatie** durch die steilere diastolische Depolarisation aufgrund der hohen intrazelluläre Na^+-Konzentration
  - toxische Dosierung: Das sarkoplasmatische Retikulum ist derart mit Ca^{2+} gefüllt, dass Nachdepolarisationen auftreten können: → **Extrasystolen.**

! Durch Begünstigung ektoper Zentren können **Arrhythmien** auftreten.

Ind

chronische Herzinsuffizienz

- Insbesondere bei **Linksherzinsuffizienz** und **tachykardem Vorhofflimmern** zur Frequenzkontrolle. Die Konversion in den Sinusrhythmus wird meist nicht erreicht.
- Verbesserung der Symptomatik und Belastbarkeit bei herzinsuffizienten Patienten (NYHA-Stadium III–IV) mit Sinusrhythmus: hierfür jedoch abnehmende Bedeutung der Digitalisglykoside wegen **fehlender prognosebessernder Wirkung.** Digitalisglykoside gelten bei diesen Patienten nur noch als Reservemedikament, wenn unter den anderen Maßnahmen wie ACE-Hemmer, β-Blocker, Aldosteronrezeptor-Antagonist und Diuretikum keine Besserung eintritt.

PK

- Digitalisglykoside bestehen aus einem Steroidgerüst, einem Laktonring und Zuckerresten, die glykosidisch miteinander verbunden sind und die für die PK von Bedeutung sind.
- **Digoxin** unterscheidet sich vom Digitoxin durch eine Hydroxylierung am C_{12}, wodurch es **hydrophiler** ist → renale Elimination!

Parameter	Digitoxin	Digoxin
Resorption	90–100 % (zuverlässige Resorption)	60–90 % (schwankende Resorption)
Plasmaeiweißbindung	97 % (Kumulationsgefahr)	25 %
renale Ausscheidung	30 % (keine Kumulationsgefahr bei Niereninsuffizienz, da Metabolismus steigerbar ist)	› 60 % (Kumulationsgefahr bei Niereninsuffizienz) Dosisanpassung an Kreatininspiegel: Kreatinin (mg / dl) – Anteil der Dosis: 1,3–1,5 – $^3/_4$ 1,5–2,0 – $^1/_2$ › 2,0 – $^1/_4$ – $^1/_3$
hepatischer Metabolismus	++ (enterohepatischer Kreislauf)	gering
$t_{1/2}$	6,7 d	1,7 d
Abklingquote	7 % / d	20 % / d
Wirkungseintritt	120 min (i.v. 30 min)	60 min (i.v. 10 min)
Wirkungsdauer	20 d	6 d
Erhaltungsdosis (mittlere Dosis / d)	0,07–0,1 mg	0,2–0,3 mg
Elimination durch Colestyramin	steigerbar (Durchbrechen des entero-hepatischen Kreislaufs)	nicht steigerbar (da überwiegend renale Elimination)

Tab. 7.1: Pharmakokinetische Parameter von Digitoxin und Digoxin

- Bei der **Neueinstellung** eines Patienten mit Digitalisglykosiden sollte **initial** ein **EKG** angefertigt werden, da es unter der Therapie zu EKG-Veränderungen kommen kann (PQ-Verlängerung, QT-Verkürzung, muldenförmige ST-Senkung, T-Abflachung, T-Negativierung).
- **Digoxin** lässt sich aufgrund der kürzeren $t_{1/2}$ **besser steuern.**
- Bei **Niereninsuffizienz** und bei älteren Patienten muss aber die **Dosis reduziert** oder **Digitoxin** verwendet werden.
- Therapeutisch strebt man heute eher niedrige Serumkonzentationen an, da bei hohen Spiegeln die Sterblichkeit erhöht war. Deshalb werden die früher üblichen Aufsättigungsschemata selten angewandt und man beginnt gleich mit der Erhaltungsdosis. Ausnahme: ein schneller Wirkungseintritt ist zur Frequenzkontrolle bei tachykardem Vorhofflimmern notwendig. Dann Aufsättigung: die ersten 3 Tage dreifache Dosis beim Digitoxin bzw. zweifache Dosis beim Digoxin, dann einfache Erhaltungsdosis.

UW

- **70 % Rhythmusstörungen:** z. B. AV-Block (negative Dromotropie!), Bradykardie, Tachykardie, Extrasystolen, Vorhof-, Kammerflimmern, Herzstillstand
- **25 % gastrointestinale Beschwerden:** Appetit ↓, Erbrechen, Diarrhö

- **5 % neurologische Beschwerden:** Kopfschmerzen, Müdigkeit, Farbsehstörungen insbesondere im Grün-Gelb-Bereich
- **selten:** allergische Reaktionen, Gynäkomastie

enge therapeutische Breite!

> - therapeutische Dosis : toxische Dosis = 1 : 1,5
> - stark schwankende Glykosidempfindlichkeit in Abhängigkeit von Elektrolythaushalt, Alter, Schilddrüsen- und Nierenfunktion, Zusatzmedikation

Verstärkung der Digitaliseffekte (Zunahme der Toxizität) durch:

- **Hypokaliämie,** z.B. verursacht durch Laxantien, Diuretika, Diarrhö, Erbrechen, Glukokortikoide:

> K^+ und Digitalisglykoside konkurrieren um die gleiche Bindungsstelle der Na^+-/K^+-ATPase:
> - Hypokaliämie: Mehr Digitalis kann binden, Digitaliswirkung wird verstärkt.
> - Hyperkaliämie: Digitaliswirkung nimmt ab.

- **Hyperkalzämie:** Verstärkung der intrazellulären Ca^{2+}-Konzentration, synergistischer Digitaliseffekt, Verstärkung der Arrhythmiegefahr
- **Hypoxie,** z.B. bei Lungenerkrankungen, Myokardinfarkt: erhöhte Arrhythmiegefahr
- **Abnahme der Muskelmasse,** z.B. bei älteren Patienten: Abnahme des Verteilungsvolumens → Digitaliswirkung ↑
- **Niereninsuffizienz:** Kumulation von Digoxin!

> Da die Aktivität der Na^+-/K^+-ATPase von T_3/T_4 abhängig ist, ist die Wirkung von Digitalisglykosiden, die über die Na^+-/K^+-ATPase wirken, ebenfalls von der Schilddrüsenfunktion abhängig. Folge:
> - **Hyperthyreose** → Na^+-/K^+-ATPase-Aktivität ↑ → Digitaliswirkung ↓ → Digitalisdosis muss erhöht werden.
> - **Hypothyreose** → Na^+-/K^+-ATPase-Aktivität ↓ → Digitaliswirkung ↑ → Digitalisdosis muss erniedrigt werden.

KI

- **Rhythmus- und Erregungsleitungsstörungen:** Bradykardie, Sinusknoten- und Karotissinussyndrom, ventrikuläre Tachykardie, AV-Block > I°, WPW-Syndrom
- kardiale Erkrankung mit **Einengung der Auswurfbahn,** die durch eine Steigerung der Kontraktilität nicht überwunden werden kann (z.B. hypertrophische obstruktive Kardiomyopathie): Gabe von Digitalisglykosiden nutzlos und gefährlich
- **hypoxische Zustände:** frischer Herzinfarkt
- Digitalisintoxikation
- **Elektrolytstörungen:** Hyperkalzämie, Hypokaliämie

WW

Verstärkung der Digitaliseffekte durch:

- Diuretika, Laxantien, Glukokortikoide, Insulin: induzieren Kaliumverluste
- Chinidin, Verapamil, Nifedipin, Amiodaron: erhöhen Digoxinspiegel

- Katecholamine, Theophyllin, Ca^{2+}: besitzen selbst proarrhythmische Wirkungen
- β-Blocker: Verstärkung eines AV-Blocks

Verminderung der Digitaliseffekte durch:
- Antazida, Colestyramin: Resorptionshemmung von Digitoxin (enterohepatischer Kreislauf)
- Barbiturate, Rifampicin, Phenytoin: Enzyminduktion (betrifft die hepatische Metabolisierung von Digitoxin)

Digitalisintoxikation

Eine Digitalisintoxikation entsteht durch Nichtbeachten von KI und von Faktoren, die die Glykosidempfindlichkeit erhöhen sowie durch WW mit anderen Medikamenten.

Symptomatik:
- Herzrhythmusstörungen
- gastrointestinale und neurotoxische Störungen

Therapie:
- Absetzen des Digitalispräparats
- Beschleunigung der Elimination:
  Magenspülung
  Colestyramin: unterbricht den enterohepatischen Kreislauf von Digitoxin; verhindert die Resorption bei noch frischer Intoxikation auch vom Digoxin, bei schweren Intoxikationen: Hämoperfusion bei Digitoxin, **Digitalis-Antitoxin** (Fab-Antikörperfragmente)
- **K^+-Gabe** auf hochnormalen K^+-Serumspiegel, kontraindiziert bei Hyperkaliämie und AV-Block
- bei Bradykardie: Atropin, temporärer Herzschrittmacher
- bei ventrikulärer Tachykardie: Lidocain, Phenytoin

Ca^{2+}-Antagonisten

Ca^{2+}-Antagonisten sind bei der Herzinsuffizienz **kontraindiziert. Gründe:**
- Sie sind **negativ inotrop** und führen zur Übersterblichkeit (außer Amlodipin und Felodipin).
- Bei herzinsuffizienten Patienten mit **persistierenden Angina-pectoris-Beschwerden** oder **therapierefraktärer arterieller Hypertonie,** die nicht durch andere Medikamente wie β-Blocker und Nitrate behandelt werden können, kann **Amlodipin** oder **Felodipin** als Ca^{2+}-Antagonist **additiv** zur Standardtherapie angewandt werden (weitere Details: ☞ Kap. 5.5).

Zusammenfassung

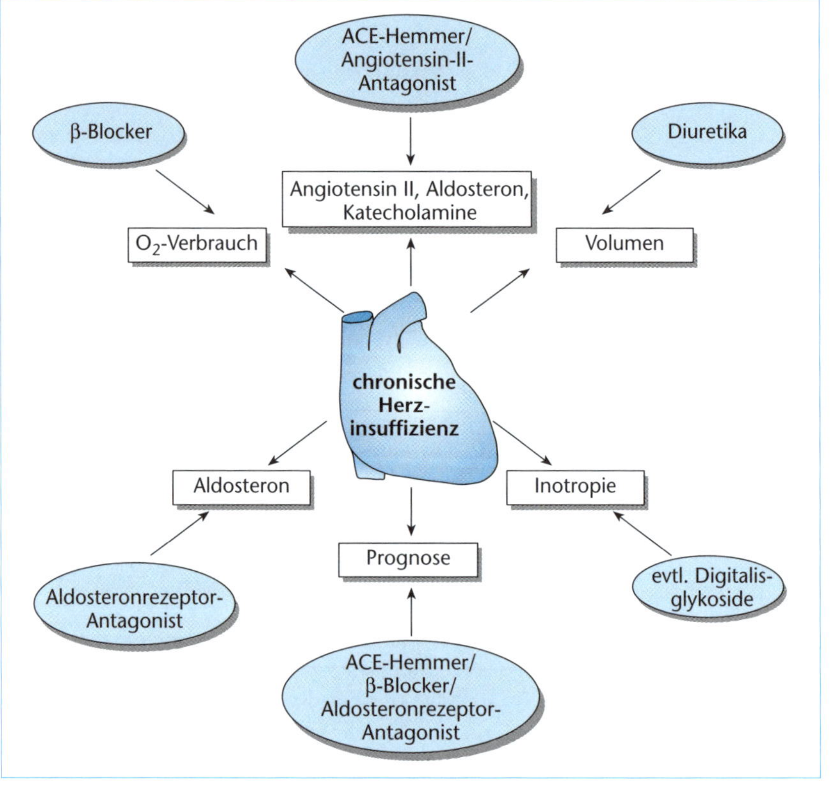

Abb. 7.3: Schema zur Pharmakotherapie der chronischen Herzinsuffizienz

7.2 Therapie der akuten Herzinsuffizienz

Ursachen

- **Herzinfarkt** (großer Infarkt mit Pumpversagen oder infarktbedingten Komplikationen wie z. B. Ventrikelseptumdefekt, Papillarmuskelabriss)
- **hypertensive Krise**
- **Myokarditis**
- Dekompensation einer chronischen Herzinsuffizienz
- Arrhythmie

Es kommt zu einer pulmonalen Stauung und der Entwicklung eines **akuten Lungenödems** mit plötzlich massiver Dyspnoe, Zyanose, Tachykardie, Blutdruckabfall und Rechtsherzinsuffizienz mit peripherer Stauung.

Therapieprinzip

- **Allgemeinmaßnahmen**
- **Vor- und Nachlastsenkung:** Nitrate · Furosemid
- **Inotropiesteigerung:** Dopamin · Dobutamin · Adrenalin/Noradrenalin · Phosphodiesterasehemmer · Levosimendan

Allgemeinmaßnahmen

- O_2-Gabe, Oberkörperhochlagerung, Beine tief (wenn kein Schock vorliegt)
- Sedierung und Opiate, wenn nötig
- Behandlung auslösender Faktoren (z. B. Arrhythmien)

Nitrate

Wm
- **Vasodilatation,** insbesondere im **venösen** Bereich → Vorlastsenkung
- Wirkung auch auf die **arteriellen Gefäße** → Nachlastsenkung (☞ Kap. 8.1)

Anwendung
- **sublingual** (0,8–1,6 mg alle 5–10 min) oder **i.v.** (0,5–3 mg/h, max. 6 mg/h)
- kontinuierliche Blutdruckkontrolle (systolisch nicht unter 100 mmHg)
- optimal bei hypertensiver Krise oder Myokardinfarkt als Ursache der akuten Herzinsuffizienz

Furosemid

Wm
Vasodilatation im **venösen** und **arteriellen** Schenkel, noch bevor die diuretische Wirkung einsetzt → **Vor- und Nachlastsenkung:**
- Entlastung des Herzens (wesentlicher Mechanismus zur raschen Besserung der Beschwerden bei akuter Herzinsuffizienz)
- **Abnahme** stauungsbedingter **Ödeme**

Anwendung
40 mg i.v., dann Dosis angepasst an Wirkung
Bei Hypotonie können bereits geringe Mengen von Furosemid (20 mg) durch die Vasodilatation zu einem drastischen Blutdruckabfall führen. Deshalb muss bei einer **Hypotonie** sehr **vorsichtig dosiert** werden (weitere Details: ☞ Kap. 14.3).

Dopamin

Wm, Wi
Die Wirkung von Dopamin i.v. ist dosisabhängig:
- **niedrige Dosierung: Agonist** an peripheren **D_1- und D_2-Rezeptoren:**
  - **D_1-Rezeptoren: Lokalisation:** glatte Muskulatur der Nieren- und Mesenterialgefäße: Steigerung der Durchblutung und der Natriurese
  - **D_2-Rezeptoren: Lokalisation:** Area postrema → Übelkeit, Erbrechen, sowie **Lokalisation** im Hypophysenvorderlappen → Prolaktinsekretion ↓
- **mittlere Dosierung: Agonist** an **β_1-Rezeptoren:** positive Inotropie, HF ↑
- **hohe Dosierung: Agonist** an **α-Rezeptoren:** renale und periphere Vasokonstriktion

Anwendung
- Die Bedeutung von Dopamin zur Therapie der akuten Herzinsuffizienz ist in den letzten Jahren zugunsten von Dobutamin, Adrenalin oder mechanischer Unterstützungssysteme deutlich zurückgegangen. Niedrig dosiertes Dopamin (sog. Nierendosis) steigert zwar die Harnwege, weist aber nicht den propagierten nephroprotektiven Effekt auf.

UW
- Übelkeit, Erbrechen
- Tachykardie, Arrhythmie
- selten lokale Nekrose bei Infusion hoher Konzentrationen in eine periphere Vene (α-agonistischer Effekt)

Dobutamin

Wm, Wi
- **β-Rezeptoragonist** mit überwiegender Wirkung an β_1-Rezeptoren (Dobutamin ist kein Dopaminrezeptoragonist!). Außerdem Agonist an α_1-Rezeptoren.
- wirkt **stärker positiv inotrop** als Dopamin und hat einen geringeren Einfluss auf die Herzfrequenz. Der Effekt auf den Gefäßwiderstand hebt sich gegenseitig auf: Vasodilatation über β_2 und Vasokonstriktion über α_1.

UW
Tachykardie, RR_{sys} ↑, selten Blutdruckabfall möglich

Adrenalin, Noradrenalin

Wm, Wi — **α- und β-Rezeptoragonisten** (☞ Kap. 4.2.1)

Anwendung
- wenn kein ausreichender RR trotz optimaler Therapie mit Dobutamin vorliegt
- Adrenalin wird bevorzugt.
- Besserung der Kreislaufsituation, aber Gefahr der weiteren Herzschädigung unter Therapie durch: Erhöhung der Nachlast, Zunahme der Ischämie
- insbesondere zur Überbrückung einer akuten Herzinsuffizienz bis zur kausalen Therapie (z. B. PTCA eines Infarktgefäßes) geeignet

Phosphodiesterasehemmer

Milrinon, Enoximon

Wm — **Hemmung die Phosphodiesterase 3**
- Hemmung des Abbaus von cAMP → cAMP ↑ → **Inotropie** ↑, HF ↑, Gefäßdilatation → SV ↑, HZV ↑, **peripherer Widerstand** ↓
- Phosphodiesterasehemmer = **Inodilatatoren**

Ind — **nur bei akuter Herzinsuffizienz, nicht** für die **Langzeittherapie,** da sie aufgrund erheblicher UW zu einer Verkürzung der Überlebenszeit bei chronischer Anwendung führen

UW
- Arrhythmie (insbesondere ventrikuläre Tachyarrhythmie)
- Hypotonie

KI — obstruktive Kardiomyopathie, Tachyarrhythmie, ventrikuläres Aneurysma, Schwangerschaft, Stillzeit

Levosimendan

Wm — **Kalziumsensitizer mit positiv inotroper und vasodilatatorischer Wirkung** (= **Inodilatator**), zusätzlich Phosphodiesterase-3-hemmende Wirkung
- Positive Inotropie: Levosimendan bindet kalziumabhängig an Troponin C → Kalziumsensitivität ↑ → Kontraktionskraft ↑
- Vasodilatation: vermutlich durch Öffnung von ATP-sensitiven Kaliumkanälen
- Levosimendan erhöht nur geringfügig die intrazelluläre Ca^{2+}-Konzentration, steigert nicht den myokardialen O_2-Verbrauch und wirkt nicht arrhythmogen

Ind — akute und dekompensierte chronische Herzinsuffizienz

PK — kurze $t_{1/2}$ = 1 h, hepatische Metabolisierung, Anwendung i. v.

Zusammenfassung

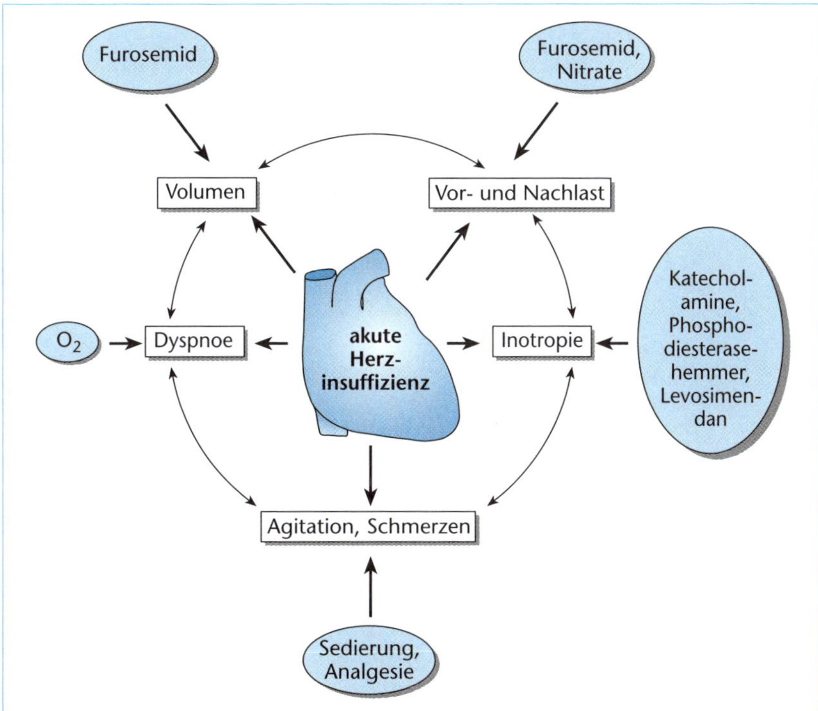

Abb. 7.4: Schema: Pharmakotherapie der akuten Herzinsuffizienz

8 Therapie der koronaren Herzkrankheit

Definition

koronare Herzkrankheit (KHK) = klinische Manifestation einer Koronarinsuffizienz durch **Einengung** oder **Verschluss von Herzkranzgefäßen** mit der Folge einer Minderdurchblutung des Myokards

Klinik

- Angina pectoris
- stumme Myokardischämische
- Myokardinfarkt
- ischämisch bedingte Linksherzinsuffizienz
- Herzrhythmusstörungen

Risikofaktoren

- LDL-Cholesterin ↑, Triglyzeride ↑, HDL-Cholesterin ↓
- arterielle Hypertonie
- Zigarettenrauchen
- Diabetes mellitus
- Adipositas, Bewegungsmangel, Stress
- nicht beeinflussbar: Alter, männliches Geschlecht, Familienanamnese

Definition

- **stabile Angina pectoris:** anfallsartige retrosternale Schmerzen, Enge- oder Druckgefühl, evtl. mit Ausstrahlung in die Arme, den Hals oder den Rücken, ausgelöst durch körperliche oder psychische Belastung
- **Prinzmetalangina:** pektanginöse Beschwerden durch Koronarspasmen
- **akutes Koronarsyndrom:** akute, lebensbedrohliche pektanginöse Beschwerden:
  - **instabile Angina pectoris:** zunehmende Dauer oder Intensität pektanginöser Beschwerden, jede Erst- und Ruheangina
  - **akuter Myokardinfarkt:**
    ohne ST-Streckenhebung: Non-ST-elevation myocardial infarction = NSTEMI
    mit ST-Streckenhebung: ST-elevation myocardial infarction = STEMI
  - **plötzlicher Herztod**

8.1 Therapie der chronischen koronaren Herzkrankheit

Therapie

Allgemeinmaßnahmen · Thrombozytenaggregationshemmung · antianginöse Therapie

Allgemeinmaßnahmen

Reduktion von Risikofaktoren:

- Nikotinstopp
- Gewichtsreduktion, körperliche Aktivität ↑
- RR-Einstellung
- Behandlung einer Hypercholesterinämie: bevorzugt mit Statinen; Zielwert bei KHK-Patienten: LDL-Cholesterol < 100 mg/dl (< 2,6 mmol/l) und Triglyzeride < 150 mg/dl (< 1,7 mmol/l) (☞ Kap. 29.1)

Thrombozytenaggregationshemmer

- verbessern die Prognose bei KHK-Patienten
- **1. Wahl: ASS** (75–325 mg/d, meist 100 mg/d; ☞ Kap. 11.1)
- bei KI oder Unverträglichkeit von ASS: **Clopidogrel**

antianginöse Therapie

Nitrate · Molsidomin · β-Blocker · Ca^{2+}-Antagonisten · Ranolazin

Antianginös wirkende Medikamente werden zur Behandlung und Prophylaxe pektanginöser Beschwerden verwendet. Darüber hinaus dient die langfristige Anwendung von β-Blockern der Verbesserung der Belastungstoleranz und der Prognose.

Nitrate

Nitrate wirken **akut antianginös.**

> Kein Medikament kann so schnell einen Angina-pectoris-Anfall durchbrechen wie Glyceroltrinitrat (GTN) sublingual.

Wm, Wi

- **Vasodilatation** (venös > arteriell):
  - enzymatische Freisetzung von NO aus Nitraten → Diffusion in glatte Gefäßmuskelzellen → Stimulation der Guanylatzyklase → cGMP ↑ → intrazelluläres Ca^{2+} ↓ → Relaxation der glatten Muskulatur → Gefäßdilatation
  - Vasodilatation im venösen System → **Vorlast** ↓ → Volumenarbeit des Herzens ↓ → **O_2-Verbrauch** ↓ → **Schmerzen** ↓
  - Vasodilatation im arteriellen System (geringer ausgeprägt) → Senkung der Nachlast im linken Ventrikel sowie Besserung der Koronardurchblutung durch Dilatation der Koronararterien, insbesondere in spastisch verengten Gefäßen

> Durch **Senkung der Vor- und Nachlast** sowie durch die Koronardilatation wird die Wandspannung im Ventrikel gesenkt, der O_2-Verbrauch vermindert und die koronare Durchblutung verbessert. Die Schmerzen lassen nach.

- **keine prognosebessernde Wirkung**

Ind

- GTN:
  - **Akuttherapie** eines pektanginösen Anfalls (sublingual)
- ISDN, ISMN, Nitratpflaster:
  - **Anfallsprophylaxe** in Kombination mit einem β-Blocker oder Ca^{2+}-Antagonisten

PK

- Prodrugs, aus denen NO enzymatisch abgespalten wird
- sehr gute Resorption: Mundschleimhaut, Haut, intestinal
- rasche hepatische Inaktivierung, erst durch Veränderungen der PK konnte bei ISDN und ISMN eine längere Wirkdauer erzielt werden

- **GTN** (Glyceroltrinitrat, Nitroglyzerin):
  - Anwendung **sublingual** (Spray oder Zerbeißkapsel): gute Resorption über die Mundschleimhaut → Umgehung der hepatischen Metabolisierung (Bei Tabletten würde die oBV aufgrund der schnellen hepatischen Inaktivierung nur 2% betragen.)
  - schneller Wirkungseintritt, kurze Wirkdauer (☞ Tab. 8.1)
  - zur **Anfallstherapie** geeignet
- **ISDN** (Isosorbiddinitrat):
  - niedrige oBV (20 %), hepatische Metabolisierung in aktive Metabolite, u.a. in ISMN
  - Über die verschiedenen Metabolite tritt die Wirkung relativ rasch ein und hält lange an.
  - **sublingual:** zur **Anfallstherapie** geeignet, Wirkungseintritt aber langsamer als bei GTN (☞ Tab. 8.1)
  - **oral (Retardtablette): Prophylaxe** (☞ Tab. 8.1)
- **ISMN** (Isosorbidmononitrat) oral:
  - gute enterale Resorption, geringe hepatische Inaktivierung
  - langsames Eindringen in die Zellen
  - verzögerter Wirkungseintritt (☞ Tab. 8.1)
  - **Prophylaxe**
- **Nitratpflaster**:
  - kontinuierliche Freisetzung von GTN über 12 h
  - **Prophylaxe**

Nitrat	Wirkungseintritt	Wirkdauer
GTN sublingual	1 min	0,5 h
ISDN sublingual	1–2 min	1 h
ISDN Tabl. ret.	30 min	8–12 h
ISMN Tabl.	30 min	4–6 h
Nitratpflaster	langsame, kontinuierliche Nitratfreisetzung	12 h

Tab. 8.1: Vergleich pharmakokinetischer Parameter verschiedener Nitrate

- **Toleranz:** Wirkungsverlust bei wiederholter Anwendung bedingt durch:
  - Enzymerschöpfung
  - Bildung von O_2^--Radikalen, die NO inaktivieren
  - Aktivierung des RAAS und des Sympathikus

> Aufgrund der Toleranzbildung muss eine **Nitratpause von 8–12 h** eingehalten werden. Am besten erfolgt die Pause **nachts,** da in der Ruhephase seltener pektanginöse Beschwerden auftreten. Sollten auch nachts Beschwerden bestehen, so kann zur Überbrückung der Nitratpause Molsidomin verwendet werden.

UW

- vasomotorischer Kopfschmerz und Flush
- Hypotonie, Schwindel, orthostatische Dysregulation

- Bei hoher Dosierung kann es durch die Vasodilatation und den RR-Abfall zu einer Reflextachykardie kommen, wodurch pektanginöse Beschwerden evtl. verstärkt werden.
- Toleranzentwicklung

KI

- Hypotonie, hypertrophe obstruktive Kardiomyopathie, Aortenstenose
- Nitrate dürfen nicht mit Phosphodiesterase-5-Hemmern (z. B. Sildenafil) kombiniert werden, da beide Substanzklassen den cGMP-Spiegel erhöhen → starker RR-Abfall möglich (☞ Kap. 27.9).

Molsidomin

zählt ebenfalls zu den Nitrovasodilatatoren

Wm, Wi

Vasodilatation

- Wm unterscheidet sich von den Nitraten nur in der Art der **NO-Freisetzung:**
  - Molsidomin → **nicht-enzymatisch**
  - Nitrate → enzymatisch
- nicht-enzymatische NO-Freisetzung → Diffusion in glatte Gefäßmuskelzellen → Stimulation der Guanylatzyklase → cGMP ↑ → intrazelluläres Ca^{2+} ↓ → Relaxation der glatten Muskulatur
  → Gefäßdilatation
- **Senkung der Vorlast und Nachlast, Koronardilatation** → Verminderung des O_2-Verbrauchs, Besserung der Koronardurchblutung → antianginöser Effekt

Ind

Anfallsprophylaxe bei stabiler Angina pectoris zur Überbrückung der Nitratpause, z. B. bei nächtlichen pektanginösen Beschwerden

PK

- gute intestinale Resorption
- hepatische Metabolisierung zum aktiven Metaboliten, aus dem dann NO nicht-enzymatisch freigesetzt wird
- **keine Toleranzentwicklung,** da die NO-Freisetzung nicht-enzymatisch erfolgt (keine Enzymerschöpfung wie bei GTN möglich)
- **langsamer Wirkungseintritt** (20 min): nicht zur Akuttherapie geeignet

UW

- Kopfschmerz, Flush, Hypotonie, Schwindel, orthostatische Dysregulation, bei hoher Dosierung Reflextachykardie und Verstärkung der pektanginösen Beschwerden
- in hohen Dosen in Tierversuchen karzinogen (maligne Nasentumoren), Übertragbarkeit auf den Menschen noch nicht geklärt

KI

Hypotonie, hypertrophe obstruktive Kardiomyopathie, Aortenstenose, akuter Angina-pectoris-Anfall, instabile Angina pectoris, akuter Myokardinfarkt

β-Blocker

β-Blocker sind die **Mittel der 1. Wahl** bei der Therapie der KHK, da sie die **am besten wirksamen** und prognoseverbessernden antianginösen Medikamente sind.

Wm, Wi

- **antiischämische Wirkung** durch **Blockade von β_1-Rezeptoren** am Herzen → Senkung des myokardialen O_2-Verbrauchs um 20 % über:
  - **negative Chronotropie** → Verlängerung der Diastolendauer → Verbesserung der Koronardurchblutung
  - **negative Inotropie** und **RR** ↓ → Abnahme der myokardialen Arbeitsbelastung und Verbesserung der subendothelialen Durchblutung
  - Hemmung der Konstriktion stenosierter Koronargefäße bei Belastung

- weitere Effekte, die ein Fortschreiten der KHK bzw. akute Komplikationen vermindern:
  - antihypertensive Wirkung
  - antiarrhythmische Wirkung
  - antithrombotische Wirkung (Verminderung der Thrombozytenaggregation)
  - antiatherosklerotische Wirkung

Ind

- **KHK:** Langzeittherapie bei chronischer KHK, akutes Koronarsyndrom (☞ Kap. 8.2)
- weitere Ind: ☞ Kap. 4.2.3.2

Anwendung

- **hochselektive β_1-Blocker:** Metoprolol, Bisoprolol, Atenolol, Nebivolol

> Insbesondere bei Diabetikern und COPD-Patienten sollen aufgrund von weniger UW nur kardioselektive β-Blocker verwendet werden.

- **Lang wirksame Präparate** und **Retardpräparate** sind besonders geeignet, da sie ihre Wirkung über 24 h entfalten und keine Schwankungen auftreten.
  - **Metoprolol ret.:** Wirkdauer über 24 h
  - **Nebivolol:** $t_{1/2}$ = 22 h, **Bisoprolol:** $t_{1/2}$ = 12 h
  - **Atenolol** muss wegen der kurzen $t_{1/2}$ = 6 h zweimal täglich eingenommen werden
- Bei KHK-Patienten mit gleichzeitig bestehender **pAVK** sollten β-Blocker möglichst zurückhaltend verwendet werden; wenn, dann solche mit zusätzlicher vasodilatativer Komponente bevorzugen:
  - **Carvedilol:** zusätzliche α_1-Blockade
  - **Nebivolol:** Stimulation der endothelialen NO-Freisetzung

PK, UW, KI

☞ Kap. 4.2.3.2

Ca^{2+}-Antagonisten

Mittel der 2. Wahl bei der Therapie der KHK, da β-Blocker nachweislich die Prognose bessern und deshalb zu bevorzugen sind.

Wm, Wi

- antiischämische Wirkung durch die **Blockade** der spannungsabhängigen **Ca^{2+}-Kanäle** vom L-Typ, die am **Myokard** und in der **glatten Gefäßmuskulatur** vorkommen:
  - Myokard: negativ inotrop, chronotrop, dromotrop und bathmotrop
  - in den Gefäßen inkl. der Koronargefäße: Vasodilatation
  - Folgen:
    Sauerstoffangebot ↑ (Vasodilatation der Koronararterien)
    Sauerstoffbedarf ↓ (Senkung der Nachlast und je nach Präparat auch Senkung der Herzfrequenz und Kontraktilität).
- unterschiedlich selektive Wirkung an den Rezeptoren:
  - Dihydropyridinderivate (Nifedipin): nur in den **Gefäßen** wirksam
  - Verapamil, Gallopamil, Diltiazem: wirken am **Herzen** und in den **Gefäßen** (☞ Kap. 5.5)

Ind

- **Anfallsprophylaxe** der stabilen Angina pectoris: lang wirksame Dihydropyridine (Amlodipin, Nisoldipin) bzw. Verapamil oder Diltiazem bevorzugen
- weitere Ind: ☞ Kap. 5.5

PK, UW, KI

> Nifedipin kann bei instabiler Angina pectoris einen Übergang in einen akuten Myokardinfarkt fördern. Dieser Effekt scheint durch die sympathische Gegenregulation bedingt zu sein. Da Nifedipin am Herzen keine eigene Wirkung erzielt (keine negative Chronotropie), steigert der Sympathikus reflektorisch die Herzfrequenz und den myokardialen O_2-Verbrauch.

- Nifedipinderivate absolut kontraindiziert bei **instabiler Angina pectoris** und **akutem Myokardinfarkt**
- ☞ Kap. 5.5

Ranolazin

neuer antianginöser Wirkstoff

Wm nicht ganz klar; wahrscheinlich Hemmung des späten Na^+-Einstroms in die Herzmuskelzelle → intrazelluläre Konzentration von Na^+ und Ca^{2+} ↓ → Verminderung der Ca^{2+}-Überladung der Zelle → myokardiale Relaxation, Besserung der Koronarperfusion → Minderung der Angina-pectoris-Symptomatik

Ind Anfallsprophylaxe der stabilen KHK (Medikament der 2. Wahl, wenn β-Blocker oder Ca^{2+}-Antagonisten nicht ausreichend wirken oder kontraindiziert sind)

PK starke Metabolisierung über Cytochrom-P-450 (CYP3A4, CYP2D6): Ranolazin hemmt CYP3A4 → viele Wechselwirkungen

UW Verlängerung der QT-Zeit

KI schwere Leber- und Niereninsuffizienz

Antianginöse Therapie der stabilen Angina pectoris

> **β-Blocker**
> - **Anfallsprophylaxe** (Langzeittherapie): reduzieren die Häufigkeit pektanginöser Anfälle bzw. verbessern die Belastungstoleranz
> - verbessern die Prognose und sind deshalb **Mittel 1. Wahl** bei der Therapie der Angina pectoris
>
> **Nitrate**
> - rein symptomatische Therapie, kein Einfluss auf die Prognose
> - **Anfallsprophylaxe mit lang wirksamen Präparaten (ISDN, ISMN).** Sie werden dann eingesetzt, wenn z.B. durch die alleinige Gabe von β-Blockern keine andauernde Beschwerdefreiheit erreicht werden kann.
> - pektanginöser Anfall: **GTN** sublingual
>
> **Molsidomin**
> - Anfallsprophylaxe
> - Anwendung zur Überbrückung der Nitratpause (insbesondere nachts)
>
> **Ca^{2+}-Antagonisten**
> - Anfallsprophylaxe (2. Wahl)
> - Vorteilhaft ist ihre Anwendung bei einer spastischen Angina, da sie relaxierend auf die glatte Muskulatur wirken.

Therapie der spastischen Angina (Prinzmetalangina):

akuter Anfall
- Ca^{2+}-Antagonisten (Nifidipin-Zerbeißkapsel) oder
- Nitrate sublingual

Langzeittherapie
- Ca^{2+}-Antagonisten oder Nitrate (langwirksame Präparate)
- keine β-Blocker, da sie einen Koronarspasmus provozieren können

8.2 Therapie des akuten Koronarsyndroms

8.2.1 NSTEMI – Non-ST-elevation myocardial infarction

Therapie

Allgemeinmaßnahmen · antiischämische Therapie · Thrombozytenfunktionshemmer · Antikoagulation

Allgemeinmaßnahmen
- Sauerstoffgabe
- Analgesie: notwendig, da die Schmerzen die Sympathikusaktivität steigern und dadurch der Verlauf ungünstig beeinflusst wird.
  - Morphin langsam i.v. bei therapierefraktärer Ruhe-Angina. UW: RR ↓, Atemdepression, Emesis (Gabe von Antiemetika: Metoclopramid)
- Ggf. Sedierung mit Diazepam langsam i.v.

Antiischämische Therapie
- **Nitrate**
  - **initial sublingual,** bei Beschwerdepersistenz auch i.v.
  - Entlastung des Herzens durch **Vor-** und **Nachlastsenkung**
  - **Vermindern** der **Schmerzsymptomatik**
  - rein symptomatisch, keine Prognoseverbesserung
  - KI: Hypotonie (RR_{sys} < 100 mmHg) (☞ Kap. 8.1)
- **β-Blocker**
  - Nur bei stabilen Patienten, insbesondere bei Tachykardie, erhöhtem Blutdruck und Fehlen von KI, Anwendung p.o.
  - Keine i.v.-Anwendung. Keine Gabe bei instabilen Patienten.
- Ca^{2+}-Antagonisten
  - Nicht-Dihydropyridine (Verapamil, Diltiazem) bei Patienten, die β-Blocker nicht vertragen
  - günstig bei vasospastischer Angina
  - Keine Anwendung von Nifedipin und anderen Dihydropyridinen beim ACS.

Thrombozytenfunktionshemmer
ASS hemmt das Auftreten vaskulärer Ereignisse um bis zu 50 %. Die zusätzliche Gabe von Clopidogrel senkt die Ereignisrate um weitere 20 % (siehe Kap. 11.1).
- **ASS** 160–325 mg p.o. oder 250 mg i.v., danach 100 mg/d
- + **Clopidogrel** 300–600 mg p.o. initial, danach 75 mg/d. Alternativ: Prasugrel 60 mg p.o. initial, dann 5–10 mg/d

- GPIIb/IIIa-Inhibitor: bei Hochrisikopatienten zusätzlich zu ASS, Clopidogrel und Antikoagulation. Anwendung i.v. mit Eptifibatid, Tirofiban oder Abciximab.

Antikoagulation

Die Gabe eines sofort wirksamen Antikoagulans soll die weitere Thrombenbildung im Infarktgefäß hemmen. Es wird verwendet:

- **UFH** (i.v.-Bolus 60–70 IE/kg Körpergewicht, maximal 5000 IE, dann kontinuierlich nach PTT) *oder*
- **NMH** (Enoxaparin) oder **Fondaparinux:** Anwendung s.c. *oder*
- Bivalirudin (direkter Thrombininhibitor): Gabe i.v.

Neben den genannten Therapiemaßnahmen erfolgt beim NSTEMI die invasive Diagnostik innerhalb von 72 h bzw. bei instabilen Patienten innerhalb von 2 h.

Zusammenfassung NSTEMI

- Sauerstoffgabe, Analgesie (Morphin) und ggf. Sedierung (Diazepam)
- Nitrate, β-Blocker (ggf. Verapamil oder Diltiazem)
- ASS + Clopidogrel
- Ggf. GPIIb/IIIa-Inhibitor
- UFH, NMH, Fondaparinux oder Bivalirudin
- Koronarangiographie

8.2.2 STEMI – ST-elevation myocardial infarction

Therapie

- **Basismaßnahmen**
- **Reperfusionstherapie:** primäre Katheterintervention • medikamentöse Fibrinolyse
- ACE-Hemmer, Statine, β-Blocker

Die Therapie des akuten Myokardinfarkts umfasst Basismaßnahmen sowie die rasche Rekanalisierung des verschlossenen Koronargefäßes.

Basismaßnahmen (☞ Kap. 8.2.1)

- Sauerstoff, Analgesie (Morphin i.v.), ggf. Sedierung und Anxiolyse (Diazepam i.v.)
- **Thrombozytenfunktionshemmung:**
  - **ASS:** 160–325 mg p.o. oder 250–500 mg i.v., danach 100 mg/d
  - + **Clopidogrel:** 300–600 mg p.o. initial, dann 75 mg/d
  - alternativ zum Clopidogrel: Prasugrel 60 mg p.o. initial, dann 5–10 mg/d
  - GPIIb/IIIa-Inhibitoren nicht empfohlen
- **Antikoagulation:**
  - UFH (i.v.-Bolus mit 100 IE/kg Körpergewicht, dann PTT-gesteuert) *oder*
  - Bivalirudin i.v. *oder*
  - NMH (Enoxaparin) bei geplanter Fibrinolyse mit i.v.-Bolus und dann s.c.-Anwendung. Alternativ: Fondaparinux.
- **Reperfusionstherapie:** die primäre Katheterintervention stellt die 1. Wahl dar, insofern diese innerhalb von 2 h durchgeführt werden kann. Ist dies nicht möglich, erfolgt eine medikamentöse Fibrinolyse.

medikamentöse Fibrinolyse (☞ Kap. 11.5)

- immer indiziert beim STEMI, wenn keine Möglichkeit zur **Katheterintervention (PTCA) innerhalb von 2 h** besteht
- Immer in Kombination mit o.g. Antikoagulation + Thrombozytenfunktionshemmern
- Bei Indikation für eine Thrombolyse: sofortiger Therapiebeginn (auch prähospital möglich), d.h. innerhalb von 30 min
- fibrinspezifische Substanz bevorzugen: Alteplase, Reteplase, Tenecteplase
- **Senkung der Letalität** durch die Thrombolyse um bis zu 50 %. Die Ausdehnung des Infarktareals wird vermindert und dadurch die Entwicklung und die Schwere einer ischämischen Herzinsuffizienz reduziert
- in 70–80 % der Fälle wird innerhalb von 90 min eine Rekanalisation erreicht
- Eine erfolgreiche Lyse ist am Rückgang der Beschwerden und an der Abnahme der ST-Streckenhebungen zu erkennen
- Je früher die Thrombolysetherapie beginnt, umso größer ist der Nutzen. Am besten ist ein **Therapiebeginn innerhalb von 6 h** nach Beginn der Symptome. Ein geringer Nutzen ist noch bei einem Zeitintervall von **12 h** zu verzeichnen, danach geht der Nutzen jedoch verloren
- Absolute KI beachten! (☞ Kap. 11.5)

Parameter	Fibrinolysetherapie	Akut-PTCA
Reperfusionsrate	70–80 % (je nach Art der Fibrinolyse, bei frühzeitigem Lysebeginn)	› 90%
Reinfarktrate	15 %	5 %
intrakranielle Blutung	0,7 %	0 %

Tab. 8.2: Erfolgsquote und Rate UW der Fibrinolysetherapie im Vergleich zur Akut-PTCA

ACE-Hemmer

- **Verbesserung der Prognose** bei frühzeitigem Einsatz! Senkung der Letalität innerhalb der ersten Tage nach einem akuten Myokardinfarkt um ca. 6 %.
- breites Wirkungsspektrum:
  - Vor- und Nachlastsenkung
  - Verminderung der Aldosteron- und Katecholaminfreisetzung
  - Verminderung der ventrikulären Remodelingsprozesse
- **Dosierung: langsam einschleichend:** Insbesondere bei Patienten mit sekundär aktiviertem RAAS unter einer Diuretikatherapie oder bei vorbestehender Herzinsuffizienz ist mit einem RR-Abfall zu rechnen (☞ Kap. 5.1).

β-Blocker

- **Verbesserung der Prognose!** Senkung der Frühletalität um ca. 13%, langfristig Verringerung der Reinfarktrate und des plötzlichen Herztodes durch:
- **analgetische Wirkung:** Verminderung der schmerzbedingten Sympathikusaktivierung, direkte Blockade der Sympathikusaktivität am Herzen → Reduktion des myokardialen O_2-Verbrauchs
- **Reduktion der Größe des Infarktareals** um bis zu 20–30 %. Dadurch werden die Entwicklung und die Schwere einer ischämischen Herzinsuffizienz reduziert.
- **antiarrhythmische Wirkung:** Verminderung maligner ventrikulärer Tachykardien inkl. Kammerflimmern

- **Therapiebeginn:** frühzeitig bei Fehlen von KI bei **stabilen** Patienten. Nur orale Anwendung. Keine i. v.-Gabe und keine Gabe bei instabilen Patienten!
- **absolute KI** bei:
  - Bradykardie (< 60/min)
  - Hypotonie (RR_{sys} < 100 mmHg)
  - schwere Linksherzinsuffizienz
  - schwere pAVK, AV-Block II bis III°, Asthma(☞ Kap. 4.2.3.2)

Statine (HMG-CoA-Reduktasehemmer)

Plaquestabilisierung, Prognoseverbesserung, frühzeitige Anwendung, Zielwert: Absenkung des LDL-Cholesterinspiegels < 100 mg/dl (< 2,6 mmol/l) (☞ Kap. 29.1)

Zusammenfassung STEMI

- Sauerstoffgabe, Analgesie (Morphin) und ggf. Sedierung (Diazepam)
- ASS + Clopidogrel
- UFH, Bivalirudin, NMH oder Fondaparinux
- Akut-Koronarangiographie und -plastie
- ist dies innerhalb von 2 h nicht möglich, dann medikamentöse Fibrinolyse
- ACE-Hemmer, Statin, bei stabilen Patienten β-Blocker

8.3 Therapie akuter Komplikationen des Myokardinfarkts

8.3.1 Herzrhythmusstörungen

ventrikuläre Tachykardie

- Prophylaxe ventrikulärer Tachykardien: frühzeitige Gabe eines **β-Blockers**
- bei Eintreten ventrikulärer Tachykardien: **Amiodaron** (☞ Kap. 9)
- Kammerflimmern: **Defibrillation**

Sinusbradykardie

- **Atropin,** Orciprenalin
- temporärer Schrittmacher

höhergradiger AV-Block

- **Atropin,** Orciprenalin
- temporärer Schrittmacher

Vorhofflimmern

- Frequenzkontrolle mit **β-Blockern**
- elektrische Kardioversion bei hämodynamischer Beeinträchtigung oder medikamentöse Kardioversion mit Amiodaron
- Vorsicht bei der Anwendung von Digitalisglykosiden wegen ihrer proarrhythmischen Wirkung. Normalerweise sind Digitalisglykoside bei einem frischen Myokardinfarkt kontraindiziert (weitere Details: ☞ Kap. 9).

8.3.2 Linksherzinsuffizienz

akute Herzinsuffizienz

- allgemeine Maßnahmen: Oberkörper hochlagern, O_2, Analgesie
- Nitrate zur Senkung der Vorlast (und Nachlast)
- Furosemid zur Senkung der Vorlast (und Nachlast)
- bei Schocksymptomatik: Dobutamin, Adrenalin (☞ Kap. 7.2)

chronische Herzinsuffizienz

- Durch Remodelingprozesse kann es zur Entwicklung einer chronischen Herzinsuffizienz nach einem Myokardinfarkt kommen.

- Remodeling ist charakterisiert durch:
  - Hypertrophie von Kardiomyozyten und von Bindegewebe
  - Zunahme der ventrikulären Wanddicke
  - Dilatation der Herzkammern
- Diese z.T. kompensatorischen Mechanismen führen langfristig zu einer Verschlechterung der Herzfunktion und zur Entwicklung einer Herzinsuffizienz. Dieser Verlauf wird häufig nach ischämischen Myokardschäden beobachtet und verschlechtert die Prognose des Patienten. ACE-Hemmer und Aldosteronrezeptor-Antagonisten können diese Remodeling-Prozesse einschränken: Die Entwicklung einer Herzinsuffizienz wird vermindert; es treten weniger Reinfarkte auf.

8.4 Sekundärprophylaxe

Ziel der Sekundärprophylaxe nach einem akuten Myokardinfarkt ist die Senkung der Mortalität und Morbidität. Vermieden werden sollen ein Fortschreiten der KHK, das Auftreten erneuter Infarkte, die Ausbildung einer Herzinsuffizienz und schwere Herzrhythmusstörungen durch:

- Fortführung der allgemeinen Maßnahmen: Senkung der Risikofaktoren
- prognosebessernde Maßnahmen:
  - **ASS** 100 mg/d (alternativ: Clopidogrel 75 mg/d): Reduktion weiterer vaskulärer Ereignisse
  - **ACE-Hemmer:** reduzieren die Früh- und Spätmortalität und die Reinfarktrate, besonders günstig bei gleichzeitig bestehender arterieller Hypertonie und Herzinsuffizienz
  - **β-Blocker:** wirken symptomatisch und reduzieren die Früh- und Spätmortalität, senken die Reinfarktrate, wirken antiarrhythmisch, günstig bei gleichzeitig bestehender arterieller Hypertonie und chronischer Herzinsuffizienz
  - **Statine (HMG-CoA-Reduktasehemmer):** reduzieren die Inzidenz und Mortalität weiterer koronarer Ereignisse, verzögern die Entwicklung der Atherosklerose (☞ Kap. 29.1)
  - **Aldosteronrezeptor-Antagonist:** Eplerenon reduziert die Mortalität bei Postinfarktpatienten mit eingeschränkter linksventrikulärer Pumpfunktion (≤ 40 %) (☞ Kap. 7.1, 14.5.1)
- **Nitrate** wirken symptomatisch und sind dann indiziert, wenn mit β-Blockern keine ausreichende Kontrolle der pektanginösen Beschwerden erzielt wird.

9 Antiarrhythmika

Einteilung

- **Klasse I:** Na^+-Kanalblocker
- **Klasse II:** β-Blocker
- **Klasse III:** K^+-Kanalblocker
- **Klasse IV:** Ca^{2+}-Antagonisten
- weitere nicht klassifizierte Antiarrhythmika

Klasse I

Na^+-Kanalblocker

- sehr wirkungsvolle Antiarrhythmika
- wirken bei **supraventrikulären** und **ventrikulären Tachykardien**
- Starkes **proarrhythmisches Potential,** können selbst schwere Arrhythmien auslösen. Dadurch können sie langfristig zu einer Verschlechterung der Prognose führen, wie das für Flecainid in der **CAST-Studie** (The Cardiac Arrhythmia Suppression Trial, 1991) gezeigt wurde.

Klasse II

β-Blocker

- einzige Antiarrhythmika, die die **Prognose verbessern,** insbesondere bei Patienten mit akutem Myokardinfarkt
- sehr gut verträglich bei Beachten der KI
- wirken bei **supraventrikulären Tachykardien**
- prophylaktisch bei **ventrikulären Tachykardien** und **akutem Myokardinfarkt**

Klasse III

K^+-Kanalblocker

- sehr gut wirksame Antiarrhythmika für **supraventrikuläre** und **ventrikuläre** Herzrhythmusstörungen
- Cave: **UW!**
- **Proarrhythmische Wirkung** ist **geringer** ausgeprägt als bei den Klasse-I-Antiarrhythmika.
- indiziert, wenn andere Antiarrhythmika nicht wirken oder kontraindiziert sind

Klasse IV

Ca^{2+}-Antagonisten

- Verapamil, Diltiazem: zur Therapie **supraventrikulärer Tachykardien**

weitere Antiarrhythmika

Medikamente, die antiarrhythmisch wirken, jedoch aufgrund ihres Wm nicht zu den Klassen I bis IV gehören:

- **Digitalisglykoside:** klassische Indikation: Frequenzkontrolle bei tachykardem Vorhofflimmern bei bestehender Herzinsuffizienz
- **Adenosin** bei paroxysmalen AV-Reentry-Tachykardien, wenn andere Antiarrhythmika nicht wirken
- **Atropin** und **Orciprenalin:** Therapie bradykarder Rhythmusstörungen
- **Ivabradin:** neues Antiarrhythmikum zur Senkung der HF bei KHK-Patienten

9.1 Na^+-Kanalblocker

Einteilung

- **IA:** Chinidin · Disopyramid · Procainamid
- **IB:** Lidocain · Phenytoin · Mexiletin
- **IC:** Ajmalin · Prajmalin · Propafenon · Flecainid

Früher erfolgte die Einteilung der Na^+-Kanalblocker in die Subklassen IA–C, diese war jedoch z. T. uneinheitlich. Heute wird häufig nur noch von Klasse-I-Antiarrhythmika gesprochen.

Wm

Hemmung der schnellen, spannungsabhängigen **Na^+-Kanäle,** die für die Depolarisation verantwortlich sind (☞ Abb. 9.1). Folge:

- **Verlängerung der Refraktärzeit:** Die Substanzen binden an den aktiven und inaktiven Zustand der Na^+-Kanäle und verzögern den Übergang von inaktiv in den aktivierbaren Ruhezustand.
- **Einfluss auf die Reizleitungsgeschwindigkeit:**
  - **Klasse-IB**-Antiarrhythmika **binden schnell** an die Na^+-Kanäle und **lösen** sich **schnell** wieder → vor dem nächsten Aktionspotential sind alle Kanäle wieder im Ruhezustand. Die Leitungsgeschwindigkeit ist nicht verzögert. Die antiarrhythmische Wirkung resultiert daraus, dass vorzeitige Erregungen aufgrund der verlängerten Refraktärzeit auf inaktive Kanäle treffen (s. o.).
  - **Klasse-IA-** und **-IC**-Antiarrhythmika **binden langsam** an die Na^+-Kanäle und **lösen** sich **verzögert.** Ein Teil der Kanäle ist immer im inaktiven Zustand, auch wenn bereits das nächste Aktionspotential eintrifft → antiarrhythmischer Effekt bei vorzeitigen Erregungen, **negativ dromotrop** (Senkung der Leitungsgeschwindigkeit), wodurch **Arrhythmien** wiederum begünstigt werden (proarrhythmische Wirkung).
- EKG-Veränderung: Verbreiterung des QRS-Komplexes
- außerdem: negative Inotropie (IC > IB > IA), Vorsicht bei Herzinsuffizienz

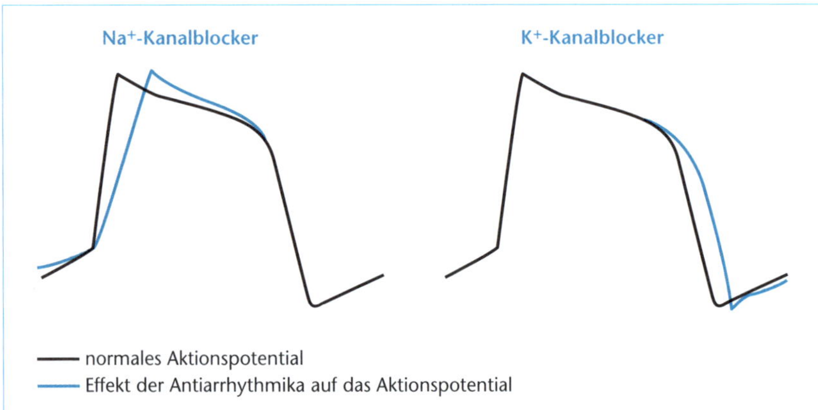

Abb. 9.1: Effekt eines Na^+-Kanalblockers und eines K^+-Kanalblockers auf das Aktionspotential. Durch die Blockade der Na^+-Kanäle verzögert sich die Depolarisation. Die Blockade der K^+-Kanäle verlängert die Dauer des Aktionspotentials.

Chinidin

- Chinidin selbst ist **negativ dromotrop.**
- Besonderheit bei **niedriger Dosierung:** atropinähnliche Wirkung → **positiv dromo-** und **chronotrop.** Folge: verbesserte Überleitung am AV-Knoten → Gefahr von Vorhoftachykardien und Anstieg der Kammerfrequenz. Bei der Anwendung von Chinidin bei Vorhofflimmern ist eine Vormedikation mit einem Digitalisglykosid oder Ca^{2+}-Antagonisten notwendig.
- **hohe Dosierung:** Überwiegen der **negativ dromotropen** Wirkung, Gefahr der Ausbildung eines AV-Blocks

Ind
- **supraventrikuläre** und **ventrikuläre Tachykardie**
- **WPW-Syndrom**

UW
Gehör-, Sehstörungen, Delirium, Psychose, Allergie, Arrhythmie (insbesondere Torsade-de-pointes-Tachykardie)

WW
Chinidin **verstärkt** die Wirkung von **Digoxin** (nicht Digitoxin) und von **Cumarinen**

Disopyramid, Procainamid

- in ihrer antiarrhythmischen Wirkung mit Chinidin vergleichbar
- ebenfalls **anticholinerger** (atropinähnlicher) Effekt

Lidocain, Mexiletin

Ind
- **ventrikuläre Tachykardie:** insbesondere bei Digitalisintoxikation
- Lidocain: zusätzlich **Lokalanästhetikum** (☞ Kap. 34.4)

PK
- Lidocain: geringe oBV, deshalb parenterale Anwendung, schneller Wirkungseintritt, gute Steuerbarkeit
- Mexiletin: gute oBV, deshalb orale Anwendung

UW
Schwindel, Parästhesie, Delirium, Krampfanfall

Phenytoin

Ind
- **ventrikuläre Tachykardie,** insbesondere nach Digitalisintoxikation
- **Antiepileptikum** (☞ Kap. 40)

PK
gute oBV, orale Anwendung möglich, verzögerter Wirkungseintritt

Ajmalin, Prajmalin

Ind
supraventrikuläre und **ventrikuläre Tachykardie,** insbesondere bei **WPW-Syndrom** indiziert

PK
- Ajmalin: geringe Resorption, Anwendung i.v.
- Prajmalin: gute oBV, Anwendung per os

UW
Arrhythmie (Kammerflimmern, Asystolie, AV-Block)

Flecainid

Die Anwendung von Flecainid **verschlechterte die Prognose bei Postinfarktpatienten** (CAST-Studie, 1991). Es sollte **nur bei „Herzgesunden"** angewandt werden (keine KHK, keine Herzinsuffizienz).

Ind
- **supraventrikuläre Tachykardie,** bevorzugte Anwendung zur Rhythmisierung bei Vorhofflimmern, auch bei WPW-Syndrom indiziert

- schwere ventrikuläre Tachykardie

UW Arrhythmie

Propafenon

- gleichzeitig chinidinartige Wirkung, β-Blocker und Ca^{2+}-Antagonist

Ind
- **supraventrikuläre Tachykardie**, auch bei WPW-Syndrom indiziert
- schwere ventrikuläre Tachykardie

9.2 β-Blocker

Wi
- heben die proarrhythmischen Wirkungen der Katecholamine am Herzen auf
- **negativ** ino-, chrono-, dromo- und **bathmotrop** (☞ Kap. 4.2.3.2)
- Bei Berücksichtigung der KI sind sie sehr gut wirksame und verträgliche Antiarrhythmika, die die **Prognose** bei Patienten **nach Myokardinfarkt** sogar **verbessern (Mittel 1. Wahl).**

Ind
- **Sinustachykardie** und **supraventrikuläre Tachykardie** bei erhöhtem Sympathikotonus, Hyperthyreose, Phäochromozytom
- Frequenzkontrolle bei Vorhofflimmern
- supraventrikuläre Reentry-Tachykardie
- **tachykarde Herzrhythmusstörungen bei akutem Myokardinfarkt:** Der frühzeitige Einsatz von β-Blockern bei Myokardinfarkt senkt das Auftreten ventrikulärer Tachykardien und verbessert die Überlebensrate.

PK, UW ☞ Kap. 4.2.3.2

9.3 K^+-Kanalblocker

Wirkstoffe

Amiodaron · Dronedaron · Sotalol

Wm, Wi

Hemmung der K^+-Kanäle, die an der Repolarisation beteiligt sind (☞ Abb. 9.1). Folge:
- **Aktionspotential-Dauer** ↑ (im EKG: QT-Zeit verlängert) → Herzmuskelzellen sind durch vorzeitige Aktionen aus ektopen Zentren nicht erregbar.
- **Refraktärzeit** ↑: Reentry-Mechanismen können sich nicht mehr ausbreiten.
  → antiarrhythmische Wirkung bei geringem eigenen proarrhythmischen Potential (jedoch Gefahr von Torsade-de-pointes-Tachykardien)
- **Amiodaron** hemmt in geringem Ausmaß auch Na^+- und Ca^{2+}-Kanäle und kann β-Rezeptoren blockieren (Effekte aus allen 4 Klassen). Es wirkt nicht bzw. nur gering negativ inotrop. Deshalb wird es bei Herzinsuffizienz eher angewandt als andere Antiarrhythmika.
- **Dronedaron:** neues Antiarrhythmikum. Besitzt wie Amiodaron Effekte aus allen vier Klassen.
- **Sotalol:** Racemat: D-Isomer wirkt als K^+-Kanalblocker, L-Isomer als β_1- und β_2-Blocker.

Ind
- **supraventrikuläre** und **ventrikuläre Tachykardie** bei Versagen anderer Antiarrhythmika

- **Reentry-Tachykardie** bei WPW-Syndrom bei Versagen anderer Antiarrhythmika
- **Vorhofflimmern:** zur Rhythmisierung und Frequenzkontrolle bei Versagen anderer Antiarrhythmika

> **Amiodaron**
> - gut wirksames Antiarrhythmikum auf supraventrikuläre und ventrikuläre Tachykardien
> - kann bei Herzinsuffizienz angewandt werden
> - Einsatz auch bei KHK, wenn Klasse-IC-Antiarrhythmika kontraindiziert sind
> - Einsatz erst bei Versagen oder KI von anderen Antiarrhythmika, da z.T. schwere UW auftreten können
> - Therapiebeginn: Aufsättigung über 6–10 d (unter EKG-Kontrolle), danach Erhaltungsdosis

PK

- **Amiodaron** (schwierige PK)
  - oBV: 20–80 %, stark schwankend
  - $t_{1/2}$ stark schwankend: 14–100 d, schlecht steuerbar
  - Metabolisierung sehr variabel
- **Dronedaron:** Metabolisierung über Cytochrom-P-450 (CYP3A4), daher viele Medikamenteninteraktionen möglich
- **Sotalol:** gute oBV, $t_{1/2} = 15$ h, renale Elimination

UW

- **Amiodaron:**
  - Schilddrüsenfunktionsstörungen: Amiodaron besitzt einen jodierten Phenolring, ähnlich wie bei T_3 und T_4. Es kann entweder eine Hyperthyreose durch den Jodanteil oder eine Hypothyreose durch eine Suppression von T_3 und T_4 auftreten.
  - reversible Ablagerung von Lipiden auf der Kornea
  - Photodermatose
  - ZNS-Störungen
  - Lungenfibrose
  - Bradykardie
  - QT-Zeitverlängerung (erhöhtes Risiko für Torsade-de-pointes)
- **Dronedaron:**
  - ist im Gegensatz zu Amiodaron nicht jodiert: keine Schilddrüsenfunktionsstörung
  - Häufige UW: Übelkeit, Erbrechen, Diarrhö
  - Außerdem darf Dronedaron nicht bei Herzinsuffizienz NYHA III und IV angewandt werden wegen gehäufter Todesfälle bei diesen Patienten.
- **Sotalol:** proarrhythmische Wirkungen (Torsade-de-pointes) sowie typische UW der β-Blocker (☞ Kap. 4.2.3.2)

WW

- Amiodaron **erhöht** den **Digoxinspiegel** und **verstärkt** die Wirkung von **Cumarinen.**
- Synergismus bei Kombination mit β-Blocker und Ca^{2+}-Antagonisten
- **Dronedaron:** keine Kombination mit CYP3A4-Inhibitoren (z.B. Azolderivate wie Ketoconazol und Makrolidantibiotika wie Clarithromycin)

9.4 Ca^{2+}-Antagonisten

Wirkstoffe

Verapamil · Gallopamil · Diltiazem

Wm

Hemmung der langsamen, spannungsabhängigen Ca^{2+}-Kanäle:

- Verzögerung der Depolarisation, Verlängerung der Refraktärzeit: **negativ** chrono-, ino-, dromo-, **bathmotrop**
- Dihydropyridine (☞ Kap. 5.5.1), z. B. Nifedipin, können nicht als Antiarrhythmika verwendet werden, da sie nur in den Gefäßen wirken und durch die Vasodilatation und den RR-Abfall eine Reflextachykardie induzieren.

Ind

- supraventrikuläre Tachykardie
- Frequenzkontrolle bei **tachykardem Vorhofflimmern** (Verzögerung der AV-Überleitung)
- nicht bei ventrikulären Tachykardien wirksam

PK, UW

☞ Kap. 5.5

KI

WPW-Syndrom mit Vorhofflimmern: Die Leitung über die akzessorische Bahn wird gefördert und gefährliche Kammertachykardien können auftreten (weitere KI: ☞ Kap. 5.5).

9.5 Weitere Antiarrhythmika

Wirkstoffe

Digitalisglykoside · Atropin · Orciprenalin · Adenosin · Ivabradin

Digitalisglykoside

Wi

verzögern die AV-Überleitung (**negativ dromotrop**)

Ind

- Als Antiarrhythmika hauptsächlich zur **Frequenzkontrolle bei Vorhofflimmern** eingesetzt. Sie führen jedoch nicht bzw. kaum zu einer Konversion in den Sinusrhythmus.
- Ihre Anwendung ist bei der **Herzinsuffizienz** besonders vorteilhaft, da sie gleichzeitig **positiv inotrop** wirken.

UW

jegliche Form der Herzrhythmusstörung (weitere Details: ☞ Kap. 7.1)

KI

- **paroxysmale supraventrikuläre Tachykardien mit Reentry-Mechanismus bei WPW-Syndrom,** da die Leitung über die akzessorische Bahn gefördert wird und gefährliche Kammertachykardien entstehen können
- Das proarrhythmische Potential der Digitalisglykoside ist unbedingt zu berücksichtigen, die therapeutische Breite ist gering.

Atropin

Wm, Wi

- Aufhebung der parasympathischen Wirkung am Sinus- und AV-Knoten: **positiv chrono-** und **dromotrop**
- keine Wirkung auf ventrikulärer Ebene

Ind

Sinusbradykardie, Asystolie und digitalisinduzierter AV-Block (☞ Kap. 4.1.3)

Orciprenalin

Wm, Wi
- β-Rezeptoragonist
- **positiv ino-, chrono-** und **dromotrop**

Ind
- **bradykarde Herzrhythmusstörungen** wie Sinusbradykardie, AV-Block und digitalisinduzierte Bradykardie
- Im Vergleich zu Atropin ist die Gefahr des Auslösens tachykarder ventrikulärer Arrhythmien größer, weshalb es eher ein **Mittel der 2. Wahl** darstellt (☞ Kap. 4.2.1).

Adenosin

Wm, Wi
Aktivierung von K^+-Kanälen durch Stimulation von Adenosinrezeptoren:
- Die Repolarisation erfolgt dadurch früher und die Aktionspotential-Dauer wird verkürzt.
- Im **AV-Knoten** wirkt es **negativ dromotrop,** im **Sinusknoten negativ chronotrop.** Im Ventrikel gibt es keine adenosinabhängigen K^+-Kanäle, weshalb die Aktionspotential-Dauer dort nicht beeinflusst wird.
- **hemmt** außerdem die **Ca^{2+}-Kanäle (negativ inotrop)** und hebt die kardialen Katecholaminwirkungen auf

Ind
paroxysmale supraventrikuläre Tachykardien, insbesondere bei AV-Reentry-Tachykardien, wenn andere Antiarrhythmika nicht wirken oder nicht angewandt werden können. Es induziert einen kurzfristigen AV-Block, danach tritt bei erfolgreicher Wirkung der Sinusrhythmus ein.

PK
- extrem kurze $t_{1/2}$ von < 10 s → gut steuerbar
- Anwendung: schnelle i.v.-Injektion

UW
Flush, Bronchospasmus, Asystolie, AV-Block, evtl. auch Kammertachykardien

KI
Asthma bronchiale, AV-Block > I°, bei Vorhofflimmern wirkungslos

Ivabradin

Wm, Wi
selektive und spezifische Hemmung des I_f-Kanals:
- I_f-Kanal = Kanal für alle Kationen:
  - kontrolliert die spontane Depolarisation am Sinusknoten und reguliert dadurch die Herzfrequenz
  - kommt am Herzen nur am Sinusknoten vor: keine Veränderung der Reizleitung am AV-Knoten, in den Vorhöfen und Ventrikeln
- durch Hemmung des Kanals: Verlängerung der spontanen Depolarisation → **HF ↓**

Ind
- Senkung der HF bei **KHK-Patienten** im Sinusrhythmus, **bei denen β-Blocker kontraindiziert** sind (z. B. Asthmatiker, schwere COPD)
- weitere Zulassungen (z. B. Sinustachykardie bei Herzgesunden und Senkung der HF bei Herzinsuffizienzpatienten) stehen noch aus

PK
- schnelle und gute Resorption, obV = 40 % (First-pass-Effekt in Darm und Leber)
- Metabolisierung in Leber über Cytochrom P450 in aktive Metabolite
- effektive $t_{1/2}$ = 11 h
- Eliminierung der Metabolite über Urin und Fäzes

UW	• Sehstörungen (lichtbedingte visuelle Symptome = Phosphene): meist am Anfang der Therapie, reversibel, bedingt durch Interaktion von Ivabradin mit Kationenkanal der Netzhaut • Bradykardie
KI	schwere Leberinsuffizienz, Bradykardie, kardiogener Schock, Myokardinfarkt, Herzinsuffizienz

10 Therapie von Herzrhythmusstörungen

Definition

veränderter Herzrhythmus durch **Reizbildungs-** und/oder **Reizleitungsstörungen** (einzelne Antiarrhythmika: ☞ Kap. 9)

Ursachen

u.a. Ischämie (akuter Myokardinfarkt), Elektrolytstörungen, Kardiomegalie (z.B. bei dilatativer Kardiomyopathie), Vitien, gesteigerter Sympathiko- oder Vagotonus, Schilddrüsenfunktionsstörungen, Medikamente, Drogen

Folgen

von harmlosen einzelnen Extrasystolen bis zu lebensbedrohlichen Zuständen (Kammerflimmern):

- **Störung** des subjektiven **Wohlbefindens** (Schwindel, Palpitationen)
- **thromboembolische Komplikationen** (Apoplex bei Vorhofflimmern)
- **Herzinsuffizienz** (bei stark bradykarden oder tachykarden Rhythmusstörungen)
- **Tod** (Kammerflimmern, Asystolie)

Therapie

- Antiarrhythmika: häufig keine Verbesserung der Mortaliltät, ggf. sogar Prognoseverschlechterung (z.B. Flecainid, CAST-Studie, ☞ Kap. 9.1).
- Ausnahme: β-Blocker mit bewiesenem prognoseverbessernden Effekt

- Antiarrhythmika sind bei schweren, lebensbedrohlichen Arrhythmien indiziert.
- Langzeittherapie gelegentlich notwendig, z.B. bei der Rezidivprophylaxe von Vorhofflimmern oder von ventrikulären Tachykardien
- jedoch keine Anwendung von Antiarrhythmika bei einfachen Herzrhythmusstörungen wie Extrasystolie

10.1 Sinusbradykardie, AV-Block

Ursachen

u.a. medikamentös (β-Blocker), starker Vagotonus (Schädel-Hirn-Trauma), Infarkt

Therapie

- Herzschrittmacher (langfristig Mittel der Wahl)
- **akut: Atropin,** 2. Wahl: Orciprenalin

10.2 Sinustachykardie

Ursachen

u.a. erhöhter Sympathikotonus, Hyperthyreose, Fieber, Anämie

Therapie

- β-Blocker oder Verapamil
- Ivabradin (jedoch formal dafür keine Zulassung)
- kausale Therapie

10.3 Supraventrikuläre Tachykardie

Ursachen

u. a. Herzinsuffizienz, Hyperthyreose, WPW-Syndrom, idiopathisch

Therapie

- Herzinsuffizienz: **Digitalisglykoside**
- Hyperthyreose: **β-Blocker**
- idiopathisch: **β-Blocker** (1. Wahl), Flecainid, Amiodaron, Sotalol, Verapamil
- paroxysmale supraventrikuläre Tachykardie bei WPW-Syndrom:
  - Akuttherapie: **Ajmalin, Amiodaron**
  - (meist) keine medikamentöse Dauertherapie aufgrund der proarrhythmischen UW
  - operative Therapie: Katheterablation der akzessorischen Bahn
  - **kontraindiziert: Digitalis, Verapamil, Diltiazem und Adenosin,** da sie den AV-Knoten blockieren und dadurch die Leitung über die akzessorische Bahn fördern, mit der Gefahr einer ventrikulären Tachykardie
- AV-Knoten-Reentry-Tachykardie:
  - Akuttherapie: Vagusstimulation (Pressen, kaltes Wasser trinken, Karotisdruck), medikamentöse Durchbrechung der Tachykardie durch **Adenosin** (schnell injiziert im Bolus: bewirkt kurzfristigen AV-Block). Bei unzureichender Wirkung β-Blocker oder Verapamil.
  - Langzeittherapie: operativ (Katheterablation), medikamentös (β-Blocker oder Verapamil)

10.4 Vorhofflimmern

Ursachen

u. a. Mitralvitien, KHK, Hypertonie, Cor pulmonale, Hyperthyreose

Therapie

- **Frequenzkontrolle:**
  - β-Blocker oder Verapamil
  - Bei Herzinsuffizienz: Digitalisglykoside. Sie senken die Kammerfrequenz meist nur in Ruhe, sodass eine Kombination mit einem β-Blocker zur Frequenzkontrolle unter Belastung notwendig wird.
- **Rhythmisierung:**
  - Flecainid (bei Herzgesunden) oder andere Antiarrhythmika der Klasse I
  - Sotalol, Amiodaron (bei KHK, Herzinsuffizienz), Dronedaron (nicht bei Herzinsuffizienz NYHA III–IV)
  - Elektrokardioversion
- **Thromboembolieprophylaxe:**
  - Eine Antikoagulation wird sofort bei Diagnosestellung begonnen, um das Thromboembolierisiko zu minimieren.
  - Diese erfolgt zunächst mit Heparin i. v. nach PTT oder einem niedermolekularen Heparin s. c. in therapeutischer Dosis.
  - Gleichzeitig Cumarinderivate beginnen (Ziel-INR 2,0–3,0); Heparin absetzen, wenn Ziel-INR erreicht worden ist.
  - Zeitpunkt der Rhythmisierung:
    - Sofort nach Beginn der Antikoagulation: nur wenn Vorhofflimmern < 48 h besteht oder wenn Thromben im linken Vorhof durch ein transösophageales Echokardiogramm ausgeschlossen wurden.
    - Ansonsten Rhythmisierung erst nach 3 Wochen Antikoagulation möglich.

- Dauer der Antikoagulation:
  - Nach Rhythmisierung: mindestens 4 Wochen
  - Und lebenslang, wenn Risikofaktoren für ein thromboembolisches Ereignis bestehen (z.B. Z.n. Schlaganfall oder TIA; s.u.).

Das Thromboembolierisiko kann anhand des $CHADS_2$-Scores abgeschätzt werden. Dabei werden für das Vorhandensein von Herzinsuffizienz (**C**ardiac failure), **H**ypertonus, **A**lter, **D**iabetes mellitus jeweils 1 Punkt und für Z.n. ***S***chlaganfall oder TIA zwei Punkte vergeben.
- Score ≥ 2: Langzeitantikoagulation indiziert
- Score = 0 (keine Risikofaktoren): keine Langzeitantikoagulation
- Score = 1: es erfolgt eine weitere Risikobewertung u.a. unter Berücksichtigung einer pAVK oder KHK, um zu entscheiden, ob eine Langzeitantikoagulation notwendig ist.

- **Rezidivprophylaxe:** bei häufigen Rezidiven Fortführung mit dem Antiarrhythmikum, das den initialen Erfolg brachte, z. B. mit Flecainid, Amiodaron

10.5 Ventrikuläre Tachykardie

Ursachen

u. a. KHK, insbesondere Myokardinfarkt, Digitalisintoxikation, Torsade-de-pointes-Tachykardie bei verlängerter QT-Zeit, Elektrolytstörungen, Medikamente

Therapie

- Myokardinfarkt: **β-Blocker, Amiodaron**
- Digitalisintoxikation: **Lidocain** oder **Phenytoin, K^+, Antikörper** (☞ Kap. 7.1)
- Torsades-de-pointes-Tachykardie: **Magnesium** i.v., **Elektrokardioversion**

10.6 Kammerflimmern

Ursachen

u. a. Myokardinfarkt, Medikamente, Vorhofflimmern, WPW-Syndrom, Elektrolytstörungen

Therapie

- Reanimation
- Defibrillation, bei Versagen der Defibrillation: Amiodaron

11 Gerinnungssystem

11.1 Thrombozytenfunktionshemmung

Arterielle Thromben und Embolien entstehen häufig in **atherosklerotisch veränderten Gefäßen.** Durch die **Ruptur eines Plaques** wird die **Thombozytenaggregation** aktiviert, es bilden sich **Thromben.** Klinische Manifestationen sind u.a. der akute Myokardinfarkt, die zerebrale Ischämie und der akute Verschluss peripherer Arterien bei einer pAVK.

Mechanismus der Thrombozytenaggregation

Freisetzung von Kollagen durch die Ruptur eines Plaques und durch Endothelläsionen → Thrombozytenadhäsion unter Vermittlung des von-Willebrand-Faktors → Freisetzung weiterer Aktivatoren wie ADP, Adrenalin, Thrombin → Aktivierung der Thrombozyten (☞ Abb. 11.1):

- Freisetzung der **Arachidonsäure** aus der Zellmembran und Umwandlung in **Thromboxan A_2** unter Einfluss der Cyclooxygenase → Aggregation
- **Expression** des **GP-IIb/IIIa-Rezeptors** → Bindung von **Fibrinogen** an den Rezeptor → Brückenbildung zwischen Thrombozyten → Aggregation

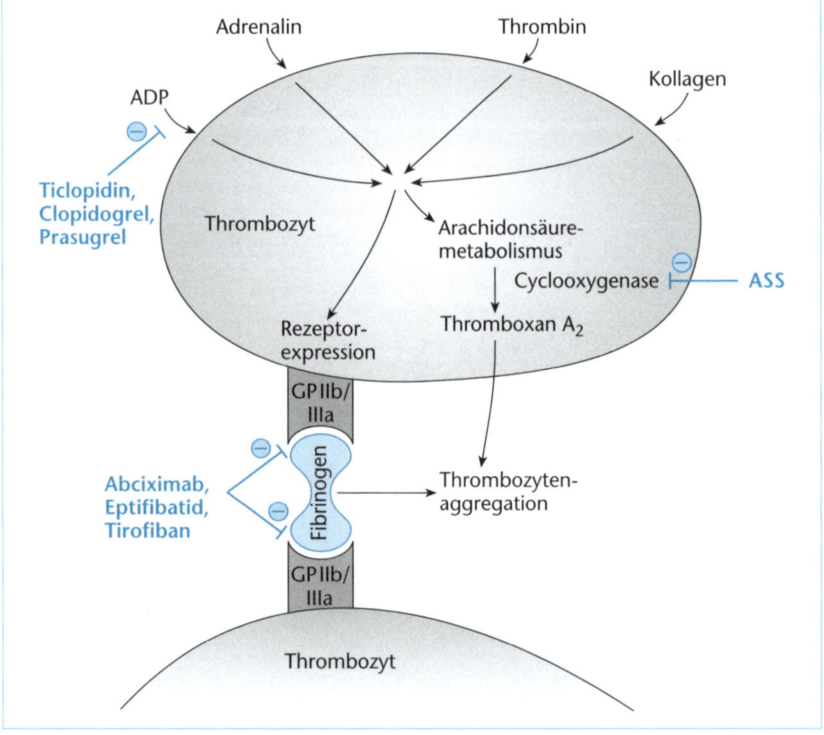

Abb. 11.1: Aktivierung der Thrombozytenaggregation und Angriffspunkte der Thrombozytenaggregationshemmer

Wirkstoffe

ASS · Clopidogrel · Prasugrel · Ticlopidin · Abciximab · Eptifibatid · Tirofiban

Die Thrombozytenfunktion kann an verschiedenen Stellen gehemmt werden (☞ Abb. 11.1):

- irreversibler Block der **Cyclooxygenase** und Hemmung der Bildung von Thromboxan A_2, einem Vasokonstriktor und Aktivator der Thrombozytenaggregation (**ASS**)
- irreversible Hemmung der **ADP**-induzierten Aktivierung der Thrombozytenaggregation (**Clopidogrel, Prasugrel, Ticlopidin**)
- Verhinderung der Bindung von Fibrinogen und des von-Willebrand-Faktors an den **GP-IIb/IIIa-Rezeptor** (**Abciximab, Eptifibatid, Tirofiban**). Die Inhibitoren des GP IIb/IIIa-Rezeptors sind die stärksten Thrombozytenfunktionshemmer.

ASS

Wm

Irreversible **Hemmung der Cyclooxygenase** (COX) durch Acetylierung des aktiven Zentrums des Enzyms. Folge (☞ Abb. 17.1):

- in Thrombozyten: **Thromboxan A_2** ↓
  - Thromboxan A_2 bewirkt: Vasokonstriktion, Förderung der Thrombozytenaggregation
- in Endothelzellen: **Prostazyklin** ↓
  - Prostazyklin bewirkt: Vasodilatation, Hemmung der Thrombozytenaggregation

> Zur Aggregationshemmung ist nur der Effekt auf die Thrombozyten erwünscht, den man aufgrund der besonderen Pharmakokinetik von ASS mit einer **Low-dose-Therapie** erreichen kann (☞ PK).

Ind

- **KHK:**
  - akuter Myokardinfarkt, instabile Angina pectoris (ASS i.v.)
  - stabile Angina pectoris (ASS per os)
  - Sekundärprophylaxe nach Myokardinfarkt (ASS per os)
- **Sekundärprophylaxe** nach TIA und ischämischem Apoplex
- pAVK
- weitere Indikationen: ☞ Kap. 30.3

Anwendung

- Nach Absetzen von ASS hält die Hemmung der Thrombozytenaggregation noch für ca. 5 d an.
- Zur Vermeidung verstärkter Blutungen bei großen Operationen wird 5–7 d präoperativ ein Absetzen empfohlen. In Einzelfällen, z.B. bei stark erhöhtem kardiovaskulärem Risiko, muss eine Nutzen-Risiko-Abwägung erfolgen.

PK

wichtige Parameter für die Thrombozytenaggregationshemmung:

- **ASS:**
  - **$t_{1/2}$ = 15 min**
  - rascher Abbau in der Magenschleimhaut und der Leber zur Salicylsäure → ASS in niedriger Dosis nicht systemisch wirksam
  - irreversibler COX-Hemmer

- **Salicylsäure:**
  - wirksamer Metabolit von ASS
  - reversibler COX-Hemmer
  - Eliminationskinetik 0. Ordnung: $t_{1/2}$ ist dosisabhängig (niedrigdosiert 3 h, hochdosiert bis 30 h)
- **Low-dose-Therapie** (75–325 mg/d, meist werden 100 mg/d angewandt): Hemmung von Thromboxan, keine Hemmung von Prostazyklin:
  - Der ASS-Spiegel im Pfortaderblut ist noch ausreichend hoch, um in den dort zirkulierenden Thrombozyten COX irreversibel zu hemmen. Da die Thrombozyten COX nicht neu synthetisieren können, hält die Wirkung so lange an, wie die Thrombozyten im Blut zirkulieren (5–7 d).
  - ASS erreicht nicht den Systemkreislauf. In den Endothelzellen wird COX also nicht gehemmt. Erst bei höherer Dosierung kann ASS auch dort wirksam werden. Dann ist die Wirkung auf die Prostazyklinsynthese aber nur vorübergehend, da die Endothelzellen COX neu synthetisieren können.

UW ☞ Kap. 30.3

Clopidogrel

Wm **ADP-Rezeptorantagonist:** irreversible Bindung an den ADP-Rezeptor ($P2Y_{12}$)der Thrombozytenmembran, über den ADP die Thrombozytenaggregation induziert.

Die gute Wirksamkeit von Clopidogrel wurde bereits in der **CAPRIE-Studie** (Clopidogrel Versus Acetylsalicylic Acid in Patients at Risk of Ischemic Events, 1996) im **Vergleich mit ASS** belegt. Es zeigte sich, dass Clopidogrel in der Sekundärprophylaxe ischämischer vaskulärer Ereignisse mindestens genauso gut wie ASS ist, z. T. ist es dem ASS sogar überlegen (z. B. bei pAVK-Patienten).

Ind

- **Sekundärprophylaxe** nach Myokardinfarkt oder ischämischem Apoplex (als Alternative zum ASS)
- **KHK, pAVK** (als Alternative zum ASS)
- **akutes Koronarsyndrom:** Clopidogrel in Kombination mit ASS (☞ Kap. 8.2)

> Die sog. duale Thrombozytenfunktionshemmung (ASS + Clopidogrel) erfolgt:
> - Beim akuten Koronarsyndrom (STEMI, NSTEMI): für 12 Monate
> - Nach Implantation eines Drug Eluting Stent in eine Koronararterie: 6–12 Monate
> - Nach Implantation eines Bare Metal Stents in eine Koronararterie: 1 Monat
>
> Im Anschluss daran erfolgt lebenslang bei diesen KHK-Patienten die Gabe *eines* Thrombozytenfunktionshemmers (meist ASS, alternativ Clopidogrel).

PK

- rasche und gute Resorption
- Prodrug: aktiver Metabolit über Cytochrom-P-450 gebildet
- Wirkungseintritt: nach Aufsättigung: 3 h
- Wirkdauer nach Absetzen: ca. 1 Woche (Lebensdauer der Thrombozyten)
- Elimination: Metabolisierung

> ! Unterschiedliche Cytochrome sind an der Bildung des aktiven Metaboliten von Clopidogrel beteiligt (z. B. CYP2C19, 3A4).
> - Die Metabolisierung ist interindividuell sehr verschieden aufgrund genetischer Polymorphismen.
> - Außerdem zahlreiche Medikamenteninteraktionen: Enzymhemmer vermindern die Bildung des aktiven Metaboliten.
>
> Folge: interindividuell starke Variabilität der Clopidogrelwirkung. Bei einigen Patienten wirkt Clopidogrel praktisch gar nicht (sog. Non-Responder).

UW
- **gastrointestinale Beschwerden** (Übelkeit, Erbrechen, Diarrhö), gastrointestinale Blutung
- selten: Neutropenie, Thrombozytopenie, Moschcowitz-Syndrom (thrombotisch-thrombozytopenische Purpura)

Prasugrel

Wm **ADP-Rezeptorantagonist:** Prasugrel besitzt den gleichen Wm wie Clopidogrel und hemmt irreversibel den ADP-Rezeptor ($P2Y_{12}$) auf Thrombozyten. Es wirkt aber schneller und zuverlässiger und hemmt die Thrombozytenfunktion stärker als Clopidogrel.

Ind **Akutes Koronarsyndrom** in Kombination mit ASS.

PK Der Vorteil gegenüber Clopidogrel liegt im schnelleren Wirkungseintritt + es gibt quasi keine Non-Responder.
- Prodrug: aktiver Metabolit über Cytochrom-P-450 gebildet: die Aktivierung erfolgt schneller als beim Clopidogrel und hat weniger interindividuelle Schwankungen.
- Wirkungseintritt nach Aufsättigung: 30–60 min
- Wirkdauer nach Absetzen: ca. 1 Woche (Lebensdauer der Thrombozyten)
- Elimination: Metabolisierung

UW Blutungen insbesondere bei älteren Patienten, bei Körpergewicht < 60 kg, bei Z. n. Schlaganfall

> Ticagrelor ist ein neuer ADP-Rezeptorantagonist. Ticagrelor ist kein Prodrug, es hemmt reversibel den ADP-Rezeptor ($P2Y_{12}$). Die Wirkung tritt schneller ein und ist stärker als beim Clopidogrel. Wirkdauer nach Absetzen: 3 d.

Ticlopidin

Wm irreversible **Hemmung** der **ADP-induzierten Thrombozytenaggregation** (über den $P2Y_{12}$-Rezeptor)

Ind
- **Sekundärprophylaxe** nach TIA oder ischämischem Apoplex bei ASS-Unverträglichkeit (nicht das Mittel 1. Wahl wegen UW)
- Hämodialysepatient mit Shuntkomplikationen bei ASS-Unverträglichkeit

PK
- rasche und vollständige Resorption
- Prodrug, der aktive Metabolit konnte noch nicht identifiziert werden
- Wirkungseintritt: nach 2 d, Wirkungsmaximum: nach 5–8 d
- Wirkdauer nach Absetzen: ca. 1 Woche (Lebensdauer der Thrombozyten)

- Elimination: Metabolisierung, enterohepatischer Kreislauf

UW z. T. schwere UW (daher immer seltenere Anwendung):
- **Neutropenie,** Agranulozytose, aplastische Anämie: insbesondere in den ersten 3 Monaten (deshalb initial BB-Kontrollen alle 14 d)
- **Thrombozytopenie,** Moschcowitz-Syndrom
- Leberfunktionsstörungen, gastrointestinale Beschwerden, allergische Reaktionen

Abciximab

Wm **Antikörper** gegen **Glykoprotein-IIb/IIIa-Rezeptor:**
- Abciximab = Fab-Fragment (antigenbindendes Fragment) eines **monoklonalen Antikörpers,** der gegen den GP-IIb/IIIa-Rezeptor gerichtet ist: Verhinderung der Bindung u. a. von Fibrinogen und des von-Willebrand-Faktors an den Rezeptor
- Blockade von über 80 % der GP-IIb/IIIa-Rezeptoren
- Verlängerung der Blutungszeit von 5 min auf über 30 min

Ind zur zusätzlichen Therapie mit ASS, Clopidogrel und Heparin bei:
- **Koronarangioplastie** (PTCA) bei Hochrisikopatienten
- NSTEMI bei Hochrisikopatienten

PK
- i.v.-Gabe, rascher Wirkungseintritt, $t_{1/2}$ = 10–30 min
- nach Absetzen: Normalisierung der Thrombozytenfunktion in 24–48 h

UW
- **Blutungen** (insbesondere an der arteriellen Punktionsstelle nach PTCA)
- Thrombopenie
- selten: anaphylaktische Reaktion durch Antikörperbildung bei wiederholter Gabe

KI innere Blutungen, Z. n. größeren Operationen (2 Monate), intrakranielle Tumoren, Z. n. zerebrovaskulären Ereignissen, schwere Hypertonie, Vorsicht bei wiederholter Gabe wegen Antikörperbildung

Eptifibatid, Tirofiban

Wm kompetitiver **Antagonismus am GP-IIb/IIIa-Rezeptor:**
- Verhinderung der Bindung u. a. von Fibrinogen und des von-Willebrand-Faktors an den Rezeptor
- **Eptifibatid** = synthetisches **Heptapeptid**
- **Tirofiban** = nicht-peptischer Antagonist

Ind zur zusätzlichen Anwendung mit ASS, Clopidogrel und Heparin bei:
- Koronarangioplastie bei Hochrisikopatienten
- NSTEMI bei Hochrisikopatienten

PK
- rascher Wirkungseintritt (innerhalb weniger Minuten) nach i.v.-Gabe
- $t_{1/2}$ = 2,5 h
- renale Elimination z. T. unverändert oder als Metaboliten
- nach Absetzen: Normalisierung der Thrombozytenfunktion nach 4 h, gut steuerbar

UW **Blutungen** (insbesondere an der arteriellen Punktionsstelle nach PTCA)

KI innere Blutungen, Z. n. größeren Operationen (2 Monate), intrakranielle Tumoren, Z. n. Apoplex im letzten Monat, schwere Hypertonie

11.2 Antikoagulantien

11.2.1 Cumarinderivate

Wirkstoffe

Phenprocoumon (Marcumar®) · Warfarin (Coumadin®)

Wm

Vitamin-K-Antagonismus (☞ Abb. 11.2):

- Vitamin K ist zur Bildung der **Faktoren II, VII, IX, X** und der **Proteine C** und **S** aus inaktiven Vorstufen durch γ-Carboxylierung an Glutamatresten notwendig. Dadurch können die Faktoren Kalzium binden und aktiviert werden.
- Vitamin K wird dabei zum Epoxid oxidiert. Die Regeneration von Vitamin K erfolgt durch die **Vitamin-K-Epoxid-Reduktase,** die von Cumarinen kompetitiv **antagonisiert** wird. Dadurch werden von der Leber nur inaktive Vorstufen freigesetzt und die Blutgerinnung wird gehemmt.

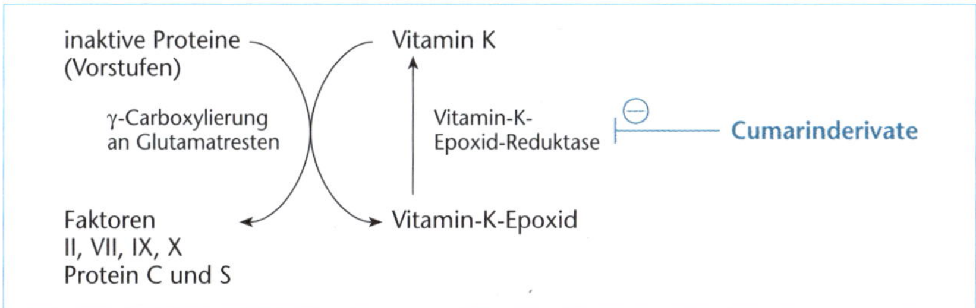

Abb. 11.2: Wirkungsmechanismus der Cumarinderivate

Ind

orale Langzeittherapie zur Prophylaxe und Therapie:

- thromboembolischer Ereignisse bei **Phlebothrombose**
- bei Z. n. frischer **Lungenembolie**
- bei **Vorhofflimmern**
- bei Vorhandensein einer **künstlichen Herzklappe**

Anwendung

- Bei Beginn der Therapie muss **überlappend** eine **Heparinisierung** erfolgen, um die initiale Hyperkoagulabilität (Protein C, ☞ UW) zu vermeiden. Es kann sowohl unfraktioniertes als auch niedermolekulares Heparin verwendet werden. Heparin wird abgesetzt, wenn der INR-Wert durch das Cumarinderivat an 2 Tagen > 2,0 ist.
- **Therapiekontrolle:** Bestimmung der INR (International Normalized Ratio), **Ziel-INR = 2,0–3,0** (bei hohem Thromboserisiko bis zu 3,5). Über die Thromboplastinzeit lässt sich auch der Quick-Wert zur Therapiekontrolle bestimmen, jedoch ist dieser – im Gegensatz zum INR-Wert – nicht zwischen verschiedenen Laboren vergleichbar.

! Der INR-Wert (normal: 1,0) steigt unter einer Cumarintherapie, der Quick-Wert (normal: 70–130 %) fällt.

- Nach Absetzen von Phenprocoumon hält die Wirkung noch mind. 7 d an, bei Warfarin ca. 5 d. Ist eine schnellere Normalisierung der Gerinnung notwendig, so können als Antidot gegeben werden:
  - **Vitamin K:** Latenz der Wirkungsaufhebung: ca. 12 h (Gerinnungsfaktoren müssen erst neu synthetisiert werden.)
  - **Faktorengabe:** sofortige Wirkungsaufhebung

PK

- hohe Resorption, PEB ↑
- Elimination: starke Metabolisierung (u.a. Cytochrom-P-450) mit großen interindividuellen Schwankungen: individuelle Dosierung nach INR-Wert notwendig
- gute Verteilung: auch in Muttermilch, plazentagängig
- $t_{1/2}$: Phenprocoumon 150 h, Warfarin 40 h
- Wirkungseintritt: langsam, erster Effekt nach ca. 3 d. Der Wirkungseintritt ist verzögert, weil die Neusynthese der Faktoren gehemmt wird.
- zahlreiche Interaktionen mit anderen Pharmaka; jede Zusatzmedikation muss bei marcumarisierten Patienten auf Interaktionen geprüft werden

! Enzyminduktoren, z.B. Carbamazepin und Rifampicin, beschleunigen den Abbau von Cumarinen und schwächen ihre Wirkung ab. Enzymhemmer, z.B. Allopurinol und Co-trimoxazol, verstärken die Cumarinwirkung.

UW

- **Blutungen** (Risiko 0,5–5 %)
- **Hautnekrosen:** bedingt durch die kürzere $t_{1/2}$ von Protein C im Vergleich zu den anderen Vitamin-K-abhängigen Faktoren. Protein C wirkt antithrombotisch. Bei Beginn der Therapie mit Cumarinderivaten fällt zuerst der Protein-C-Spiegel ab, wodurch thrombotische Ereignisse, z.B. der Haut oder Venenthrombosen, begünstigt werden. Deshalb initiale überlappende Heparinisierung notwendig.

KI

- **Schwangerschaft** (insbesondere im 1. Trimenon), Stillzeit
- perioperativ, erhöhte Blutungsneigung

11.2.2 Heparine

Wirkstoffe

- **unfraktioniertes Heparin**
- **niedermolekulares Heparin:** Certoparin · Enoxaparin · Dalteparin · Nadroparin · Tinzaparin
- **Pentasaccharid:** Fondaparinux

Wm

Verstärkung der blutgerinnungshemmenden **Wirkung** von **Antithrombin** (früher Antithrombin III) (☞ Abb. 11.3):

- Heparin bindet reversibel an Antithrombin (AT) → Komplexbildung → Erhöhung der Wirkung von Antithrombin → Inhibition der **Faktoren X_a** und **II_a** (Thrombin), so dass sowohl die Aktivierung von Thrombin durch den Faktor X_a als auch die Wirkung von Thrombin selbst vermindert wird und die Blutgerinnung gehemmt ist
- Heparine bestehen aus mehreren Saccharideinheiten. Zur Hemmung von Faktor II_a (Thrombin) muss das Heparinmolekül aus mehr als 18 Monosacchariden bestehen. Zur Hemmung von Faktor X_a reicht eine Pentasaccharidsequenz aus.

- **unfraktioniertes Heparin** (UFH): Mukopolysaccharid aus ca. 40–50 Saccharideinheiten. Es hemmt im Komplex mit Antithrombin die **Faktoren X_a und II_a** gleichermaßen. Darüber hinaus werden weitere antithrombotische Substanzen aus Endothelzellen freigesetzt.
- **niedermolekulares Heparin** (NMH): besteht aus ≤ 18 Monosacchariden, wirkt im Komplex mit Antithrombin **überwiegend** auf den **Faktor X_a.** Darüber hinaus werden weitere antithrombotische Substanzen aus Endothelzellen freigesetzt.
- **Fondaparinux:** Pentasaccharid, das im Komplex mit Antithrombin **nur Faktor X_a** hemmt (selektiver Faktor-X_a-Inhibitor)

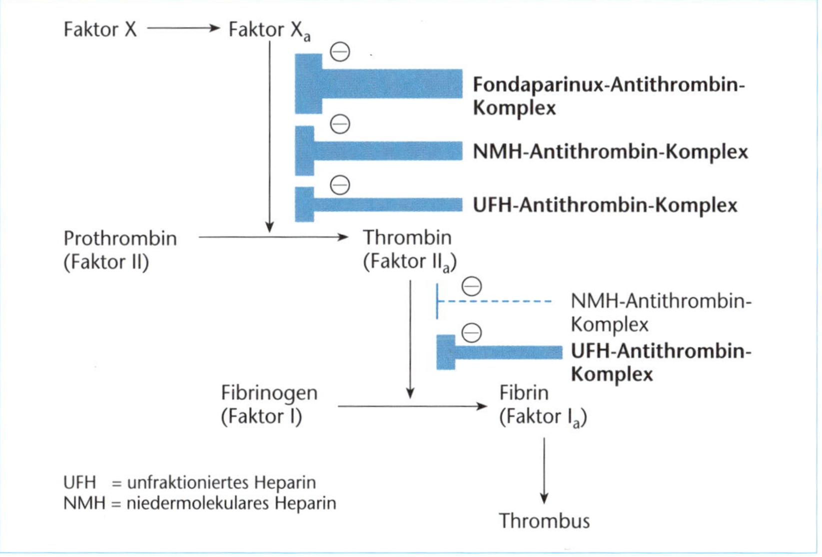

Abb. 11.3: Wirkungsmechanismus von unfraktioniertem Heparin (UFH), niedermolekularem Heparin (NMH) und Fondaparinux. Weitere Faktoren, die an der Gerinnungskaskade beteiligt sind, wurden nicht dargestellt.

Ind

- **unfraktioniertes Heparin:**
  - **Vollheparinisierung** (i.v.): Phlebothrombose, Lungenembolie, akuter Myokardinfarkt, instabile AP, initial überlappend bei Marcumarisierung, Maßnahmen mit extrakorporalem Kreislauf (Dialyse, Herz-Lungen-Maschine)
  - **Low-dose-Heparinisierung** (s.c.): Thromboseprophylaxe
- **niedermolekulares Heparin** (unterschiedliche Zulassungen für die einzelnen Substanzen [s.c.]):
  - Thromboseprophylaxe = Low-dose-Therapie
  - therapeutische Antikoagulation bei Phlebothrombose, Lungenembolie und akutem Koronarsyndrom
- **Fondaparinux:**
  - Prophylaxe venöser Thromboembolien (postoperativ, Immobilisation)
  - Therapie tiefer Venenthrombosen und Lungenembolie
  - akutes Koronarsyndrom

Vergleich NMH – UFH

- **Vorteile** NMH gegenüber UFH:
  - keine täglichen PTT-Kontrollen notwendig, da NMH die PTT wenig beeinflusst
  - einfache Dosierung

Wi, PK

Merkmal	UFH	NMH	Fondaparinux
Hemmung der Blutgerinnung durch Komplexbildung mit AT III	+	+	+
Hemmung von Faktor II_a (Thrombin)	++	(+)	–
Hemmung von Faktor X_a	++	+++	++++
Saccharideinheiten (n)	40–50	13–22	5
Molekulargewicht	ca. 20 000	ca. 5000	1728
Applikation (keine oBV, da keine intestinale Resorption)	i.v., s.c.	s.c.	s.c.
BV nach s.c.-Gabe	10–30 %	90–100 %	100 %
PEB	hoch	niedriger	gering
$t_{1/2}$	1,5–2 h	je nach Substanz 2–4 h	15–20 h
Elimination	Metabolismus und renal	renal	renal
Therapiekontrolle	PTT (starke interindividuelle Schwankungen)	keine PTT-Verlängerung (bei Bedarf kann die Anti-Faktor-X_a-Aktivität bestimmt werden)	
Antidot	Protamin (sofortige Antagonisierung)		kein Antidot bekannt

Tab. 11.1: Pharmakologischer Vergleich von unfraktioniertem Heparin (UFH) mit niedermolekularem Heparin (NMH) und Fondaparinux

  - längere $t_{1/2}$
  - seltener UW, insbesondere weniger HIT-Reaktionen (☞ UW)
  - in verschiedenen Studien zeigte sich NMH dem UFH bei der Thromboembolieprophylaxe überlegen
- **Nachteil** von NMH: Bei Niereninsuffizienz muss die Dosis von NMH reduziert werden (renale Elimination!), es sollte dann die Anti-Faktor-X_a-Aktivität zur Kontrolle bestimmt werden bzw. alternativ UFH verwendet werden. Bei schwerer Niereninsuffizienz dürfen NMH nicht angewandt werden.
- Fondaparinux ist mit NMH vergleichbar (einfache Dosierung, keine Laborkontrolle notwendig, keine Anwendung bei schwerer Niereninsuffizienz).

Anwendung in der Schwangerschaft

- Schwangerschaft: UFH, NMH dürfen angewandt werden, sie passieren nicht die Plazentaschranke.
- Stillperiode: UFH geht nicht in die Muttermilch über, NMH kann evtl. in die Muttermilch übertreten, ohne jedoch die Blutgerinnung beim Säugling zu beeinflussen (keine intestinale Resorption).

UW

- Blutungen, allergische Reaktionen, Haarausfall, Osteoporose (bei langfristiger Therapie)

- **heparininduzierte Thrombozytopenie** (HIT): bei UFH häufiger als bei NMH (nicht bei Fondaparinux)
  - **Typ 1:** milde Thrombozytopenie bedingt durch eine vorübergehende proaggregatorische Wirkung des Heparins auf die Thrombozyten in den ersten Tagen der Therapie. Therapie kann meist fortgeführt werden.
  - **Typ 2:** schwere antikörpervermittelte Thrombozytopenie (☞ Kap. 12.5).

KI — Blutungen, hämorrhagischer Apoplex, schwere Gerinnungsstörungen, Magen-/Darmulzera

11.3 Direkte Thrombin- und Faktor-X_a-Inhibitoren

Wirkstoffe

- **Thrombininhibitor:** Hirudine (i.v.) · Argatroban (i.v.) · Dabigatran (p.o.)
- **Faktor-X_a-Inhibitor:** Rivaroxaban (p.o.)

Wm — **Thrombin** = Schlüsselenzym der Gerinnung (u.a. Umwandlung von Fibrinogen in Fibrin, Thrombozytenaktivierung, Aktivierung der Gerinnungskaskade).

- **Direkter Thrombininhibitor:** hemmt direkt Thrombin, also ohne Antithrombin (im Gegensatz zu Heparinen). Es wird frei zirkulierendes und fibringebundenes Thrombin gehemmt. Es gibt keine HIT-Reaktionen.
- **Direkter Faktor-X_a-Inhibitor:** hemmt direkt Faktor X_a. Dadurch wird die Bildung von Thrombin (= Faktor II_a) aus Prothrombin verhindert.

Hirudinpräparate

- Hirudin = natürlicher Thrombininhibitor, Vorkommen im Blutegel (Hirudo medicinalis)
- gentechnisch hergestellte Hirudine: Lepirudin, Bivalirudin

Ind
- **Lepirudin: antithrombotische Therapie bei HIT-Typ 2** und thromboembolischen Erkrankungen
- **Bivalirudin: Antikoagulation bei Koronarangioplastie**, NSTEMI, STEMI

Anwendung — i.v., PTT-gesteuerte Dosierung

PK
- renale Elimination (**Cave:** Niereninsuffizienz)
- Bivalirudin wird nach seiner Bindung an Thrombin durch Thrombin selbst langsam gespalten, d.h. Thrombin regeneriert sich wieder.

UW — Blutungen (kein Antidot verfügbar)

KI — akute Blutungen, erhöhte Blutungsneigung (ähnliche KI wie bei Fibrinolytika, ☞ Kapitel 11.5)

Argatroban

Niedermolekularer synthetischer direkter Thrombininhibitor

Ind — **antithrombotische Therapie bei HIT-Typ 2**

Anwendung — i.v., PTT-gesteuerte Dosierung

PK
- hepatische Metabolisierung
- $t_{1/2}$= 1 h

UW — Blutungen (kein Antidot verfügbar)

Dabigatran
Oraler Thrombininhibitor

Ind	Thromboseprophylaxe bei orthopädischen Patienten
Anwendung	p. o., kein Gerinnungsmonitoring notwendig
PK	• Prodrug • überwiegend renale Elimination
KI	schwere Niereninsuffizienz
UW	Blutungen (Risiko jedoch nicht höher als mit niedermolekularen Heparinen)

Rivaroxaban
Oraler Faktor-X_a-Inhibitor

Ind	Thromboseprophylaxe bei orthopädischen Patienten
Anwendung	p. o., kein Gerinnungsmonitoring notwendig
PK	Elimination: $^1/_3$ unverändert renal, $^2/_3$ hepatische Metabolisierung
KI	schwere Leberinsuffizienz
UW	Blutungen (Risiko jedoch nicht höher als mit niedermolekularen Heparinen)

> Dabigatran und Rivaroxaban sind orale Antikoagulanzien. Sie sind bislang nur zur Thromboseprophylaxe bei orthopädischen Patienten zugelassen. Es wird erwartet, dass das Anwendungsgebiet erweitert wird zur therapeutischen Antikoagulation bei Vorhofflimmern und venöser Thromboembolie. Damit wären sie ein Ersatz für die Cumarine mit dem Vorteil der einfacheren Dosierung. Außerdem ist kein Gerinnungsmonitoring notwendig.

11.4 Weitere gerinnungshemmende Substanzen

Wirkstoffe

Alprostadil · Pentoxifyllin · Cilostazol · Dipyridamol · Danaparoid

Alprostadil
= Prostaglandin-E_1-Derivat

Wm	• Förderung der Durchblutung durch Relaxation der Arteriolen • Hemmung der Thrombozytenaggregation (u. a. durch die Hemmung der Thrombozytenaktivierung, Reduktion der Thromboxanfreisetzung) • Stimulation der Thrombolyse
Ind	• pAVK in Stadien III und IV (i. v.) • Erektile Dysfunktion (intrakavernöse Injektion): dabei wird der vasodilatatorische Effekt auf das Corpus cavernosum und spongiosum ausgenutzt

Pentoxifyllin

= Methylxanthinderivat

Wm

Förderung der Durchblutung durch **Verminderung der Blutviskosität:**
- Verbesserung der Erythrozytenflexibilität
- Hemmung der Erythrozyten- und Thrombozytenaggregation und Vasodilatation

Ind

- **pAVK** (Stadium II)
- umstrittene Wirksamkeit bei Tinnitus und Zentralarterienverschluss

Cilostazol

Wm

Phosphodiesterase-3-Hemmer: Hemmung des Abbaus von cAMP → cAMP ↑ in verschiedenen Geweben. Folge:
- in Thrombozyten: **Aggregationshemmung**
- in Gefäßen: **Vasodilatation**
- im Herzen: positiv inotrop. Dieser Effekt wird bei anderen Phosphodiesterase-3-Hemmern zur Akuttherapie der Herzinsuffizienz bei i.v.-Anwendung ausgenutzt (☞ Kap. 7.2)

Ind

pAVK: Stadium II (Claudicatio intermittens) zur Verbesserung der schmerzfreien Gehstrecke

Anwendung

p.o.

PK

Elimination durch Metabolismus via Cytochrom-P-450

UW

Kopfschmerzen

Dipyridamol

Wm

Thrombozytenaggregationshemmer: Hemmung der Adenosinaufnahme in Erythrozyten → lokale Adenosinkonzentration ↑ → Stimulation der thrombozytären Adenylatzyklase → cAMP-Spiegel in Thrombozyten ↑ → Hemmung der Thrombozytenaggregation. Außerdem vasodilatierende Wirkung.

Ind

Sekundärprävention nach Schlaganfall in Kombination mit ASS

Danaparoid

Wm

Parenterales Antikoagulans: **Hemmung der Faktor-X_a-Aktivität via Antithrombin**. Danaparoid ist also ein indirekter Faktor-X_a-Inhibitor. Im Gegensatz zum Fondaparinux (☞ Kap. 11.2.2) ist es jedoch kein synthetisches Pentasaccharid, sondern entstammt tierischer Darmmukosa.

Ind

- Thromboseprophylaxe bei Patienten mit HIT-Typ 2 in der Anamnese (s.c.)
- Therapeutische Antikoagulation bei manifester HIT-Typ 2 (i.v.)

Anwendung

Danaparoid kann bei HIT-Typ 2 angewandt werden, allerdings besteht bei 10% der Patienten eine Kreuzreaktivität. Gerinnungsmonitoring über Anti-Faktor-X_a-Aktivität.

11.5 Fibrinolytika

Wirkstoffe

Streptokinase · Urokinase · rekombinanter tPA (Alteplase)

Wm

Plasminogenaktivatoren (☞ Abb. 11.5):

- fördern die **Bildung** von (aktivem) **Plasmin** aus Plasminogen → Plasmin **spaltet** das **Fibrinnetzwerk** in Bruchstücke (D-Dimere) → Thrombolyse
- inaktivieren **Fibrinogen** und die **Faktoren V_a und VIII_a** → Hemmung der Blutgerinnung

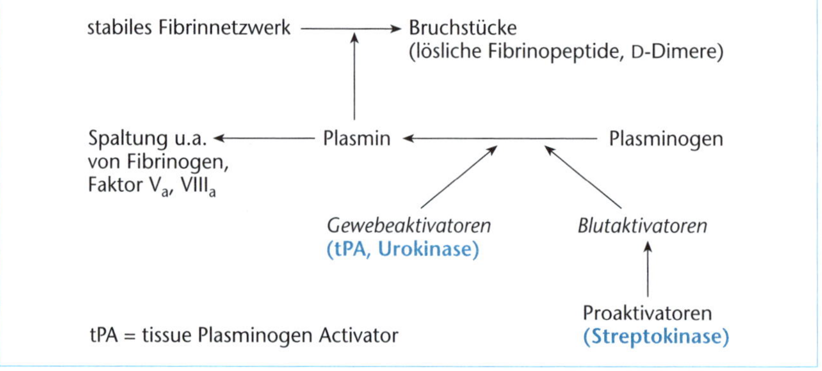

Abb. 11.5: Wirkungsmechanismus der Fibrinolytika

Fibrinolytikum	Eigenschaften	$t_{1/2}$ [min]
Streptokinase	• bakterielles Protein, gebildet von Streptokokken • keine eigene Enzymaktivität, wirkt erst nach einer Komplexbildung mit Plasminogen • Antigenität vorhanden • systemisch wirksam	30
Urokinase	• direkte Enzymaktivität • keine Antigenität • systemisch wirksam	5
rekombinanter tPA = Alteplase	• rekombinanter Gewebeplasminogenaktivator • enzymatische Aktivität erst nach Bindung an Fibrin erreicht. Alteplase aktiviert also nur fibringebundenes Plasminogen, sodass es nur im Thrombus wirkt. • keine Antigenität • Herstellung genetisch veränderter tPA-Derivate mit längerer $t_{1/2}$, z.B. Reteplase ($t_{1/2}$ = 15 min), Tenecteplase ($t_{1/2}$ = 2 h)	5

Tab. 11.2: Eigenschaften verschiedener Fibrinolytika

Ind

Thrombolyse bei:

- frischem Myokardinfarkt (optimal in ersten 6 h)
- schwerer Lungenembolie
- Mehretagen-Phlebothrombose
- akutem Verschluss peripherer Arterien

- ischämischem Schlaganfall

UW

- **Blutung:** gefährlichste Komplikation = intrakranielle Blutung
- **Hypotonie** bei Anwendung von Streptokinase (allergisch?)
- **Allergie** bei Streptokinase
- **Reperfusionsarrhythmien** bis hin zum Kammerflimmern (beim Myokardinfarkt)

KI

absolute KI:

- Schlaganfall in den letzten 6 Monaten (hämorrhagisch zeitunabhängig)
- Trauma, Operation, Kopfverletzung innerhalb der letzten 3 Wochen
- Neoplasma oder neurologische ZNS-Erkrankung
- Magen-Darm-Blutung innerhalb des letzten Monats
- bekannte Blutungsdiathese
- dissezierendes Aortenaneurysma

relative KI:

- TIA in den letzten 6 Monaten
- orale Antikoagulation
- Schwangerschaft
- nicht-komprimierbare Gefäßpunktionen
- therapierefraktäre Hypertonie (> 180 mmHg)
- aktives Ulkusleiden
- floride Endokarditis
- fortgeschrittene Lebererkrankung
- traumatische Reanimationsmaßnahmen

Antidot – Antifibrinolytika

Aprotinin · Tranexamsäure

- Antifibrinolytika können bei **überschießender Fibrinolyse,** z.B. durch Überdosierung von Fibrinolytika oder bei Karzinomen, die Gefahr schwerer Blutungen vermindern.
- **Aprotinin** ist **sofort wirksam,** da es nicht nur die Plasminbildung, sondern auch die Plasminwirkung aufhebt.
- Der Effekt der **Tranexamsäure** setzt erst nach ca. **2 h** ein, da es nur die Bildung von Plasmin hemmt.
- Der Einsatz dieser Substanzen sollte wegen der Gefahr **allergischer Reaktionen** und der Bildung von **Mikrothromben** mit großer Vorsicht erfolgen.

12 Antithrombotische und thrombolytische Therapie

12.1 Prophylaxe thromboembolischer Erkrankungen

Allgemeinmaßnahmen

Frühmobilisation, Krankengymnastik, Kompressionstrümpfe

Pharmakotherapie

NMH · UFH · Fondaparinux · Dabigatran/Rivaroxaban

Ind

Eine medikamentöse Thromboseprophylaxe erfolgt bei Patienten mit mittlerem und hohem Thromboserisiko, welches aus Tabellen abgelesen werden kann. Beispiel:

- hohes Risiko: Polytrauma, Sepsis, große Bauch-OP, intensiv-medizinische Behandlung
- mittleres Risiko: Arthroskopie des Kniegelenks, länger dauernde Operation, stationär behandeltes Malignom, akute Herzinsuffizienz
- keine Pharmakotherapie, sondern nur o.g. Allgemeinmaßnahmen bei niedrigem Risiko: kleine Operation, ZVK

Anwendung

medikamentöse Thromboseprophylaxe:

- **1. Wahl:** NMH
- alternativ: Fondaparinux, UFH
- bei orthopädischen Patienten: Dabigatran oder Rivaroxaban

! Thrombozytenfunktionshemmer (z.B. ASS) sind zur Prophylaxe venöser Thromboembolien ungeeignet und erhöhen das perioperative Blutungsrisiko.
Vitamin-K-Antagonisten sind unpraktisch zur Thromboseprophylaxe wegen der lang anhaltenden Wirkung und des notwendigen Gerinnungsmonitoring.

- Zur Thromboseprophylaxe werden die o.g. Substanzen in niedriger Dosierung eingesetzt, daher sind Blutungskomplikationen selten. Kontrollen der Gerinnungsparameter sind nicht notwendig, jedoch möglich für UFH (PTT-Kontrolle) und für NMH/Fondaparinux (Anti-Faktor-X_a-Aktivität).
- Bei chirurgischen/orthopädischen Patienten beginnt man mit der Thromboseprophylaxe bei:
  - NMH, UFH: präoperativ
  - Fondaparinux, Dabigatran, Rivaroxaban: wenige Stunden postoperativ
- Wegen der Möglichkeit einer HIT-Typ-2-Reaktion (☞ Kap. 12.5) müssen beim UFH zwischen dem 5. und 14. Tag regelmäßig die Thrombozytenzahlen überprüft werden. Deshalb: andere Substanzen bevorzugen, deren Anwendung auch einfacher ist:
  - NMH, Fondaparinux: 1× täglich subkutan (unabhängig vom Körpergewicht), aber keine Anwendung bei schwerer Niereninsuffizienz

- UFH: 2–3 × täglich 5.000–7.5000 I.E. s.c., Anwendung bei Niereninsuffizienz möglich, aber Kontrolle der Thrombozytenzahl wegen HIT-Typ 2
- Dabigatran/Rivaroxaban: orale Therapie mit fester Dosierung.

> Bei Vorhandensein einer HIT-Typ-2-Reaktion dürfen keine UFH und NMH gegeben werden (☞ Kap. 12.5).

12.2 Therapie venöser Thromboembolien

Ind

tiefe Venenthrombose (TVT), Lungenembolie (LE)

Therapieziel

Vermeidung einer Thromboseausdehnung, Vermeidung einer Lungenembolie, Verhinderung eines postthrombotischen Syndroms

Allgemeinmaßnahmen

Kompressionstherapie, Mobilisation (so früh wie möglich; eine Immobilisierung wie früher wird nicht mehr durchgeführt, es sei denn zur Linderung der Beschwerden bei schmerzhafter Beinschwellung)

Pharmakotherapie

- **initiale Antikoagulation:** NMH · UFH · Fondaparinux
- **Sekundärprophylaxe:** Vitamin-K-Antagonisten
- **ggf. Thrombolyse**

initiale Antikoagulation

- gesicherte Thrombose: sofortige therapeutische Antikoagulation
- **NMH** = Mittel 1. Wahl. Eine Therapiekontrolle (Faktor-X_a-Aktivität) ist nur in der Schwangerschaft oder bei Niereninsuffizienz notwendig.
- **UFH** wird nur bei schwerer Niereninsuffizienz (KI für andere Substanzen) oder bei gefäßrekanalisierenden Maßnahmen empfohlen.
- **Fondaparinux** = neues Medikament zur Therapie der TVT und LE (vergleichbar mit NMH)
- Anwendung:
  - **NMH:** gewichtsadaptierte Dosis 1–2 × tgl. s.c. (je nach Substanz)
  - **UFH:** i.v., zunächst als Bolus, dann Dauerinfusion, Ziel-PTT: 1,5–2,5fache Verlängerung
  - **Fondaparinux:** 1× tgl. s.c.

Sekundärprophylaxe

- Überlappend mit der initialen Antikoagulation beginnt die Therapie mit einem Vitamin-K-Antagonisten. Therapiekontrolle: INR; Zielwert 2,0–3,0. Wenn INR > 2,0 an 2 d: Absetzen der initialen Antikoagulation (NMH/UFH/Fondaparinux)
- Therapiedauer (☞ Tab. 12.1)
- Es wird erwartet, dass die neuen oralen Antikoagulanzien Dabigatran und Rivaroxaban in Zukunft auch zur Akuttherapie und Sekundärprophylaxe venöser Thromboembolien angewandt werden können.

Thromboembolie bzw. Ursache	Therapiedauer
Erste Thromboembolie • **Transienter Risikofaktor** (Trauma, Operation) • **Idiopathische Genese:** distale Thrombose • **Idiopathische Genese:** proximale Thrombose oder Lungenembolie	 3 Monate 3 Monate › 3 Monate, möglichst dauerhaft
Rezidivierte Thromboembolie	dauerhaft
Thromboembolie bei Krebserkrankung • NMH • dann NMH oder Cumarin	 3–6 Monate dauerhaft

Tab. 12.1: Dauer der Sekundärprophylaxe nach TVT oder LE (nach den Leitlinien Diagnostik und Therapie der Venenthrombose und der Lungenembolie, Stand 2010)

Thrombolyse

Bei instabilen Patienten mit einer Lungenembolie erfolgt zusätzlich zur Antikoagulation mit UFH (i.v.) eine systemische Thrombolyse mit: Alteplase, Streptokinase oder Urokinase unter Beachtung der KI (☞ Kap. 11.5).

12.3 Antikoagulation bei Vorhofflimmern

- Vorhofflimmern ist assoziiert mit gehäuften kardiogenen Embolien. Folgen: Schlaganfall, akuter Verschluss einer Extremitätenarterie
- Prophylaxe durch **therapeutische Antikoagulation:**
  - zunächst Gabe von Heparinen (UFH i.v., NMH s.c.)
  - gleichzeitig: Vitamin-K-Antagonist, Ziel-INR 2,0–3,0
  - Bei Erreichen des INR von 2,0 durch Cumarin wird das Heparinpräparat abgesetzt.
  - Dauer der Antikoagulation ☞ Kap. 10.4
- **„Bridging“:** perioperative Umstellung der oralen Antikoagulation von einem Vitamin-K-Antagonisten auf ein kürzer wirksames Antikoagulans.
  - Große elektive Operationen sind nicht unter einer oralen Antikoagulation möglich (Blutungsrisiko ↑). Haben die Patienten ein hohes Thromboembolierisiko (z. B. bei Vorhofflimmern mit Z. n. Schlaganfall oder künstlicher Herzklappe), dann muss eine alternative Antikoagulation eingeleitet werden, die kurzfristig für die Operation pausiert werden kann. Vorgehen:
  - Absetzen des Vitamin-K-Antagonisten mehrere Tage präoperativ → regelmäßige Kontrolle des INR-Werts → wenn INR < therapeutischer Zielwert: Beginn mit therapeutischer Dosierung von NMH (s.c.) oder UFH (i.v.)
  - Operation: NMH/UFH kurzfristig pausieren und postoperativ wieder beginnen
  - Beginn mit Vitamin-K-Antagonist postoperativ → INR > therapeutischer Zielwert: NMH/UFH beenden.
  - Bei Patienten mit einem niedrigen Thromboembolierisiko wird das Cumarin für die Operation alternativlos pausiert.

12.4 Therapie arterieller Thromboembolien

12.4.1 KHK

Stabile Angina pectoris

Thrombozytenfunktionshemmung: ASS 100 mg/d lebenslang, alternativ: Clopidogrel 75 mg/d

NSTEMI

- **Thrombozytenfunktionshemmer:**
  - **ASS** 160–325 mg p. o. oder 250 mg i. v., danach 100 mg/d
  - + **Clopidogrel** 300–600 mg p. o. initial, danach 75 mg/d. Alternativ: Prasugrel 60 mg p. o. initial, dann 5–10 mg/d
  - GPIIb/IIIa-Inhibitor: bei Hochrisikopatienten zusätzlich zu ASS, Clopidogrel und Antikoagulation. Anwendung i. v. mit Eptifibatid, Tirofiban oder Abciximab.
- **Antikoagulation:**
  - **UFH** (i. v.-Bolus 60–70 IE/kg Körpergewicht, maximal 5000 IE, dann kontinuierlich nach PTT) *oder*
  - **NMH** (Enoxaparin) oder **Fondaparinux:** Anwendung s. c. *oder*
  - Bivalirudin (direkter Thrombininhibitor): Gabe i. v.

STEMI

- **Thrombozytenfunktionshemmer:**
  - **ASS:** 160–325 mg p. o. oder 250–500 mg i. v., danach 100 mg/d
  - + **Clopidogrel:** 300–600 mg p. o. initial, dann 75 mg/d. Alternativ: Prasugrel 60 mg p. o. initial, dann 5–10 mg/d
  - GPIIb/IIIa-Inhibitoren nicht empfohlen
- **Antikoagulation:**
  - UFH (i. v.-Bolus mit 100 IE/kg Körpergewicht, dann PTT-gesteuert) *oder*
  - Bivalirudin i. v. *oder*
  - NMH (Enoxaparin) bei geplanter Fibrinolyse mit i. v.-Bolus und dann s. c.-Anwendung. Alternativ: Fondaparinux.
- **Medikamentöse Fibrinolyse:** wenn innerhalb von 2 h keine Katheterintervention möglich ist
  - Fibrinspezifisches Fibrinolytikum bevorzugen: Alteplase, Reteplase, Tenecteplase

Sekundärprophylaxe

Thrombozytenfunktionshemmer: ASS 100 mg/d lebenslang, alternativ Clopidogrel 75 mg/d

Für die übrigen Therapiemaßnahmen bei der KHK wird auf das ☞ Kapitel 8 verwiesen.

12.4.2 Ischämischer Hirninfarkt

Akuttherapie

systemische Thrombolyse innerhalb der ersten 3 (max. 6) h nach Symptombeginn mit Alteplase. Beginn mit ASS: 24 h nach Fibrinolyse

Sekundärprophylaxe

ASS, alternativ ASS + Dipyridamol oder Clopidogrel

12.4.3 Periphere arterielle Verschlusskrankheit

Akuttherapie

- UFH i.v.
- Thrombolyse (z.T. lokal möglich) mit Streptokinase, Urokinase

Sekundärprophylaxe

Clopidogrel (scheint ASS überlegen zu sein)

12.5 Heparin-induzierte Thrombozytopenie Typ 2 (HIT-Typ 2)

Definition

Thrombozytenabfall zwischen dem 5. und 14. Tag einer Therapie mit UFH (selten bei NMH).

- Ursache: immunologische Reaktion auf Heparin mit Ausbildung von Antikörpern gegen den Komplex aus Plättchenfaktor 4 und Heparin.
- Folge: Aktivierung und Verbrauch von Thrombozyten sowie Aktivierung der Gerinnungskaskade.
- Es besteht ein erhöhtes Risiko für Thrombosen trotz Thrombozytopenie!

Therapie

Alternative Antikoagulantien: Lepirudin · Argatroban · Danaparoid

Beim Auftreten von Thrombosen im Rahmen einer HIT-Typ 2:

- Das auslösende Agens muss sofort beendet werden: **kein UFH, kein NMH!**
- Wegen der Thromboseneigung: **therapeutische Antikoagulation** mit alternativem Antikoagulans:
  - Direkte Thrombininhibitoren: **Lepirudin** (Dosisreduktion bei Niereninsuffizienz) oder **Argatroban** (Dosisreduktion bei Leberinsuffizienz): i.v., PTT-gesteuerte Therapie
  - Antithrombin-abhängiger Faktor-X_a-Inhibitor: **Danaparoid**: i.v., Anti-Faktor-X_a-gesteuerte Therapie

Thromboseprophylaxe

Benötigt ein Patient mit einer Anamnese einer HIT-Typ 2 eine Thromboseprophylaxe:

- Kein UFH oder NMH verwenden.
- Prophylaxe mit **Danaparoid** s.c. oder **Fondaparinux** (letzteres ist nicht explizit dafür zugelassen).
- Hinweis: Lepirudin und Argatroban sind nur zur therapeutischen Antikoagulation geeignet (s.o.), nicht jedoch zur s.c.-Anwendung bei der Thromboseprophylaxe.

13 Therapie von Störungen im Elektrolyt- und Säure-Base-Haushalt

13.1 Hypokaliämie

Definition Serumkalium < 3,6 mmol/l

Ursachen u.a. Diarrhö, Erbrechen, Diuretikatherapie, Conn-Syndrom, Laxantienabusus, Alkalose

Therapie

KCl-Brausetabletten · KCl i.v.

- **KCl als Brausetabletten:**
  - wegen der Gefahr von Dünndarmulzera keine normalen Tabletten verwenden
  - sichere Therapie nur bei intakter Nierenfunktion, ansonsten besteht die Gefahr der Hyperkaliämie
- **KCl i.v.:**
  - K^+-Bedarf vorher berechnen, um keine Hyperkaliämie auszulösen
  - Zum Anheben des K^+-Serumspiegels um **1 mmol/l** benötigt man insgesamt ca. **100 mmol K^+ i.v.** bei intakter Nierenfunktion.
  - Lösung ausreichend verdünnen und langsam infundieren (ca. 10 mmol/h), da K^+ die Venen schädigt
  - Kontrolle von EKG (Monitor) und des K^+-Spiegels

13.2 Hyperkaliämie

Definition Serumkalium > 5 mmol/l

Ursachen u.a. Niereninsuffizienz, Azidose, M. Addison, Hämolyse, Medikamente (z.B. bei Kombination eines ACE-Hemmers mit einem kaliumsparenden Diuretikum)

Therapie

forcierte Diurese · Insulin-Glukose-Infusion · $NaHCO_3$ · β_2-Mimetika · Kationenaustauscher · Hämodialyse

- **forcierte Diurese:** 0,9%ige NaCl-Lösung + Furosemid → renale K^+-Ausscheidung ↑
- **Glukose und Insulin** i.v.: Steigerung der intrazellulären K^+-Aufnahme
- **$NaHCO_3$** zum Ausgleich einer gleichzeitig bestehenden Azidose
- **β_2-Mimetika** (Salbutamol): Stimulation der zellulären K^+-Aufnahme, Tachykardiegefahr
- **Kationenaustauscher** (z.B. Natriumpolystyrol-Sulfonat=Resonium®): intestinaler Austausch von Na^+ gegen K^+, Gabe p.o., langsamer Wirkungseintritt

- **Hämodialyse**
- **Kalziumglukonat** i. v.: beseitigt die kardiotoxischen Wirkungen von Kalium als funktioneller Antagonist

13.3 Hypokalzämie

Definition
Gesamtkalzium im Serum < 2,2 mmol/l

Ursachen
u. a. Malabsorptionssyndrom, Niereninsuffizienz, Hypoparathyreoidismus, akute Pankreatitis

Therapie
kalziumreiche Diät · Ca^{2+} i.v.

- **kalziumreiche Diät** (Milchprodukte), Ca^{2+}-Tabletten
- **Ca^{2+} i.v.:** akut bei hypokalziämischer Tetanie

13.4 Hyperkalzämie

Definition
Gesamtkalzium im Serum > 2,7 mmol/l

Ursachen
u. a. Malignome, Hyperparathyreoidismus, Vitamin-D-Intoxikation

Therapie
forcierte Diurese · Hämodialyse

- **forcierte Diurese:** 0,9%ige NaCl-Lösung + Furosemid
- **Hämodialyse**
- bei Malignomen: **Bisphosphonate** (Hemmung der Osteoklastenaktivität, ☞ Kap. 28)
- bei Vitamin-D-Intoxikation: **Glukokortikoide** (antagonistische Wirkung zum Vitamin D)

13.5 Syndrom der inadäquaten ADH-Sekretion (SIADH)

Definition
Verdünnungshyponatriämie (Serum-Natrium < 135 mmol/l) infolge erhöhter Sekretion von ADH (= Vasopressin)

Ursachen
z. B. paraneoplastisch, medikamentös (u. a. Antidepressiva, Antiepileptika)

Therapie
kausal · Flüssigkeitsrestriktion · Vasopressinrezeptor-Antagonist

- **Tolvaptan:** Antagonist am Vasopressin-V_2-Rezeptor:
  - Hemmung der ADH-bedingten Wasserresorption in der Niere.
  - Tolvaptan bewirkt also eine Wasserdiurese ohne die Elektrolytausscheidung zu beeinflussen im Gegensatz zu den Diuretika.

13.6 Alkalose

Definition

ph > 7,45

Ursachen

- **respiratorisch:** Hyperventilation
- **metabolisch:** Diuretikatherapie, Erbrechen, Conn-Syndrom, häufig einhergehend mit einer Hypokaliämie

Therapie

Sedation · NaCl- und KCl-Lösung

- **respiratorisch:** Beruhigung, Sedation, Rückatmung in Tüte
- **metabolisch:** Therapie des Flüssigkeitsverlustes mit 0,9%iger **NaCl**-Lösung, Ausgleich der Hypokaliämie (und damit auch der Alkalose) durch **KCl**-Lösung. Selten sind azidifizierende Lösungen wie Arginin-, Lysin- oder Ammoniumchlorid notwendig. Wichtig ist die Kontrolle des K^+-Spiegels während der Therapie, damit sich keine Hyperkaliämie entwickelt.

13.7 Azidose

Definition

ph < 7,37

Ursachen

- **respiratorisch:** Hypoventilation bei respiratorischer Insuffizienz
- **metabolisch:** diabetisches Koma, Schock, Niereninsuffizienz, Intoxikation mit Alkohol, Salizylaten, Methanol, Metformin

Therapie

Beatmung · 8,4%ige $NaHCO_3$-Lösung

- **respiratorisch:** Beatmung
- **metabolisch:** Alkalisierung mit 8,4%iger $NaHCO_3$-Lösung. Der Bedarf errechnet sich aus folgender Formel:
  - **$NaHCO_3$ (mmol) = negativer Base excess × kg KG / 3,** davon zunächst die Hälfte substituieren
  - Kontrolle des Kaliumspiegels, damit sich keine Hypokaliämie entwickelt
  - Weitere alkalisierende Lösungen sind Na^+-Laktat, Na^+-Citrat und Trometamol (TRIS). Jedoch ist Vorsicht geboten, da z.B. Laktat beim Schock oder diabetischem Koma nicht metabolisiert wird und sich anreichert.

14 Diuretika

Einteilung

osmotische Diuretika · Carboanhydrasehemmer · Schleifendiuretika · Thiaziddiuretika · kaliumsparende Diuretika

Die Einteilung erfolgt nach ihrem Wm und Angriffspunkt im Nephron (☞ Abb. 14.1).

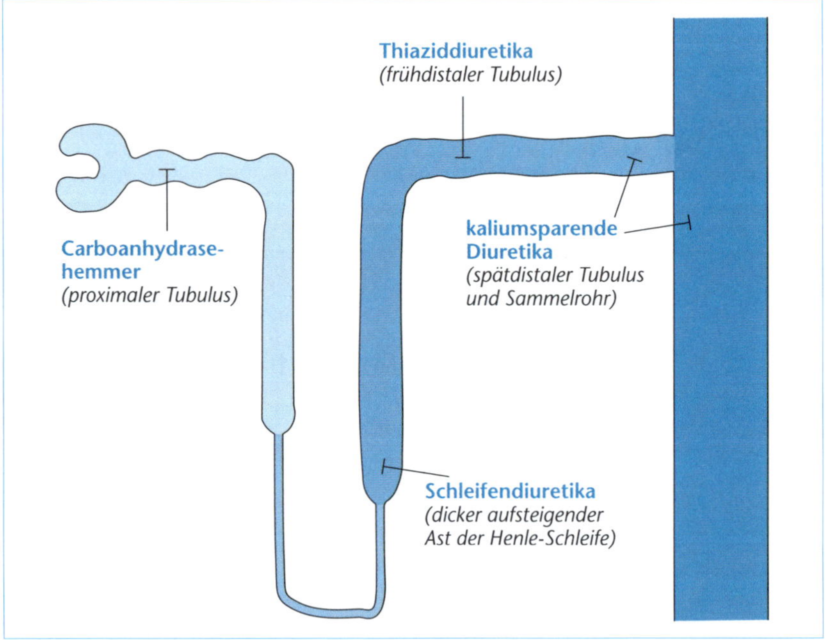

Abb. 14.1: Angriffspunkte der Diuretika im Nephron

Wm, Wi

- **Steigerung der Harnausscheidung**
- Wirkung meist an eine Steigerung der Na^+-Ausscheidung gekoppelt = Saluretika
- Anmerkung: Aquaretika hingegen steigern nur die Wasserausscheidung, z.B. ADH

Ind

- **Ödeme** bei:
  - Herzinsuffizienz
  - Hirnödem
  - Niereninsuffizienz und drohendem Nierenversagen
- **Hypertonie**
- **Vergiftungen** (forcierte Diurese)

Anwendung

- diuretische Therapie: **Schleifen-** und **Thiaziddiuretika**
- **kaliumsparende Diuretika:** nur zur Kombinationstherapie
- **osmotische Diuretika** wie **Mannitol** steigern das Harnvolumen durch eine Erhöhung des osmotischen Drucks. Dabei wird überwiegend Wasser und relativ wenig Na^+ ausgeschieden.

14.1 Osmotische Diuretika

Wirkstoff

Mannitol

Wm

starke Steigerung des Harnvolumens durch:

- **Erhöhung** des **osmotischen Drucks** im Tubuluslumen → Wasserbindung
  Mannitol wird glomerulär filtriert, aber aus dem Tubuluslumen nicht rückresorbiert. Nach der Filtration steigt die Mannitolkonzentration im proximalen Tubulus zunächst an, da in diesem Bereich die Na^+-/H_2O-Resorption stattfindet. Das hat eine Erhöhung des osmotischen Drucks durch Mannitol zur Folge, wodurch nun Wasser gebunden wird → Verdünnungseffekt
- **Steigerung** der **Nierendurchblutung** (Auswascheffekt) → dadurch sinkt der osmotische Gradient zwischen dem Interstitium und dem Tubuluslumen → verminderte H_2O-Resorption

> Der Harn ist natriumarm. Deshalb eignet sich Mannitol nicht zur Ausschwemmung von Ödemen, da nur **wenig Na^+ ausgeschieden** wird. Die Na^+-Konzentration im Serum ist initial vermindert. Ursache ist ein Verdünnungseffekt, da Mannitol auch im Blut H_2O bindet. Später entsteht aber eine **Hypernatriämie** aufgrund der starken H_2O-Ausscheidung.

Ind

- **Oliguri**e bei **akutem Nierenversagen** (Mannitol steigert die GFR):
  Vor der Anwendung von Mannitol muss durch eine Probeinfusion getestet werden, ob die Diurese gesteigert werden kann. Ist dies nicht der Fall, darf Mannitol nicht verwendet werden, da es dann nicht ausgeschieden werden kann und intravasal zu einer gefährlichen Volumenverschiebung führt.
- **Hirnödem,** z. B. nach ischämischem Apoplex:
  Intravenöse Osmotherapie durch Mannitol. Mannitol passiert nicht die Blut-Hirn-Schranke. Es bindet Wasser intravasal („saugt Wasser aus dem Gehirn") und senkt dadurch den Hirndruck. Es darf nur während der ersten 48 h gegeben werden, da danach eine Störung der Blut-Hirn-Schranke vorliegen kann. Dann würde sich Mannitol im Gewebe anreichern und eine Flüssigkeitsanreicherung im Gehirn bewirken.
- **forcierte Diurese,** z. B. bei Vergiftungen
- **Augeninnendrucksenkung** bei Glaukomanfall

KI

- **Anurie:** Mannitol reichert sich intravasal an, da es bei einer Anurie nicht renal ausgeschieden werden kann. Die Folge ist eine Volumenverschiebung in den intravasalen Raum.
- **Herzinsuffizienz, akutes Lungenödem,** Dehydratation

14.2 Carboanhydrasehemmer

Wirkstoffe

Acetazolamid · Dorzolamid (nur als Augentropfen)

Wm

Hemmung der Carboanhydrase im proximalen Tubulus (☞ Abb. 14.2):
- Carboanhydrasehemmer inhibieren die im Bürstensaum der Tubuluszellen und die intrazellulär lokalisierte Carboanhydrase (CA).
- **Carboanhydrase:** katalysiert die Bildung von H_2O und CO_2 aus Kohlensäure und vice versa. Dabei bewirkt sie eine verstärkte Resorption von Na^+ und HCO_3^-.

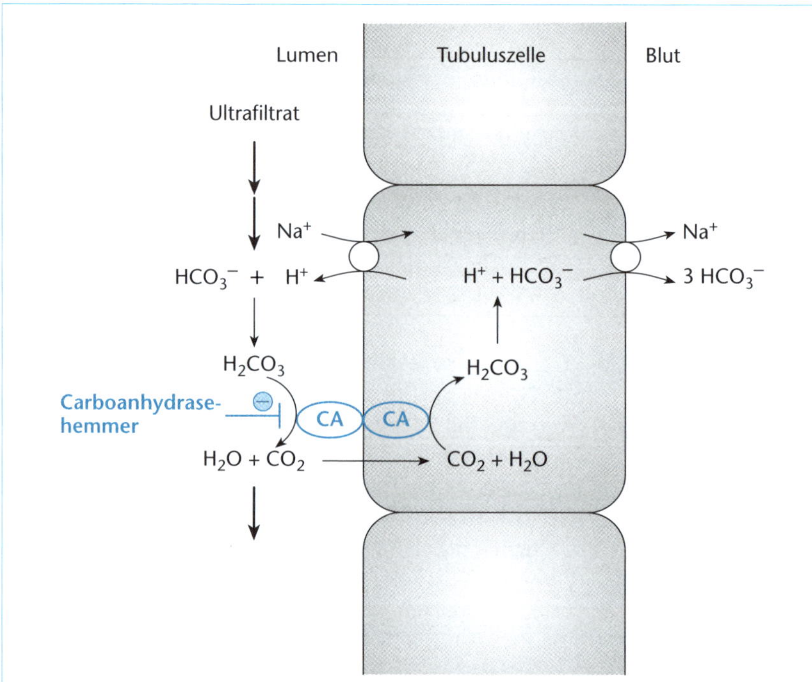

Abb. 14.2: Wirkungsmechanismus der Carboanhydrase (CA)

Wi

Auswirkungen auf die Ausscheidung durch Carboanhydrasehemmer:
- **Na^+-Ausscheidung** ↑, da weniger Na^+ über den Na^+-/H^+-Antiporter resorbiert wird
- **HCO_3^--Ausscheidung** ↑
- **K^+-Ausscheidung** ↑: Im distalen Tubulus wird die Na^+-Resorption gesteigert als Kompensation zur verminderten Resorption im proximalen Tubulus. Das erfolgt im indirekten Austausch mit K^+.
- **Cl^--Ausscheidung** ↓, als Ladungsausgleich zu HCO_3^-
- **schwache Diurese: nur 5–8 %** des glomerulär filtrierten Na^+ werden ausgeschieden
- **GFR** ↓

- Entstehung einer **metabolischen Azidose** mit Wirkungsverlust der Carboanhydrasehemmer nach 2–3 d.

Ind

- geringe Bedeutung als Diuretikum
- **Glaukomtherapie**:
  - Acetazolamid i.v. bei Glaukomanfall
  - Dorzolamid wirkt nur lokal und wird als Augentropfen zur Langzeittherapie des Weitwinkelglaukoms eingesetzt, da die Carboanhydrase an der Kammerwasserbildung beteiligt ist.

UW

Hypokaliämie, metabolische Azidose

14.3 Schleifendiuretika

Wirkstoffe

Furosemid · Torasemid · Piretanid · Etacrynsäure

- sind die am **stärksten wirksamen** Diuretika
- Am häufigsten wird **Furosemid** verwendet (p.o. oder i.v.). Piretanid und Torasemid sind sehr ähnlich, jedoch gibt es Piretanid nur zur p.o.-Einnahme (nicht i.v.). Torasemid (p.o. oder i.v.) hat eine längere Wirkdauer als Furosemid.
- Etacrynsäure = Prodrug: verzögerter Wirkungseintritt, längere Wirkdauer, eher selten eingesetzt aufgrund stärkerer UW
- Schleifendiuretika sind auch noch **effizient bei** einer **Niereninsuffizienz** mit einer GFR < 5 ml/min, dann jedoch nur bei sehr hoher Dosierung.

Wm

Hemmung des Na^+-/K^+-/$2Cl^-$-Symporters im dicken aufsteigenden Ast der Henle-Schleife (☞ Abb. 14.3):

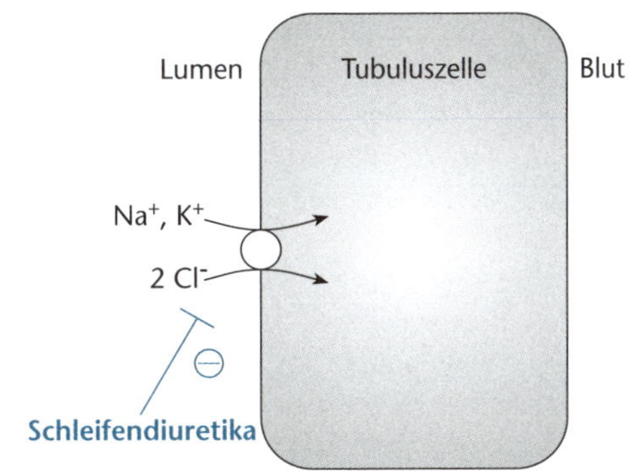

Abb. 14.3: Wirkungsmechanismus der Schleifendiuretika im dicken aufsteigenden Ast der Henle-Schleife

Wi

Auswirkungen auf die Ausscheidung:

- **Na^+-Ausscheidung** ↑
- **K^+-Ausscheidung** ↑
- **Cl^--Ausscheidung** ↑
- **Mg^{2+}-Ausscheidung** ↑
- **Ca^{2+}-Ausscheidung** ↑

- **starke Diurese: 30–40 %** des glomerulär filtrierten Na^+ werden ausgeschieden
- **kein Einfluss auf die GFR:** Schleifendiuretika sind auch bei eingeschränkter Nierenfunktion wirksam

Ind

- **chronische Ödeme,** wenn Thiaziddiuretika versagen
- **Hirnödem**
- **Lungenödem** bei akuter Linksherzinsuffizienz: Furosemid bewirkt eine periphere Vasodilatation, die noch vor der diuretischen Wirkung einsetzt, wodurch die Vor- und auch die Nachlast gesenkt werden
- **forcierte Diurese,** z. B. bei Vergiftungen
- **Hyperkalzämie, Hyperkaliämie**

PK

- glomerulär filtriert, tubulär sezerniert (über Säuresekretionsmechanismus)
- hohe PEB (98 %)
- Furosemid: rascher Wirkungseintritt: i.v. praktisch sofort, p.o. nach ca. 30 min, $t_{1/2}$ = 90 min. Weitere $t_{1/2}$: Piretanid = 90 min, Torasemid = 3–4 h, Etacrynsäure = 0,5–2 h

UW

- **Hypovolämie** (isotone Dehydratation) → Gefahr: Mangeldurchblutung, Kreislaufkollaps, Thrombosebildung
- **Hypokaliämie** → Gefahr: Herzrhythmusstörungen, Wirkungsverstärkung von Digitalisglykosiden
- **LDL ↑, HDL ↓**
- **Glukosetoleranz ↓**
- **Harnsäure ↑** → Gefahr: Gichtanfall (Harnsäure und Furosemid konkurrieren um den tubulären Säuresekretionsmechanismus)
- **ototoxisch:** nicht mit Aminoglykosidantibiotika kombinieren
- Verstärkung der **nephrotoxischen** Wirkung anderer Pharmaka, z. B. von Cephalosporinen
- **sekundärer Hyperaldosteronismus**

> Die **UW** sind bei Schleifendiuretika **stärker ausgeprägt** als bei Thiaziddiuretika. Deshalb sind bei chronischen Ödemen zunächst Thiaziddiuretika indiziert. Furosemid wird erst bei Versagen von Thiaziddiuretika und zur Ausschwemmung akuter Ödeme verwendet.

KI

- Anurie (Diuretika sind wirkungslos, wenn gar kein Glomerulumfiltrat mehr gebildet wird)
- Präkoma und Coma hepaticum
- schwere Hypokaliämie, Hypovolämie, Gicht

14.4 Thiaziddiuretika

Wirkstoffe

Hydrochlorothiazid · Chlortalidon · Xipamid

- Thiaziddiuretika = **Sulfonamidderivate**
- moderate diuretische Wirkung: **schonende Ausschwemmung** von Ödemen
- können zur **Einschränkung der GFR** führen → nicht bei schwer eingeschränkter Nierenfunktion anwenden, dann Schleifendiuretika besser

Wm

Hemmung des Na^+/Cl^--Symporters im frühdistalen Tubulus (☞ Abb. 14.4):

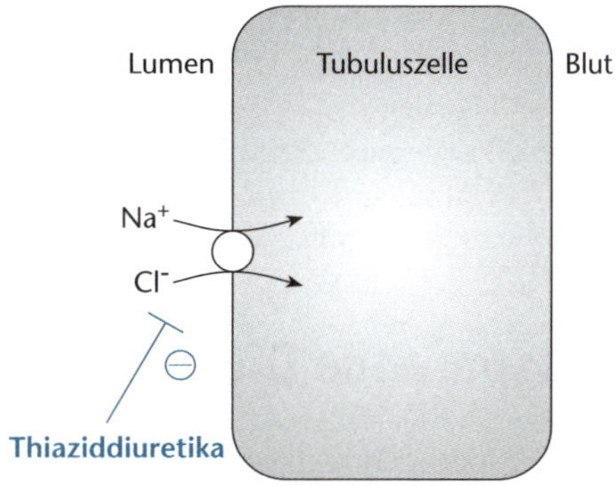

Abb. 14.4: Wirkungsmechanismus von Thiaziddiuretika im frühdistalen Tubulus

Wi

Auswirkungen auf die Ausscheidung:
- **Na^+-Ausscheidung ↑**
- **Cl^--Ausscheidung ↑**
- **K^+-Ausscheidung ↑**: Da im distalen Tubuluslumen die Na^+-Konzentration hoch ist, wird dort verstärkt Na^+ resorbiert und im Gegenzug K^+ sezerniert.
- **HCO_3^--Ausscheidung** (↑), durch eine schwache Hemmung der Carboanhydrase
- **Mg^{2+}-Ausscheidung ↑**
- **Ca^{2+}-Ausscheidung ↓** (im Unterschied zu Schleifendiuretika!)
- **mäßige Diurese: 10–15 %** des glomerulär filtrierten Na^+ werden ausgeschieden
- **GFR ↓**: insbesondere bei Hydrochlorothiazid, weniger stark ausgeprägt bei Xipamid. Daher keine Anwendung bei schwerer Niereninsuffizienz.

Ind

- **chronische Ödeme,** insbesondere bei chronischer Herzinsuffizienz ab NYHA II (bei normaler Nierenfunktion)
- **arterielle Hypertonie** (vorteilhaft bei Osteoporose wegen der Kalziumretention)
- **nephrogener Diabetes insipidus:** paradoxer Effekt der Thiaziddiuretika. Sie vermindern beim Diabetes insipidus das Harnvolumen durch eine vermehrte Na^+-/H_2O-Resorption im proximalem Tubulusbereich.
- **Hyperkalziurie** (Kalziumsteine): Verminderung der Ca^{2+}-Ausscheidung durch Thiaziddiuretika

PK

- glomerulär filtriert, tubulär sezerniert (über Säuresekretionsmechanismus)
- PEB 40–90 %, je nach Substanz
- Wirkungseintritt nach ca. 1 h, Wirkungsmaximum nach ca. 4 h
- $t_{1/2}$: Hydrochlorothiazid 12–24 h, Chlortalidon 44 h (wird nur jeden 2. Tag verabreicht), Xipamid 7 h

UW

- **Hypovolämie** (isotone Dehydratation) → Gefahr: Mangeldurchblutung, Kreislaufkollaps, Thrombosebildung
- **Hypokaliämie** → Gefahr: Herzrhythmusstörungen, Wirkungsverstärkung von Digitalisglykosiden
- **LDL ↑, HDL ↓**
- **Glukosetoleranz ↓**

- **Harnsäure** ↑ → Gefahr: Gichtanfall. Harnsäure und Thiaziddiuretika konkurrieren um den tubulären Säuresekretionsmechanismus
- **allergische Reaktionen** gegenüber der Sulfonamidkomponente
- **sekundärer Hyperaldosteronismus**

KI

- Oligurie
- Allergie gegen Sulfonamide
- Präkoma und Coma hepaticum
- schwere Hypokaliämie, Gicht

14.5 Kaliumsparende Diuretika

= Aldosteronrezeptorantagonisten (Spironolacton, Eplerenon, Kaliumcanrenoat) sowie Amilorid und Triamteren. Bei allen wird die Kaliumausscheidung reduziert.

14.5.1 Aldosteronrezeptor-Antagonisten

Wirkstoffe

Spironolacton · Eplerenon · Kaliumcanrenoat

Wm

kompetitiver Antagonismus am intrazellulären Aldosteronrezeptor im spätdistalen Tubulus und im Sammelrohr (☞ Abb. 14.5):

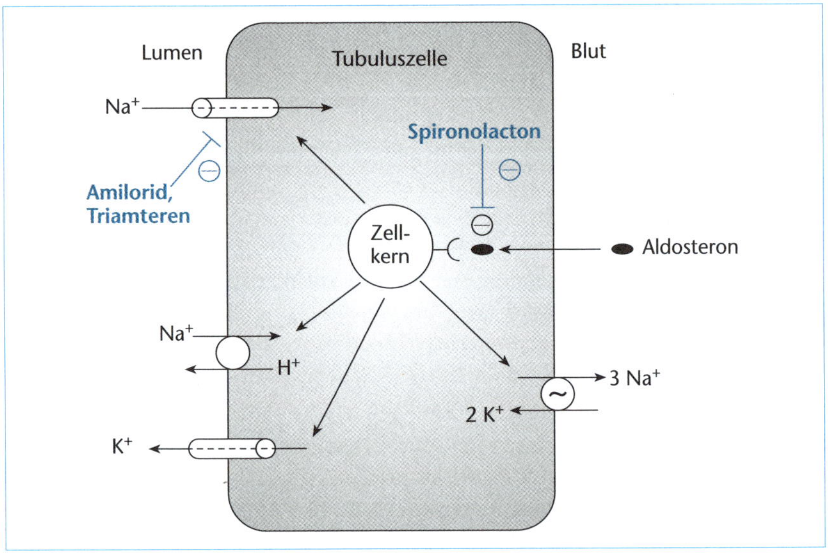

Abb. 14.5: Wirkungsmechanismus der kaliumsparenden Diuretika im spätdistalen Tubulus und im Sammelrohr

- **Aldosteron:** Bindung an Mineralokortikoidrezeptoren im spätdistalen Tubulus und im Sammelrohr → Synthese u. a. von Na^+-Kanälen, Na^+-/H^+-Antiportern und Na^+-/K^+-ATPasen ↑ → **Na^+-Resorption** ↑, **K^+- und H^+-Sekretion** ↑.

- Die Wirkung der **Rezeptorantagonisten** setzt verzögert ein und ist an die Anwesenheit von Aldosteron gebunden (keine Wirkung bei Aldosteronmangel, maximale Wirkung bei Hyperaldosteronismus).
- Eplerenon wirkt spezifischer an den Mineralokortikoidrezeptoren in der Niere als Spironolacton und bewirkt deshalb weniger häufig eine Gynäkomastie als UW.

Wi

Auswirkungen auf die Ausscheidung:
- **Na^+-Ausscheidung ↑**
- **K^+-Ausscheidung ↓**
- **schwache Diurese: nur 2–4 %** des glomerulär filtrierten Na^+ werden ausgeschieden

Ind

- **Conn-Syndrom** (primärer Hyperaldosteronismus)
- **Aszites bei Leberinsuffizienz** (sekundärer Hyperaldosteronismus)
- **Herzinsuffizienz** ab NYHA III in Kombination mit einem ACE-Hemmer, β-Blocker und Diuretikum. Nach einem frischen Herzinfarkt bereits ab NYHA-Stadium II (☞ Kap. 7.1)

PK

- gute Resorption
- starke Metabolisierung von Spironolacton und Kaliumcanrenoat u. a. zu Canrenon als wirksamen Metaboliten

> Bei der Metabolisierung von **Kaliumcanrenoat** – nicht aber von Spironolacton – werden **kanzerogene Epoxide** gebildet, weshalb Kaliumcanrenoat nur selten angewandt wird. Es kann aber im Gegensatz zum schwer löslichen Spironolacton und zum Eplerenon **i.v.** appliziert werden.

- Wirkungseintritt am 2. Tag, Wirkungsmaximum nach 3–5 d (bei Kaliumcanrenoat etwas schnellerer Wirkungseintritt)

UW

- **Hyperkaliämie**
- durch eine Interaktion mit anderen intrazellulären Steroidrezeptoren: Gynäkomastie, Impotenz, Amenorrhö, Hirsutismus, Stimmveränderungen (tiefere Stimme bei Frauen, z. T. irreversibel): weniger stark ausgeprägt bei Eplerenon

KI

- Niereninsuffizienz
- Hyperkaliämie
- nicht mit anderen kaliumsparenden Diuretika kombinieren

14.5.2 Weitere kaliumsparende Diuretika

Wirkstoffe

Amilorid · Triamteren

Wm

Hemmung des Na^+-Kanals im spätdistalen Tubulus und im Sammelrohr (☞ Abb. 14.5)

Wi

Auswirkungen auf die Ausscheidung:
- **Na^+-Ausscheidung ↑**
- **K^+-Ausscheidung ↓**: Da weniger Na^+ resorbiert wird, wird zum Ladungsausgleich mehr K^+ retiniert → Erhöhung des K^+-Serumspiegels
- **schwache Diurese: nur 2–4 %** des glomerulär filtrierten Na^+ werden ausgeschieden

Ind	• **Kombination mit Schleifen- oder Thiaziddiuretika** zur Vermeidung einer Hypokaliämie • keine Bedeutung als Diuretikum in der Monotherapie
PK	• glomerulär filtriert, tubulär sezerniert (über Basensekretionsmechanismus) • Wirkungseintritt nach 2 h, Wirkungsmaximum nach ca. 5 h • Triamteren: starke Metabolisierung, Amilorid: geringe Metabolisierung
UW	**Hyperkaliämie,** Erbrechen, Wadenkrämpfe, Exanthem
KI	Gefahr der Hyperkaliämie bei Kombination mit **ACE-Hemmern** bzw. bei **eingeschränkter Nierenfunktion**

15 Therapie von Ödemen

Ödemursachen

- **hydrostatischer Druck ↑:** Thrombose, Herzinsuffizienz, Na^+-/H_2O-Retention bei Cushing-Syndrom, Hyperaldosteronismus
- **onkotischer Druck ↓:** Leberzirrhose, nephrotisches Syndrom, exsudative Enteropathie
- **Kapillarwandschäden:** Allergie
- **Lymphabflussstörungen:** Lymphödem
- **medikamenteninduzierte Ödeme:** Glukokortikoide, NSAID, einige Antihypertensiva: α-Blocker, Antisympathotonika, Vasodilatatoren, Dihydropyridine

Anwendung von Diuretika

- Ausschwemmung **chronischer Ödeme: Thiaziddiuretika** Mittel 1. Wahl (☞ Kap. 14)
  - Ziel: milde Ausschwemmung, Gewichtsverlust < 1 kg/d (weniger UW)
  - regelmäßige **Laborkontrollen** (Elektrolyte, Harnsäure, Glukose, Lipide), tägliche **Gewichtskontrollen**
  - Gesamtdosis am Morgen, um eine Nykturie zu vermeiden
- Ausschwemmung **akuter Ödeme: Schleifendiuretika** Mittel 1. Wahl. Sie wirken rasch und sind sehr effektiv. Noch vor dem diuretischen Effekt entwickelt Furosemid seine vasodilatative Wirkung und senkt dadurch rasch Vor- und auch Nachlast.
- Thiazid- und Schleifendiuretika bewirken eine Hypokaliämie (UW) → bei normaler Nierenfunktion ggf. kaliumreiche Kost (Obst), Kombination mit Triamteren oder Amilorid oder K^+-Substitution
- **eingeschränkte Nierenfunktion:** Thiaziddiuretika werden zunehmend unwirksam, dann Schleifendiuretika verwenden, wobei manchmal sehr hohe Dosen notwendig sind und die Rate UW ansteigt.

sequentielle Nephronblockade

Kombination: Schleifendiuretikum mit Thiaziddiuretikum

Durch die Kombination mehrerer Diuretika kann man in **verschiedenen Abschnitten im Nephron** die Na^+-/H_2O-Resorption effizient hemmen, indem man eine kompensatorisch gesteigerte Resorption in einem Teil des Nephrons während einer Monotherapie verhindert.

- Niedrigere Dosen der einzelnen Präparate sind in der Kombination wirksamer und weniger gefährlich als in einer maximal ausgereizten Monotherapie.
- Ist effizient bei einer **Niereninsuffizienz,** bei der sonst hohe Dosen eines Schleifendiuretikums erforderlich wären. Durch das Thiaziddiuretikum, das allein gering/unwirksam wäre, kann die Dosis des Schleifendiuretikums vermindert werden.

15.1 Chronische Herzinsuffizienz

- Therapieziel: milde Diurese zur symptomatischen Therapie ab NYHA II (in Kombination mit ACE-Hemmer und β-Blocker; ☞ Kap. 7.1)
- **Thiaziddiuretika** = Medikament der **1. Wahl,** bei unzureichender Wirkung Kombination mit einem Schleifendiuretikum (sequentielle Nephronblockade)
- Herzinsuffiziente Patienten sind meist vorbehandelt mit:
  - **ACE-Hemmern:**
    ACE-Hemmer wirken der Entwicklung einer Hypokaliämie unter Diuretika entgegen, andererseits ist das mögliche Auftreten einer Hyperkaliämie insbesondere bei eingeschränkter Nierenfunktion zu beachten.
  - **Digitalisglykosiden:**
    Hypokaliämie unter der Diuretikatherapie vermeiden, da sonst die Toxizität der Digitalisglykoside zunimmt

15.2 Akutes Lungenödem

- Therapieziel: schnelle Diurese bei akut dekompensierter Linksherzinsuffizienz
- **Furosemid** 20–40 mg i.v., dann Dosis angepasst an Wirkung
- weiterhin: O_2, Nitrate i.v., Dobutamin (☞ Kap. 7.2)

15.3 Aszites bei Leberzirrhose

- Bei Leberzirrhose entwickelt sich ein sekundärer Hyperaldosteronismus → Therapie mit einem Aldosteronrezeptor-Antagonisten (**Spironolacton**)
- zur verbesserten diuretischen Wirkung ggf. **Kombination mit** einem **Schleifendiuretikum**
- langsame Gewichtsreduktion erzielen (< 0,5 kg/d)
- Bei zu starker Diurese **verschlechtern** sich:
  - die **Nierenfunktion** wegen der Hypovolämie
  - die **hepatische Enzephalopathie,** da sich bei der Diuretikatherapie eine Alkalose bilden kann, unter der NH_3 besser die Blut-Hirn-Schranke penetriert und zerebrale Symptome verursacht
- weiterhin: Na^+- und H_2O-Restriktion

15.4 Hirnödem

- **Mannitol** i.v. (intravenöse Osmotherapie):
  - wirkt schnell und gut
  - Voraussetzung: intakte Nieren- und Herzfunktion
  - darf nur während der ersten 48 h gegeben werden, da danach eine Störung der Blut-Hirn-Schranke vorliegen kann; dann würde Mannitol ins Gewebe eindringen und eine Flüssigkeitsanreicherung im Gehirn bewirken
- alternativ: Schleifendiuretika
- weiterhin: evtl. Dexamethason, Hyperventilation zur Drucksenkung

15.5 Lokale Ödeme, Lymphödeme

- keine Indikation für Diuretika, sondern lokale Therapie

15.6 Forcierte Diurese

- Elektrolytlösung i.v. + Schleifendiuretikum i.v.
- Anwendung bei **Vergiftungen:** beschleunigte renale Ausscheidung des Toxins (z.B. Salizylsäure, Methanol)
- KI: Herzinsuffizienz, Niereninsuffizienz, Hirnödem, Schock

16 Therapie von Anämien

Bei den verschiedenen Anämieformen sind folgende medikamentöse Therapiemaßnahmen möglich:

- **Eisenmangelanämie:** Fe^{2+} p.o. (selten Fe^{3+} i.v.)
- **perniziöse Anämie:** Vitamin B_{12} i.m.
- **Folsäuremangelanämie:** Folsäure p.o.
- **renale Anämie:** Erythropoetin i.v. oder s.c.

16.1 Eisenmangelanämie

- häufigste Anämieform
- hypochrome, mikrozytäre Anämie
- Ursachen: chronische Blutungen (80 % der Ursachen), erhöhter Eisenbedarf, mangelhafte Eisenzufuhr / -resorption

Therapie

Fe^{2+} p.o. · Fe^{3+} i.v.

sicherste Methode: Eisen oral, da der Eisenbestand im Körper lediglich über die Eisenresorption reguliert wird. Die Eisenausscheidung kann nicht gesteigert werden.

Fe^{2+} p.o.

- **orale Eisenzufuhr:** keine Gefahr der Eisenüberladung bei intakten Regulationsmechanismen
- Fe^{2+} wird besser resorbiert als Fe^{3+} → **Fe-II-Salze** (z. B. Fe-II-Sulfat) zur **oralen Therapie,** oft in Kombination mit **Vitamin C** als Antioxidans (verhindert die Oxidation zu Fe^{3+}).
- Resorption am besten **bei nüchternem Magen,** bei gastrointestinalen Beschwerden kann Eisen auch mit den Mahlzeiten verabreicht werden.
- verminderte Eisenresorption durch: **Antazida, Milch, Antibiotika** (Tetrazykline, Gyrasehemmer)
- UW: harmlose Dunkelfärbung des Stuhls, gastronintestinale Beschwerden

Fe^{3+} i.v.

- **parenterale Eisentherapie:** Gefahr der Eisenüberladung, selten verwendet (nur, wenn eine orale Eisensubstitution nicht möglich ist)
- im Blut wird Eisen als Fe^{3+} an **Transferrin** gebunden → **parenterale Therapie** mit **dreiwertigem Eisen**
- Therapie der Eisenüberladung (sekundäre Hämochromatose): **Desferoxamin:** bindet Eisen, das dann renal ausgeschieden wird

16.2 Perniziöse Anämie

- hyperchrome, makrozytäre Anämie
- Ursache: verminderte Resorption von Vitamin B_{12} aufgrund von Autoantikörpern gegen den Intrinsic-Faktor und gegen Parietalzellen des Magens

- weitere Symptome: neurologische Symptome (funikuläre Myelose), bedingt durch die verminderte Myelinbildung bei Vitamin-B_{12}-Mangel

Therapie

Vitamin B_{12} i.m.

Vitamin B_{12}

- **parenterale** Gabe von Vitamin B_{12}, z. B. **Hydroxycobalamin i.m.** alle 1–3 Monate
- orale Gabe, auch bei einer Kombination mit dem Intrinsic-Faktor wirkungslos, da die gebildeten Antikörper die Wirkung des Faktors bei der Vitamin-B_{12}-Resorption verhindern.

16.3 Folsäuremangelanämie

- hyperchrome, makrozytäre Anämie ohne neurologische Beschwerden
- Ursachen: mangelhafte Zufuhr (Alkoholiker) oder Resorption, erhöhter Bedarf (Schwangerschaft), Therapie mit Folsäureantagonisten (☞ Kap. 45.1.5)

Therapie

Folsäure p.o.

Folsäure kann auch die Anämie bei Vitamin-B_{12}-Mangel beheben, nicht jedoch die neurologischen Symptome. Deshalb muss eine perniziöse Anämie immer mit Vitamin B_{12} behandelt werden.

16.4 Renale Anämie

- normochrome Anämie
- Ursache: **Mangel an Erythropoetin** (EPO) bei Niereninsuffizienz
- EPO (von Niere gebildet in Abhängigkeit von Sauerstoffsättigung des Gewebes) → Bindung an EPO-Rezeptoren auf erythroiden Vorläuferzellen im Knochenmark → Erythropoese ↑

Therapie

Epoetin · Darbepoetin

- = gentechnisch hergestelltes Erythropoetin
- parenterale Substitution: i.v., s.c.

Ind

- chronische Niereninsuffizienz
- Tumoranämie (bei erhöhtem Transfusionsbedarf)

UW

arterielle Hypertonie, Thrombozytose, thromboembolische Ereignisse

17 Gewebshormone

17.1 Histamin

Vorkommen

- hauptsächlich in **Mastzellen,** in geringeren Mengen auch in **basophilen Granulozyten** und Thrombozyten
- als Transmitter in histaminergen Neuronen im ZNS
- in enterochromaffin-ähnlichen Zellen der Magenmukosa

Regulation

- Induktion der Histaminfreisetzung aus den Mastzellen durch **IgE** und Histaminliberatoren wie **Morphin, Muskelrelaxantien** und **jodhaltige Röntgenkontrastmittel**
- Steigerung die Histaminfreisetzung in der Darmmukosa: Parasympathikus und Gastrin

Histaminrezeptoren

Histamin vermittelt seine Wirkungen über verschiedene Rezeptoren:

- **H_1-Rezeptoren (Lunge, Haut, Gefäße),** mit folgenden Wirkungen:
  - Vasodilatation von Kapillaren
  - Vasokonstriktion großer Gefäße
  - Steigerung der Kapillarpermeabilität
  - Bronchokonstriktion
  - Kontraktion der Darm- und Uterusmuskulatur
  - Juckreiz der Haut
  - Auslösung von Erbrechen (H_1-Rezeptoren im Brechzentrum)
- **H_2-Rezeptoren (Magen, Herz),** mit folgenden Wirkungen:
  - Steigerung der HCl-Sekretion im Magen
  - positive Chrono- und Inotropie
  - Vasodilatation kleiner Gefäße
- **H_3-Rezeptoren** (präsynaptisch im **ZNS**)**:** hemmen die Freisetzung von Histamin und anderen Neurotransmittern

17.1.1 H_1-Antagonisten („Antihistaminika")

Wirkstoffe

- **ZNS-gängig:** Diphenhydramin · Dimenhydrinat · Promethazin · Doxylamin · Ketotifen
- **nicht ZNS-gängig:** Cetirizin · Terfenadin · Azelastin (für lokale Therapie)

Wm

- Antagonismus am **H_1-Rezeptor**
- je nach Substanz: zusätzlicher Antagonismus an **muskarinergen Acetylcholinrezeptoren** (m-ACh-Rezeptoren) und an **Na^+-Kanälen**
- **Ketotifen: hemmt** zusätzlich die **Histaminfreisetzung** aus den Mastzellen, ist jedoch anderen Mastzellstabilisatoren (☞ Kap. 19.5) bei der Asthmatherapie unterlegen.

Wi

- **antiallergisch:** vermittelt über periphere H_1-Rezeptoren:
  - Ödembildung ↓, Juckreiz ↓

- Die Aufhebung einer allergisch bedingten Bronchokonstriktion durch H_1-Antagonisten ist beim Asthma bronchiale gering ausgeprägt, da hier andere Mediatoren, z. B. Leukotriene, eine Rolle spielen (☞ Kap. 19.6).
- **sedativ-hypnotisch:** vermittelt über zentrale H_1-Rezeptoren und zentrale m-ACh-Rezeptoren
- **antiemetisch:** vermittelt über zentrale H_1-Rezeptoren und zentrale m-ACh-Rezeptoren
- **lokalanästhetisch:** vermittelt über Na^+-Kanäle

Ind

- **Allergie:** Präparate verwenden, die nicht ZNS-gängig sind, um die sedierende Wirkung zu vermeiden (☞ Kap. 20.3)
- **Prophylaxe von allergischer Rhinitis und Konjunktivitis:** Ketotifen (als Mastzellstabilisator und H_1-Antagonist)
- **Pruritus:** Ausnutzung der lokalanästhetischen Wirkung, z. B. bei Diphenhydramin und Promethazin
- **Hypnotika:** ZNS-gängige Präparate verwenden (☞ Kap. 36.1)
- **Kinetosen, Emesis:** Anwendung von Diphenhydramin, Dimenhydrinat (☞ Kap. 22.3)

PK

- unterschiedliche ZNS-Gängigkeit: ältere Substanzen sind ZNS-gängig → wirken sedierend
- unterschiedliche $t_{1/2}$: Azelastin >20 h, Diphenhydramin 5 h
- Metabolisierung von Terfenadin über Cytochrom-P_{450}-3A4 (kardiale UW möglich)
- Metabolisierung zu aktiven Metaboliten möglich

UW

- **anticholinerge Wirkungen** (☞ Kap. 4.1.3): Mundtrockenheit, trockene Haut, Mydriasis, Akkommodationslähmung, Tachykardie, Harnverhalt, Obstipation, Halluzinationen, Krämpfe
- **Sedation:** Vorsicht bei der Anwendung von H_1-Antagonisten bei Allergie, Kinetosen und Emesis (Fahrtüchtigkeit ↓)
- **epileptischer Anfall** bei Prädisposition
- **Herzrhythmusstörungen** (Torsades-de-pointes), insbesondere beim Terfenadin, wenn gleichzeitig die hepatische Metabolisierung, z. B. durch eine Leberschädigung oder durch die Gabe von Makrolidantibiotika (Hemmung von Cyt-P_{450}-3A4), reduziert ist.

Intoxikation mit Antihistaminika:
- **Symptome:** Mundtrockenheit, Mydriasis, Halluzination, Krämpfe, Atemlähmung
- **Therapie:** Resorptionshemmung, Diazepam, Beatmung
- **Antidot:** Physostigmin

17.1.2 H_2-Antagonisten

Wirkstoffe

Cimetidin · Ranitidin

Wm

kompetitiver **Antagonismus am H_2-Rezeptor** der Belegzellen (☞ Abb. 21.1): Hemmung der **histamininduzierten** Säuresekretion

Ind, UW

☞ Kap. 21.3.2

17.2 Serotonin

Synthese

Serotonin (5-HT = 5-Hydroxytryptamin) wird im Organismus aus **Tryptophan** synthetisiert. Metabolisiert wird es zur 5-Hydroxyindolessigsäure und dann renal ausgeschieden. An der Metabolisierung ist die Monoaminooxidase – bevorzugt die Isoform MAO-A – beteiligt.

Vorkommen

- **Neurotransmitter** im ZNS, insbesondere im Hypothalamus, in den Raphé-Kernen und im Mittelhirn
- peripher: in **enterochromaffinen Zellen** (APUD-Zellen) des Darms und in Thrombozyten

Wi, Rezeptoren

Die Wirkungen sind vielseitig und hängen von den verschiedenen 5-HT-Rezeptorsubtypen (☞ Tab. 17.1) ab.

Rezeptor	Wirkungen
5-HT$_{1A}$	Anxiolyse, RR ↓
5-HT$_{1D}$	Vasokonstriktion bestimmter Gefäße, z.B. Hirngefäße
5-HT$_{2A}$	Vasokonstriktion, Thrombozytenaktivierung
5-HT$_{2B}$	Vasodilatation zerebraler Gefäße (NO-vermittelt)
5-HT$_{3}$	Nausea, Emesis
5-HT$_{4}$	Stimulation der ACh-Freisetzung im Gastrointestinaltrakt → Motilität ↑, außerdem positiv inotrop, chronotrop

Tab. 17.1: Wirkungen verschiedener 5-HT-Rezeptorsubtypen

Aus den physiologischen Wirkungen der 5-HT-Rezeptoren ergibt sich die Anwendung pharmakologischer Substanzen, die die einzelnen Rezeptortypen stimulieren oder hemmen können (☞ Tab. 17.2).

Rezeptor	Agonist	Antagonist	Anwendung
5-HT$_{1A}$	Buspiron		Anxiolytikum
	Urapidil		Antihypertensivum
5-HT$_{1B/D}$	Sumatriptan, Ergotamin		Migräneanfall
5-HT$_{2A}$		Methysergid	Migräneprophylaxe
		Risperidon	Neuroleptikum
5-HT$_{2B}$		Methysergid	Migräneprophylaxe
5-HT$_{3}$		Ondansetron, Metoclopramid	Antiemetikum
5-HT$_{4}$	Metoclopramid, Prucalo-prid		Prokinetikum

Tab. 17.2: Serotoninrezeptoragonisten und -antagonisten und ihre klinische Anwendung

17.2.1 5-HT-Agonisten

Wirkstoffe

Buspiron · Urapidil · Sumatriptan · Ergotamin · Metoclopramid · Prucaloprid

Buspiron

Wm zentraler 5-HT_{1A}-Agonist, außerdem D_2-Antagonist (D_2 = Dopaminrezeptor)

Ind **Tranquilizer** (selektiv anxiolytisch)

UW extrapyramidal motorische Störungen (durch D_2-Antagonismus)

Urapidil

Wm 5-HT_{1A}-Agonist, außerdem α_1-Antagonist

Ind **Hypertonie:** hemmt die Vasokonstriktion über den α_1-Antagonismus und senkt den Sympathikotonus über den 5-HT_{1A}-Agonismus (☞ Kap. 4.2.3.1)

Sumatriptan

weitere „Triptane": Naratriptan, Rizatriptan, Zolmitriptan

Wm 5-HT_{1B}- und 5-HT_{1D}-Agonist:
- Vasokonstriktion der Hirngefäße
- Hemmung der Neurotransmitterfreisetzung: Einfluss auf die Schmerzentstehung und die lokale Entzündungsreaktion

Ind **Migräneattacken**, Clusterkopfschmerz

PK Applikation oral (100 mg), s.c. (6 mg) oder nasal (20 mg)
- s.c.-Gabe: schnellere und höhere Bioverfügbarkeit
- Wiederholung erst nach 4 h
- Gesamtdosis 300 mg/24 h
- $t_{1/2}$ = 2 h für Sumatriptan (bei den anderen Substanzen etwas länger)

UW
- Schwindel, Müdigkeit
- pektanginöse Beschwerden bis hin zum Myokardinfarkt, da Sumatriptan in hoher Dosierung auch eine Konstriktion der Koronargefäße bewirkt

KI Hypertonie, Angina pectoris, keine Kombination mit Ergotaminpräparaten

Ergotamine

Zu den Ergotaminen gehören die im Mutterkorn natürlich vorkommenden Alkaloide (Ergotamin) sowie chemisch veränderte bzw. synthetisch hergestellte Substanzen (Dihydroergotamin, Methysergid, Bromocriptin, Lysergsäurediethylamid = LSD).

Wi
- **α-Agonismus** → Vasokonstriktion, insbesondere der Venen (Dihydroergotamin), Uteruskontraktion (Methylergometrin)
- **α-Antagonismus** → Vasodilatation (Erweiterung kontrahierter Gefäße bei gesteigertem Sympathikotonus)
- **Dopaminrezeptoragonismus** (Bromocriptin)
- **5-HT_{1B}-, 5-HT_{1C}-, 5-HT_{1D}-Agonismus** (Ergotamin)
- **5-$HT_{2A/B}$-Antagonismus** (Methysergid)

Ind
- **Ergotamin:** Migräneanfall (Vasokonstriktion zerebraler Gefäße, ☞ Kap. 31.2)
- **Methylergometrin:** nach der Entbindung zur Auslösung von Uteruskontraktionen bei verstärkter postpartaler Blutung, bei verzögerter Plazentalösung und bei Störungen der Uterusrückbildung
- **Dihydroergotamin:** Orthostasestörungen, Migräneprophylaxe (Vasokonstriktion)

- **Methysergid:** wirkt prophylaktisch bei Migräne, wegen UW in Deutschland nicht mehr auf dem Markt
- **Bromocriptin:** Parkinsontherapie (☞ Kap. 41)

UW
- Übelkeit, Erbrechen (dopaminerger Effekt), Gefäßspasmen
- bei Langzeitanwendung mit Ergotamin und Methysergid: Lungen-, Retroperitonealfibrose
- **Ergotismus:** Ergotaminvergiftung:
  - früher durch ergotaminhaltiges Getreide aufgetreten
  - Symptome: Parästhesien, Zyanose, Gangrän der Akren (Gefäßspasmen), Krämpfe, Herzstillstand

KI
- Gefäßerkrankungen, schwere KHK, Hypertonie
- schwere Leber- und Nierenerkrankungen

Metoclopramid

Wm
- **5-HT$_4$-Agonismus:** Steigerung der ACh-Freisetzung in der Peripherie → motilitätssteigernde Wirkung vom Ösophagus bis zum Kolon („Prokinetikum"), Wirkung durch Atropin antagonisierbar
- außerdem Antagonist an D$_2$- und 5-HT$_3$-Rezeptoren → antiemetisch

Ind
- **gastrointestinale Motilitätsstörungen** (z. B. Gastroparese bei diabetischer Neuropathie), Reizmagen
- gastroösophagealer Reflux
- **Übelkeit, Erbrechen**

UW
- **extrapyramidalmotorische Störungen,** insbesondere bei Kindern.

Prucaloprid

Wm
neuer hochselektiver 5-HT$_4$-Agonist: Steigerung der Kinetik von Magen und insbesondere Kolon

Ind
chronische Obstipation bei Frauen

UW
gastrointestinale Beschwerden
Der „Vorgänger" Cisaprid wurde wegen Herzrhythmusstörungen durch QT-Zeitverlängerung vom Markt genommen. Beim Prucaloprid wurde das bisher nicht beschrieben.

17.2.2 5-HT-Antagonisten

Wirkstoffe

Methysergid · Risperidon · Odansetron

Methysergid

Wm
5-HT$_{2A}$-, 5-HT$_{2B}$-, 5-HT$_{1D}$-Antagonist, Mutterkornalkaloid

Ind
Migräneprophylaxe (über 5-HT$_{2B}$-Antagonismus), Karzinoidsyndrom

UW
Übelkeit, Gefäßspasmen, Durchblutungsstörungen, Retroperitoneal-, Lungenfibrose (bei Langzeitbehandlung): Deshalb in Deutschland vom Markt genommen.

KI
Hypertonie, KHK, Lungenerkrankungen, Kollagenosen

Risperidon

Wm 5-HT_{2A}- > D_2-, D_4-Antagonist

Ind **Neuroleptikum** (wirkt insbesondere auf Minussymptome, ☞ Kap. 38)

Ondansetron

weitere „Setrone“: Granisetron, Tropisetron

Wm 5-HT_3-Antagonist

Ind **Erbrechen** bei Chemo- und Radiotherapie: gut wirksam auf frühes Erbrechen, die antiemetische Wirkung kann durch Dexamethason verbessert werden.

UW Kopfschmerzen, Obstipation

17.3 Eikosanoide

- = mehrfach **ungesättigte C_{20}-Fettsäuren,** die aus Arachidonsäure gebildet werden (☞ Abb. 17.1)
- Die Cyclooxygenase (COX) synthetisiert aus der Arachidonsäure Prostaglandine, Thromboxan und Prostazyklin.
- 2 Subtypen des Enzyms: COX-1 und COX-2, die von verschiedenen Genen kodiert werden:
  - **COX-1:** konstitutiv, physiologische Bedeutung
  - **COX-2:** im Entzündungsgewebe induziert durch Interleukin 1, pathophysiologische Funktion

> **Prostaglandinsynthesehemmer** wie ASS erreichen ihre analgetischen, antiphlogistischen und antipyretischen Wirkungen durch **Inhibition von COX-2.** Viele UW wie die Entstehung des Magenulkus sind durch die Hemmung von COX-1 bedingt. Daher wurde vermutet, dass die neu entwickelten selektiven COX-2-Hemmer besser zur Langzeittherapie chronischer Entzündungen geeignet sein könnten. Jedoch wurde wegen schwerer UW (insbesondere Herzinfarkt) der Einsatz der COX-2-Hemmer stark eingeschränkt (weitere Details: ☞ Kap. 30.3).

Ind

- **PG-E_1-Derivat:**
  - **Alprostadil:** pAVK, passageres Offenhalten des Ductus arteriosus (z.B. notwendig bei Transposition der großen Gefäße), erektile Dysfunktion
  - **Misoprostol:** NSAID-induziertes Ulkus, Abortauslösung
- **PG-I-Derivat: Iloprost:** Thrombangitis obliterans, primäre pulmonale Hypertonie: selektive Senkung des pulmonalarteriellen Drucks
- **PG-E_2/$F_{2\alpha}$-Derivat: Gemeprost, Dinoproston:** Geburtseinleitung, Abortauslösung, Blasenmole, Uterusatonie
- **PG-$F_{2\alpha}$-Derivat: Latanoprost** als Augentropfen: Senkung des Augeninnendrucks bei Weitwinkelglaukom (verbesserter uveoskleraler Abfluss des Kammerwassers)

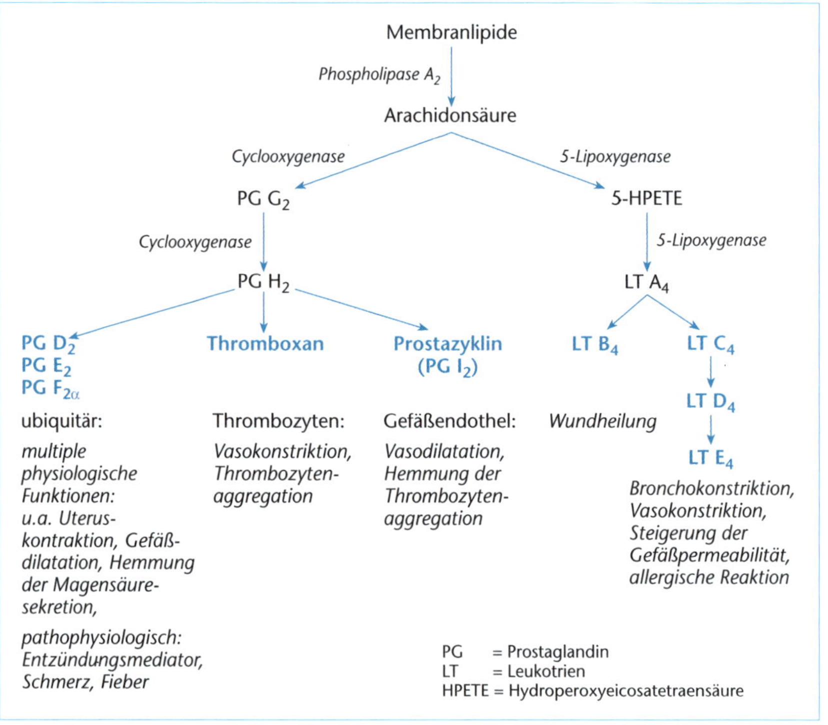

Abb. 17.1: Arachidonsäuremetabolismus

18 Kortikosteroide

- Kortikosteroide = Gluko- und Mineralokortikoide = **Steroidhormone**
- werden in der **Nebennierenrinde** (NNR) aus Cholesterol gebildet (☞ Abb. 18.1)
- vermitteln ihre Wirkungen durch Bindung an intrazelluläre Rezeptoren, über die sie die Gentranskription beeinflussen und dadurch die Synthese bestimmter Proteine steuern

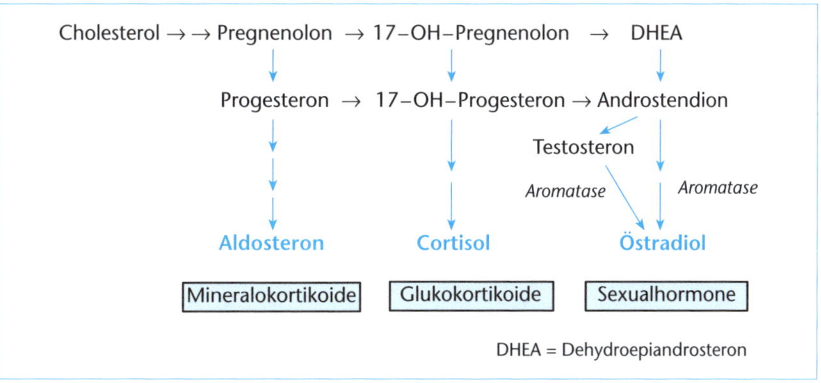

Abb. 18.1: Synthese der Steroidhormone – vereinfachte Darstellung

18.1 Glukokortikoide

Cortisol (= Hydrocortison) ist das wichtigste **physiologische** Glukokortikoid.

Synthese

- hypothalamisch-hypophysär gesteuert (☞ Abb. 18.2)
- Der **Hypothalamus** sezerniert das Corticotropin-Releasing-Hormon (**CRH**), das die **Hypophyse** zur Freisetzung von **ACTH** stimuliert. ACTH bewirkt eine gesteigerte Cortisolsynthese in der **NNR.** Cortisol übt ein **negatives Feedback** auf den Hypothalamus und die Hypophyse aus.

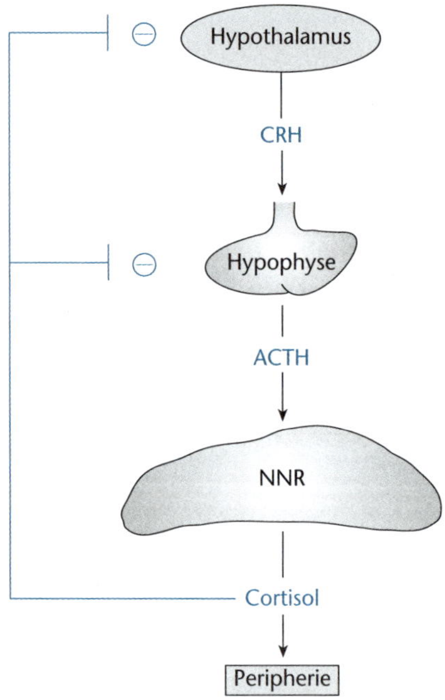

Abb. 18.2: Regulation der Cortisolsynthese

- Die höchste ACTH-Sekretion findet sich in den frühen Morgenstunden → **Cortisolfreisetzung** zwischen **6–9 Uhr am höchsten,** gegen Mitternacht am niedrigsten ist (☞ Abb. 18.3).

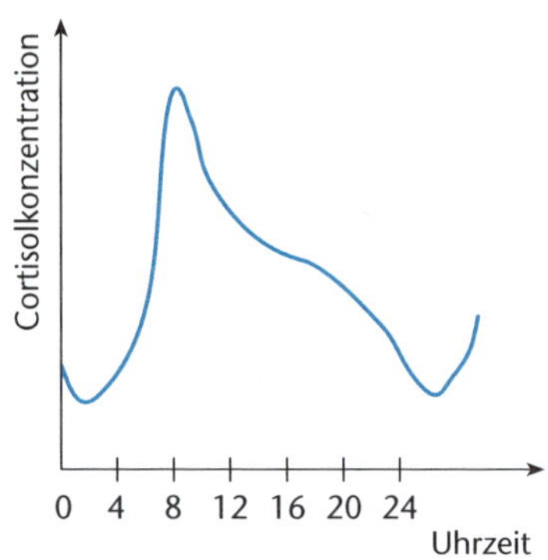

Abb. 18.3: Zirkadianer Rhythmus der Cortisolkonzentration

- **Pro Tag** werden **15–60 mg** Cortisol gebildet. In Stresssituationen können > 200 mg/d freigesetzt werden.

Wirkstoffe

Cortisol/Cortison · Prednison/Prednisolon · Methylprednisolon · Triamcinolon · Dexamethason · Betamethason · Beclomethason · Budesonid · Flunisolid

Wi

Glukokortikoide besitzen eine Vielzahl an Wirkungen, aus denen sich die Indikationen für ihre therapeutische Anwendung und ihre UW ableiten.

Effekte bei physiologischer Konzentration:
- **Eiweißkatabolismus** → Muskelatrophie
- **gesteigerte Glukoneogenese** → Blutglukosespiegel ↑
- **Sensibilisierung** gegenüber **Katecholaminen** → Lipolyse
- **Vitamin-D-Antagonismus:** Ca^{2+} ↓, Knochenabbau. Glukokortikoide hemmen die renale und enterale Ca^{2+}- und Phosphatresorption und reduzieren die Osteoblastenaktivität.

Effekte bei hoher Konzentration:
- **mineralokortikoide** Wirkung: Na^+- und H_2O-Retention ↑, K^+- und H^+-Sekretion ↑ (Hypernatriämie, Hypokaliämie und Alkalose)
- **antiphlogistische** Wirkung: Hemmung der Phospholipase A_2, der Cyclooxygenase 2 (☞ Abb. 17.1), verminderte Zytokinbildung
- **immunsuppressive** Wirkung: u.a. Inhibition der Interleukin-1-Bildung, wodurch die Aktivierung von T-Lymphozyten gehemmt wird (Lymphozytopenie)
- **antiproliferative** Wirkung: Hemmung der Fibroblastenaktivität und der Kollagensynthese
- **antiallergische** Wirkung: Hemmung der Histaminfreisetzung und Abnahme der Eosinophilenzahl
- **prokonvulsive** Wirkung: Abnahme der Krampfschwelle
- **prokoagulatorische** Wirkung: Erhöhung der Thrombozytenzahl
- **psychotrope** Wirkung: Depression, Dysphorie
- **antigonadotrope** Wirkung: Hemmung der LH- und FSH-Freisetzung

Ind

- **Substitutionstherapie** bei NNR-Insuffizienz
- **chronisch entzündliche Erkrankungen,** z.B. rheumatoide Arthritis, M. Crohn
- **akut entzündliche Erkrankungen,** z.B. akutes rheumatisches Fieber mit Herzklappenbeteiligung
- **Hauterkrankungen,** z.B. Psoriasis, Ekzeme
- Schock
- **allergische Reaktionen,** z.B. Asthma bronchiale, allergischer Schock
- **Immunsuppression** bei Z.n. Transplantation, bei Autoimmunerkrankungen
- **maligne Tumoren,** z.B. Leukämien, zytostatikainduziertes Erbrechen (☞ Kap. 21.2.4), Adjuvans zur Schmerztherapie bei Tumorschmerzen (☞ Kap. 31.1.6)
- Hirnödem

Anwendung

allgemeine Therapieempfehlungen bei der Langzeitanwendung:
- Gabe der **Gesamtdosis alternierend jeden 2. Tag morgens:** Vermeidung einer ACTH-Suppression und NNR-Insuffizienz
- Wird die Krankheitsaktivität so nicht unterdrückt, ist eine **tägliche Gabe morgens** notwendig.

- Um eine lebensbedrohliche NNR-Insuffizienz zu vermeiden, müssen Glukokortikoide nach einer mehrwöchigen Therapie **langsam ausgeschlichen werden.**
- Ist eine langfristige Anwendung von Glukokortikoiden notwendig, so sollte möglichst **unterhalb der Cushing-Schwelle** dosiert werden.

> **Cushing-Schwelle** = Dosis, die bei dauerhaftem Überschreiten zu typischen Symptomen eines Cushing-Syndroms führt. Sie liegt für **Cortisol bei 30 mg/d,** bei Prednisolon entspricht das einer Äquivalenzdosis von 7,5 mg/d. Unterhalb dieser Dosis treten bis auf die Gefahr der Entwicklung einer Osteoporose kaum UW auf. Eine **Osteoporoseprophylaxe** mit Kalzium und Vitamin D muss erfolgen, da Cortisol auch bei niedriger Dosierung seine Vitamin-D-antagonistische Wirkung entfaltet.

Substitutionstherapie mit Cortisol:
- Imitation des physiologischen Cortisolspiegels
- Tagesdosierung (in mg): 20–0–10 oder 15–10–5
- bei Stresssituationen: Dosiserhöhung

pharmakodynamische Therapie:
- **Prednison, Prednisolon:** weit verbreitete Anwendung z. B. bei rheumatischen Erkrankungen, Autoimmunerkrankungen, malignen Tumoren (es besteht eine geringe mineralokortikoide Wirkung)
- **Methylprednisolon, Triamcinolon:** Anwendung wie bei Prednison, keine mineralokortikoide Wirkung
- Depotpräparate, z. B. Triamcinolon-acetonid, zur (lokalen) intraartikulären Injektion
- **Beta- und Dexamethason:** sehr lange $t_{1/2}$, keine Anpassung an den zirkadianen Rhythmus möglich → nicht zur Langzeittherapie geeignet. Indikationen: schwere akute Situationen wie Schock, Hirnödem, Verbrennungen
- **Beclometason, Budesonid, Flunisolid:** wirken nur lokal, da sie sofort in der Leber und bei inhalativer Anwendung auch in der Lunge metabolisiert werden. Keine oBV. Keine systemischen UW. Anwendung zur inhalativen Asthmatherapie (☞ Kap. 19.4) und zur lokalen antiphlogistischen Therapie bei M. Crohn und Colitis ulcerosa (☞ Kap. 22.6)

PK

- hohe Resorptionsquote
- hohe PEB: Bindung an CBG (= corticosteroidbindendes Globulin) und an Albumin
- Metabolisierung und Inaktivierung in der Leber
- unterschiedliche oBV: niedrig für Beclometason, Budesonid, Flunisolid (lokale Anwendung), hoch für die übrigen Substanzen (systemische Anwendung)
- $t_{1/2}$ = 1,5 h, jedoch lang anhaltende biologische Wirkung aufgrund der Beeinflussung der Gentranskription

Glukokortikoid	relative antiphlogistische Wirkung	relative mineralokortikoide Wirkung	Cushing-Schwelle (mg/d)
Cortisol	1	1	30
Prednison, Prednisolon	4	0,6	7,5
Methylprednisolon	5	0	6
Triamcinolon	6	0	5
Dexamethason, Betamethason	30	0	1
Beclometason, Budesonid, Flunisolid	> 1000	0	(nur lokal wirksam)

Tab. 18.1: Vergleich verschiedener Glukokortikoide

UW

- Ödeme, Hypernatriämie mit Hypertonie, hypokaliämische Alkalose
- Steroiddiabetes, Stammfettsucht
- Osteoporose, Muskelatrophie, Wachstumshemmung bei Kindern
- bei Frauen: Amenorrhö, Hirsutismus, Virilisierung
- Auge: trockenes Auge, Glaukom, Katarakt
- Pergamenthaut, Hautblutungen
- erhöhtes Thromboserisiko
- Infektionen, gestörte Wundheilung
- gastrointestinale Ulzera, insbesondere bei Kombination mit NSAID

KI

- Es gibt **keine absoluten KI** für die Anwendung von Glukokortikoiden. Ihr akuter Nutzen übersteigt bei weitem die UW. Außerdem treten bei kurzfristiger Anwendung auch in hoher Dosierung keine schweren UW auf. Die UW finden sich nur bei langfristiger Therapie, insbesondere oberhalb der Cushing-Schwelle.
- **relative KI:** gastrointestinale Ulzera, Glaukom, Osteoporose, Epilepsie, Psychosen, Z.n. Thromboembolie, Infektionen

WW

- Verminderung der Wirkung von Antidiabetika
- Verstärkung der Wirkung von Herzglykosiden durch die Hypokaliämie
- erhöhtes Risiko für gastrointestinale Ulzera bei Kombination mit NSAID

18.2 Mineralokortikoide

Aldosteron ist das wichtigste physiologische Mineralokortikoid.

Synthese

- Synthese und Sekretion werden hauptsächlich über das **RAAS** und die **intravasale Na^+- und K^+-Konzentration** reguliert. ACTH hat nur einen geringen Einfluss auf die Aldosteronsynthese.
- Der **Mineralokortikoidrezeptor** kann durch Mineralokortikoide und durch Glukokortikoide stimuliert werden. Im Gegensatz dazu wird der Glukokortikoidrezeptor nur durch Glukokortikoide aktiviert.
- Mineralokortikoide erreichen an ihrem Rezeptor im spätdistalen Tubulus und im Sammelrohr der Niere dennoch eine selektive Wirkung durch ein spezielles Enzym: **11-Hydroxy-Corticosteroid-Dehydrogenase:**
  - inaktiviert Glukokortikoide → Glukokortikoide wirken in physiologischen Konzentrationen nur gering/nicht mineralokortikoid

– inaktiviert keine Mineralokortikoide, da diese durch eine Halbacetalbildung vor einer Inaktivierung geschützt sind
– Hemmung des Enzyms durch Lakritze → dann wirkt Cortisol verstärkt mineralokortikoid. Es kommt zur Na^+- und H_2O-Retention und zur Ausbildung einer Hypertonie bei chronischem Lakritzabusus.

Wirkstoffe

Fludrocortison

Wm

Stimulation der aldosteronabhängigen Proteinsynthese:
z.B. vermehrte Synthese von Na^+-Kanälen, Na^+-/H^+-Antiportern, Na^+-/K^+-ATPasen im spätdistalen Tubulus und im Sammelrohr
→ Na^+-Resorption ↑, K^+- und H^+-Sekretion ↑

Wi

Regulation des Wasser- und Elektrolythaushalts

Ind

- **M. Addison** (primäre NNR-Insuffizienz): in Kombination mit Cortisol
- **androgenitales Syndrom** mit Salzverlust: in Kombination mit Cortisol

Therapie

- **Fludrocortison:** guter **mineralokortikoider** Effekt (☞ Tab. 18.2), auch **glukokortikoid** wirksam (berücksichtigen bei einer Kombination mit Cortisol)
- nur bei absolutem Mangel an Mineralokortikoiden indiziert, ansonsten besitzt es keine Bedeutung
- die Dosis von Fludrocortison muss in Stresssituationen nicht erhöht werden

Kortikosteroid	relative glukokortikoide Wirkung	relative mineralokortikoide Wirkung
Cortisol	1	1
Aldosteron	0	> 1000
Fludrocortison	10	100

Tab. 18.2: Vergleich der Wirkungen von Glukokortikoiden mit Mineralokortikoiden

UW

nur bei Überdosierung: Hypertonie, Ödeme, hypokaliämische Alkalose

19 Antiasthmatika

Einteilung

- **Bronchodilatatoren:** β_2-Mimetika · Anticholinergika · Theophyllin · Antileukotriene
- **Antiphlogistika:** Glukokortikoide · Mastzellstabilisatoren · Antileukotriene · Omalizumab · Roflumilast

19.1 β_2-Mimetika

Wirkstoffe

- **kurz wirksam:** Fenoterol · Salbutamol · Terbutalin
- **lang wirksam:** Formoterol · Salmeterol

Wm, Wi

β_2-Mimetika sind die stärksten Bronchodilatatoren. Sie bewirken eine Stimulation von β_2-Rezeptoren:

- der glatten Muskulatur der Bronchien: **Bronchorelaxation**
- auf Mastzellen: **Mastzellstabilisation** (Degranulationshemmung)
- des Flimmerepithels: **Zilienschlagfrequenz** ↑ → **mukoziliäre Clearance** ↑

Ind

- **kurz wirksame β_2-Mimetika (inhalativ):**
  - Bedarfsmedikation bei **Asthmaanfällen** auf jeder Stufe (☞ Kap. 20.1), evtl. auch prophylaktisch vor Belastungssituationen
  - Bedarfsmedikation bei akuter Dyspnoe bei **COPD**
- **lang wirksame β_2-Mimetika (inhalativ):**
  - Langzeitbehandlung bei **nächtlichen** und **häufigen Asthmaanfällen**
  - bei nächtlichen oder häufigen Beschwerden bei **COPD**
- Asthmaanfall, exazerbierte **COPD** (i. v., s. c., inhalativ)
- weitere Ind für β_2-Mimetika: ☞ Kap. 4.2.1

PK

- nur 20 % der inhalierten Dosis erreichen die Bronchien, wo sie eine lokale Wirkung entfalten
- 80 % gelangen in den Darm → geringe oBV → geringe systemische Wirkung
- kurz wirksame β_2-Mimetika: Wirkungseintritt: 1 min, -maximum: 15 min, Dauer: 4–6 h
- lang wirksame β_2-Mimetika: Wirkungseintritt: 10–20 min, -maximum: 2 h, Dauer: 12 h

UW

- **Tachykardie, Arrhythmie, pektanginöse Beschwerden:** Stimulation kardialer β_1-Rezeptoren bei hoher Dosierung
- **Tremor:** Stimulation von β_2-Rezeptoren der Skelettmuskulatur
- selten **Hypokaliämie:** verstärkte K^+-Aufnahme in Muskelzellen durch die Stimulation von β_2-Rezeptoren, tritt bei i.v.-Anwendungen auf

KI

Tachyarrhythmie, schwere Hyperthyreose, hypertrophe obstruktive Kardiomyopathie

19.2 Anticholinergika

Wirkstoffe — Ipratropium · Tiotropium

Wm — **Muskarinrezeptorantagonist** (☞ Kap. 4.1.3): Aufhebung der vagusstimulierte Bronchokonstriktion

Ind — Bedarfsmedikation bei Asthmaanfällen und COPD

PK
- Ipatropium: Wirkungseintritt: nach 5 min, -dauer: 4–6 h
- Tiotropium: lange Wirkdauer (> 24 h), da langsame Dissoziation vom Muskarinrezeptor
- keine Resorption (quartäres Amin) → nur lokale Wirkung

UW — selten, evtl. Husten, Mundtrockenheit

19.3 Theophyllin

Wm, Wi — genauer Mechanismus noch unklar (Anstieg von intrazellulärem cAMP durch Hemmung der Phosphodiesterase oder Antagonismus am Adenosinrezeptor?):
- **Bronchospasmolyse**
- **Mastzellstabilisation**
- **Zilienschlagfrequenz ↑ → mukoziliäre Clearance ↑**
- **zentrale Atemstimulation**

Ind
- oral: Retardpräparate zur Vermeidung von Schwankungen der Plasmakonzentration: **mittelschweres** bis **schweres Asthma** und **COPD** (p.o.)
- **Status asthmaticus, exazerbierte COPD** (i.v.)

PK
- Wirkungseintritt: 15 min, -maximum: 30 min, -dauer: > 6 h
- schwierige PK, **enge therapeutische Breite**
- vollständige Resorption, oBV ↑
- Elimination: Metabolisierung durch Cytochrom-P-450 mit großen inter- und intraindividuellen Schwankungen:
  - Enzyminduktion durch Rauchen, Rifampicin, Barbiturate: $t_{1/2}$ von Theophyllin ↓
  - Enzymhemmung durch Makrolidantibiotika, Gyrasehemmer, Cimetidin, orale Kontrazeptiva: $t_{1/2}$ von Theophyllin ↑
- **Plasmaspiegelkontrollen** notwendig!

UW
- Unruhe, Tremor, Übelkeit, Erbrechen, Schlafstörungen, Tachykardie
- bei Intoxikation: Tod durch Krämpfe, Atemlähmung

KI — Epilepsie, Hyperthyreose, Z. n. frischem Herzinfarkt, Tachyarrhythmie, hypertrophe obstruktive Kardiomyopathie

19.4 Glukokortikoide

Wirkstoffe

- **inhalativ:** Budesonid · Beclometason · Flunisolid
- **systemisch:** Prednisolon

Wm, Wi

- **am stärksten antiinflammatorisch** wirksame Medikamente im Rahmen der Asthmatherapie
- keine akute Wirkung
- **langfristig** wirksam durch:
  - Unterdrückung der entzündlichen Reaktion
  - Verbesserung der mukoziliären Clearance
  - einen β-permissiven Effekt (Erhöhung der β-Rezeptorzahl)

Ind

- **inhalativ:**
  - Basistherapie bei der **Langzeitbehandlung** von **Asthma bronchiale**
  - Umstritten ist eine Langzeitbehandlung von COPD-Patienten mit inhalativen Glukokortikoiden: nur dann dauerhaft, wenn sich die Symptomatik und Lungenfunktion während eines 3-monatigen Behandlungsversuches verbessert.
- **oral/i.v.:**
  - bei einer **Verschlechterung der Asthmasymptomatik,** die sich nicht mehr durch eine Erhöhung der inhalativen Dosis beeinflussen lässt, steigender Bedarf an Bronchodilatatoren
  - Status asthmaticus, Exazerbation einer COPD

PK

- **inhalative Glukokortikoide:**
  - Nur **20 %** der inhalierten Dosis **erreichen** die **Bronchien,** dort erzielen sie ihre lokale Wirkung.
  - 80 % gelangen in den Darm → Resorption → hepatische Metabolisierung: bereits in der ersten Leberpassage praktisch vollständige Inaktivierung → keine systemischen UW bei Dosen < 1000 μg/d
  - Wirkungseintritt verzögert
- **systemische Glukokortikoide:** ☞ Kap. 18.1

UW

- **inhalative Anwendung:**
  - **lokal:** Soor, Heiserkeit durch Stimmbandatrophie
  - **systemisch:** praktisch keine UW bzw. erst bei Dosen > 1000 μg/d, Glaukom und Katarakt können aber bereits bei niedrigerer Dosierung auftreten → regelmäßige augenärztliche Kontrollen
- **orale Anwendung:** UW treten bei Dauerdosis > Cushing-Schwelle auf (☞ Kap. 18.1).

19.5 Mastzellstabilisatoren (Cromone)

Wirkstoffe

Cromoglicinsäure

Wm, Wi

- sind in ihrer antiphlogistischen Wirkstärke den Glukokortikoiden unterlegen

- **hemmen die Mediatorfreisetzung aus Mastzellen:** genauer Mechanismus noch nicht vollständig aufgeklärt (Hemmung von Chloridkanälen aktivierter Mastzellen?) → antiinflammatorischer Effekt
- verzögerter Wirkungseintritt (nach ein- bis mehrwöchiger Therapie)

Ind
- allergische Rhinitis, Konjunktivitis
- Bisher wurde Cromoglicinsäure als Alternative zu inhalativen Glukokortikoiden bei leichten Asthmabeschwerden empfohlen. Da jedoch kein erwiesener Nutzen besteht, soll es beim Asthma nicht mehr angewandt werden.

PK
Resorption ↓ → keine systemische Wirkung

UW
- lokale Reizerscheinung (Husten) durch Reflexbronchokonstriktion bei Pulverinhalation, deshalb lieber Aerosole verwenden
- keine systemischen UW

19.6 Antileukotriene

Wirkstoffe

Montelukast

Leukotriene entstehen im Arachidonsäuremetabolismus unter Einwirkung der 5-Lipoxygenase (☞ Abb. 17.1). Sie werden beim Asthma u. a. von Mastzellen und eosinophilen Granulozyten freigesetzt und binden an Leukotrienrezeptoren. Die Folgen sind:
- Bronchokonstriktion
- Steigerung der Schleimsekretion und der Gefäßpermeabilität
- Einwandern von eosinophilen Granulozyten

Hemmung der Leukotrienwirkung durch:
- **5-Lipoxygenaseinhibitoren** (Zileuton, in Deutschland nicht zugelassen)
- **Cysteinyl-Leukotrien-1-Rezeptorantagonisten** (Montelukast).

Wm, Wi
Montelukast
- bindet an den **Cysteinyl-Leukotrien-1-Rezeptor** und **hebt** die leukotrienvermittelte Wirkungen wie die **Bronchokonstriktion auf**
- wirkt gleichermaßen **antiphlogistisch**
- Wirkungseintritt auf die Asthmasymptomatik: nach 1 d

Ind
- Dauertherapie beim Asthma bronchiale
  - zusätzlich zu inhalativen Glukokortikoiden
  - als Alternative zu inhalativen Glukokortikoiden ist es nur bei Kindern zugelassen
- Langzeitprophylaxe von Belastungsasthma (als Monotherapie)

PK
- Resorption ↑, oBV ↑, PEB > 99 %
- Elimination: Metabolismus (Cytochrom-P-450), biliäre Ausscheidung

UW
gering (evtl. Husten, Diarrhö, Ruhelosigkeit)

19.7 Omalizumab

Wm	rekombinanter, monoklonaler Anti-IgE-Antikörper: Verhinderung der Bindung von IgE an seinen Rezeptor auf Basophilen → allergische Kaskade wird nicht ausgelöst. Die antiallergische Wirkung tritt erst nach mehreren Wochen ein.
Ind	schweres allergisches Asthma (subkutane Anwendung)
UW	anaphylaktischer Schock

19.8 PDE4-Hemmer

Wirkstoff

Roflumilast

Roflumilast ist ein neues nicht-steroidales Antiphlogistikum zur Therapie der COPD. Es ist kein direkter Bronchodilatator!

Wm	**Hemmung der Phosphodiesterase 4** (PDE4): PDE4 ist ein Enzym, das beim Entzündungsgeschehen bei der COPD von Bedeutung ist. Wird PDE4 gehemmt → intrazelluläre cAMP ↑ → antiphlogistischer Effekt. Die Wirkung setzt verzögert ein.
Ind	**schwere COPD als Zusatztherapie** zu Bronchodilatatoren
PK	starke Metabolisierung über Cytochrom P450 (CYP1A2, CYP3A4)
UW	gastrointestinale Störungen, Gewichtsabnahme, Schlafstörungen
WW	• keine Kombination mit Theophyllin (ist selbst ein unspezifischer PDE-Inhibitor) • Cytochrom-Inhibitoren erhöhen den Roflumilastspiegel, Cytochrom-Induktoren erniedrigen ihn.

20 Therapie von Atemwegserkrankungen

20.1 Asthma bronchiale

Definition

- anfallsartiges Auftreten von Atemnot durch reversible Obstruktion der Bronchialwege infolge von Entzündung und Hyperreaktivität
- **Trias:** Bronchospasmus, Dyskrinie, Schleimhautschwellung
- **Einteilung:**
  - allergisches Asthma (extrinsisch): IgE-vermittelt
  - nicht-allergisches Asthma (intrinsisch): bedingt durch Infektionen, chemisch-physikalische Inhalationsreize etc.
- **auslösende Faktoren:** Antigenkontakt, Inhalationsreize, Anstrengung, respiratorische Infekte, kalte Luft, Medikamente (β-Blocker, ASS)

Stadien

Bisher wurde Asthma in vier Schweregrade klassifiziert, abhängig von Symptomen und dem exspiratorischen Spitzenfluss (PEF). Diese Einteilung ist jedoch nur bei Patienten sinnvoll, die bisher keine Therapie erhielten. Die neue Beurteilung berücksichtigt das Ansprechen auf die Therapie und ist damit für die Verlaufskontrolle besser geeignet.

Kriterium	Kontrolliertes Asthma (alle Kriterien erfüllt)	Teilweise kontrolliertes Asthma (ein bis zwei Kriterien innerhalb einer Woche erfüllt)	Unkontrolliertes Asthma
Symptome tagsüber	keine (≤ 2 × pro Woche)	> 2 × pro Woche	Drei oder mehr Kriterien des „teilweise kontrollierten Asthmas“ innerhalb einer Woche erfüllt
	keine	irgendein	
Einschränkung von Aktivitäten im Alltag	keine	irgendeine	
Nächtliche/s Symptome / Erwachen	keine	irgendein / e	
Einsatz einer Bedarfsmedikation / Notfallbehandlung	keine (≤ 2 × pro Woche)	> 2 × pro Woche	
	keine	irgendein	
Lungenfunktion (PEF oder FEV_1)	normal	< 80 % des Sollwerts (FEV_1) oder des persönlichen Bestwertes (PEF)	
Exazerbation	keine	eine oder mehrere pro Jahr	eine pro Woche

Tab. 20.1: Grade der Asthmakontrolle nach der Nationalen VersorgungsLeitlinie Asthma, Langfassung, 2010. Die Angaben beziehen sich auf eine beliebige Woche in den letzten 4 Wochen.

Therapie

- **kausal**
- **Pharmakotherapie:** antiinflammatorisch · bronchospasmolytisch

- kausal: auslösende Faktoren meiden, ggf. Hyposensibilisierung bei allergisch bedingtem Asthma
- Pharmakotherapie: stadiengerechte Therapie (☞ Tab. 20.2):
  - **antiinflammatorisch: Glukokortikoide,** Antileukotriene
  - **bronchospasmolytisch: β_2-Mimetika,** Theophyllin

! Folgende Medikamente sollen bei Asthmatikern nicht eingesetzt werden:
- β-Blocker (absolut kontraindiziert!)
- ASS (kann sog. Analgetika-Asthma auslösen)
- Parasympathomimetika, z. B. Donepezil zur Alzheimertherapie
- Atemdepressive Medikamente wie Opioidanalgetika.

Stufenplan

Zum Erreichen der Asthmakontrolle gibt es fünf verschiedene Therapiestufen (☞ Tab. 20.2). Diese entsprechen nicht dem Asthmaschweregrad. Die Zuordnung des Patienten erfolgt vielmehr am aktuellen Grad der Asthmakontrolle.
- Bisher unbehandelte Patienten mit teilweise kontrolliertem Asthma werden auf Stufe 2 behandelt, mit unkontrolliertem Asthma mindestens auf Stufe 3.
- Bei behandelten Patienten richtet man sich nach dem aktuellen Grad der Asthmakontrolle und geht bei teilweise kontrolliertem bzw. unkontrolliertem Zustand eine oder zwei Stufen höher. Bei kontrolliertem Asthma kann man die Stufe reduzieren.

Stufe	Bedarfsmedikation	Dauermedikation
1	Inhalatives kurz- und schnell wirkendes **β_2-Mimetikum** (alternativ bei Kindern: Ipratropium)	keine
2		**ICS** in niedriger Dosis, alternativ (z. B. bei Kindern): Montelukast
3		**ICS** in niedriger Dosis + inhalatives **langwirksames β_2-Mimetikum** alternativ: • ICS in mittlerer bis hoher Dosis • ICS in niedriger Dosis + Montelukast • ICS in niedriger Dosis + retardiertes Theophyllin
4		**ICS** in mittlerer bis hoher Dosis **+** inhalatives **langwirksames β_2-Mimetikum,** ggf. + Montelukast und / oder Theophyllin alternativ: ICS in mittlerer bis hoher Dosis + Montelukast und/oder Theophyllin
5		**Wie Stufe 4 + orale Glukokortikoide** Bei IgE-vermittelter Genese: Omalizumab

Tab. 20.2: Stufenschema der medikamentösen Langzeittherapie des Asthmas bei Erwachsenen (Nationale VersorgungsLeitlinie Asthma, 2010). ICS = inhalatives Kortikosteroid

Bedarfsmedikation (Reliever)

kurz- und schnellwirksame β_2-Mimetika: Fenoterol, Salbutamol, Terbutalin

Kurzwirksame β_2-Mimetika

> ! Kein anderes Asthmamedikament kann so schnell einen Bronchospasmus lösen wie ein β_2-Mimetikum!

- schnelle symptomatische Behandlung der Atemwegsobstruktion und Dyspnoe
- praktisch kein Einfluss auf die entzündliche Komponente
- **Anwendung:** bei Bedarf, aber nicht häufiger als **alle 4–6 h,** da sonst die Rate der UW ansteigt und die Wirkung durch Down-Regulation der β-Rezeptoren abnehmen kann. Bei zu häufigem Gebrauch muss rechtzeitig auf die nächsthöhere Stufe der Asthmatherapie übergegangen werden und eine Kombination mit anderen Medikamenten erfolgen.
- Bei Kindern kann bei Unverträglichkeit von β_2-Mimetika inhalatives Ipratropium als kurzwirksames Anticholinergikum angewandt werden. Bei Erwachsenen werden Anticholinergika nur beim akuten Asthmaanfall angewandt.
- Wird das Bedarfsmedikament häufiger als 2 ×/Woche inhaliert (☞ Tab. 20.1), gilt das Asthma nur noch als teilweise kontrolliert und es muss eine Langzeittherapie begonnen werden (Stufe 2).

Dauermedikation (Controller)

Glukokortikoide · langwirksame β_2-Mimetika · Antileukotriene · Theophyllin

Glukokortikoide

- sind die **am stärksten antiinflammatorisch** wirksamen Medikamente
- früher: Mittel der letzten Wahl aufgrund schwerer systemischer UW
- heute: **Mittel 1. Wahl** bei der Langzeitbehandlung (**ab Stufe 2**): aufgrund der verbesserten PK bei inhalativen Glukokortikoiden praktisch keine systemischen UW
- bei schwerem Asthma (Stufe 5): zusätzlich orale Glukokortikoide

Anwendung:

- **inhalativ:**
  - 1–2-mal täglich vor dem Essen
  - nach der Inhalation: zur Vermeidung des Soors Mund ausspülen und Zähne putzen
  - Verbesserung der bronchialen Deposition durch Spacer
- **oral:**
  - Initialdosis: 0,5–2 mg/kg KG Prednisolon/d, bei Besserung der Symptome stufenweise Reduktion auf eine **Erhaltungsdosis** von **2,5–10 mg/d**
  - Dauertherapie möglichst **unterhalb** der **Cushing-Schwelle** (☞ Kap. 18.1)
  - **Gesamtdosis morgens,** bei schweren Verläufen evtl. ⅔ der Dosis morgens, ⅓ der Dosis nachmittags
  - nach Erreichen der Erhaltungsdosis: langsam weitere Reduktion (1 mg/Monat), um den **Minimalbedarf** zu erkennen

Langwirksame β_2-Mimetika

- **ab Stufe 3: nur** in Kombination mit inhalativem Glukokortikoid
- keine Monotherapie, da vermehrt asthmabedingte Todesfälle auftreten
- bronchospasmolytisch, nicht antiinflammatorisch
- möglichst keine oralen langwirksamen β_2-Mimetika anwenden, sondern inhalative

Antileukotriene (Montelukast)

- **Stufe 2:** als Alternative zu inhalativem Glukokortikoid (nur bei Kindern)
- **Stufe 3:** in Kombination mit inhalativem Glukokortikoid als Alternative zu langwirksamen β_2-Mimetika
- bronchospasmolytisch, antiinflammatorisch

Theophyllin

- **Ab Stufe 3:** in Kombination mit inhalativem Glukokortikoid als Alternative zu langwirksamen β_2-Mimetika.
- Wegen häufiger UW ist diese Kombination nur 2. Wahl.
- Drug monitoring!

Omalizumab

- schweres IgE-vermitteltes allergisches Asthma (Stufe 5).
- UW: anaphylaktischer Schock

20.2 Therapie des schweren Asthmaanfalls

Definition

- Patient ist so kurzatmig, dass er kaum sprechen kann.
- Atemfrequenz > 25/min
- Herzfrequenz > 110/min
- Peak flow < 50% vom Soll- oder Bestwert

Therapieprinzip

O_2 · kurzwirksames β_2-Mimetikum · Prednisolon · Theophyllin

- **O_2-Gabe:** im Gegensatz zu COPD-Patienten besteht in der Regel keine Gefahr, durch hohe Flussraten des O_2 eine Hyperkapnie auszulösen. Eine Hyperkapnie ist vielmehr Zeichen eines extrem schweren Asthmaanfalls.
- Wiederholte Gabe eines **kurzwirksamen β_2-Mimetikums:** wirkt am schnellsten! **Cave:** Keine Überdosierung wegen UW.
- **Prednisolon 50–100 mg i.v.,** alle 4–6 h. Wirkungseintritt frühestens nach 4 h.

Bei unzureichender Wirkung:

- Anticholinergikum: Vernebelung mit Ipratropium
- kurzwirksames β_2-Mimetikum parenteral (s.c., i.v.)
- Theophyllin 5 mg/kg KG mg i.v. Kurzinfusion (Initialdosis, dann niedrigere Erhaltungsdosis)
- ggf. Adrenalininhalation über Vernebler
- Magnesiumsulfat (2 g i.v.)

20.3 Therapie der allergischen Rhinitis

Definition

Durch Pollen, Hausstaubmilben etc. hervorgerufene **Hypersekretion der Nasenschleimhaut,** gehäuft bei Atopikern auftretend in Kombination mit Konjunktivitis und Asthma bronchiale

Therapieprinzip

- **kausal:** Antigenkarenz · Hyposensibilisierung
- **symptomatisch:** Mastzellstabilisatoren · Glukokortikoide · Antihistaminika · abschwellende Nasentropfen

kausal

- Meiden des **Antigens** (beste Therapie ohne UW)
- **Hyposensibilisierung,** meist **über 3 Jahre** mit guten Erfolgsaussichten
- reichen diese Maßnahmen nicht aus: Einleiten einer medikamentösen Therapie

symptomatisch

- **Cromoglicinsäure** (☞ Kap. 19.5):
  - Hemmung der Mastzelldegranulation → prophylaktisch gegen die Entzündungsreaktion

  - lokal als **Nasentropfen** so lange, wie Antigenkontakt besteht
  - selten UW
- **Glukokortikoide:**
  - lokale Applikation alternativ oder bei unzureichender Wirkung der Mastzellstabilisatoren (☞ Kap. 19.4)
  - nur **prophylaktisch** wirksam
  - selten UW, evtl. trockene Nasenschleimhaut
- **Antihistaminika:**
  - wirken **antiallergisch** über eine Blockade der H_1-Rezeptoren (☞ Kap. 17.1), **erfolgreich** bei der allergischen Rhinitis **in > 50 %** der Fälle. Neben Histamin sind aber weitere Mediatoren (z. B. Leukotriene) bei der allergischen Reaktion beteiligt, weshalb Antihistaminika nicht immer wirksam sind (und deshalb beim Asthma bronchiale keine Anwendung finden).
  - **Therapie p.o.**, lediglich neuere Substanzen wie Azelastin für die Lokalbehandlung geeignet
  - **peripher wirksame H_1-Antagonisten** bevorzugen (Cetirizin, Terfenadin): keine/geringe sedierende UW
  - keine Anwendung bei: Leberschäden oder Einnahme von Substanzen, die Cytochrom-P-450 hemmen (z. B. Makrolidantibiotika) → verminderte Metabolisierung der Antihistaminika → gehäuftes Auftreten von UW (z. B. Herzrhythmusstörungen, epileptische Anfälle bei prädisponierten Patienten)
- **abschwellende Nasentropfen:**
  - Oxymetazolin und Xylometazolin wirken als **α-Mimetika vasokonstriktorisch** (☞ Kap. 4.2.1) → erleichterte Nasenatmung.
  - **Bedarfsmedikament:** nur **zeitlich begrenzt** anwenden
  - **Gefahr der chronischen Schleimhautschädigung** („**Privinismus**“) durch zu häufigen Gebrauch aufgrund reaktiver Schleimhautschwellung nach Abklingen der Wirkung
  - Ephedrinhaltige Nasentropfen wirken als **indirekte Sympathomimetika vasokonstriktorisch** (☞ Kap. 4.2.2). Aufgrund des Abhängigkeitspotentials sind sie nicht zu empfehlen.

20.4 COPD

Definition

chronische Lungenkrankheit mit progredienter, nach Gabe von Bronchodilatatoren und/oder Glukokortikoiden nicht vollständig reversibler Atemwegsobstruktion auf dem Boden einer chronischen Bronchitis und/oder eines Lungenemphysems.

- Symptome: chronischer Husten, Auswurf und Dyspnoe
- Risikofaktoren: Zigarettenrauchen, Staubinhalation, häufige Atemwegsinfekte

Therapieprinzip

- **kausal:** Meiden der Risikofaktoren
- **symptomatisch:** β_2-Mimetika · Anticholinergika · Glukokortikoide · Theophyllin · (Mukopharmaka · Antibiotika)

Die wichtigsten Parameter für die **Stadieneinteilung der COPD** sind die **Symptome** (Husten, Auswurf, Dyspnoe) und die **Lungenfunktion** (☞ Tab. 20.3).

Stufe	Schweregrad	Definition	Therapie
0	COPD-Risiko	normale Lungenfunktion Symptome (Husten, Auswurf)	Risikofaktoren meiden (Raucherentwöhnung)
I	leichte COPD	FEV_1 › 80% des Sw. und FEV_1/VC ‹ 70 % mit/ohne Symptome (Husten, Auswurf)	Risikofaktoren meiden, **bei Bedarf:** schnellwirksame inhalative Bronchodilatatoren
II	mäßige COPD	FEV_1 50–80 % des Sw. und FEV_1/VC ‹ 70 % mit/ohne Symptome (Husten, Auswurf, Dyspnoe)	Risikofaktoren meiden, **bei Bedarf:** schnellwirksame inhalative Bronchodilatatoren **Dauertherapie:** langwirksame inhalatative Bronchodilatatoren
III	schwere COPD	FEV_1 30–50 % des Sw. und FEV_1/VC ‹ 70 % mit/ohne Symptome (Husten, Auswurf, Dyspnoe)	Risikofaktoren meiden, **bei Bedarf:** schnellwirksame inhalative Bronchodilatatoren **Dauertherapie:** langwirksame inhalative Bronchodilatatoren; • ICS bei häufigen Exazerbationen • Neu: Roflumilast in Kombination mit Bronchodilatatoren
IV	Sehr schwere COPD	FEV_1 ‹ 30 % des Sw. und FEV_1/VC ‹ 70 % oder FEV_1 ‹ 50 % des Sw. mit respiratorischer Insuffizienz bzw. Zeichen der Rechtherzinsuffizienz	Wie Stufe III und ergänzende Maßnahmen wie Langzeit-O_2-Therapie, chirurgische Therapie

Tab. 20.3: Stadiengerechte Therapie der COPD nach der Nationalen VersorgungsLeitlinie COPD (Kurzfassung, 2010). FEV_1 = Einsekundenkapazität, VC = Vitalkapazität, Sw = Sollwert, ICS = inhalatives Kortikosteroid

Bedarfsmedikation

schnellwirksame inhalative Bronchodilatatoren:
- Kurz- und schnellwirksame β_2-Mimetika: Fenoterol, Salbutamol, Terbutalin
- Kurz- und schnellwirksame Anticholinergika: Ipratropium

Bronchodilatatoren stellen die Grundlage der medikamentösen COPD-Therapie dar. Für die akute Luftnot sind schnellwirksame Inhalativa auf Stufe I–IV bei Bedarf geeignet. Vorsicht bei Anwendung von
- β_2-Mimetika bei KHK, Herzinsuffizienz, Herzrhythmusstörungen
- Anticholinergika bei Prostatahyperplasie und Engwinkelglaukom.

Dauermedikation

langwirksame inhalative Bronchodilatatoren:
- Langwirksame β_2-Mimetika: Formoterol, Salmeterol
- Langwirksame Anticholinergika: Tiotropium
- Weitere: Theophyllin

Für die Dauertherapie ab Stufe II werden langwirksame β_2-Mimetika und/oder Tiotropium verwendet.

- Theophyllin retardiert:
  - nur 3. Wahl wegen geringer therapeutischer Breite und häufigen Interaktionen. **Cave:** Rauchen (Enzyminduktion) → $t_{1/2}$ von Theophyllin ↑
  - etwa die Hälfte der COPD-Patienten profitiert von Theophyllin. Die „Responder" identifiziert man durch einen Auslassversuch über 3 Tage während einer stabilen Krankheitsphase. Bei Verschlechterung → Theophyllintherapie indiziert.
- Inhalative Glukokortikoide: nur, wenn > 2 Exazerbationen/Jahr und wenn sich unter einer Therapie die Lungenfunktion bessert.
- Keine oralen Glukokortikoide in der Langzeittherapie, sondern nur bei akuter Exazerbation.

Mukopharmaka

Verbesserung der **Expektoration** des zähen Bronchialsekrets:
- **Bromhexin** und sein aktiver Metabolit **Ambroxol** bewirken eine **verstärkte seröse Sekretion** der Drüsen, wodurch die Viskosität des Sekrets abnimmt.
- **N-Acetylcystein verflüssigt das Sekret** durch Spaltung von Disulfidbrücken in Proteinen der Schleimmoleküle.
- **ausreichende Hydrierung** notwendig für eine optimale Wirkung. Cave: Vermeidung übermäßig großer Trinkmengen wegen der Gefahr der Dekompensation bei bestehendem Cor pulmonale

akute Exazerbation bei COPD

- Hauptursache: Bronchialinfekte
- Therapie:
  - O_2-Inhalation(unter Kontrolle der Blutgase)
  - kurz wirksame β_2-Mimetika und Anticholinergika inhalativ
  - systemische Glukokortikoide oral oder i.v. (20–40 mg Prednisolon für 14 d)
  - Theophyllin i.v. (Kontrolle des Theophyllinspiegels im Verlauf)
  - Antibiotika bei purulentem Sputum

Antibiotika

- indiziert bei akuter Infektexazerbation mit purulentem Sputum für 7 Tage
- häufigste Erreger: Pneumokokken, Haemophilus influenzae, Moraxella catarrhalis, Enterobacteriaceae, Pseudomonas aeruginosa
- **leichte Exazerbation** (im COPD-Stadium 3–4): **Amoxicillin,** alternativ: Makrolid, Doxycyclin
- **mittelschwere und schwere Exazerbation: Amoxicllin + Clavulansäure,** alternativ: Cephalosporin der 2.–3. Gruppe, pneumokokkenwirksames Fluorchinolon (Levofloxacin, Moxifloxacin)
- bei **Pseudomonas: Piperacillin + Tazobactam,** alternativ: pseudomonaswirksames Cephalosporin (Ceftazidim, Cefepim), Carbapenem (Imipenem, Meropenem) oder Gyrasehemmer (Levofloxacin, Ciprofloxacin).

20.5 Therapie der pulmonalen Hypertonie

Definition

- pulmonal-arterielle Hypertonie = Druckerhöhung im Lungenkreislauf (pulmonal-arterieller Mitteldruck ≥ 25 mmHg in Ruhe und > 30 mmHg unter Belastung), woraus sich eine Rechtsherzinsuffizienz entwickeln kann
- Ursache: u.a. Sklerodermie, Infektionen, Medikamente, kardiale Ursachen, thromboembolische Ereignisse

Therapie

Antikoagulation · Kalziumantagonisten · Prostazyklinanaloga · Endothelinrezeptor-Antagonisten · PDE5-Inhibitoren

Basistherapie

- **therapeutische Antikoagulation** mit Cumarinderivaten (☞ Kap. 11.2)
- bei Hypoxie: Sauerstoff-Langzeittherapie
- bei Beinödemen aufgrund der Rechtsherzinsuffizienz: Diuretika

Kalziumantagonisten

Ca. 10% der Patienten reagieren gut auf Kalziumantagonisten (☞ Kap. 5.5), z.B. Diltiazem, Nifedipin. Es kommt zu einer Senkung des Pulmonalarteriendruckes, wobei jedoch relativ hohe Dosierungen notwendig sind → Auftreten kardialer UW.

Prostazyklinanaloga

- **Iloprost** = Prostazyklinanalogon (PG-I; ☞ Kap. 17.3 und Abb. 17.1): Vasodilatation, Hemmung der Thrombozytenaggregation
- Iloprost wird inhaliert und führt zu einer direkten Dilatation der arteriellen pulmonalen Strombahn.

Endothelinrezeptor-Antagonisten

- Endothelin-1 (ET-1) = vom Gefäßendothel gebildetes Peptidhormon, erhöhte ET-1-Konzentrationen bei pulmonal-arterieller Hypertonie
- physiologisch: ET-1 = stärkster physiologischer Vasokonstriktor, 10 × stärker als Angiotensin II.
- Es gibt 2 ET-Rezeptoren: ET_A- und ET_B-Rezeptoren auf glatten Gefäßmuskelzellen bewirken eine Vasokonstriktion. Außerdem wird über ET_A ein ungünstiger bindegewebiger Umbau der Gefäßwand vermittelt (Remodeling). ET_B-Rezeptoren auf Endothelzellen führen zur Freisetzung von NO und Prostazyklin, die vasodilatatorisch wirken.
- **Bosentan:** ET_A- und ET_B-Rezeptor-Antagonist
- **Ambrisentan und Sitaxentan:** selektive ET_A-Rezeptor-Antagonisten
- Wirkungen:
  - Vasodilatation ↑ Senkung des pulmonal-arteriellen Drucks, Entlastung des rechten Herzens. Bei selektiven ET_A-Rezeptor-Antagonisten wird durch die erhaltene Wirkung via ET_B-Rezeptor die Vasodilatation durch NO-Freisetzung noch gefördert.
  - antiinflammatorische, antifibrotische und antihypertrophe Effekte
- UW: Kopfschmerzen, Flush, Erhöhung der Leberenzyme

PDE5-Inhibitoren

- **Hemmung der Phosphodiesterase Typ 5** (PDE5)
- Vorkommen von PDE5: Lungengefäße, Corpus cavernosum des Penis (☞ Kap. 27.9)
- Funktion von PDE5: Abbau von cGMP
- **Sildenafil, Tadalafil:** Hemmung von PDE5 → cGMP ↑ → intrazelluläre Ca^{2+}-Konzentration ↓ → Relaxation glatter Muskelzellen: Lunge: Vasodilatation im pulmonalen Gefäßsystem → Senkung des mittleren Pulmonalarteriendrucks (nur geringe Vasodilatation im systemischen Kreislauf)
- PK, UW: ☞ Kap. 27.9

21 Pharmaka zur Beeinflussung der Magen- und Darmfunktion

21.1 Laxanzien

Einteilung

Gleitmittel · Quellmittel · osmotische und salinische Laxanzien · antiresorptive und sekretagoge Laxanzien

Laxanzien bewirken eine beschleunigte Darmentleerung und werden eingeteilt in:
- **Gleitmittel:** wirken wie „Schmiermittel" und weichen den Stuhl auf. Zur Defäkation ist weniger starkes Pressen notwendig, vorteilhaft bei Hämorrhoidalleiden.
- **Quellmittel:** nehmen Wasser auf, bewährte Hausmittel bei einer Obstipation
- **osmotische** und **salinische Laxanzien:** bewirken eine Flüssigkeitsretention, Anwendung: Darmvorbereitung, Darmentleerung nach Vergiftungen
- **antiresorptive** und **sekretagoge Laxanzien:** hemmen die Wasserresorption und fördern den Flüssigkeitseinstrom ins Darmlumen, Anwendung: Darmvorbereitung (z. B. vor Darmoperationen, Endoskopien)

Die Vorbereitung auf eine Koloskopie wird mit einer Flüssigkostdiät begonnen. Die Darmreinigung erfolgt meist durch osmotische Laxanzien (z. B. Polyethylenglykole), die zusammen mit isotonen Elektrolytlösungen getrunken werden.

Ind

- **Darmvorbereitung,** z. B. vor Darm-OP, Endoskopie
- **Hämorrhoidalleiden** (Verminderung des Pressens)
- schmerzhafte Defäkation
- **chronische Obstipation,** z. B. bei Opioiddauertherapie
- **Darmentleerung bei Vergiftungen**

Keine Indikation ist die **chronische, psychisch bedingte Obstipation** (Circulus vitiosus durch Laxanzienabusus wegen der Hypokaliämie, ☞ Kap. 22.1).

UW

- **K^+-Mangel** → Obstipation (s. o.)
- **Ca^{2+}-Verlust** → Osteoporose
- **Na^+-Verlust** → sekundärer Hyperaldosteronismus
- Pseudomelanosis coli (harmlose Darmverfärbung bei chronischer Anwendung)
- Gewöhnung
- **Magnesiumsulfat:** Muskelschwäche, Somnolenz
- **Natriumsulfat:** Hypertonie
- **Paraffinöl:** Mangel an fettlöslichen Vitaminen, Fremdkörpergranulome

21.1.1 Gleitmittel

Wirkstoffe

Docusat-Natrium · Paraffinöl

Wi

oberflächenaktiv: stuhlaufweichende Wirkung

Anwendung

- **Docusat-Natrium:** gut verträglich, verzögerter Wirkungseintritt (1–2 d)
- **Paraffinöl:** keine langfristige Anwendung wegen der **Resorptionshemmung fettlöslicher Vitamine** und einer möglichen Fremdkörperreaktion, Wirkungseintritt nach 10 h
- keine Kombination beider Substanzen: Docusat-Natrium fördert die Resorption von Paraffinöl

21.1.2 Quellmittel

Wirkstoffe

Weizenkleie · Leinsamen

Wi

Quellung der Substanzen **durch Wasseraufnahme:** Vergrößerung des intraluminalen Volumens

Anwendung

- Cave: ausreichend Flüssigkeitsaufnahme notwendig (sonst Gefahr eines Ileus)
- Wirkungseintritt nach mehreren Tagen
- keine Resorption, keine systemischen UW

21.1.3 Osmotische und salinische Laxanzien

Wirkstoffe

- **osmotisch** wirksam: Lactulose · Sorbit · Polyethylenglykole
- **salinisch** wirksam: Natriumsulfat (Glaubersalz) · Magnesiumsulfat (Bittersalz)

Lactulose, Sorbit, Polyethylenglykole

Wi

- Lactulose (Zucker), Sorbit (Zuckeralkohol) und Polyethylenglykole **binden intraluminal Flüssigkeit** und **ziehen Flüssigkeit aus dem Gewebe** an: Vergrößerung des intraluminalen Volumens
- Wirkungseintritt:
  - Lactulose (p.o.): 8 h
  - Sorbit (als Klysma): wenige Min.
  - Polyethylenglykole (p.o.): 24–72 h
- bei **Lactulose:** Metabolisierung im Dickdarm durch Bakterien → Bildung von Säuren → Steigerung der Darmperistaltik (zusätzlicher laxierender Effekt) und Verminderung der Ammoniakresorption: Anwendung bei **Leberinsuffizienz** zur **Reduktion** der **Ammoniakresorption**

Natrium- und Magnesiumsulfat

Wi

- Sulfationen **halten Flüssigkeit im Darmlumen:** Vergrößerung des intraluminalen Volumens
- rascher Wirkungseintritt (2–4 h)
- Problem: Na^+ und Mg^{2+} werden auch resorbiert mit den Folgen:
  - Na^+: arterielle Hypertonie
  - Mg^{2+}: Myotonie, Somnolenz; Kumulation, insbesondere bei Niereninsuffizienz

21.1.4 Antiresorptive und sekretagoge Laxanzien

Wirkstoffe

- **im Dünndarm wirksam:** Rizinusöl
- **im Dickdarm wirksam:** Anthrachinone · Bisacodyl

Wi

Hemmung der **Na^+**- und **H_2O-Resorption, Förderung** des **Flüssigkeitsstroms in** das **Darmlumen:** Vergrößerung des intraluminalen Volumens

Rizinusöl
- Prodrug: wird durch Lipasen zum Rizinolat gespalten
- rascher Wirkungseintritt (2–4 h)
- UW: selten (Darmkrämpfe)

Anthrachinone
- natürliches Vorkommen in Rhabarber und Faulbaumrinde
- Prodrug: Glykosidspaltung im Dünndarm → bakterielle Reduktion im Dickdarm zum wirksamen Metaboliten
- verzögerter Wirkungseintritt (8–10 h)
- keine Anwendung in Schwangerschaft, da evtl. gentoxisch

Bisacodyl
- Prodrug: intestinale Resorption → hepatische Glukuronidierung → biliäre Ausscheidung → bakterielle Deglukuronidierung im Dickdarm zum wirksamen Metaboliten
- Wirkungseintritt verzögert (6–8 h) aufgrund der hepatischen Metabolisierung; bei rektaler Gabe (kein Umweg über die Leber) bereits nach 30 min wirksam

21.2 Antiemetika

Einteilung

Muskarinrezeptorantagonist · H_1-Antagonisten · Dopaminrezeptorantagonisten · 5-HT_3-Antagonisten · NK_1-Rezeptor-Antagonist

21.2.1 Muskarinrezeptorantagonist

Wirkstoff

Scopolamin

Wm

Blockade von Muskarinrezeptoren in Vestibulariskernen und im Brechzentrum (☞ Kap. 4.1.3)

Ind

- Prophylaxe von Übelkeit und Erbrechen bei Kinetosen
- Applikation: transdermal (Pflaster)

UW

Müdigkeit, Mundtrockenheit

21.2.2 H_1-Antagonisten

Wirkstoffe

Promethazin · Dimenhydrinat · Diphenhydramin

Wm
- Blockade der Histaminrezeptoren (H_1) im Vestibularapparat (☞ Kap. 17.1)
- Blockade von Muskarinrezeptoren

Ind Prophylaxe und Therapie von Übelkeit und Erbrechen (insbesondere bei Kinetosen)

UW Müdigkeit

21.2.3 Dopaminrezeptorantagonisten

Wirkstoffe

Metoclopramid · Domperidon · Phenothiazine

Wm Blockade von Dopaminrezeptoren (D_2) in der Area postrema und im Brechzentrum (☞ Kap. 17.2.1 und 37.1). Diese Rezeptoren liegen außerhalb der Blut-Hirn-Schranke und werden daher auch vom nur peripher wirksamen Domperidon erreicht. Metoclopramid: zusätzlich antiemetisch über 5-HT_3-Antagonismus und prokinetisch über 5-HT_4-Agonismus.

Ind Erbrechen unterschiedlicher Ursachen (jedoch nicht wirksam bei Kinetosen)

UW Dyskinesie und Parkinsonsyndrom über zentrale Dopaminrezeptoren (nicht beim Domperidon, da nur peripher wirksam)

21.2.4 5-HT_3-Antagonisten

Wirkstoffe

Ondansetron · Granisetron · Tropisetron

Wm Blockade von 5-HT_3-Rezeptoren an den afferenten Vagusfasern und in der Area postrema (☞ Kap. 17.2.2)

Ind
- Übelkeit und Erbrechen bei Chemotherapie, Strahlentherapie, nach Operationen
- wirken besonders gut auf frühes Erbrechen (1–3 h) nach einer Chemotherapie
- werden mit Glukokortikoiden kombiniert, die gut auf das späte Erbrechen wirken

UW Kopfschmerzen, Obstipation

21.2.5 NK_1-Rezeptor-Antagonist

Wirkstoff

Aprepitant

Wm
- selektiver hochaffiner Antagonist am Human-Substanz-P-Neurokinin-1(NK_1)-Rezeptor
- Substanz P = Neurotransmitter, der über die NK-Rezeptoren (im Nucleus tractus solitarii) Erbrechen auslösen kann. Aprepitant antagonisiert diese Wirkung → **Dämpfung des neuronal-vermittelten Brechreizes**

Ind Prävention von Übelkeit und Erbrechen im Rahmen einer hoch-emetogenen Chemotherapie
- wirkt auf akutes und verzögertes Erbrechen bei der Chemotherapie
- wird kombiniert mit Ondansetron und Dexamethason

UW Schluckauf, Müdigkeit, Obstipation, Transaminasenanstieg

21.3 Pharmaka zur Ulkustherapie

Therapeutika

Protonenpumpenhemmer · H_2-Antagonisten · Antazida · Prostaglandinderivate · Sucralfat · (Muskarinrezeptorantagonisten)

Regulation der Säuresekretion

- **N. vagus** (☞ Abb. 21.1) = wichtigster **Stimulus der Magensäuresekretion**
  - direkte Stimulation der **Belegzellen** über **M_3-Rezeptoren**
  - Stimulation der **G-Zellen** zur gesteigerten **Gastrinproduktion**
  - Stimulation der **Mastzellen** zur gesteigerten **Histaminproduktion**
- **Aktivierung der H^+-/K^+-ATPase** (Säuresekretion ↑) durch:
  - **Acetylcholin** (Bindung an M_3-Rezeptoren)
  - **Gastrin** (Bindung an Gastrinrezeptoren)
  - **Histamin** (Bindung an H_2-Rezeptoren)
- **Hemmung der H^+-/K^+-ATPase** (Säuresekretion ↓) durch **Prostaglandine** (PGE)

Funktion der H^+-/K^+-ATPase

- Lokalisation: luminale Seite der Belegzellen
- **H^+** wird aktiv im Austausch mit K^+ **in das Magenlumen** gepumpt.
- **Cl^-** strömt über den Cl^--Kanal **ins Lumen.**
- Der Elektronenausgleich erfolgt über einen K^+-Auswärtsstrom.

Säuresekretionshemmer

medikamentöse Hemmung der Salzsäuresekretion durch:

- Protonenpumpenhemmer
- H_2-Antagonisten
- Prostaglandinderivate
- Muskarinrezeptorantagonisten (Pirenzepin)

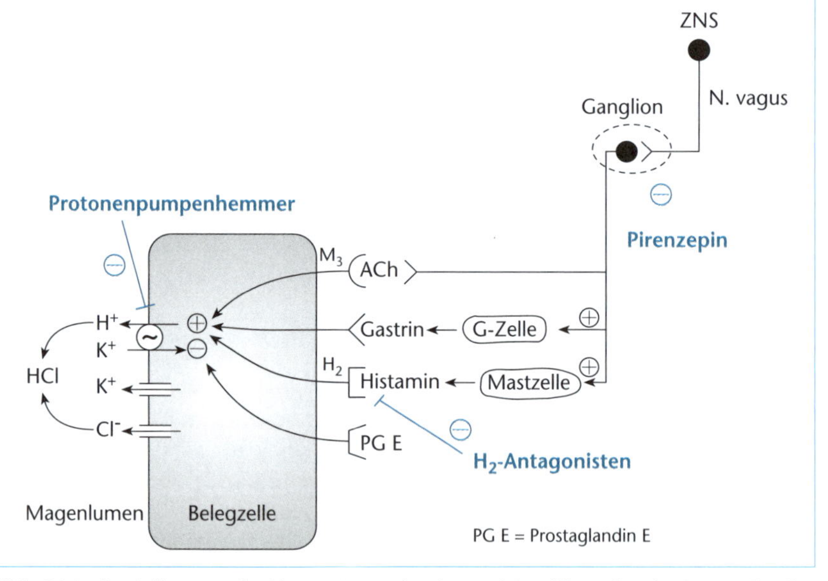

Abb. 21.1: Beeinflussung der Magensäuresekretion und Angriffspunkte der Säuresekretionshemmer

21.3.1 Protonenpumpenhemmer

Wirkstoffe

Omeprazol · Pantoprazol · Esomeprazol (= S-Isomer von Omeprazol)

Wm

irreversible **Hemmung der H^+-/K^+-ATPase** (☞ Abb. 21.1):
- **Prodrug:** p.o. → intestinale Resorption → Transport zu den Belegzellen via Blutweg → Anreicherung in den Kanalikuli der Belegzellen → Protonierung zum aktiven Metaboliten → irreversible Bindung an H^+-/K^+-ATPase → Hemmung der H^+-Freisetzung ins Magenlumen
- **Reduktion der Säurebildung** um bis zu **100 %**

Ind

- Ulkustherapie
- Zollinger-Ellison-Syndrom
- Refluxösophagitis

PK

- Prodrug: Protonierung zum aktiven Metaboliten in den Kanalikuli der Belegzellen
- kurze $t_{1/2}$ (wenige Stunden)
- **jedoch langanhaltender Effekt** über mehrere Tage aufgrund der irreversiblen Wirkung (H^+-/K^+-ATPase muss erst neu synthetisiert werden)
- hepatische Metabolisierung über Cytochrom-P-450

UW

gut verträglich, ggf.:
- bakterielle Besiedlung des Magens aufgrund der Säurereduktion (Gefahr von Atemwegsinfekten)
- Das im Tierversuch beobachtete erhöhte Risiko für die Entstehung von Karzinoiden unter Protonenpumpenhemmern hat sich beim Menschen bisher nicht bestätigt.

WW

Hemmung von Cytochrom-P-450: verzögerte Medikamenteneliminierung, z.B. von Phenytoin

21.3.2 H_2-Antagonisten

Wirkstoffe

Cimetidin · Ranitidin · Famotidin

Wm

kompetitiver **Antagonismus am H_2-Rezeptor** der Belegzellen (☞ Abb. 21.1):
- Hemmung der **histamininduzierten** Säuresekretion
- Reduktion der Säurebildung um ca. 50 %

Ind

- Ulcus ventriculi, duodeni
- Ulkusprophylaxe
- Refluxösophagitis, Gastritis, Zollinger-Ellison-Syndrom

UW

- bakterielle Besiedlung des Magens (Gefahr von Atemwegsinfekten)
- Diarrhö, Obstipation
- Herzrhythmusstörungen
- Transaminasenanstieg
- bei **Cimetidin** zusätzlich: Gynäkomastie, Potenzstörungen, Hemmung der Biotransformation (Cytochrom-P-450)

21.3.3 Antazida

Wirkstoffe

$Mg(OH)_2 \cdot Al(OH)_3$

Wm

$Mg(OH)_2$ und $Al(OH)_3$ = schwache Laugen, die die **Magensäure neutralisieren:** z. B. $Mg(OH)_2 + 2\ HCl \rightarrow MgCl_2 + 2\ H_2O$

Ind

- Reizmagen, Refluxbeschwerden, akute Gastritis
- nicht mehr zur Ulkustherapie eingesetzt, da sie den anderen Säurehemmern unterlegen sind

> Bei Dialysepatienten nutzte man früher den phosphatsenkenden Effekt der Antazida: Im Dünndarm bildet sich aus Aluminiumchlorid ($AlCl_3$) schwerlösliches Aluminiumphosphat, dass enteral ausgeschieden wird. Dadurch wird der Phosphatblutspiegel gesenkt. Problem: Bei chronischer Anwendung reichert sich resorbiertes Al^{3+} oder Mg^{2+} insbesondere bei einer Niereninsuffizienz im Körper an. Als UW kann sich eine Enzephalopathie bzw. eine Myopathie entwickeln.

Anwendung

> - meist Gemisch aus **$Mg(OH)_2$** und **$Al(OH)_3$**
> - Vorteil: Ausgleich der laxierenden Wirkung von Mg^{2+} durch die obstipierende Wirkung von Al^{3+}, beide Antazida wirken unterschiedlich schnell und optimieren dadurch die Wirkdauer
>
> Die früher verwendeten Antazida $NaHCO_3$ und $CaCO_3$ sind aufgrund ihrer Na^+- bzw. Ca^{2+}-Belastung obsolet.

PK

- **$Mg(OH)_2$:** schneller Neutralisationseffekt, Resorptionsquote: 10 %
- **$Al(OH)_3$:** langsamer Neutralisationseffekt, Resorptionsquote: 1 %

UW

- **$Mg(OH)_2$: laxierend,** Muskelschwäche, Somnolenz, Kumulation bei Niereninsuffizienz
- **$Al(OH)_3$: obstipierend,** Enzephalopathie, Kumulation bei Niereninsuffizienz
- sekundärer Hyperparathyreoidismus, Osteomalazie: Antazida sind Phosphatfänger
- reaktive Hypersekretion der Magensäure
- intestinale Resorptionsstörung zahlreicher Substanzen, z. B. Tetrazykline, Eisen

21.3.4 Prostaglandinderivate

Wirkstoff

Misoprostol

Wm

Protektion der Magenschleimhaut (☞ Abb. 21.1):
- Misoprostol = Prostaglandin-E_1-Derivat (☞ Kap. 17.3)
- Prostaglandine besitzen einen **protektiven Effekt auf** die **Magenschleimhaut,** indem sie:
  - die Schleimbildung fördern
  - die Durchblutung steigern
  - die Säuresekretion durch eine Hemmung der H^+-/K^+-ATPase reduzieren

Ind

zur **Ulkusprophylaxe** bei chronischer NSAID-Einnahme

UW
- Uteruskontraktionen (keine Anwendung in der Schwangerschaft)
- Kopfschmerzen
- Spasmen im Gastrointestinaltrakt

21.3.5 Sucralfat

= Aluminium-Saccharose-Sulfat

Wm
Ausfällung im sauren pH des Magens → polymeres Präzipitat → Bildung einer **Schutzschicht** über dem Ulkus bzw. der entzündeten Schleimhaut

Ind
- Ulkustherapie
- Refluxösophagitis

UW
beinhaltet **Aluminium:** Obstipation, Enzephalopathie, Kumulation bei Niereninsuffizienz

21.3.6 Muskarinrezeptorantagonisten

Wirkstoff
Pirenzepin

Wm
Antagonismus an ganglionären M_1-Rezeptoren: Reduktion der **parasympathischen** Stimulation auf die Salzsäureproduktion im Magen (☞ Abb. 21.1)

Ind
Aufgrund wirksamerer und verträglicherer Substanzen besteht heute **kaum noch eine Indikation** zum Einsatz von Pirenzepin bei der Ulkustherapie.

UW
Je höher die Dosierung, umso unselektiver ist die Wirkung und umso mehr unerwünschte anticholinerge Wirkungen treten auf (☞ Kap. 4.1.3).

22 Therapie von Gastrointestinalerkrankungen

22.1 Obstipation

Ursachen

- ernährungsbedingt (ballastoffarme Kost, geringe Flüssigkeitsaufnahme)
- Elektrolytstörung: Hypokaliämie, z. B. durch **chronischen Laxanzienabusus** oder **Diuretika**

> **chronischer Laxanzienabusus, Diuretika:** Wasser- und Elektrolytverlust → sekundärer Hyperaldosteronismus → K^+-Mangel → Abnahme der Darmmotilität → Steigerung der Obstipation

- **medikamentös:** u. a. Opioide, Antidepressiva, Anticholinergika, Sedativa, Anionenaustauscher (Colestyramin), aluminiumhaltige Präparate (z. B. Antazida)
- organische Darmerkrankungen (Tumore, Strikturen, Hernien, Fremdkörper)
- diabetische Gastropathie, Hypothyreose

Therapie

Allgemeinmaßnahmen · Laxanzien · Prucaloprid

- Allgemeinmaßnahmen: faserreiche Kost, ausreichend Flüssigkeitszufuhr, körperliche Bewegung
- kausal: z. B. Beendigung eines Laxanzienabusus, Ausgleich von Elektrolytstörungen etc.
- medikamentöse Therapie:
  - Beginn mit Quellstoffen (z. B. Leinsamen) oder osmotischen Laxanzien (z. B. Lactulose)
  - bei Unwirksamkeit: antiresorptive Laxanzien (z. B. Bisacodyl)
  - bei chronischer Obstipation bei Frauen: Prucaloprid (5-HT_4-Agonist mit prokinetischer Wirkung ☞ Kap. 17.2.1)
  - bei opioidinduzierter Obstipation: ggf. Methylnaltrexon (peripherer Opioidrezeptorantagonist, ☞ Kap. 30.1)

22.2 Diarrhö

Ursachen

- Infektionen (z. B. durch *E. coli*, Salmonellen, Shigellen, Campylobacter, Viren, Amöben)
- Intoxikationen (z. B. durch bakterielle Toxine, Quecksilber)
- chologen (Gallensäureverlustsyndrom, z. B. nach Ileumresektion)
- medikamentös (u. a. Antibiotika, Zytostatika, Laxanzien, Colchizin)
- organische Darmerkrankungen (Zöliakie, Durchblutungsstörungen, Laktasemangel, M. Crohn, Tumore)
- diabetische Gastropathie, Hyperthyreose

Therapie

Rehydratation · spezifische Therapie

Rehydration

= wichtigste therapeutische Maßnahme bei einer akuten Diarrhö!

! Zusammensetzung der von der WHO empfohlenen oralen Rehydratationslösung:

Glukose	20 g
NaCl	3,5 g
$NaHCO_3$	2,5 g
KCl	1,5 g
H_2O auf	1000 g

Bei Gastroenteritiden ist die normale Elektrolytresorption gestört. Durch die Zugabe von **Glukose** kann **Na^+** über einen **Co-Transporter** (Glukose + **Na^+**) resorbiert werden, Wasser strömt dann nach. Alternativ wirken nach dem gleichen Prinzip: gesüßter Tee + Salz.

Spezifische Therapie

nach der auslösenden Ursache:

- **infektiöse Diarrhö:** meist selbstlimitierend, **keine spezifische Therapie**
- **schwerer Verlauf** einer infektiösen Diarrhö (blutige Diarrhö, Fieber), bei schlechtem AZ, hohem Alter, Säuglingen: **Antibiotika** (☞ Kap. 44.2)
- **chologene Diarrhö:** Bindung der Gallensäuren als auslösende Ursache des Durchfalls durch die Gabe eines **Ionenaustauschers** (z. B. Colestyramin oder Colestipol, ☞ Kap. 29.3)
- Durchfälle bei **Malabsorptionssyndromen** (z. B. Lactasemangel, Zöliakie): **diätetische** Therapie
- gleichzeitig bestehende **Krämpfe:** Spasmolytikum **Butylscopolamin** (Muskarinrezeptorantagonist, ☞ Kap. 4.1.3)
- **nicht-infektiöse Diarrhö:** peripher wirksamer Opioidrezeptoragonist **Loperamid:** wirkt obstipierend (☞ Kap. 30.1), darf jedoch nicht bei infektiöser Genese verabreicht werden, da die Ausscheidung der Erreger verzögert wird. Eine Ausnahme kann bei der **leichten Reisediarrhö** (kein Fieber, keine blutige Diarrhö) gemacht werden, bei der Loperamid eingenommen wird, um sich den Urlaub nicht durch Durchfälle verderben zu lassen (☞ Kap. 44.2).

22.3 Erbrechen

Ursachen

- Kinetose
- gastrointestinale Ursachen (infektiöse oder toxische Gastritis, Ulkusleiden, Pankreatitis)
- Urämie, Hirndrucksymptomatik, M. Menière
- medikamentös: Dopaminagonisten (Parkinsontherapie), Opioidanalgetika, Ergotamine (Migränetherapie), Herzglykoside, Zytostatika, Sirup ipecacuanha, Apomorphin (☞ Kap. 47.1.2)
- Schwangerschaft

Therapie

Ätiologie der Emesis	Therapie	Substanzklasse
Kinetose	Scopolamin Dimenhydrinat, Diphenhydramin	Muskarinrezeptorantagonist H_1-Antagonist
gastrointestinale Ursache	Metoclopramid Domperidon	Dopaminrezeptorantagonist Dopaminrezeptorantagonist
Zytostatika-induziertes Erbrechen	Ondansetron: frühes Erbrechen Glukokortikoide: spätes Erbrechen Aprepitant: frühes und spätes Erbrechen	5-HT_3-Antagonist Glukokortikoide NK_1-Rezeptor-Antagonist
zentrales Erbrechen	Phenothiazine Metoclopramid Domperidon	Dopaminrezeptorantagonist Dopaminrezeptorantagonist Dopaminrezeptorantagonist
Schwangerschaft	möglichst keine Medikamente bzw. nur bei schwerem Flüssigkeits- und Elektrolytverlust	ggf. H_1-Antagonist oder Triflupromazin (Dopaminrezeptorantagonist)

Tab. 22.1: Therapie der Emesis (☞ Kap. 21.2)

UW

- **Muskarinrezeptorantagonisten:** Müdigkeit, Mundtrockenheit
- **H_1-Antagonisten:** Müdigkeit
- **Dopaminrezeptorantagonisten:** Dyskinesie, Parkinsonsyndrom
- **5-HT_3-Antagonisten:** Kopfschmerzen, Obstipation
- **NK_1-Rezeptor-Antagonist:** Schluckauf, Obstipation, Transaminasenanstieg

22.4 Ulkustherapie

> ! Leitsatz: Ohne Säure kein Ulcus!

Auch nach der Entdeckung des Bakterium Helicobacter pylori als **häufige Ulkusursache** behält der Leitsatz seine Bedeutung, da eine schädigende Wirkung auf die Magenschleimhaut nur im Zusammenhang mit der Magensäure möglich ist. Substanzen, die die Säuresekretion und Säurewirkung hemmen, sind die Grundlage jeder Ulkustherapie.

***H.-pylori*-positives Ulkus**

Protonenpumpenhemmer + Clarithromycin + Amoxicillin oder Metronidazol

Eradikationstherapie bei Nachweis eines *H.-pylori*-positiven Ulkus

Eradikationstherapie

Kombinationstherapie über **7 d: Protonenpumpenhemmer** (= PPI; z. B. Omeprazol, Pantoprazol) + 2 Antibiotika

- **1. Wahl:** PPI + Clarithromycin + Amoxicillin („französische" Triple-Ther.)
- **2. Wahl:** PPI + Clarithromycin + Metronidazol („italienische" Triple-Ther.)
- **Reserveoption:** PPI + Tetrazyklin + Metronidazol + Bismutsalz (Bismutsalz wirkt bakterizid auf *H. pylori*) (Quadrupel-Ther.)

PPI reduzieren die Säurekonzentration im Magen, wodurch die Ausheilung des Ulkus gefördert wird. Gleichzeitig wird die Wirksamkeit der Antibiotika verbessert:

- **Amoxicillin** wirkt besser im weniger sauren Milieu.

- **Clarithromycin** erreicht höhere Konzentrationen, da der Abbau über Cytochrom-P-450 durch Omeprazol verzögert wird.

Die Kombination zwei verschiedener, synergistisch wirkender Antibiotika verbessert die Wirksamkeit und ist zur Vermeidung einer Resistenzbildung notwendig.

- Erfolgsquote > 90 %
- Rezidivquote = 1 %/Jahr
- Versagen der Therapie: meist bedingt durch Einnahmefehler

> ! Volle Dosis, volle Zeit, sonst drohen Resistenzen!

***H.-pylori*-negatives Ulkus**

> Protonenpumpenhemmer · H_2-Antagonisten

- Ursachen von *H.-pylori*-negativen Ulzera: z. B. Therapie mit NSAID und/oder Glukokortikoiden, Stress
- Therapie: 1. Wahl: **Protonenpumpenhemmer,** alternativ: **H_2-Antagonisten**
- **Ulkusprophylaxe** bei chronischer NSAID-Einnahme: 1. Wahl: Protonenpumpenhemmer, alternativ H_2-Antagonist, Misoprostol

22.5 Refluxösophagitis

Therapie

> Allgemeinmaßnahmen · Säuresekretionshemmer · Prokinetika

- Allgemeinmaßnahmen: Meiden von Substanzen, die den Reflux fördern (Nikotin, Alkohol, Anticholinergika, Ca^{2+}-Antagonisten, Nitrate), Gewichtsreduktion, Schlafen mit erhöhtem Oberkörper
- medikamentös:
  - **Säuresekretionshemmer:** Protonenpumpenhemmer (z. B. Omeprazol) oder H_2-Antagonisten (z. B. Ranitidin)
  - **Prokinetika:** Metoclopramid (☞ Kap. 17.2.1): **beschleunigt** die **Nahrungspassage** vom Ösophagus bis zum Kolon (Motilitätssteigerung) → Refluxneigung ↓
    UW: Metoclopramid: **extrapyramidal-motorische UW**

22.6 M. Crohn und Colitis ulcerosa

Therapeutika

> 5-Aminosalicylsäure · Glukokortikoide · Immunsuppressiva · (Metronidazol)

5-Aminosalicylsäure

Wm

- antiphlogistisch, u. a. durch Hemmung der Prostaglandin- und Leukotriensynthese, Radikalfänger reaktiver O_2-Verbindungen
- Da die 5-Aminosalicylsäure (= Mesalazin, 5-ASA) bereits im Dünndarm resorbiert wird, die antiphlogistische Wirkung jedoch erst weiter distal erwünscht ist, werden pharmakokinetisch veränderte Derivate eingesetzt, die erst im Dickdarm wirksam werden: **Retardpräparate** (Sulfasalazin, Olsalazin).

Ind

- leichter **akuter Schub** bei Colitis ulcerosa, M. Crohn
- **Remissionserhaltung** bei Colitis ulcerosa

PK

- **5-ASA:** Resorption im Dünndarm und Dickdarm
- **Sulfasalazin:** Kombination aus 5-ASA mit Sulfapyridin, das als Trägerprotein fungiert und gleichzeitig als Sulfonamid antibakterielle Wirkungen besitzt. Im Dickdarm wird Sulfasalazin bakteriell in 5-ASA und Sulfapyridin gespalten.
- **Olsalazin:** besteht aus 2 Molekülen 5-ASA. Im Dickdarm wird Olsalazin bakteriell in 2 Moleküle 5-ASA gespalten.

UW

- zahlreiche UW bei Sulfasalazin aufgrund der Sulfonamidkomponente: **Allergie, BB-Veränderungen** (☞ Kap. 43.1.6)
- bessere Verträglichkeit der anderen Substanzen, evtl. Diarrhö

Glukokortikoide

- topische Glukokortikoide (☞ Kap. 18.1):
  - Indikation: **akute Schübe,** die sich nicht durch 5-ASA allein kontrollieren lassen
  - Budesonid: hoher First-pass-Effekt, daher nur im Darm wirksam ohne systemische UW; insbesondere Anwendung bei iliozäkalem Befall
- systemisch wirksame Glukokortikoide:
  - Indikation: **schwere Verläufe**
  - Prednisolon: initial hoch dosiert, dann langsam ausschleichend

Immunsuppressiva

Indikation: **chronisch aktive Verläufe, Remissionserhaltung** (☞ Kap. 46.1):

- 1. Wahl: **Azathioprin** oder **6-Mercaptopurin**
- 2. Wahl: **Methotrexat**
- Reservemedikament: Infliximab, Adalimumab (Antikörper gegen TNF-α, ☞ Kap. 32.1.2)
- Ziele: **Rückgang der Entzündung, Dosisreduktion der Glukokortikoide**

Metronidazol

- Indikation: insbesondere bei **Fisteln** bei M. Crohn
- **antibiotische** Wirkung, **immunsuppressiver** Effekt (☞ Kap. 43.1.13)

Anwendung

M. Crohn	Colitis ulcerosa
Akuter Schub	
• Lokal-wirksame Glukokortikoide: Budesonid • Sulfasalazin bei Kolonbefall • Bei Versagen von Budesonid oder schweren Verläufen: Prednisolon • Bei Fisteln: Metronidazol, Ciprofloxacin, Immunsuppressiva (Infliximab)	• Leichter Schub: – 5-ASA: p.o. oder bei distalem Befall rektal – Ggf. lokal-wirksame Glukokortikoide: Budesonid • Schwerer Schub: – systemische Glukokortikoide (Prednisolon) + 5-ASA – Immunsuppressiva (Ciclosporin) bei Kontraindikation gegen Glukokortikoide.

M. Crohn	Colitis ulcerosa
Chronisch aktiver Verlauf	
• Immunsuppressiva: Azathioprin • Evtl. zusätzlich Glukokortikoide • bei Versagen der anderen Maßnahmen TNF-α-Antikörper Infliximab, Adalimumab	• Immunsuppressiva: Azathioprin • Evtl. zusätzlich Glukokortikoide
Remissionserhaltung	
• Immunsuppressiva: Azathioprin • Ggf. zusätzlich niedrigdosierte Glukokortikoide	5-ASA

Tab. 22.2: Stadiengerechte Therapie chronisch entzündlicher Darmerkrankungen

22.7 Gallenkolik

= kolikartige Schmerzen bei Choledocholithiasis, verursacht durch Kontraktionen des Gallengangs um das Passagehindernis herum

Therapeutika

Spasmolytika · Analgetika · (Antibiotika)

Spasmolytika

Senkung des Muskeltonus

- **Nitroglyzerin** sublingual: schnell wirksam, Relaxation der glatten Muskulatur über eine vermehrte Freisetzung von NO (☞ Kap. 8.1)
- **Butylscopolamin** i.v.: senkt rasch den Muskeltonus durch eine Blockade muskarinerger Rezeptoren (☞ Kap. 4.1.3)

Analgetika

- **Metamizol:** bei leichten kolikartigen Schmerzen, wirkt zugleich spasmolytisch (UW: RR ↓ bei i.v.-Gabe, selten Agranulozytose)
- **Opioidanalgetika:** schwere Gallenkolik, Kombination mit einem Spasmolytikum, um die spasmogene Wirkung der Opiate zu mindern
  - bevorzugte Gabe von **Pethidin:** wirkt überwiegend zentral analgetisch, mit nur geringen peripheren Effekten auf den Muskeltonus des GI-Traktes
  - alternativ **Pentazocin:** nur geringe tonuserhöhende Wirkung im GI-Trakt, partieller Opioidrezeptoragonist (☞ Kap. 30.1)

Antibiotika

- bei V. a. begleitende Gallenwegsinfektion: **Amoxicillin** und **Ampicillin** in Kombination mit einem Penicillinasehemmer
- alternativ: Cephalosporine oder Co-trimoxazol, bei Anaerobierinfekten Metronidazol

Rezidivprophylaxe

- Die erfolgreichste Maßnahme zur Steinbeseitigung: chirurgische Cholezystektomie
- Medikamentös kann die Lithogenität der Gallensäure und damit die Bildung der Gallensteine vermindert werden durch Gabe von Gallensalzen: Urso- und Chenodesoxycholsäure

22.8 Pankreatitis

22.8.1 Akute Pankreatitis

Therapie

Allgemeinmaßnahmen · Säuresekretionshemmer · Analgetika · (Antibiotika)

Allgemeinmaßnahmen:
- **Nahrungskarenz bis zur Schmerzfreiheit:** „Ruhigstellen" des Pankreas
- ggf. parenterale Ernährung: ausreichende Flüssigkeits- und Elektrolytsubstitution

Medikamente:
- **Säuresekretionshemmer** (Protonenpumpenhemmer, H_2-Antagonisten), Absaugen von Magensaft: Verminderung der Pankreasreizung durch die Magensäure
- **Schmerzbehandlung: Pethidin,** alternativ **Pentazocin,** andere Opioidanalgetika sollten wegen der Gefahr von gastrointestinalen Spasmen inkl. Papillenspasmus gemieden werden (☞ Kap. 30.1).
- **Antibiotika** mit breitem Wirkungsspektrum bei **nekrotisierendem Verlauf:** Cephalosporine der III. Generation, Gyrasehemmer, bei Abszessen Metronidazol

22.8.2 Chronische Pankreatitis

Therapiemaßnahmen

Pankreasenzymsubstitution · Insulinsubstitution

- zunächst Abstinenz bei Alkoholabusus als auslösende Ursache
- **Akut entzündliche Schübe** werden **wie** die **akute Pankreatitis** behandelt.
- Da sich bei der chronischen Pankreatitis irgendwann eine exokrine und auch endokrine Insuffizienz entwickeln können, müssen **Enzyme** und **Insulin substituiert** werden. Die Enzymsubstitution wirkt auch schmerzlindernd, da eine Reizung des Pankreas durch Nahrungsaufnahme reduziert wird.

23 Schilddrüsentherapeutika

23.1 Schilddrüsenhormone

Einteilung

T_3 (Trijodthyronin) · T_4 (Levothyroxin)

Von der Schilddrüse werden täglich produziert:

- 10 µg T_3
- 90 µg T_4

Synthese

läuft in folgenden Teilschritten ab (☞ Abb. 23.1):

→ aktive Aufnahme von Jodid in die Thyreozyten (**Jodination**)
→ Oxidation von Jodid und Einbau an Tyrosinreste des Thyreoglobulins unter Einwirkung der Peroxidase (**Jodisation**) mit Ausbildung von Mono- und Dijodtyrosinresten
→ Verbindung von Jodtyrosinmolekülen zu **T_3** und **T_4** (gebunden an **Thyreoglobulin**) unter Einwirkung der Peroxidase
→ Speicherung im Follikel
→ bei Bedarf an Schilddrüsenhormonen: endozytotische Aufnahme von Thyreoglobulin zurück in die Thyreozyten und Abbau durch lysosomale Enzyme
→ Freisetzung von **T_3** und **T_4** und Abgabe **ins Blut**
→ > 99 % werden an thyroxinbindendes Globulin (**TBG**), **Albumin** und **Präalbumin** gebunden (**nur** die **freie Form** ist **wirksam**)
→ Transport zur **Peripherie**
→ **Dejodierung** von **T_4** zum **wirksameren T_3** (> 5 × stärker wirksam als T_4)
→ Bindung an intrazelluläre Rezeptoren in den Zielzellen → Wirkung

Steuerung der Synthese

hypothalamisch-hypophysär:
Der **Hypothalamus** stimuliert die **Hypophyse** zur Freisetzung von **TSH.** TSH hat folgende **Wirkungen auf die Schilddrüse:**

- Jodaufnahme ↑
- Synthese und Sekretion von T_3 und T_4 ↑
- Hypertrophie (und Hyperplasie) der Thyreozyten ↑
- Durchblutung der Schilddrüse ↑
- **T_3** und **T_4** besitzen ein **negatives Feedback** auf die Hypophyse.

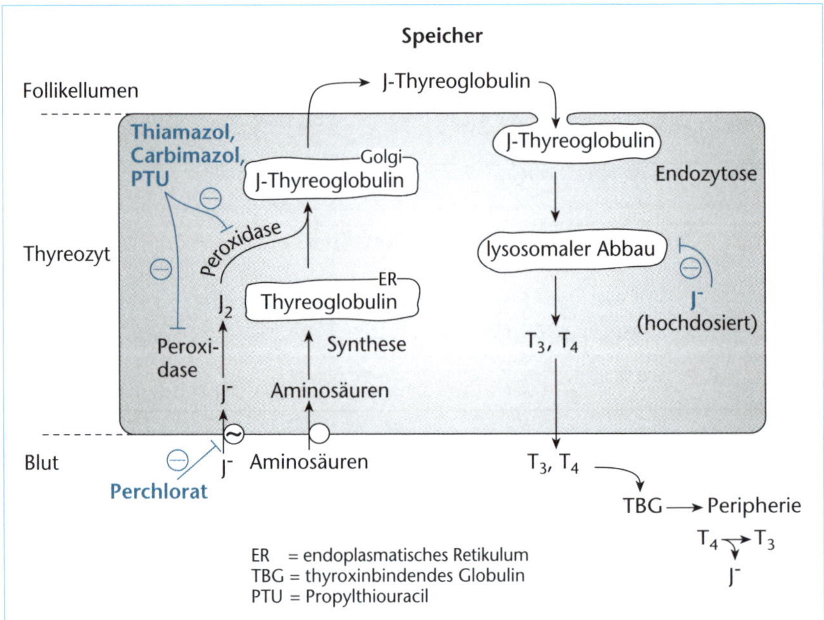

Abb. 23.1: Synthese der Schilddrüsenhormone und Angriffspunkte von Thyreostatika

Wi

Grundumsatz ↑:
- Glukoneogenese ↑, Glykogenolyse ↑, Lipolyse ↑
- Thermogenese ↑, Aktivität der Na^+-/K^+-ATPase ↑, O_2-Verbrauch ↑
- Wachstumshormone ↑, Knochenwachstum ↑, ZNS-Entwicklung ↑
- Verstärkung der Wirkung von Katecholaminen (β-Rezeptorzahl ↑)

Ind

- **Hypothyreose**
- **Rezidivprophylaxe** nach Strumaoperation
- Struma diffusa (ohne Autonomie)
- evtl. Zusatzmedikation bei einer thyreostatischen Therapie (☞ Kap. 24.3)
- Z.n. Thyreoidektomie bei Schilddrüsenkarzinom: in TSH-suppressiver (hoher) Dosierung, um jeglichen Wachstumsstimulus von TSH auf noch vorhandene maligne Zellen zu unterdrücken (Ziel ist TSH < 0,1 mU/l)

Kinetik

- $t_{1/2}$: T_3 = 1 d, T_4 = 1 Woche (wegen der längeren Wirkdauer ist **T_4** das **Mittel der Wahl zur Substitutionstherapie**)
- nicht plazentagängig

UW

- bei richtiger Dosierung (Euthyreose): keine
- **Überdosierung** (= Hyperthyreosis factitia durch übermäßige exogene Zufuhr an Schilddrüsenhormonen): Tremor, Adynamie, Unruhe, Schlaflosigkeit, Gewichtsverlust trotz des gesteigerten Appetits, Schwitzen, Palpitationen, Sinustachykardie, Vorhofflimmern, Angina pectoris, Diarrhö, Osteoporose, Hyperglykämie

KI

relativ: Angina pectoris, Herzrhythmusstörungen

23.2 Jodid

Wm

Jodid wird zur Synthese der Schilddrüsenhormone benötigt.

Ind

Jodid (= Kaliumjodid) wird zur Jodsubstitution verwendet bei:
- **Struma diffusa,** insbesondere bei jungen Patienten
- **Strumaprophylaxe** bei jungen Patienten, Schwangeren und nach einer Strumaoperation
- in hoher Dosierung: kurzfristige Anwendung als Thyreostatikum (☞ Kap. 23.3)
- hochdosiert bei radioaktiven Unfällen: Vermeidung einer Anreicherung von radioaktivem Jod in der Schilddrüse

PK

- Resorption ↑, Ausscheidung renal
- $t_{1/2}$: 7 Wochen (gespeichert in Schilddrüse)

UW

- praktisch keine, außer bei Jodallergie
- bei bestehender Autonomie kann evtl. eine Hyperthyreose ausgelöst werden

KI

- Schilddrüsenautonomie, Hyperthyreose (außer bei präoperativer Anwendung ☞ Kap. 23.3)
- Jodallergie
- Dermatitis herpetiformis Duhring (Exazerbation unter Jodtherapie)

23.3 Thyreostatika

Einteilung

Thiamazol · Carbimazol · Propylthiouracil · Perchlorat · Jodid (hoch dosiert) · Lithium · Radiojod

Thiamazol, Carbimazol, Propylthiouracil

- Thiamazol, Carbimazol = Mercaptoimidazole
- Propylthiouracil (PTU) = Thioharnstoff

Wm

Jodisationshemmer: Hemmung der Peroxidase (☞ Abb. 23.1), zusätzlich immunsuppressive Wirkung:
- **Thiamazol, Carbimazol:** stärker thyreostatisch wirksam als PTU
- **PTU:** zusätzlich Hemmung der Umwandlung von T_4 in T_3 in der Peripherie

Ind

1. Wahl zur medikamentösen Therapie der Hyperthyreose:
- bei **M. Basedow**
- bei **Schilddrüsenautonomie**
- **vor einer Struma-OP** zur Einstellung einer Euthyreose
- **zu Beginn einer Radiojodtherapie** zur Einstellung einer Euthyreose, da die Wirkung der Radiojodtherapie erst nach mehreren Wochen einsetzt

Anwendung in Schwangerschaft

> Hyperthyreose in der Schwangerschaft:
> - thyreostatische Therapie notwendig, da sonst ein erhöhtes Abortrisiko besteht
> - Thyreostatika = plazentagängig → Gefahr der Entwicklung einer Struma und **Hypothyreose** (Kretinismus) beim **Fetus** → Dosierung von Thiamazol oder PTU so niedrig wie möglich
> - keine Kombination mit T_4: T_4 ist nicht plazentagängig, zur Unterdrückung der hyperthyreoten Symptome bei der Mutter wäre bei einer Kombination mit T_4 eine höhere Thyreostatikadosis nötig → Fetus wird stärker geschädigt.

PK

- Resorption: 100 %
- Carbimazol = Prodrug, wird zu Thiamazol metabolisiert
- verzögerter Wirkungseintritt (1–4 Wochen), da keine Wirkung auf bereits synthetisierte Schilddrüsenhormone besteht
- $t_{1/2}$:
  - PTU: 1,5 h
  - Mercaptoimidazole: 3 h
  - Thiamazol reichert sich in der Schilddrüse an: biologische Wirkdauer von 24 h
- Elimination: Metabolismus (Oxidation, Glukuronidierung)
- plazentagängig

UW

- **Agranulozytose:** Erste Symptome sind Stomatitis/Pharyngitis und Fieber.
- Exanthem
- Anstieg der Leberenzyme
- Schwangerschaft: Struma und Hypothyreose beim Fetus

Perchlorat

Wm

Jodinationshemmer: kompetitive Hemmung der Jodidaufnahme in den Thyreozyten (☞ Abb. 23.1)

Ind

- Hyperthyreose bei Unverträglichkeit anderer Thyreostatika
- **prophylaktisch** bei Patienten, bei denen durch eine Untersuchung mit jodhaltigen Kontrastmitteln eine thyreotoxische Krise ausgelöst werden kann, z. B. bei lang bestehender Jodmangelstruma

PK

- rascher Wirkungseintritt
- unverändert renale Elimination
- plazentagängig

UW

gastrointestinale Beschwerden, Agranulozytose, aplastische Anämie, nephrotisches Syndrom

> ! Bei der Therapie mit Thiamazol, Carbimazol, PTU und Perchlorat müssen die Patienten auf Symptome der Agranulozytose hingewiesen werden (Fieber, Infekte der oberen Luftwege, Halsschmerzen) und in diesem Fall ihr Blutbild untersuchen lassen.

Jodid (hochdosiert)

Wm

Hochdosiert bewirkt Jodid eine **Hemmung der T_3/T_4-Freisetzung:**

- durch die Inhibition lysosomaler Enzyme (☞ Abb. 23.1) → Abbau von Thyreoglobulin ↓, Hormonspeicherung im Follikel ↑ → Hormonfreisetzung ↓

- Wirkungseintritt innerhalb von 24 h, hält aber nur 1–2 Wochen an. Anschließend kann sich eine Hyperthyreose entwickeln.

Ind

präoperativ bei Hyperthyreose mit dem Ziel der:
- Schilddrüsenverkleinerung
- Verminderung der Schilddrüsendurchblutung
- Euthyreose
- Verbesserung der Operabilität

> Eine Schilddrüsenoperation sollte immer im euthyreoten Zustand erfolgen! Zunächst Behandlung des Patienten mit Thyreostatika. Ca. 10 d vor der OP: Gabe von hochdosiertem Jodid = „Plummerung".

UW

Hautreizung, Konjunktivitis, Bronchitis, Schnupfen, Reaktivierung einer Tbc, thyreotoxische Krise

KI

Tbc, Jodallergie

Lithium

Wm

- Verlängerung der Verweildauer von Jodid in der Schilddrüse
- **Verminderung der Hormonfreisetzung** aus der Schilddrüse

Ind

- **thyreotoxische Krise** durch Jodkontamination
- weitere Ind sowie PK, UW, KI, WW ☞ Kap. 38.2

Radiojod

Wm

- **^{131}J** = β- (90 %) und γ-Strahler (10 %)
- ^{131}J wird in der Schilddrüse wie normales Jodid gespeichert und führt beim Zerfall zu einer **Zerstörung des Gewebes → Verkleinerung der Schilddrüse,** Verminderung der Hormonsynthese
- bei einer **Hyperthyreose** durch ein autonomes Areal:
  - Adenom reichert ^{131}J TSH-unabhängig an.
  - Wegen TSH-Suppression (durch Hyperthyreose) nimmt normales Gewebe kein ^{131}Jod auf → **selektive Zerstörung** des autonomen Herdes.

Ind

- **Schilddrüsenautonomie**
- **Rezidiv eines M. Basedow**
- **Z.n. Strumektomie bei Schilddrüsenkarzinom:** Direkt nach der Strumektomie erhält der Patient noch keine T_4-Substitution, damit der TSH-Spiegel ansteigt, um die Aufnahme von ^{131}J in noch vorhandene Zellen zu verbessern und diese selektiv zu zerstören. Anschließend erfolgt dann die T_4-Gabe in TSH-suppressiver Dosis (☞ Kap. 23.1).
- **Rezidivstruma**

PK

$t_{1/2} = 8$ d

Anwendung

- Am Anfang einer Radiojodtherapie bei Hyperthyreose: thyreostatische Behandlung notwendig, da die Wirkung der Radiojodtherapie erst nach Wochen einsetzt
- **Isolierung** des Patienten während Radiojodtherapie

UW

Bestrahlungsthyreoiditis, Späthypothyreose, Gastritis, Sialadenitis

24 Therapie von Schilddrüsenerkrankungen

24.1 Euthyreote Struma

Definition

- **Schilddrüsenvergrößerung** bei normaler thyreoidaler Stoffwechsellage
- **häufigste Schilddrüsenerkrankung:**
  - endemisches Auftreten in Deutschland aufgrund des Jodmangels (bis zu 30 % der Bevölkerung)
  - Zugabe von Jodid in Trinkwasser und Tierfutter würde die Inzidenz langfristig senken (wird in der Schweiz durchgeführt), wird bei uns jedoch nicht durchgeführt („Zwangsmedikation")
- empfohlene **Jodaufnahme:** ca. **200 μg/d**
- chronischer Jodmangel: wirkt durch eine Aktivierung von lokalen Wachstumsfaktoren wachstumsfördernd auf die Thyreozyten. Die Stoffwechsellage bleibt euthyreot. (Erst bei einem Abfall des Hormonspiegels wird vermehrt TSH freigesetzt, das ein weiteres Schilddrüsenwachstum bewirkt.)

Komplikationen

- **mechanische Komplikationen:** Tracheomalazie, Stridor, Dysphagie
- **Schilddrüsenautonomie:** in lang bestehenden Jodmangelstrumen können sich Areale entwickeln, die TSH-unabhängig Schilddrüsenhormone produzieren und zu einer Hyperthyreose führen

Therapie

Jodid

Jodid

- beste Therapie = Ausgleich des Jodmangels durch eine **Substitution von Jodid** = Therapie der Wahl bei jungen Patienten
  - Therapie: 300–500 μg/d
  - nach ca. 1 Jahr: Rezidivprophylaxe mit 100–200 μg/d
- Bei **älteren Patienten,** bei denen sich **autonome Areale** in der lang bestehenden Struma gebildet haben können, kann durch Jodid eine **Hyperthyreose** ausgelöst werden → Ausschluss von Autonomie oder Malignität vor Therapiebeginn
- wichtigste KI: Hyperthyreose, Autonomie (☞ Kap. 23.2)

L-Thyroxin

- **vermindert** die **TSH-Freisetzung** über ein negatives Feedback → Senkung des Wachstumsstimulus auf die Schilddrüse
- Aber: TSH stellt nicht den entscheidenden Wachstumsfaktor bei der euthyreoten Struma dar, sondern der Jodmangel ist selber wachstumsfördernd. Durch L-Thyroxin kann die Schilddrüse weiter an Jod verarmen (TSH-Suppression → Verminderung der thyreoidalen Jodaufnahme).
- Die Therapie der euthyreoten Struma hat sich deshalb zugunsten der alleinigen Jodsubstitution (s.o.) gewandelt, anstatt einer Kombination aus Jod + L-Thyroxin.

Operation und Radiojodtherapie

- Indikation zur Operation: Komplikationen einer euthyreoten Struma
- Indikation zur Radiojodtherapie: KI gegen eine Operation, Strumarezidiv
- nach einer Operation/Radiojodtherapie: medikamentöse Therapie mit Jodid + L-Thyroxin zur Substitution und Rezidivprophylaxe

24.2 Hypothyreose

Definition

Schilddrüsenunterfunktion, angeboren oder erworben, z. B. durch:

- Hashimoto-Thyreoiditis (am häufigsten)
- Z. n. Thyreoidektomie
- Z. n. thyreostatischer Therapie
- Insuffizienz des Hypophysenvorderlappens

Therapie

L-Thyroxin (T_4)

- Ausgleich eines Mangels an endogenem T_4
- einschleichende Dosierung: 25–50 µg/d für 2–4 Wochen
- Erhöhung auf die Erhaltungsdosis (100–150 µg/d) zur Erlangung einer euthyreoten Stoffwechsellage
- optimale Dosierung: subjektives Wohlbefinden des Patienten, TSH normal

24.3 Hyperthyreose

Definition

Schilddrüsenüberfunktion, am häufigsten durch M. Basedow und Schilddrüsenautonomie bedingt

Therapie

Thyreostatika · β-Blocker · Radiojodtherapie · Operation

M. Basedow

- hyperthyreote Symptome (Tremor, Unruhe, Gewichtsverlust, Palpitationen) durch Dauerstimulation der Thyreozyten durch TSH-Rezeptor-Antikörper
- zunächst **thyreostatische Therapie** mit Thiamazol, Carbimazol oder PTU für **ca. 1 Jahr: Cave:** durch die Hemmung der Hormonproduktion fällt das negative Feedback auf die Hypophyse weg und es wird mehr TSH freigesetzt, das das Schilddrüsenwachstum stimuliert. Therapeutische Folge:
  - Thyreostatika niedrig dosieren → TSH im Normbereich (bevorzugt, da weniger UW)
  - Thyreostatika hoch dosieren + L-Thyroxin substituieren → negatives Feedback durch T_4 auf den Hypophysenvorderlappen bleibt erhalten
- Exophthalmus kann sich unter einer thyreostatischen Therapie bei M. Basedow zurückbilden. In einzelnen Fällen kann es aber auch zu einer Verschlechterung der Orbitopathie kommen.
- Unterdrückung der hyperthyreoten Beschwerden: **initiale** Gabe von **Propranolol** (wirkt besonders gut auf den **Tremor** und die **Herzrhythmusstörungen**).

> Propranolol ist besser geeignet als andere β-Blocker, da es **unselektiv** β_1- und β_2-Rezeptoren blockiert und in der Peripherie die Umwandlung von T_4 in T_3 hemmt.

- Rezidiv nach Beendigung der thyreostatischen Therapie bei ca. 50 % der Patienten → Indikation für eine Radiojodtherapie oder Operation. Präoperativ muss eine Euthyreose eingestellt werden.

Schilddrüsenautonomie

- Entwicklung autonomer Areale in einer langjährigen Struma, die unabhängig von TSH Schilddrüsenhormone freisetzen → Entwicklung einer Hyperthyreose.
- Therapie: Radiojodtherapie oder Operation. Wie bei allen hyperthyreoten Patienten: präoperativ Euthyreose durch Thyreostatika einstellen, um eine thyreotoxische Krise intraoperativ zu vermeiden.

24.4 Therapie der thyreotoxischen Krise

Ursachen

- spontan bei Hyperthyreose
- bei plötzlich hoher Jodaufnahme, z.B. durch Röntgenkontrastmittel bei langjährigen Strumapatienten
- Schilddrüsen-OP bei hyperthyreoter Stoffwechsellage

Symptome und Therapie

Symptome	Therapie
Fieber (bis 41 °C)	• Eisbeutel, Wadenwickel
Tachykardie, Tremor	• Propranolol
Diarrhö, Erbrechen → Exsikkose	• Flüssigkeits-, Elektrolytinfusion
Grundumsatz ↑	• ausreichende Kaloriengabe
T_3/T_4 ↑	• **Thiamazol** 160–200 mg/d i.v. • **Glukokortikoide** (100–200 mg Prednisolon) i.v.: Hemmung der Umwandlung von T_4 in T_3 • Lithium: bei Jodkontamination • evtl. Plasmapherese

Tab. 24.1: Symptome und Therapie der thyreotoxischen Krise

25 Antidiabetika

25.1 Insulinpräparate

physiologisches Insulin

- **Polypeptidhormon,** bestehend aus:
  - einer A-Kette mit 21 Aminosäuren
  - einer B-Kette mit 30 Aminosäuren
  - Beide Ketten sind über 2 Disulfidbrücken miteinander verbunden.
- **Produktion:** β-Zellen des Pankreas
- Bedarf:
  - ca. 40 IE/d (0,67 IE/kg/d)
  - basaler Insulinbedarf ≈ 50 % des Insulintagesbedarfs (0,36 IE/kg/d)
- **$t_{1/2}$:** ca. 5 min (Inaktivierung v.a. in Leber und Nieren)
- **Sekretion:**
  - basal (Ruhestoffwechsel)
  - prandial (Senkung alimentärer Blutzuckerspitzen)
- **Regulation der Insulinsekretion:** in Abhängigkeit von der mit der Nahrung aufgenommenen Glukose (☞ Abb. 25.1):
  Nahrungsaufnahme → Glukoseanstieg im Blut → **Glukoseaufnahme** in die β-Zelle über den GLUT2-Transporter → Glykolyse → **ATP-Bildung** → **Hemmung** des **ATP-abhängigen K^+-Kanals** → intrazellulärer K^+-Anstieg (= **Depolarisation**) → Öffnung spannungsabhängiger Ca^{2+}-Kanäle → **Ca^{2+}-Einstrom** in die Zelle → Exozytose von Insulingranula und **Insulinfreisetzung** ins Blut

Wirkstoffe

- **kurz wirksame Insuline:** Normalinsulin · Insulin lispro · Insulin aspart · Insulin glulisin
- **Verzögerungsinsuline:** NPH-Insulin · Insulin detemir · Insulin glargin

Wi

Insulin wirkt hauptsächlich
- auf Leber, Muskulatur und Fettgewebe
- steigert u.a. die Synthese von Glykogen, Proteinen und Fettsäuren und hemmt deren Abbau
- fördert die Glukoseaufnahme in Fett- und Muskelzellen

→ **Senkung** des **Blutglukosespiegels** und des **Fettsäurespiegels**
→ **Steigerung** der **Proteinsynthese**

Ind

- Diabetes mellitus Typ 1
- Diabetes mellitus Typ 2 bei Versagen der oralen Therapie
- Diabetes mellitus in der Schwangerschaft (☞ Kap. 26.1.4)
- perioperative Einstellung von Diabetikern
- Coma diabeticum (☞ Kap. 26.3.1)
- schwere Hyperkaliämie (als Glukose-Insulin-Infusion, ☞ Kap. 13.2)

Anwendung

- **kurz wirksame Insuline:** s.c. oder i.v.
- **Verzögerungsinsuline:** s.c., nie i.v.

- bei akuten Stoffwechselentgleisungen (hyperosmolares, ketoazidotisches Koma): Normalinsulin i.v.

PK

Insulin	Wirkungseintritt	Wirkungsmaximum	Wirkdauer
Normalinsulin (= Altinsulin)	15–30 min (Spritz-Ess-Abstand notwendig)	2–3 h	5–7 h
Insulin lispro, aspart, glulisin	< 10 min (kein Spritz-Ess-Abstand)	$^1/_2$–1 h	4 h
NPH-Insulin	1–3 h	6–10 h	< 24 h
Insulin detemir Insulin glargin	2–4 h	10–14 h	20 h (detemir) > 24 h (glargin)

Tab. 25.1: Pharmakokinetik verschiedener Insulinpräparate

- **Normalinsulin** (Altinsulin): Insulinmoleküle bilden Hexamere, die nach Injektion erst zu Monomeren dissoziieren müssen (verzögerter Wirkungseintritt) → **Spritz-Ess-Abstand 15–30 min**
- **kurz wirksame Insulinanaloga:** gentechnisch verändertes Insulin. Durch den Austausch bestimmter Aminosäuren bilden sich Monomere viel schneller (praktisch sofortiger Wirkungseintritt) → **kein Spritz-Ess-Abstand** notwendig. Die Insulinwirkung hält jedoch nicht so lange an → der Blutzuckerspiegel kann früher wieder ansteigen als bei Normalinsulin.
  - **Insulin lispro:** Die beiden benachbarten Aminosäuren Lysin und Prolin (Positionen 29 und 28) in der B-Kette des Insulins wurden gegeneinander ausgetauscht.
  - **Insulin aspart:** Statt Prolin (Position 28) wurde Asparaginsäure in die B-Kette eingebaut.
  - **Insulin glulisin:** Statt Lysin (Position 29) und Asparagin (Position 3) wurden Glutamat und Lysin in die B-Kette eingebaut.
- **Verzögerungsinsuline: verzögerte Resorption → lange Wirkdauer**
  - **NPH-Insulin:** Bindung an Protamin (neutrales Protamin Hagedorn), einen basischen Eiweißkörper, wodurch die Resorption verzögert wird.
  - **lang wirksame Insulinanaloga:** gentechnisch verändertes Insulin. Vorteil gegenüber den früher verwendeten kristallinen Verzögerungsinsulinen (Insulin-Zink-Suspensionen): Wirkprofil besser und gleichmäßiger, weniger intraindividuelle Schwankungen, Hypoglykämien (UW) treten seltener auf.
    Insulin detemir: trägt eine Fettsäure-Seitenkette an der B-Kette, worüber es an Albumin im Gewebe und Blut bindet
    Insulin glargin: trägt zusätzlich Arginin in der B-Kette und Glycin statt Asparagin (Position 21) in der A-Kette. Es bildet langsam resorbierbare Präzipitate.
- **Kombinationsinsuline: Normalinsulin** und **NPH-Insulin** können gemischt werden, jedoch keine Mischung mit den Insulinanaloga.

UW

- **Hypoglykämie:** Ursache: keine Nahrungsaufnahme nach Bolusinjektion, verstärkte körperliche Aktivität, falsche Berechnung der IE, Alkoholaufnahme (Therapie: ☞ Kap. 26.3.2)
- **Lipodystrophie:** Injektionsstelle regelmäßig wechseln

- **allergische Reaktionen:** lokal oder systemisch bis hin zur Urtikaria
- **Insulinresistenz** bei Adipositas, Infektionen, Stress, Bildung zirkulierender Antikörper
- **morgendliche Hyperglykämie,** Ursachen:
  - Bei **einmaliger morgendlicher** Injektion eines **Verzögerungsinsulins** ist evtl. die Wirkung zu kurz.
    Therapie: Injektion eines Verzögerungsinsulins morgens und abends
  - **abendliche Dosis zu hoch** → nächtliche Hypoglykämie → morgendliche reaktive Hyperglykämie (Somogyi-Effekt)
    Therapie: abendliche Dosis reduzieren
  - **erhöhter nächtlicher Insulinbedarf** durch hohe STH-Spiegel, insbesondere bei Jugendlichen (Dawn-Phänomen)
    Therapie: Erhöhen der abendlichen Dosis des Verzögerungsinsulins oder Einsatz einer Insulinpumpe

25.2 Orale Antidiabetika

Wirkstoffe

Biguanide · Sulfonylharnstoffe · Thiazolidindione · Acarbose/Miglitol · Guar

Biguanide (Metformin)

Wm, Wi

- **vermindert** die **intestinale Glukoseresorption**
- **hemmt** die **Glukosefreisetzung** aus der **Leber**
- **verbessert** die **Glukoseaufnahme** in die **Muskulatur,** nicht aber ins Fettgewebe → Förderung der Gewichtsreduktion: günstig bei Adipositas
- verursacht **keine** Hypoglykämie
- weitere Effekte: VLDL ↓, HDL ↑, antithrombotische Wirkung

Ind

Mittel 1. Wahl bei diätetisch nicht einstellbaren **Typ-2-Diabetes-mellitus,** insbesondere bei Adipositas

PK

- gute Resorption
- $t_{1/2} \approx 3$ h
- unveränderte renale Elimination, daher Gefahr der Akkumulation bei Niereninsuffizienz

UW

- Übelkeit, Erbrechen, Diarrhö
- selten: **Laktatazidose,** z. T. letal, bei Beachten der Kontraindikationen ist dieses Risiko aber gering

KI

alle **azidotischen** oder **hypoxischen Zustände** wie:
- Herz-, Nieren-, Leberinsuffizienz
- hohes Alter (Kreatinin ↑), Schwangerschaft
- Alkoholismus
- perioperativ (48 h vor einer OP Metformin absetzen, bei Bedarf Insulingabe)
- jodhaltige Kontrastmittel bei radiologischen Untersuchungen → Gefahr einer Niereninsuffizienz: deshalb Metformin pausieren

Sulfonylharnstoffe und -analoga

Wirkstoffe

- **Sulfonylharnstoffe:** Glibenclamid · Tolbutamid · Glimepirid
- **Sulfonylharnstoff-Analoga:** Nateglinid · Repaglinid

Wm

Blockade des ATP-abhängigen **K^+-Kanals** der β-Zelle (☞ Abb. 25.1):

- K^+ intrazellular ↑ → Depolarisation der Zelle → Öffnung von Ca^{2+}-Kanälen → Ca^{2+}-Einstrom → Exozytose der Insulingranula
- **Steigerung** der **Insulinsekretion** → Blutzucker ↓
- Gelegentlich werden den Sulfonylharnstoffen extrapankreatische Wirkungen zugeschrieben, diese sind klinisch jedoch ohne Relevanz.

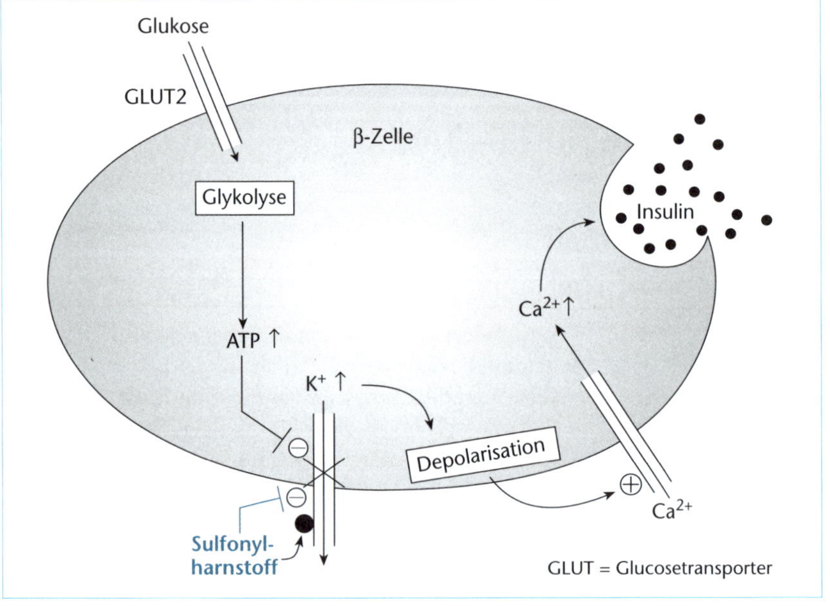

Abb. 25.1: Regulation der Insulinsekretion in der β-Zelle und Angriffspunkt der Sulfonylharnstoffe

Ind

diätetisch nicht einstellbarer **Typ-2-Diabetes-mellitus**

Anwendung

Sulfonylharnstoffe:

- Therapiebeginn: **einschleichende Dosierung**
- ⅔ der Dosis **am Morgen**
- **⅓ am Abend**

Nach einer mehrjährigen Therapie kann ein **Sekundärversagen** wegen zunehmender Erschöpfung der β-Zellen auftreten. Dann wird zusätzlich zu den Sulfonylharnstoffen **Insulin** in geringer Dosierung injiziert.

Sulfonylharnstoff-Analoga:

- Wirkung: rasch, kurz
- Anwendung zu den Mahlzeiten bei Typ-2-Diabetikern („Bolusprinzip")
- umstrittener Nutzen (kein Vorteil gegenüber anderen Sulfonylharnstoffen)

PK

- schnelle und gute Resorption (oBV 50–90 %)
- hohe PEB bis 99 %: Verdrängung anderer proteingebundener Substanzen

- deutliche Unterschiede in der Wirkdauer bei den einzelnen Vertretern:
  - lang wirksam: Glibenclamid
  - kurz wirksam: Glimepirid, Tolbutamid
  - schnell und kurz wirksam: Nateglinid, Repaglinid

UW

- **Hypoglykämie,** insbesondere bei lang wirksamen Substanzen
- **Hyperinsulinämie** und **Gewichtszunahme,** besonders ungünstig bei Patienten mit metabolischem Syndrom
- **gastrointestinale Störungen**
- selten allergische Reaktionen: Kreuzallergie mit Sulfonamidantibiotika und Thiaziddiuretika wegen chemischer Verwandtschaft möglich
- Knochenmarkdepression

KI

- Typ-1-Diabetes-mellitus
- alle akuten diabetischen Stoffwechselentgleisungen
- Schwangerschaft, Stillzeit
- schwere Niereninsuffizienz
- perioperativ (Absetzen am OP-Tag, bei Bedarf Insulingabe)
- schwere diabetische Spätkomplikationen (Indikation für eine Insulintherapie)

WW

- häufige Interaktionen aufgrund hoher PEB und Metabolismus
- **Verstärkung der antidiabetischen Wirkung** durch: Alkohol, β-Blocker, ASS, Cumarine
- **Verminderung der antidiabetischen Wirkung** durch: Glukokortikoide, Thiaziddiuretika, Adrenalin, Schilddrüsenhormone

> ! Jede weitere Medikation bei Patienten mit einer Sulfonylharnstofftherapie muss auf „Verträglichkeit" überprüft werden (Kontrolle der Stoffwechsellage und gegebenenfalls Anpassung der Dosierung).

Thiazolidindione (Pioglitazon)

- **neue orale Antidiabetika** zur Therapie des Typ-2-Diabetes-mellitus
- erster Vertreter in der USA: Troglitazon, wurde in Deutschland wegen der später beobachteten Hepatotoxizität nicht eingeführt. Rosiglitazon wurde 2010 in Deutschland wieder vom Markt genommen wegen kardiovaskulärer unerwünschter Wirkungen (z. B. Herzinfarkt).
- in Deutschland derzeit zugelassen: **Pioglitazon**
- greifen in die pathogenetischen Mechanismen des Typ-2-Diabetes-mellitus ein:
  - Verminderung der peripheren **Insulinresistenz**
  - Verbesserung der **Glukoseverwertung,** z. B. durch die vermehrte Expression von Glukosetransportern = **„Insulinsensitizer"**

Wm

- **Agonismus** am **Kernrezeptor PPARγ** (Peroxisomal proliferator activated receptor γ), über den die Transkription verschiedener Gene gesteuert wird
- **PPARγ-Expression:** in Leber, Fettgewebe, Muskulatur: **Regulation von Stoffwechselprozessen.** Am besten ist PPARγ aus **Adipozyten** bekannt, wo es die Differenzierung aus Präadipozyten fördert. Die einzelnen Mechanismen, die letztendlich zur Verbesserung der diabetischen Stoffwechsellage führen, sind noch unbekannt.

Wi
- **Senkung** des **Blutglukose-, Insulin-** und **Triglyzeridspiegels**
- HDL ↑, freie Fettsäuren ↓
- verursachen keine Hypoglykämie

Ind
Diabetes mellitus Typ 2 (Mono- oder Kombinationstherapie):
- Medikament der 2. Wahl, wenn Metformin kontraindiziert ist bzw. unzureichend wirkt.
- Mögliche Kombinationen mit: Metformin und/oder Sulfonylharnstoff, Insulin

PK
- oBV > 99 % (unabhängig von der Nahrungsaufnahme), PEB > 99 %
- $t_{1/2}$ = 3–4 h
- starke hepatische Metabolisierung (Demethylierung, Hydroxylierung, Konjugation)
- keine Interaktionen mit anderen oralen Antidiabetika
- verzögerter Wirkungseintritt, max. Wirkung erst nach ca. 8 Wochen

UW
- Erhöhung des Plasmavolumens → Ödeme, Anämie, Herzinsuffizienz
- Gewichtszunahme

KI
- Leberfunktionsstörungen
- Herz- und schwere Niereninsuffizienz
- Typ-1-Diabetes-mellitus
- Schwangerschaft/Stillperiode

Acarbose, Miglitol

Wm
Hemmung der **intestinalen α-Glukosidase:**
- verminderter Abbau von Stärke und Saccharose:
  → **Glukoseresorption** ↓
  → Abflachung postprandialer Blutzuckerspitzen
- verursacht keine Hypoglykämie

Ind
geeignet für **Diabetes mellitus Typ 1** und **2**, wobei die bevorzugte Anwendung bei Typ-2-Diabetikern liegt.

PK
praktisch keine intestinale Resorption bei Acarbose; Resorption von Miglitol und unveränderte renale Elimination, jedoch keine systemischen Effekte

UW
Meteorismus, Diarrhö (bakterieller Abbau der Kohlenhydrate im Kolon) → einschleichende Dosierung, sonst sehr schlechte Compliance

KI
chronische Darmerkrankungen

Guar

- = nichtresorbierbares pflanzliches Kohlenhydrat
- **verzögert** die **intestinale Resorption von Glukose** → Glätten von Blutzuckerspitzen
- geeignet für Typ-1- und Typ-2-Diabetiker
- ausreichend Flüssigkeitszufuhr, sonst droht ein **Darmverschluss** aufgrund der eindickenden Wirkung

25.3 Neuartige Wirkstoffe für Typ-2-Diabetiker

- Exenatide, Liraglutid
- Sitagliptin, Vildagliptin

Wm

Verstärkung der Wirkung von Glukagon-like-Peptide 1

- Glukagon-like-Peptide 1 (GLP-1) ist ein Inkretinhormon, das bei Aufnahme von Kohlenhydraten von endokrinen Zellen des Dünndarms freigesetzt wird → Stimulation der Insulinsekretion, Hemmung der Glukagonfreisetzung, Verzögerung der Magenentleerung.
- GLP-1 hat eine sehr kurze $t_{1/2}$ = 2 min und wird durch die Dipeptidyl-Peptidase-4 (DPP-4) abgebaut.
- **Exenatide, Liraglutid: GLP-1-Rezeptoragonisten** mit längerer Wirkdauer als GLP-1 – Imitation der Inkretinwirkung (= Inkretinmimetikum). $t_{1/2}$ = 3 h (Exenatide) und 15 h (Liraglutid). Anwendung s.c.
- **Sitagliptin, Vildagliptin:** DPP-4-Inhibitoren – Hemmung des Abbaus von Inkretinen wie GLP-1. Anwendung oral.
- Wirkung ist glukoseabhängig, verursachen **keine Hypoglykämie**.

Ind

Typ-2-Diabetes mellitus in Kombination mit Metformin oder Sulfonylharnstoff

UW

gastrointestinale Beschwerden

26 Therapie des Diabetes mellitus

Definition

- **Nüchtern-Blutzucker ≥ 126 mg/dl** (≥ 7,0 mmol/l) bzw.
- **2-h-Wert** im oralen Glukosetoleranztest ≥ **200 mg/dl** (≥ 11,1 mmol/l)

häufigste und wichtigste Stoffwechselerkrankung aufgrund eines **relativen** oder **absoluten Insulinmangels** mit akuten Komplikationen (Coma diabeticum) und Spätschäden (Makro- und Mikroangiopathie, Nephro-, Retino-, Neuropathie)

Einteilung

- **Typ 1:** absoluter Insulinmangel → Insulintherapie
- **Typ 2:** relativer Insulinmangel → orale Antidiabetika ± Insulintherapie

Therapie

Diät · körperliche Aktivität · Pharmaka (Insulin/orale Antidiabetika)

Typ-1-Diabetes-mellitus

- Manifestation: **jugendliches Alter**
- wahrscheinlich **autoimmunologische Prozesse,** die bei einer entsprechenden genetischen Prädisposition (häufig HLA-Merkmale DR3/4) zu einer Zerstörung der β-Zellen führen → absoluter Insulinmangel → Therapie mit **Insulin**

Typ-2-Diabetes-mellitus

- Manifestation: jenseits des **40. Lebensjahres**
- am häufigsten bei **adipösen Patienten**
- Therapie:
  - kalorienreduzierte, diabetesgerechte Diät
  - körperliche Aktivität
  - orale Antidiabetika, wenn Diät und körperliche Aktivität nicht ausreichen
  - Insulin: bei Versagen aller anderen Maßnahmen

26.1 Insulintherapie

Therapie

konventionelle Insulintherapie · intensivierte Insulintherapie

- **konventionelle Insulintherapie:** Spritzen und Essen nach festem Schema
- **intensivierte Insulintherapie:** „Patient spritzt, wenn er isst", größere Flexibilität. Unterteilung in:
  - intensivierte konventionelle Insulintherapie
  - Insulinpumpentherapie

26.1.1 Konventionelle Insulintherapie

- **starres Spritz- und Mahlzeitenschema,** meist von älteren Patienten verwendet bei insulinpflichtigem Typ-2-Diabetes-mellitus
- meist **1–2 Injektionen** täglich (morgens und abends) mit **NPH-Insulin** oder Kombination **NPH-Insulin + Normalinsulin**

- Abendliche Dosis sollte s.c. in den Oberschenkel injiziert werden, da aus dem Oberschenkel langsamer resorbiert wird als aus dem Abdomen (längere Wirkung).
- Nachteil: **keine optimale Einstellung** möglich:
  - Abfall des Blutzuckerspiegels zwischen den Mahlzeiten aufgrund der langen Wirkung der Verzögerungsinsuline → Zwischenmahlzeiten notwendig
  - Wird vor den Mahlzeiten, z.B. mittags, kein Normalinsulin gespritzt, steigt postprandial der Blutzuckerspiegel übermäßig stark an.

26.1.2 Intensivierte konventionelle Insulintherapie

- flexibles Schema
- imitiert die physiologische Insulinsekretion: **Basis-Bolus-Prinzip**
- **basaler** Insulinspiegel: abgedeckt durch ein **Verzögerungsinsulin** (etwa 50 % der gesamten IE) mit 2–4 Injektionen/d NPH-Insulin, 1–2 Injektionen Insulin detemir oder 1 Injektion Insulin glargin
- vor jeder Mahlzeit: Normalinsulin, Insulin lispro, glulisin oder aspart als **Bolus.** Der Patient muss wissen:
  - Höhe des aktuellen Blutzuckerspiegels (häufiges Messen)
  - Broteinheiten (BE) der Mahlzeit: ca. 1 IE (Insulin) ist für 1 BE notwendig, in Abhängigkeit von der Tageszeit (früh 1–2 IE/BE, mittags 0,5–1 IE/BE, abends 1–1,5 IE/BE)
- Nach der Ersteinstellung wird ein Fastentag eingelegt und der Blutzucker über 24 h regelmäßig gemessen, um zu erkennen, ob die Basalinjektion ausreichend ist.
- Kohlenhydrateinheit (KE) = neue Berechnungseinheit bei der Diabetesdiät, 1 KE = 10 g Kohlenhydrate (im Unterschied zur Broteinheit (BE) wird dabei der Ballaststoffanteil herausgerechnet), 1 BE = 12 g Gesamtkohlenhydrate ≈ ½ Scheibe Brot. Durchschnittlich nimmt man mit der Nahrung 20 KE/d auf.

Beispiel: 70 kg schwerer Patient mit Typ-1-Diabetes-mellitus:
- berechneter Insulinbedarf: ≈ 48 IE (0,67 IE/kg/d)
- davon ca. 50 % basal (24 IE), der Rest als Bolus
- 3 Hauptmahlzeiten

Tageszeit	Basal: 24 IE Insulin glargin	Bolus: 24 IE Normalinsulin, Insulin lispro oder Insulin aspart	
morgens	–	10 IE	in Abhängigkeit von der Tageszeit, der BE der Mahlzeit, dem Blutzuckerwert und der geplanten körperlichen Aktivität
mittags	–	8 IE	
abends	–	6 IE	
nachts	24 IE		

Tab. 26.1: Klinisches Beispiel einer intensivierten konventionellen Insulintherapie

26.1.3 Insulinpumpentherapie

- imitiert sehr gut die physiologische Insulinsekretion, setzt aber eine **intensivere Schulung** des Patienten voraus. Sie ist besonders indiziert bei

- jungen Patienten
- in der **Schwangerschaft**
- bei **ausgeprägtem Dawn-Phänomen** (☞ Kap. 25.1)
- bei **schweren Spätkomplikationen**

- Durch eine Pumpe wird Normalinsulin oder kurzwirksame Insulinanaloga kontinuierlich subkutan in die Bauchhaut infundiert (= **basaler Insulinspiegel**).
- Vor jeder Mahlzeit bestimmt der Patient den Blutzuckerspiegel und stellt dann über die Pumpe die **Bolusinjektion** ein (dasselbe Insulin wie zur Dauerinfusion).
- Kein Verzögerungsinsulin!

26.1.4 Insulintherapie in der Schwangerschaft

In der Schwangerschaft muss die antidiabetische Therapie mit **Insulin** erfolgen, **orale Antidiabetika** sind **kontraindiziert.**

Wegen des erhöhten Morbiditäts- und Mortalitätsrisikos für Mutter und Kind ist eine optimale Einstellung der Schwangeren unbedingt notwendig → intensivierte Insulintherapie, am besten **Insulinpumpentherapie.**

Die Insulindosis muss an die sich ändernde Insulinempfindlichkeit während der Schwangerschaft angepasst werden:

- **1./2. Trimenon:** Insulinsensitivität ↑ → Dosis reduzieren, sonst droht Hypoglykämie
- **2./3. Trimenon:** Insulinsensitivität ↓ → Dosis steigern, sonst droht Hyperglykämie
- **postpartal/Stillperiode:** Insulinsensitivität ↑ → Dosis reduzieren, sonst droht Hypoglykämie

26.2 Therapie des Typ-2-Diabetes-mellitus

Therapie

1. Allgemeinmaßnahmen: **Diät** und **körperliche Aktivität**
2. evtl. + **Acarbose/Miglitol/Guar**
3. a) + **Metformin,** 1. Wahl
b) + **Sulfonylharnstoffe**
c) + **Thiazolidindione**
4. + **Insulin** bei Versagen der oralen Antidiabetika

- häufigste Ursache des Typ-2-Diabetes: Adipositas (metabolisches Syndrom): gestörte Insulinsekretion, Insulinresistenz
- initial häufig Hyperinsulinämie → Blutzucker bleibt im Normbereich, jedoch **Down-Regulation der Insulinrezeptoren** → Insulinwirkung ↓ → **Insulinresistenz** (Circulus vitiosus). Bei Erschöpfung der β-Zellen: Manifestation des Diabetes.

Allgemeinmaßnahmen

- **kalorienreduzierte, diabetesgerechte Diät,** v. a. Vermeiden schnell resorbierbarer Kohlenhydrate
- **körperliche Aktivität** führt zu einer Verbesserung der Insulinsensitivität der Skelettmuskulatur

medikamentöse Therapie

Antidiabetika (☞ Kap. 25.2): bei Versagen der Allgemeinmaßnahmen

- gering erhöhter BZ: **Acarbose, Miglitol, Guar**
- stärker BZ-senkende Präparate: **Mittel 1. Wahl = Metformin,** insbesondere bei adipösen Patienten, mindert die Insulinresistenz; keine Hypoglykämie als UW
- **Sulfonylharnstoff:** bei KI gegen Metformin (UW: Hypoglykämie)
- **Thiazolidindione** mindern die Insulinresistenz. Anwendung bei KI gegen Metformin und zur Kombinationstherapie mit Metformin oder Sulfonylharnstoff. Keine Hypoglykämie als UW.
- Bei Versagen einer Monotherapie mit o.g. Substanzen kann eine Kombination mit den neuen Antidiabetika (z.B. Exenatide, Sitagliptin) versucht werden, bevor Insulin verwendet wird.
- **Insulin:** zusätzlich bei Versagen dieser Maßnahmen. Durch Kombination mit einem oralen Antidiabetikum reicht meist eine niedrige Insulindosis 1 × täglich mit einem Verzögerungsinsulin aus. Bei höherem Insulinbedarf: Übergang auf eine konventionelle oder intensivierte Insulintherapie (☞ Kap. 26.1)

UKPDS

- Die United Kingdom Prospective Diabetes Study (UKPDS, 1977–1998, > 5000 Typ-2-Diabetiker) zeigte, dass das **intensive Senken des Blutzuckerspiegels** bei Typ-2-Diabetikern – egal ob mit Insulin oder Sulfonylharnstoffen – deutlich das Auftreten diabetogener **Spätschäden vermindern** kann (Senkung aller diabetesbezogener Komplikationen um 12 %).
- **Bei Adipösen** erwies sich **Metformin** als besonders vorteilhaft (Senkung um 32 %).
- Die Kombination von Metformin mit einem Sulfonylharnstoff zeigte überraschend einen Anstieg der Mortalität, dessen Ursache unklar ist.
- Frühere Befürchtungen über ein erhöhtes atherogenes Risiko durch Insulin und ein erhöhtes KHK-Risiko durch Sulfonylharnstoffe konnten nicht bestätigt werden.
- Noch mehr als von der Senkung des Blutzuckers profitieren Diabetiker von einer **konsequenten RR-Einstellung,** egal ob mit einem β-Blocker oder ACE-Hemmer (Senkung diabetesbezogener Todesfälle um 32 %). Wichtig ist eine „aggressive“ RR-Senkung ≤ 130/80 mmHg.

26.3 Therapie akuter Komplikationen

Therapie

- **Hyperglykämie:** Flüssigkeit i.v. · Normalinsulin i.v. · K^+-Substitution i.v.
- **Hypoglykämie:** Traubenzucker p.o. · Glukose i.v. · Glukagon i.m.

26.3.1 Hyperglykämie

Definition

stark erhöhte BZ-Werte

- durch Insulinmangel: **mangelhafte Insulinzufuhr** oder **erhöhter Insulinbedarf** bei Diabetikern
- Gefahr der Entwicklung eines **Coma diabeticum** (hyperosmolares Koma bei Typ-2-Diabetes oder ketoazidotisches Koma typischerweise bei Typ-1-Diabetes-mellitus)

Therapie

- **Flüssigkeitssubstitution:**
  - Höchste Priorität bei der Hyperglykämie hat der Ausgleich der intrazellulären Dehydratation, bevorzugt mit isotoner Kochsalzlösung (0,9 % NaCl).
  - initial 1 l in der 1. Stunde, dann nach zentralvenösen Druck
  - bis zu 6 l/12 h können notwendig sein
- langsame Senkung des Blutzuckers mit **Normalinsulin i.v.:**
  - 1 IE Normalinsulin senkt den Blutzucker um ca. 30 mg/dl (1,7 mmol/l) bei einem Ausgangsblutzucker < 300 mg/dl (16,7 mmol/l)
  - initial ca. 3–5 IE als Bolus, dann ca. 3–6 IE/h, bis Blutzucker ≈ 200 mg/dl (11,1 mmol/l)
- BZ nicht mehr als 100 mg/dl (5,6 mmol/l) pro Stunde senken
  - Schnelles Senken des Blutzuckers birgt die Gefahr einer Hypoglykämie, Hypokaliämie und eines Hirnödems.
- **K^+-Substitution:**
  - Da K^+ gemeinsam mit Glukose in die Zelle gelangt, führt eine Insulininfusion zu einer verstärkten K^+-Aufnahme in die Zelle und zu einer Hypokaliämie.
  - bei K^+ < 4 mmol/l: zunächst 20 mmol/h KCl i.v.
  - Laborwerte kontrollieren: Gefahr der Hyperkaliämie bei Niereninsuffizienz

26.3.2 Hypoglykämie

Definition

Blutzucker < 40 mg/dl (< 2,2 mmol/l), z.B. als Komplikation einer antidiabetischen Therapie

Therapie

- **leichte Hypoglykämie:**
  - Traubenzucker (reine Glukose) p.o.
  - 10 g Traubenzucker (1 BE) heben den Blutzucker um ca. 40 mg/dl (2,2 mmol/l)
- **schwere Hypoglykämie** mit Bewusstlosigkeit:
  - 50–100 ml 40%ige Glukose i.v. (Cave: Venenreizung)
  - danach 5%ige Glukose i.v.
  - Angehörige können im Notfall 1 mg Glukagon i.m. spritzen. Glukagon steigert die Glykogenolyse und Glukoneogenese in der Leber und hemmt die Glykogensynthese und Glycolyse → BZ ↑. Glukagon wirkt aber nur, wenn die Glykogenreserven noch nicht aufgebraucht sind.

27 Sexualhormone

27.1 Östrogene

- wichtigste natürliche Östrogene: **Östradiol** (am stärksten wirksam), **Östron, Östriol**
- Synthese: aus Cholesterol über die Androgene Androstendion und Testosteron (☞ Abb. 18.1) unter dem Einfluss von **LH** und **FSH**
- Syntheseorte:
  - Frau: > 90 % im **Ovar** (Granulosazellen, Theca-interna-Zellen), Rest in der **Nebennierenrinde** und durch Aromatisierung von Androgenen aus dem Fettgewebe
  - Mann: Hoden
  - Schwangerschaft: Plazenta

Wirkstoffe

Östradiol · Östradiolvalerat · Konjugierte Östrogene · Ethinylöstradiol · Mestranol

Wi

natürliche Östrogene:

- **genitale Wirkungen:**
  - nur geringe Suppression der Gonadotropine (keine Kontrazeption durch natürliche Östrogene)
  - Entwicklung der weiblichen Geschlechtsorgane
  - Endometriumproliferation, Dickenwachstum des Myometriums
  - Sekretion des Zervikalschleimes ↑, Spinnbarkeit des Sekrets ↑, Öffnung des Muttermundes
  - Wachstum des Brustdrüsengewebes
- **extragenitale Wirkungen:**
  - Zunahme des subkutanen Fettgewebes
  - LDL ↓, HDL ↑
  - Hemmung des Knochenabbaus
  - Na^+-/H_2O-Retention
  - peripherer Gefäßwiderstand ↓
  - Bildung von Gerinnungsfaktoren (Faktoren II, VII, VIII, IX) ↑

Die Wirkung der **synthetischen Östrogene,** die zur Kontrazeption verwendet werden, unterscheidet sich von den natürlichen durch eine Suppression der Gonadotropine und damit einer Ovulationshemmung.

Ind

- Hormonsubstitutionstherapie bei **klimakterischen Beschwerden** mit Östradiol, Östradiolvalerat oder konjugierten Östrogenen
- Östrogenmangel bei **Hypoplasie der Ovarien** oder nach **Ovarektomie**
- **Kontrazeption** mit Ethinylöstradiol oder Mestranol in Kombination mit Gestagenen (☞ Kap. 27.3)

- Zyklusregulierung
- Zystenprophylaxe bei rezidivierenden Ovarialzysten
- (Osteoporoseprophylaxe, ☞ Kap. 28: Anwendung nur bei frakturgefährdeten Patientinnen, bei denen eine KI gegen andere Medikamente zur Prophylaxe der Osteoporose besteht)
- (Prostatakarzinom: Östrogene hemmen die Testosteronsynthese über die Inhibition der Gonadotropinfreisetzung aus der Hypophyse. Heute werden jedoch besser verträgliche Substanzen wie Antiandrogene und GnRH-Analoga verwendet, ☞ Kap. 27.6 und 27.8.)

Anwendung

Der Einsatz von Östrogenen zur Hormontherapie im Klimakterium hat sich in den letzten Jahren aufgrund neuer Studienergebnisse geändert, u.a. Women's Health Initiative (WHI-Studie) 2000, Heart and Estrogen-Progestin Replacement Study (HERS) 2000. Dabei wurde z.T. gezeigt, dass das Risiko einer Langzeittherapie die positiven Effekte überwiegt.

Nutzen einer Hormontherapie:

- Minderung vasomotorischer Beschwerden (Hitzewallungen, Schweißausbrüche) im Klimakterium
- Besserung einer vaginalen Atrophie
- osteoprotektive Wirkung (Knochendichte ↑, Frakturhäufigkeit ↓) bei Langzeitanwendung
- Risiko für kolorektale Karzinome ↓

kein Nutzen bzw. erhöhtes Risiko durch eine Hormontherapie:

- KHK: Je nach Studie ergab sich kein protektiver Effekt durch Hormontherapie bzw. ein erhöhtes Risiko für kardiale Ereignisse
- thromboembolische Ereignisse ↑
- Schlaganfälle ↑
- Risiko für Endometriumkarzinome ↑ (Bei einer Kombination von Östrogenen + Gestagenen ist das Risiko nicht erhöht.)
- Risiko für Mammakarzinome ↑

Der frühere eher großzügige Einsatz von Hormonpräparaten im Klimakterium ist aufgrund der z.T. schweren UW nicht mehr gerechtfertigt. Es gilt:

- strenge Indikationsstellung, Östrogene so niedrig und kurz wie möglich dosieren
- nicht-hysterektomierte Frauen: Kombination Östrogen + Gestagen (Senkung des Risikos für Endometriumkarzinome):
  Tag 1–12: nur Östrogen (Östradiol, Östradiolvalerat)
  Tag 13–28: Östrogen und Gestagen (Sequenzpräparate)
  Pause über 5–7 d zur Induktion einer Hormonentzugsblutung
  alternativ zur oralen Therapie: Östrogene transdermal, vaginal, i.m. als Depotpräparate, ebenfalls in Kombination mit einem Gestagen
  hysterektomierte Frauen: Monotherapie mit Östrogenen
- Die Hormontherapie ist zur Prävention der Osteoporose geeignet, jedoch bei der Langzeitanwendung mit UW verbunden. Daher wurde die Anwendung dafür stark eingeschränkt (s.o.).
- nicht zur Prävention einer KHK oder eines Schlaganfalls geeignet

PK
- Östradiol hat eine kurze $t_{1/2}$ und unterliegt einem starken hepatischen Metabolismus
- verbesserte PK bei:
  - **Ethinylöstradiol** und **Mestranol:** gute Resorption, geringe hepatische Metabolisierung (Hauptöstrogene der Pille)
  - **Östradiolvalerat:** langsame Metabolisierung, oral oder als Depotpräparat i.m. angewandt
  - **transdermaler Anwendung von Östradiol:** Umgehung der primären Leberpassage

UW
- Ödeme, Gewichtszunahme, Leberzelladenome
- venöse Thromboembolien, Schlaganfall, Myokardinfarkt, Mamma-, Endometriumkarzinom

KI
Mamma-Ca, Korpus-Ca, Leberinsuffizienz, Thrombophilie, Z.n. Thromboembolie, ungeklärte vaginale Blutung, Schwangerschaft

27.2 Antiöstrogene

Wirkstoffe
Clomifen · Tamoxifen · Aromatasehemmer

Clomifen

Wm, Wi
Östrogenrezeptorantagonist mit geringer partiell agonistischer Wirkung:
- Östrogene hemmen die GnRH-Freisetzung aus dem Hypothalamus über ein negatives Feedback. Durch Clomifen wird das negative Feedback aufgehoben → GnRH-Freisetzung ↑ → LH- und FSH-Freisetzung ↑ → **Ovulationsauslösung.**
- Auslösen von Mehrfachovulationen möglich → Mehrlings-Schwangerschaft

Ind
unerfüllter Kinderwunsch bei Frauen mit Ovarialinsuffizienz bei intakter Hypothalamus-Hypophysen-Regulation (Sterilität infolge ausbleibender Ovulation)

UW
Überstimulation der Ovarien: **Zystenbildung, Aszites**

Tamoxifen

Wm, Wi
selektiver **Östrogenrezeptormodulator** mit antiöstrogener Wirkung im **Brustgewebe:**
- Bindung an Östrogenrezeptor → Beeinflussung der Gentranskription → Hemmung der Synthese von Wachstumsfaktoren im Brustgewebe → **antitumorale Wirkung**
- außerdem zelluläre antitumorale Effekte unabhängig vom Östrogen, daher auch bei östrogenrezeptor-negativem Mamma-Ca wirksam
- **partiell agonistisch an Östrogenrezeptoren** im **Uterus** und im **Knochen** → löst weniger UW aus als bei einer ubiquitären antagonistischen Wirkung
- erhöht die GnRH-Freisetzung durch Wirkung auf die Hypophyse/Hypothalamus: Follikelreifung

Ind
bei postmenopausalen Frauen Mittel der 1. Wahl zur Langzeittherapie:
- adjuvante Therapie nach Primärbehandlung des **Mamma-Ca**
- bei **metastasierendem Mamma-Ca**

Aminoglutethimid

Wm

Hemmung der Aromatase (☞ Abb. 18.1):
- Hemmung der Umwandlung von Androgene in Östrogene → Reduktion der Wachstumsstimulation durch Östrogene
- außerdem Hemmung der Glukokortikoidsynthese
- **Neue Aromatasehemmer** (**Anastrozol, Letrozol**) wirken **selektiv** auf die Östrogenbildung.

Ind

- **Aminoglutethimid: metastasiertes Mamma-Ca** in der Postmenopause oder nach Ovarektomie, **Cushing-Syndrom**
- **neue Aromatasehemmer:** fortgeschrittenes Mamma-Ca in der Postmenopause und zur Anschlussbehandlung nach einer 2- bis 3-jährigen Tamoxifentherapie

27.3 Hormonelle Kontrazeption

Zur Kontrazeption werden verwendet:
- Kombination aus **Östrogen** + **Gestagen**
- nur **Gestagene**

Wm

- **Unterdrückung der LH- und FSH-Freisetzung** über ein negatives Feedback auf die Hypophyse → Unterdrückung der Ovulation
- Effekt besonders stark bei Kombinationspräparaten ausgeprägt

Wi

- **kontrazeptive Wirkung** hauptsächlich durch **Unterdrückung der Ovulation** (Östrogen- und Gestageneffekt)
- Zykluskontrolle (Östrogeneffekt)
- Viskositätssteigerung des Zervixsekrets: **Verhinderung der Spermienaszension** (Gestageneffekt)
- frühe Transformation und Atrophie des Endometriums: **Verhinderung der Nidation,** falls doch eine Ovulation stattfand (Gestageneffekt)
- Tubenmotilität ↓

> Gemessen wird die Wirksamkeit anhand des **Pearl-Index:** Zahl der ungewollten Schwangerschaften, wenn 100 Frauen die kontrazeptive Methode 1 Jahr anwenden.

Präparate

Einphasenpräparate · Mehrstufenpräparate · Minipille · Depotpräparate · postkoitale Kontrazeption

Zusammensetzung

- **Östrogenkomponente:** meist Ethinylöstradiol oder Mestranol (möglichst < 50 µg)
- **Gestagenkomponente:** unterschiedliche Gestagene, z. B. Norethisteron, Norgestrel
- **antiandrogenes Gestagen:** Cyproteronacetat, Dienogest: Anwendung bei Akne oder Hirsutismus

Einphasenpräparate

- **Mikropille = klassische Kombinationspräparate**
- 21 d fixe Kombination aus Östrogen + Gestagen, danach 7 d Pause zur Induktion einer Entzugsblutung

- Jede Tagesdosis hat dieselbe Konzentration an Östrogen und Gestagen.
- zur kontrazeptiven Wirkung ist ein sehr geringer Östrogengehalt ausreichend (meist 20–30 µg) → weniger UW
- beste kontrazeptive Wirkung unter allen konzeptionsverhütenden Maßnahmen (Pearl-Index < 0,1)
- Mittlerweile gibt es auch ein Kombinationspräparat als transdermales Pflaster (Ethinylöstradiol + Gestagenpräparat), das für 3 Wochen jeweils 1 × pro Woche gewechselt wird, gefolgt von 1 Woche Pause (Pearl-Index 0,7).

Mehrstufenpräparate

- **Zweiphasenpräparate** (Sequenzpräparate):
  - 1. Phase: nur Östrogen
  - 2. Phase: Östrogen + Gestagen
- **Zweistufenpräparate:**
  - 1. Phase: Östrogen + Gestagen
  - 2. Phase: Östrogen + mehr Gestagen
- **Dreistufenpräparate:**
  - 1. Phase: wenig Östrogen + Gestagen
  - 2. Phase: mehr Östrogen + mehr Gestagen
  - 3. Phase: wenig Östrogen + mehr Gestagen
- Vergleichbare Wirkung zu klassischen Einstufenpräparaten (Pearl-Index < 0,1). Lediglich die Zweiphasenpräparate haben aufgrund der fehlenden Gestagenkomponente in der ersten Zyklusphase eine etwas geringere Zuverlässigkeit (Pearl-Index 0,2–1,4).

Minipille

- = **niedrig dosiertes Gestagen**
- kontrazeptive Wirkung erreicht durch **Erhöhung der Viskosität des Zervixschleims**
- kontrazeptive Wirkung schwächer als bei der Mikropille (insbesondere keine Ovulationshemmung!)
- Pearl-Index: 0,4–4,0 → höheres Schwangerschaftsrisiko
- Es ist **streng auf die Einnahme zur gleichen Tageszeit** zu achten, da bei nur geringen Abweichungen (> 2 h) der Empfängnisschutz nicht mehr gewährleistet ist.
- Indikationen: KI gegen **Östrogene**
- Nachteil: **Durchbruchsblutungen, Schmierblutungen**

Depotpräparate

- **Gestagene i.m.** alle 2–3 Monate
- gute kontrazeptive Wirkung (Pearl-Index 0,5)
- Nachteil: **Durchbruchsblutungen, Schmierblutungen,** evtl. auch **Amenorrhö,** die bis zu einem Jahr anhalten kann und eine Konzeption nach Absetzen erst einmal unmöglich macht
- Indikation: KI gegen **Östrogene**

postkoitale Kontrazeption

- **„Pille danach"**, nur für den „Notfall"
- = **hochdosiertes Gestagenpräparat** (2 Tabl. à 750 µg Levonorgestrel)
  - Einnahme beider Tabl. innerhalb 72 h nach dem Koitus
  - verhindert 85% der zu erwartenden Schwangerschaften
  - genauer Wm unklar: Hemmung der Ovulation, Fertilisation, Beeinträchtigung der Implantation ins Endometrium
  - gut verträglich (evtl. Übelkeit, Erbrechen, Verspätung der Regelblutung)

UW von Kontrazeptiva

- erhöhtes Risiko für **Thromboembolien** und kardiovaskuläre Ereignisse (**Schlaganfall, Myokardinfarkt**) insbesondere bei Alter > 30 Jahre, Raucherinnen, Adipositas

> Je niedriger die Dosis der Östrogene, umso geringer das Risiko → bevorzugter Einsatz von Präparaten mit einem geringen Östrogenanteil (< 50 µg)!

- **vermindertes Risiko** für **Endometrium**- und **Ovarialkarzinom** (positiver Effekt der Kontrazeptiva!)
- Brustkrebsrisiko wird noch kontrovers diskutiert: Eine große aktuelle Studie (Women's Contraceptive and Reproductive Experiences Study, 2002) ergab kein erhöhtes Brustkrebsrisiko unter oralen Kontrazeptiva. Demgegenüber gibt es Metaanalysen, die ein leicht erhöhtes Risiko zeigen.
- Leberzelladenome
- Gewichtszunahme, Ödeme

KI

- Mamma-Ca, Uterus-Ca
- Leberinsuffizienz
- Thrombophilie, Z.n. Thromboembolie

27.4 Medikamentöser Schwangerschaftsabbruch

Wirkstoff

Mifepriston

Mifepriston (RU 486, Mifegyne®) ist seit 1999 in Deutschland zum Schwangerschaftsabbruch zugelassen: Anwendung nur in speziell dafür zugelassene Kliniken / Arztpraxen.

Wm, Wi

Antagonismus am Progesteronrezeptor:

- Progesteron ist zur Aufrechterhaltung einer Schwangerschaft unabdingbar
- Mifepriston hebt die Progesteronwirkung auf und erhöht die Empfindlichkeit des Uterus für Prostaglandine → **künstlich ausgelöste Blutung**
- Um die Ausstoßung der Frucht zu garantieren, wird **nach 2 d** ein **Prostaglandin,** z. B. Misoprostol, verabreicht, das u. a. Uteruskontraktionen und das Öffnen des Muttermundes auslöst.

Ind

Schwangerschaftsabbruch bis zum 49. Schwangerschaftstag

UW

- **Blutungen** (Dauer 8–12 d), Übelkeit, Erbrechen, schmerzhafte Uteruskontraktionen
- In ca. 5 % der Fälle nicht wirksam: Entweder besteht die Schwangerschaft weiter, oder das Gewebe wird trotz der Prostaglandine nicht ausgestoßen. Dann ist ein zusätzlicher operativer Eingriff notwendig.

KI

Hypertonus, KHK, Magen-, Darm- und Lebererkrankungen, starker Nikotinabusus, Frauen > 35 Jahre, Asthma bronchiale (Prostaglandine können einen Asthmaanfall auslösen)

27.5 Uteruswirksame Medikamente

Wirkstoffe

Oxytocin · Atosiban · Prostaglandine · Mutterkornalkaloide

Oxytocin

= vom Hypophysenhinterlappen freigesetztes Hormon

Wi
- **Uteruskontraktionen:** Der Uterus ist am Ende der Schwangerschaft bei hohem Östrogenspiegel besonders empfindlich für Oxytocin.
- **Kontraktion** der glatten Muskulatur der **Milchdrüse**

Ind
- **Wehenschwäche:** Oxytocin darf im Gegensatz zu den Mutterkornalkaloiden auch während der Geburt und nicht erst in der Nachgeburtsphase angewandt werden, da weniger UW beim Kind zu erwarten sind.
- **Geburtseinleitung** bei vorzeitigem Blasensprung
- **Austreibung der Nachgeburt**
- **Uterusatonie**
- **Stillprobleme** (per Nasenspray)

UW schmerzhafte Dauerkontraktion des Uterus, RR ↓

KI **Geburtskomplikationen** (Querlage des Kindes, Nabelschnurkomplikationen), drohende Uterusruptur

Atosiban

Wi kompetitiver Antagonist am Oxytocinrezeptor. Hebt die Oxytocinwirkung auf → Uterusrelaxation.

Ind drohende Frühgeburt

Prostaglandine

Wi Prostaglandine besitzen vielseitige Wirkungen (☞ Abb. 17.1).
- Wirkungen am Uterus: **Kontraktionen** und **Öffnung des Muttermundes**
- Präparate: **PGE_2- und $F_{2\alpha}$-Derivate** (z. B. Gemeprost, Dinoprost)

Ind **Geburtseinleitung, Zervixreifung, Abortauslösung,** Blasenmole, Uterusatonie

UW Übelkeit, Erbrechen, Diarrhö, Kopfschmerzen, Asthmaanfall, epileptischer Anfall

Mutterkornalkaloide

Wi Von den Mutterkornalkaloiden wird meist **Methylergometrin** verwendet, das als **α-Agonist Uteruskontraktionen** bewirkt (☞ Kap. 17.2.1).

Ind nur in der **Nachgeburtsperiode** oder im **Wochenbett** bei **nicht stillenden Frauen** (sonst Gefahr von schweren UW beim Kind):
- verzögerter Plazentablösung
- Uterusatonie
- postpartale Blutung
- Störungen der Uterusrückbildung im Wochenbett
- Blutung nach Abort

UW Übelkeit, Erbrechen, Vasospasmen, Herzrhythmusstörungen

Medikamente zur Beeinflussung der Wehentätigkeit: Zusammenfassung

Wehenhemmung (Tokolyse)	Wehenverstärkung / -auslösung
• β_2-Mimetika (z. B. Fenoterol, ☞ Kap. 4.2.1) • Oxytocinrezeptorantagonist (Atosiban) • Mg^{2+}-Sulfat • Gestagene (Progesteron)	• Oxytocin • Prostaglandin (z. B. Gemeprost, Dinoprost) • Methylergometrin (nur postpartal)

Tab. 27.1: Substanzen zur Hemmung und Auslösung von Wehen

27.6 GnRH-Analoga

Wirkstoff

Buserelin · Goserelin

Wi

= hochaktive **GnRH-Analoga** (GnRH = Gonadotropin-releasing hormone):

- **einmalige Gabe:** kurzfristige hypophysäre LH- und FSH-Freisetzung ↑
- **langfristige pulsatile Gabe** (alle 60–90 min): Imitation der physiologischen GnRH-Sekretion → LH- und FSH-Freisetzung ↑ → Stimulation der Östrogen- bzw. Testosteronsynthese
- **langfristige kontinuierliche Gabe:**
  - 1. Woche: hypophysäre LH- und FSH-Freisetzung ↑
  - danach: Hemmung der LH und FSH-Freisetzung durch Down-Regulation der GnRH-Rezeptoren in der Hypophyse: → Östrogenproduktion im Ovar ↓ bzw. Testosteronsynthese im Hoden ↓ (= chemische, reversible Kastration)

Ind

- **einmalige Gabe:** Diagnostik der Hypophysenfunktion (LH-Anstieg nach Gabe)
- **langfristige pulsatile Gabe,** z. B. über Pumpen oder als Nasenspray:
  - bei Frauen: Ovulationsauslösung bei Kinderwunsch bei Versagen einer Clomifentherapie
  - bei Jungen: Kryptorchismustherapie
- **langfristige kontinuierliche Gabe** i.m.: Therapie des fortgeschrittenen hormonempfindlichen Prostatakarzinoms und Mammakarzinoms, Endometriose, Uterus myomatosus. Um bei der Therapie des Prostatakarzinoms den initialen Testosteronanstieg (sog. Flare-Phänomen) durch das GnRH-Analogon zu verhindern, wird für die ersten 4 Wochen zusätzlich ein Antiandrogen verabreicht.

27.7 Androgene

- wichtigste Androgene:
  - **Testosteron**, gebildet in den Leydig'schen Zwischenzellen
  - **5α-Dihydrotestosteron** (= DHT) = hochaktiver Metabolit von Testosteron, gebildet in peripheren Geweben durch die 5α-Reduktase aus Testosteron
- Die in der NNR gebildeten Androgene wie Dehydroepiandrosteron spielen unter physiologischen Bedingungen beim Mann nur eine untergeordnete Rolle.

Wi

- Entwicklung der sekundären Geschlechtsmerkmale beim Mann
- Spermiogenese
- anabole Wirkungen, z. B. gesteigerte Proteinsynthese

- Libido und Potenz
- Schluss der Wachstumsfugen im Knochen

Ind
- primärer und sekundärer **Hypogonadismus** des Mannes, Oligozoospermie
- Substitutionstherapie beim „Klimakterium virile“
- übermäßiges Längenwachstum bei Jugendlichen

PK
- Testosteron: kurze $t_{1/2}$, starker hepatischer Metabolismus, geringe oBV
- Therapeutisch werden Präparate mit einer verbesserten PK angewandt, z.B. Testosteron-undecanoat p.o. oder Testosteronpropionat i.m. aller 2–4 Wochen.

KI
- Prostatakarzinom
- Schwangerschaft (Virilisierung des Fetus)

27.8 Antiandrogene

27.8.1 Androgenrezeptorantagonisten

Wirkstoffe

Cyproteronacetat · Flutamid

Wm

Antagonismus am Androgenrezeptor:
- Cyproteronacetat ist gleichzeitig ein Progesteronderivat.
- Flutamid hat keine gestagene Wirkung.

Ind
- **bei Frauen:** Cyproteronacetat bei Hirsutismus, Akne, androgenetischer Alopezie, polyzystischen Ovarien meist in Kombination mit einem niedrig dosierten Östrogen
- **bei Männern:** Prostatakarzinom, zur Triebdämpfung bei Sexualdeviation

UW

Libidoverlust, Gynäkomastie

27.8.2 5α-Reduktasehemmer

Wirkstoff

Finasterid

Wm, Wi

Hemmung der Umwandlung von **Testosteron** in den aktiveren Metaboliten **5α-Dihydrotestosteron** (DHT)
- antiandrogen: in der Prostata, wo das Wachstum des Drüsengewebes von DHT abhängig ist
- In anderen Geweben, wo Testosteron selbst direkt androgene Effekte erzielt, hat Finasterid nur eine geringe Wirkung → weniger UW.

Ind
- **benigne Prostatahyperplasie,** androgenetische Alopezie beim Mann
- nicht geeignet zur Therapie des Prostatakarzinoms, da nur die Synthese von DHT gehemmt wird, nicht jedoch von Testosteron

27.8.3 GnRH-Antagonist

Wirkstoff: Abarelix

Wm, Wi: synthetisches Dekapeptid, das als Antagonist von GnRH fungiert → sofortige Senkung von LH und FSH → bei Männern: Testosteron ↓
- Wirkung entspricht einer hormonalen, reversiblen Kastration
- Im Gegensatz zur Dauertherapie mit einem GnRH-Analogon (☞ Kap. 27.6) kommt es nicht zu einem vorübergehenden Anstieg des Testosteronspiegels (kein Flare-Phänomen).

Ind: fortgeschrittenes, hormonabhängiges Prostatakarzinom (i.m.-Anwendung)

UW: allergische Reaktion, QT-Zeitverlängerung

27.9 Viagra®

Viagra® beeinflusst die Sexualfunktion, ohne ein Sexualhormon oder ein Hormonantagonist zu sein. Es hat keinen Einfluss auf die Wirkung und Sekretion von Sexualhormonen.

Wirkstoff: Sildenafil

Wm: **Hemmung der Phosphodiesterase Typ 5** (PDE5):
- physiologischer Mechanismus der Erektion: sexuelle Stimulation → lokale NO-Freisetzung im Corpus cavernosum → NO stimuliert die Guanylatzyklase → cGMP ↑ → intrazelluläre Ca^{2+}-Konzentration ↓ → Relaxation glatter Muskelzellen im Corpus cavernosum → Bluteinstrom → Erektion
- Der Abbau von cGMP im Corpus cavernosum erfolgt durch PDE5.
- Durch die Hemmung von PDE5 erhöht Sildenafil die cGMP-Konzentration und fördert die Erektion.
- Sildenafil hat keinen direkten Effekt auf das Corpus cavernosum, sondern **verstärkt** die **relaxierende Wirkung von NO.** Daher ist eine sexuelle Stimulation notwendig, damit Sildenafil wirksam werden kann.
- weitere PDE5-Inhibitoren: Tadalafil (Cialis®), Vardenafil (Levitra®)
  - Vardenafil: dem Sildenafil sehr ähnlich
  - Tadalafil: höhere Selektivität gegenüber PDE5 (weniger UW, insbesondere weniger Sehstörungen), längere $t_{1/2}$ = 17 h (und Wirkdauer)

Ind:
- erektile Dysfunkion
- pulmonale Hypertonie: Ausnutzung der vasodilatativen Wirkung in der Lunge (☞ Kap. 20.5)

PK:
- schnelle intestinale Resorption
- Wirkungseintritt: ca. 30 min nach der Einnahme
- Elimination: hepatische Metabolisierung über Cytochrom-P-450
- $t_{1/2}$ = 4 h

UW:
- Kopfschmerzen, Flush, Sehstörungen (wahrscheinlich durch WW mit PDE6 der Retina), Hypotonie, verstopfte Nase
- Herzinfarkt, instabile Angina pectoris, Arrhythmie, TIA, zerebrale Blutung.

KI

- Einnahme von **Nitraten** oder **Molsidomin** (Patienten mit bestehender KHK)
- Z. n. Herzinfarkt und Apoplex in den letzten 6 Monaten
- Hypotonie
- Leber- und Niereninsuffizienz
- instabile Angina pectoris
- Herzinsuffizienz

WW

- Sildenafil verstärkt die **blutdrucksenkende Wirkung von Nitraten.**
- **Enzyminhibitoren,** z.B. Erythromycin, Ketoconazol und Cimetidin, erhöhen die Plasmakonzentration von Sildenafil.

28 Therapie der Osteoporose

Definition

Verminderung der Knochenmasse (Knochendichteverlust) und der Knochenstruktur mit gehäuft auftretenden Frakturen

Risikofaktoren

- Alter, weibliches Geschlecht, Inaktivität/Immobilisation, positive Familienanamnese, Mangelernährung an Kalzium und Vitamin D, zierlicher Körperbau, Alkohol-, Nikotinabusus, Hyperthyreose
- medikamentös induziert durch **Heparin** und **Glukokortikoide**

Therapieziel

- Erhöhung der Knochenmasse bzw. Aufhalten des beschleunigten Knochenabbaus
- Reduktion osteoporotisch bedingter Frakturen

Therapie

körperliche Bewegung · Kalzium · Vitamin D_3 · Bisposphonate · Raloxifen · Parathormon · Strontiumranelat · Denosumab (Östrogene · Calcitonin · Fluorid)

- Allgemeinmaßnahmen: regelmäßige körperliche Aktivität, kalziumreiche Diät
- **Primärprävention** und **Basistherapie: Kalzium** (ca. 1 g/d) + **Vitamin D_3** (800–2000 IE/d)
- **Bisphosphonate** sind die am besten untersuchten Medikamente zur Osteoporose**therapie,** erhöhen die Knochendichte, reduzieren das Frakturrisiko.
- **Raloxifen** ist ein selektiver Östrogenrezeptormodulator, wird bei postmenopausalen Frauen zur **Therapie** und **Prävention** der Osteoporose eingesetzt.
- **Parathormon** und **Teriparatid** besitzen die osteoanabolen Wirkungen vom endogenen Parathormon der Nebenschilddrüse.
- **Strontiumranelat** ist ein zweiwertiges Ion mit kalziumähnlichen Wirkungen.
- **Denosumab** liefert ein neues Wirkprinzip als Antikörper, der den Knochenabbau durch Osteoklasten hemmt.
- **Östrogene:** zur Osteoporoseprophylaxe nur noch empfohlen, wenn andere Medikamente kontraindiziert (☞ Kap. 27.1)
- Alle genannten Substanzen senken das Frakturrisiko. Östrogene sind wegen der UW nur zweite Wahl.
- Reservetherapie: **Calcitonin, Fluorid**

Kalzium

- Grundlage jeder Osteoporosetherapie/-prophylaxe
- Optimal ist eine kalziumreiche Diät, empfohlen werden **1000 mg/d.**
- Ca^{2+} vermindert die Knochenresorption durch Reduktion des PTH-Spiegels.

Vitamin D_3 (Cholecalciferol)

Wi

- Aus Cholecalciferol wird in der Leber und Niere durch Hydroxylierung der aktive Metabolit Calcitriol (1,25-Dihydrocholecalciferol) gebildet.
- Calcitriol aktiviert intrazelluläre Rezeptoren und beeinflusst die Gentranskription. Seine Wirkungen umfassen:

- Ca^{2+}-Resorption im Darm ↑, Ca^{2+}-Resorption Niere ↑ → Ca^{2+}-Spiegel ↑ → **Förderung der Knochenmineralisation**
- P^--Resorption im Darm ↑, P^--Resorption Niere ↓
- Förderung des Knochenumbaus (Knochenaufbau > Knochenabbau)
- Vitamin D_3 + Ca^{2+}: Knochendichte ↑, Inzidenz hüftgelenksnaher Frakturen ↓

Anwendung
- **Mittel der Wahl** zur **Primärprävention** und **Basistherapie** der Osteoporose in Kombination mit Ca^{2+}, da für die Neubildung von Knochen notwendig

Bisphosphonate

Wirkstoff

Etidronat · Alendronat · Zoledronat

Wm
- **Bindung von Hydroxyapatitkristallen** im Knochen
- **Hemmung der Kristallauflösung**
- Hemmung der Osteoklastenaktivität (antiresorptiver Effekt)
- Für Etidronat wurde in hoher Dosierung eine Hemmung der normalen Knochenmineralisation beschrieben, nicht jedoch für Alendronat.

Wi
- **stabilisieren / erhöhen die Knochendichte**
- reduzieren das Risiko osteoporotisch bedingter Frakturen

Ind
- Therapie der Osteoporose
- M. Paget
- tumorinduzierte Hyperkalziämie
- Knochenmetastasen
- Plasmozytom

Anwendung
- Bisphosphonate sollen frühmorgens 30–60 min vor der Nahrungsaufnahme in aufrechter Position und mit ausreichend Flüssigkeit eingenommen werden. Grund: schlechte Resorption, wenn nicht nüchtern + Schädigung der Ösophagus-Schleimhaut, wenn die Tablette im Ösophagus verweilt.

PK
- kurze $t_{1/2}$ im Blut (min), lange Verweildauer im Knochen (Jahre): wirken wahrscheinlich noch lange nach dem Absetzen
- intestinale Resorption ↓ (< 10 %), nahrungsabhängig (am besten nüchtern)
- 50 % der resorbierten Substanz werden in den Knochen eingebaut, der Rest wird unverändert renal eliminiert.

UW

gastrointestinale Beschwerden bis hin zu Ösophagusulzera

Raloxifen

Wm
- **selektiver Östrogenrezeptormodulator:**
  - Östrogenagonist: Knochen (antiresorptiv), Cholesterinstoffwechsel (LDL ↓)
  - Östrogenantagonist: Brustgewebe, Endometrium
- Raloxifen vermindert bei postmenopausalen Frauen mit Osteoporose die Inzidenz vertebraler Frakturen, erhält die Knochenmasse und erhöht die Knochendichte.

Ind

Behandlung und Prävention der Osteoporose bei postmenopausalen Frauen

PK
- geringe oBV (starker First-pass-Metabolismus)
- $t_{1/2}$ = 30 h
- Metabolisierung, Elimination biliär

UW
- venöse thromboembolische Ereignisse
- Da es wie ein Antiöstrogen auf Brustdrüse und Endometrium wirkt, ist das Krebsrisiko nicht erhöht (im Gegensatz zu einer Östrogentherapie).

Parathormon und Teriparatid

Wm **Aktivierung von Osteoblasten → Knochenneubildung** (osteoanabol)
- außerdem: Ca^{2+}-Freisetzung aus dem Knochen ↑, Ca^{2+}-Resorption im Darm und Niere ↑, Phosphatausscheidung in der Niere ↑
- In Studien wurden eine Erhöhung der Knochendichte und eine Reduktion von Wirbelkörperfrakturen gezeigt.
- Es handelt sich um rekombinante Proteine, wobei Teriparatid das aktive Fragment vom Parathormon ($PTH_{1\text{-}34}$) ist. Die Anwendung erfolgt subkutan.

Ind Therapie der Osteoporose

UW Hyperkalziämie, Übelkeit

KI Niereninsuffizienz, Hyperkalziämie, metabolische Knochenerkrankungen (z. B. M. Paget)

Strontiumranelat

Wm **Hemmung des Knochenabbaus und Stimulation des Knochenaufbaus** (antiresorptiv + osteoanabol).
- Strontiumionen verhalten sich ähnlich wie Ca^{2+}: Anreicherung im Knochen, Stimulation des Ca^{2+}-Sensors in der Nebenschilddrüse. Außerdem Beeinflussung der Zelldifferenzierung.
- Bei postmenopausalen Frauen wird die Knochendichte erhöht und das Risiko für Wirbelkörperfrakturen gesenkt.

Ind Therapie der Osteoporose bei postmenopausalen Frauen

PK
- kein Metabolismus
- Elimination unverändert über Niere und Magen-Darm-Trakt

UW leicht erhöhtes Risiko für venöse Thromboembolien

Denosumab

Wm **Hemmung des Knochenabbaus** (antiresorptiv):
- Denosumab ist ein Antikörper, der den sog. RANK-Liganden bindet (Receptor Activator of Nuclear Factor κB).
- Der RANK-Ligand stimuliert die Differenzierung und Reifung von Osteoklasten über den RANK-Rezeptor.
- Folge der Hemmung: Reifung, Funktion und Überleben der Osteoklasten ↓ → Knochenresorption nimmt ab.
- Die antiresorptive Wirkung tritt schnell ein (3 d) und hält lange an (6 Monate), ist aber danach reversibel.
- Bei postmenopausalen Frauen wird die Knochendichte erhöht und das Risiko für Hüft- und Wirbelkörperfrakturen gesenkt. Anwendung s. c. alle 6 Monate.

Ind Therapie der Osteoporose bei postmenopausalen Frauen

PK Abbau durch Degradation des Antikörpers (unabhängig von Leber und Niere)

UW Infektionsrisiko ↑

Östrogene

- In älteren Studien wurde zwar ein Nutzen der Östrogene bei der Reduktion osteoporotisch bedingter Frakturen gezeigt, dennoch stehen mittlerweile die Risiken einer Hormontherapie im Vordergrund: Mamma-Ca ↑, Endometrium-Ca ↑ (deshalb Kombination mit Gestagenen), KHK-Risiko ↑, Schlaganfälle ↑, Thrombosen ↑.
- Indikation: nur noch für frakturgefährdete Patientinnen, bei denen eine KI gegen Bisphosphonate oder Raloxifen besteht
- Kombination mit Gestagenen bei nicht-hysterektomierten Frauen (☞ Kap. 27.1)

Calcitonin

Wm

Verminderung des Knochenabbaus durch **Hemmung der Osteoklasten**

Ind

- Osteoporose
- M. Paget
- M. Sudeck
- Knochenmetastasen

Anwendung

- Reservemedikament im Rahmen der Osteoporose, wenn eine KI gegen Bisphosphonate oder Raloxifen besteht
- günstig: **analgetischer** Begleiteffekt: adjuvante Therapie bei osteoporotisch bedingten Knochenschmerzen
- intranasale Applikation, weniger UW als bei s.c. Injektion

Fluorid

Wm

- Bildung von **Fluorapatitkristallen** im Knochen, die stabiler sind als Hydroxyapatitkristalle
- Stimulation der Osteoblasten
- verzögerter Wirkungseintritt (Monate)

Die Wirksamkeit in Bezug auf die Erhöhung der Knochendichte und die Reduktion des Frakturrisikos sind allerdings umstritten.

UW

- häufig (50 %): **gastrointestinale Beschwerden, Gelenkschmerzen**
- bessere Verträglichkeit durch Low-dose- und Retardpräparate
- Nonresponder in 25 %

29 Therapie von Hyperlipoproteinämien

Einteilung

entsprechend dem Lipidprofil in:
- Hypercholesterinämie
- Hypertriglyzeridämie
- kombinierte Hyperlipidämie

entsprechend der Ursache in:
- **primäre Hyperlipoproteinämie: z.B. familiäre Hypercholesterinämie** bedingt durch einen Mangel an LDL-Rezeptoren
- **sekundäre Hyperlipoproteinämie:** hervorgerufen z.B. durch **Diabetes mellitus, Hypothyreose, Alkoholismus**

> Eine Hypercholesterinämie begünstigt das Entstehen **atherosklerotischer Plaques.** Klinische Manifestationen können u.a. die **Angina pectoris** oder ein **akuter Myokardinfarkt** sein.

Therapieziel

Reduktion des kardiovaskulären Risikos:
- **Senkung des LDL-Cholesterins** um 1 % senkt das Koronarrisiko um ca. 2 %
- **Primärprävention** (kein Hinweis auf eine Atherosklerose), **Sekundärprävention** (Atherosklerose nachgewiesen)

Therapieziel	LDL-Cholesterin
Primärprävention und maximal 1 Risikofaktor*	< 160 mg/dl (4,1 mmol/l)
Primärprävention mit ≥ 2 zusätzlichen Risikofaktoren*	< 130 mg/dl (3,4 mmol/l)
KHK (Sekundärprävention) oder KHK-Risikoäquivalent (z.B. pAVK, manifester Diabetes mellitus)	< 100 mg/dl (2,6 mmol/l) Optional <70 mg/dl (1,8 mmol/l)

* **zusätzliche Risikofaktoren** z.B. Männer > 45 Jahre, Frauen > 55 Jahre, HDL-Cholesterin < 40 mg/dl (1,03 mmol/l), Rauchen, arterielle Hypertonie, Diabetes mellitus, positive Familienanamnese bezüglich der KHK. Eine Erhöhung des HDL-Cholesterins > 60 mg/dl (1,6 mmol/l) neutralisiert einen anderen der o.g. Risikofaktoren.

Tab. 29.1: Therapieziel für die Primär- und Sekundärprophylaxe der koronaren Herzerkrankung durch Senkung des LDL-Cholesterins

Therapeutika

HMG-CoA-Reduktasehemmer · Ezetimib · Anionenaustauscher · Fibrate · Nicotinsäure · (Probucol · β-Sitosterin)

- Diät
  - fettarme Diät = Grundlage jeder lipidsenkenden Therapie in Kombination mit körperlicher Aktivität
  - gutes Ansprechen bei einer Hypertriglyzeridämie
  - der Cholesterinspiegel kann rein diätetisch meist nur um 10–20 % gesenkt werden

- **Primärprävention:** zunächst **diätetischer Therapieversuch** über 6 Monate, danach ggf. Lipidsenker
- **Sekundärprävention:** rasche und deutliche Cholesterinsenkung erzielen: frühzeitig **Medikamente** einsetzen

Je nach Profil der Hyperlipoproteinämien werden folgende Substanzen eingesetzt:
- **Hypercholesterinämie:** HMG-CoA-Reduktasehemmer, Ezetimib, Anionenaustauscher, evtl. auch Nicotinsäure
- **Hypertriglyzeridämie:** Fibrate, Nicotinsäure
- **Kombinierte Hyperlipidämie:** HMG-CoA-Reduktasehemmer, Ezetimib, Fibrate

Substanzklasse	Cholesterin	Triglyzeride
HMG-CoA-Reduktasehemmer	↓ **20–40 %**	↓ 10–30 %
Ezetimib	↓ **15–20 %**	↓ 10 %
Anionenaustauscher	↓ **10–30 %**	↑ 0–20 %
Fibrate	↓ 10–20 %	↓ **25–60 %**
Nicotinsäure	↓ 10–25 %	↓ **20–40 %**

Tab. 29.2: Vergleich der Wirkung verschiedener Lipidsenker auf den Cholesterin- und Triglyzeridspiegel (Senkung ↓; Steigerung ↑)

Lipoprotein-stoffwechsel

- **Nahrungsfette** (Triglyzeride, Cholesterin, Cholesterinester, Phospholipide) werden vom Darm resorbiert und als **Chylomikrone** über die Lymphe an das Blut abgegeben (☞ Abb. 29.1).
- Die **Lipoproteinlipase** (LPL) des Kapillarendothels **spaltet** aus den Chylomikronen **Fettsäuren ab,** die von der Muskulatur und vom Fettgewebe aufgenommen werden. Übrig bleiben **Remnants,** die in die Leber gelangen.
- Die **Leber** selbst **synthetisiert** Triglyzeride und Cholesterin und gibt sie als **VLDL** ans Blut ab. Auch aus den VLDL werden durch die LPL Fettsäuren abgespalten, es entstehen **IDL,** die entweder von der Leber aufgenommen werden oder nach Abspaltung von Triglyzeriden zu **LDL** umgewandelt werden.
- LDL werden von Leberzellen oder peripheren Zellen aufgenommen (**rezeptorvermittelte Endozytose** über LDL-Rezeptoren). In der Zelle wird das LDL in Cholesterin und Fettsäuren gespalten, der LDL-Rezeptor wird zur erneuten Verwendung wieder an die Zelloberfläche geschleust. Das Cholesterin wird entweder verbraucht (z. B. zum Membranaufbau) oder als Ester gespeichert.
  Folgen der LDL-Cholesterinaufnahme sind:
  - **Hemmung** der Neusynthese der **HMG-CoA-Reduktase:** De-novo-Synthese von Cholesterin ↓
  - **Hemmung** der Neusynthese von **LDL-Rezeptoren:** LDL-Aufnahme ↓
- Die Leber gibt außerdem **HDL** ab, die in der Peripherie **Cholesterin aufnehmen** und entweder nach Veresterung auf IDL übertragen oder selber wieder von der Leber aufgenommen werden.
- Aus Cholesterin synthetisiert die Leber **Gallensäuren,** die in den Darm abgeben werden. Dort unterliegen sie einem enterohepatischem Kreislauf bzw. werden mit dem Fäzes ausgeschieden (< 10 % der Gallensäuren).

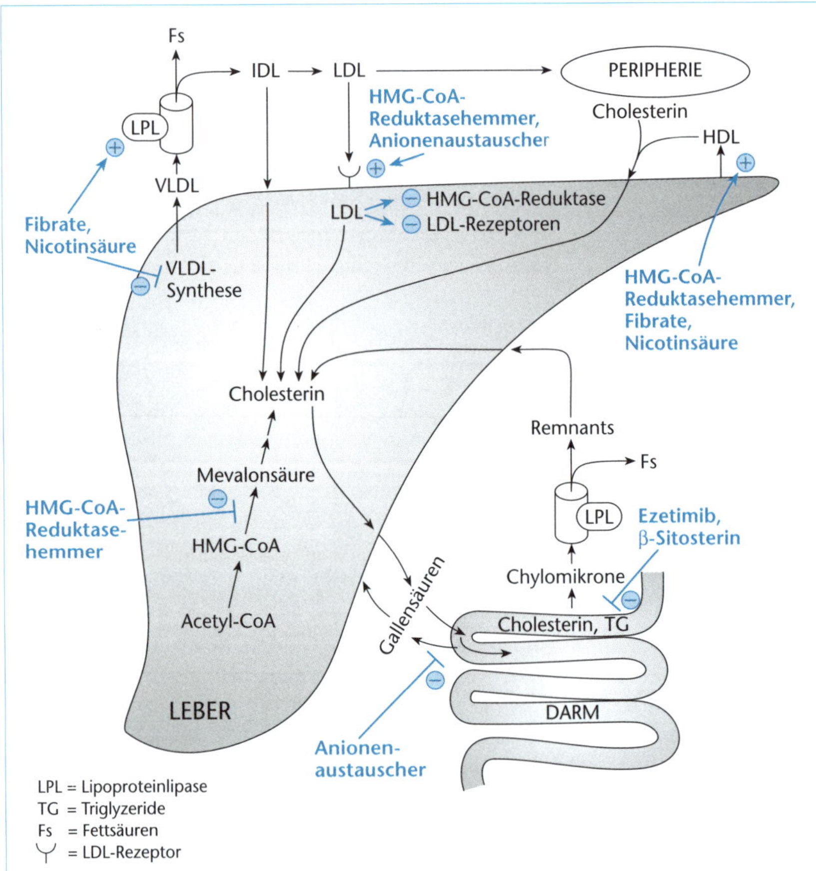

Abb. 29.1: Lipoproteinstoffwechsel und Angriffspunkte bzw. Wirkungen verschiedener Fettsenker

29.1 HMG-CoA-Reduktasehemmer (Statine)

Wirkstoffe

Simvastatin · Pravastatin · Atorvastatin · Rosuvastatin · Lovastatin

- HMG-CoA-Reduktasehemmer (= Statine) sind gut verträgliche und stark wirksame Lipidsenker. Die Wirksamkeit dieser Substanzen bei der Reduktion des koronarvaskulären Risikos wurde in vielen Studien demonstriert.
- Die **WOS-Studie** (West of Scotland Coronary Prevention Study, 1995) zeigte, dass mit Pravastatin die Zahl der koronaren Ereignisse bei Patienten mit Hypercholesterinämie ohne vorbestehende KHK um ca. 30 % gesenkt wird (Primärprävention).
- Die **4S-Studie** (Scandinavian Simvastatin Survival Study, 1994) zeigte eine Reduktion schwerer koronarer Ereignisse um ca. 30 % und eine Verminderung der koronaren Mortalität um 42 % unter einer Therapie mit Simvastatin bei Patienten mit klinisch manifester KHK (Sekundärprophylaxe).

Wm **Hemmung der HMG-CoA-Reduktase** (3-Hydroxy-3-Methyl-Glutaryl-Coenzym-A-Reduktase, ☞ Abb. 29.1):

- HMG-CoA-Reduktase = Schrittmacherenzym der endogenen Cholesterinsynthese
- Hemmung des Enzyms in den Hepatozyten hat nur einen **kurzfristigen Effekt** auf die Cholesterinsynthese, da durch einen sinkenden Cholesterinspiegel die Neubildung der HMG-CoA-Reduktase induziert wird und somit die Cholesterinbildung wieder ansteigen würde.
- Der initiale intrazelluläre Cholesterinmangel bewirkt jedoch eine Induktion der **Synthese von LDL-Rezeptoren** → es wird vermehrt LDL-Cholesterin aus dem Blut in die Leber aufgenommen (= eigentlicher Mechanismus bei der Senkung des Cholesterinspiegels durch Statine) → **Abnahme des Plasma-LDL-Cholesterins.**

Wi

- **LDL-Cholesterin** ↓
- **HDL-Cholesterin** ↑
- **Triglyzeride** ↓
- außerdem: antioxidative, antithrombotische und vaskuloprotektive Wirkungen (sog. pleiotrope Effekte) → **Stabilisierung vulnerabler Plaques, Verbesserung der endothelialen Dysfunktion.** In ausreichend hoher Dosierung (Senkung des LDL-Cholesterins < 100 mg/dl) können sie die Progression der Atherosklerose verzögern (GAIN-Studie: German Atorvastatin Intravascular Ultrasound Study, 2000)

Ind

- **Hypercholesterinämie,** kombinierte Hyperlipidämie, familiäre Hypercholesterinämie
- **zur Primär- und Sekundärprophylaxe der KHK**

PK

- Resorption ↑ (je nach Substanz)
- First-pass-Effekt ↑, oBV: 10–60 %, PEB ↑ (je nach Substanz)
- Metabolismus: Die meisten Statine sind Prodrugs (nicht Pravastatin) und werden in der Leber aktiviert. Der Metabolismus erfolgt über Cytochrom-P-450:
  - CYP 3A4: Atorvastatin, Lovastatin, Simvastatin
  - CYP 2C9: Fluvastatin, Rosuvastatin
  - Gefahr der Medikamenteninteraktion, bei Kombination mit anderen Substanzen, die über Cytochrom-P-450 metabolisiert werden bzw. das Enzym hemmen: Makrolidantibiotika, Ciclosporin, Antimykotika, Amiodaron, Grapefruitsaft.

UW

- **gastrointestinale Störungen:** Diarrhö, Obstipation
- Schlaflosigkeit, Kopfschmerzen
- **Transaminasen** ↑
- **Myalgie, Myositis** (CK-Anstieg): eine Rhabdomyolyse tritt selten und insbesondere bei einer Kombination mit Fibraten, Nicotinsäure Erythromycin, Ciclosporin und Antimykotika vom Azoltyp auf. Cerivastatin (Lipobay®) wurde wegen gehäufter Myolysen, die in Kombination mit dem Fibrat Gemfibrozil auftraten, vom Markt genommen.

KI aktive Lebererkrankungen, Myopathie, Schwangerschaft

29.2 Ezetimib

Wm

selektiver Cholesterinresorptionshemmer
- Ezetimib lagert sich an den Bürstensaum des Dünndarms an (☞ Abb. 29.1)
- hemmt selektiv die intestinale Resorption von Cholesterin und verwandten Phytosterinen (genauer Mechanismus unklar: Blockierung eines spezifischen Steroltransporters?)

Wi

- **LDL-Cholesterin ↓**
- **HDL-Cholesterin ↑**
- **Triglyzeride ↓**
- komplementäre Wirkung in Kombination mit Statinen: zusätzliche Senkung von Gesamtcholesterin um 20%
- Wirkung unabhängig von LDL-Rezeptoren → auch bei familiärer Hypercholesterinämie wirksam

Ind

Hypercholesterinämie

Anwendung

häufig in Kombination mit einem Statin

> Ezetimib hemmt die Cholesterinresorption aus dem Darm, Statine die Cholesterinsynthese in der Leber (duales Wirkprinzip).

PK

- rasche Resorption
- Metabolisierung im Dünndarm und Leber zum aktiveren Ezetimib-Glukuronid
- zirkuliert im enterohepatischer Kreislauf
- $t_{1/2}$ = 22 h, PEB ↑
- Elimination: überwiegend fäkal

UW

selten (Transaminasen ↑ bei Kombination mit Statinen)

29.3 Anionenaustauscher

Wirkstoffe

Colestyramin · Colestipol

Wm

irreversible **Bindung der Gallensäuren im Dünndarm** (☞ Abb. 29.1)
- Unterbrechung des enterohepatischen Kreislaufs der Gallensäuren
- Leber synthetisiert kompensatorisch vermehrt Gallensäuren aus Cholesterin
- LDL-Rezeptorexpression ↑
- verstärkte Aufnahme von LDL-Cholesterin aus dem Blut

Wi

- **LDL-Cholesterin ↓**
- **keine Wirkung auf HDL-Cholesterin**
- **Triglyzeride ↑**: vermehrte VLDL-Produktion durch die Leber
- nicht wirksam bei homozygoter familiärer Hypercholesterinämie: keine funktionsfähigen LDL-Rezeptoren vorhanden. Im Gegensatz dazu ist bei der heterozygoten Form die Anzahl der LDL-Rezeptoren vermindert, sie kann durch Anionenaustauscher gesteigert werden.

Ind

- **Hypercholesterinämie, kombinierte Hyperlipoproteinämie:**
  - insbesondere bei jüngeren Patienten und wenn Triglyzeride < 300 mg/dl

– gut für die Kombinationstherapie mit HMG-CoA-Reduktasehemmern, Fibraten und Nicotinsäurederivaten geeignet
- **chologene Diarrhö:** Verminderung der Diarrhö durch Bindung der Gallensäuren
- **Pruritus, Ikterus** bei partiellem Gallengangsverschluss

PK — keine Resorption (daher keine systemischen UW)

UW
- **Obstipation** bis hin zum **mechanischen Ileus** möglich: dosisabhängig, deshalb einschleichend dosieren und mit ausreichend Flüssigkeit einnehmen
- **Hemmung** der **Resorption anderer Medikamente:** Einnahme in zeitlichem Abstand (2 h)
- **Unterbrechung des enterohepatischen Kreislaufs** bestimmter Medikamente (Digitoxin, Cumarine): Dosisanpassung
- **Hemmung der Resorption fettlöslicher Vitamine:** Mangelzustände sind jedoch bei normaler Leber- und Darmfunktion selten
- passagerer **Anstieg der Leberenzyme**

KI — Hypertriglyzeridämie, Steatorrhö, totaler Gallengangsverschluss

29.4 Fibrate

Wirkstoffe — Bezafibrat · Fenofibrat · Gemfibrozil

Wm — **Agonismus an PPARα** (Peroxisomal Proliferator-Activated Receptor α):
- PPARα ist ein Kernrezeptor, der nach Aktivierung als Transkriptionsfaktor fungiert und bestimmte Gene im Fettstoffwechsel reguliert. PPARα kommt hauptsächlich in der Leber und Muskulatur vor.
- Über PPARα wird eine Aktivierung lipolytischer Enzyme (z. B. Lipoproteinlipase) und mitochondrialer Enzyme der β-Oxidation bewirkt → **beschleunigter Abbau** triglyzeridreicher Lipoproteine (**VLDL**), **verminderte Sekretion** der Triglyzeride aus der Leber, **Anstieg von HDL** (☞ Abb. 29.1)

Wi
- **Triglyzeride** ↓
- **LDL-Cholesterin** ↓, insbesondere bei Fenofibrat
- **HDL-Cholesterin** ↑
- (Fibrinogen ↓, Plasmaviskosität ↓, Thrombozytenaggregation ↓)

Ind
- **Hypertriglyzeridämie**
- **kombinierte Hyperlipoproteinämie**
- **familiäre Hypercholesterinämie**

PK
- Resorption ↑, PEB ↑
- Elimination: überwiegend renal

UW
- **gastrointestinale Beschwerden,** Kopfschmerzen, allergische Reaktionen der Haut, Transaminasen ↑
- **Myalgie, Myositis,** Rhabdomyolyse
- Clofibrat (nicht mehr verfügbar): lithogene Wirkung ↑ (**Gallensteinrisiko** ↑), bei neueren Fibraten besteht ein geringeres lithogenes Risiko

KI — schwere Leber-, Niereninsuffizienz, Myopathie, Schwangerschaft, (Cholelithiasis)

WW

- möglichst **keine Kombination mit HMG-CoA-Reduktasehemmern** aufgrund des erhöhten Rhabdomyolyserisikos
- Wirkungsverstärkung von Cumarinderivaten und Antidiabetika

29.5 Nicotinsäurederivate

Wirkstoffe

Nicotinsäure · Acipimox

Wm

Nicotinsäurederivate erzielen ihre lipidsenkenden Wirkungen durch (☞ Abb. 29.1):

- Hemmung der Lipolyse im Fettgewebe
- Hemmung der endogenen Cholesterinsynthese
- Hemmung der VLDL-Produktion der Leber
- Steigerung der Aktivität der Lipoproteinlipase

Wirkungen

- **Triglyzeride ↓**
- **LDL-Cholesterin ↓**
- **HDL-Cholesterin ↑**

Ind

Hypertriglyzeridämie, Hypercholesterinämie: Anwendung bei Patienten mit schweren Hyperlipoproteinämien, wenn andere Präparate zur Monotherapie nicht mehr ausreichen

PK

Resorption ↑, Eliminierung überwiegend renal

UW

Nicotinsäurederivate werden insgesamt schlecht vertragen:

- initial **Flush** und **RR** ↓: einschleichende Dosierung notwendig

> Die Flushsymptomatik ist durch eine vermehrte Freisetzung von gefäßerweiterndem Prostaglandin D2 (PGD2) bedingt. Durch Kombination von Nikotinsäure mit Laropiprant, einem Rezeptorantagonisten von PGD2, kann die Flushsymptomatik reduziert werden.

- **gastrointestinale Beschwerden,** Hyperurikämie, Verschlechterung der Glukosetoleranz, Transaminasen ↑

KI

Leber-, Niereninsuffizienz

29.6 Andere lipidsenkende Medikamente

Wirkstoffe

Probucol · β-Sitosterin

Probucol

Wm

wirkt als Antioxidans: **Hemmung der Oxidation von LDL** und der Ausbildung von Schaumzellen aus Makrophagen

Wi

- **LDL-Cholesterin ↓**
- **HDL-Cholesterin ↓**
- **keine Wirkung auf Triglyzeride**

Ind	**schwere familiäre Hypercholesterinämie:** Probucol spielt wegen der schwierigen PK und schweren UW zur Therapie nur eine untergeordnete Rolle
PK	• Anreicherung im Fettgewebe: $t_{1/2}$ = mehrere Wochen • Ausscheidung fäkal
UW	QT-Verlängerung, Eosinophilie, gastrointestinale Beschwerden

β-Sitosterin

pflanzliches Sterol (Cholesterin-Analogon)

Wm	**Hemmung der Resorption von Cholesterin** aus dem Dünndarm (☞ Abb. 29.1)
Wi	• **LDL-Cholesterin** ↓ (mäßiger Effekt) • keine Wirkung auf Triglyzeride
Ind	mäßige Hypercholesterinämie
Anwendung	nicht mehr als Arzneimittel angewandt, aber z. B. als Zusatz zu Margarine verwendet
PK	geringe Resorption (5 %)
UW	praktisch keine systemischen UW, evtl. gastrointestinale Beschwerden

30 Analgetika und Antiphlogistika

Einteilung

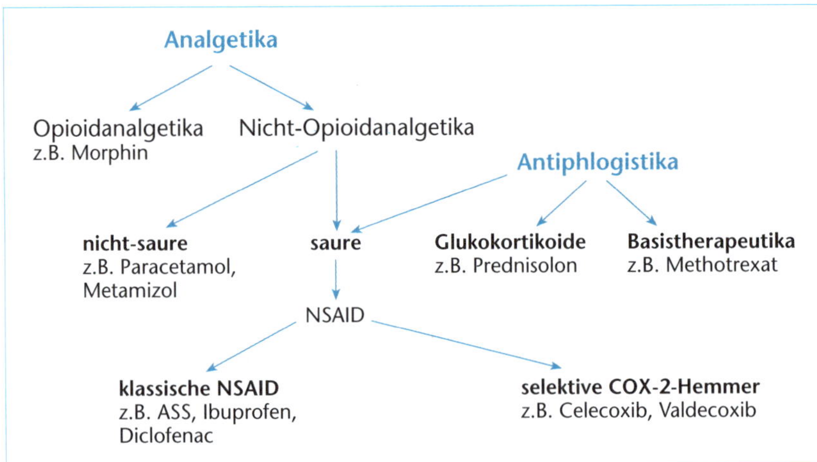

Abb. 30.1: Einteilung der Analgetika und Antiphlogistika

30.1 Opioidanalgetika

Opioidrezeptoren

Opioidrezeptorsubtypen: μ · δ · κ

- Opioidanalgetika vermitteln ihre analgetische Wirkung durch die Bindung an Opioidrezeptoren.
- 3 Rezeptorsubtypen (μ, δ, κ): Vorkommen im ZNS und Peripherie
- = **G-Protein-gekoppelte** Rezeptoren: hemmen u.a. die Adenylatzyklase, öffnen K^+-Kanäle und schließen Ca^{2+}-Kanäle:
  → Hyperpolarisation der Zellen (K^+-Ausstrom ↑, intrazelluläre Ca^{2+}-Konzentration ↓ → Transmitterfreisetzung ↓)
  → **verminderte Schmerzleitung** und **-empfindung**
- Wirkungen nach Stimulation der Opioidrezeptoren:
  - Unterdrückung nozizeptiver Impulse im Rückenmark
  - Aktivierung der absteigenden antinozizeptiven Bahn
  - veränderte Schmerzverarbeitung im limbischen System

endogene Opioidrezeptoragonisten

β-Endorphin · Enkephalin · Dynorphin

Es gibt endogene Liganden, die im **ZNS,** aber auch im **Nebennierenmark** gebildet werden. Sie werden von unterschiedlichen Genen kodiert und besitzen eine gewisse Selektivität für die einzelnen Opioidrezeptorsubtypen:

- **β-Endorphin:** Agonist am **μ-Subtyp;** Vorläuferprotein: POMC (= Proopiomelanocortin), aus dem auch ACTH und MSH abgespalten werden
- **Enkephalin:** Agonist am **δ-Subtyp**
- **Dynorphin:** Agonist am **κ-Subtyp**

Die physiologische Bedeutung der endogenen Opioide liegt nicht nur bei der **Schmerzverarbeitung,** sondern auch bei der Steuerung der **Darmfunktion** oder des **Kreislaufs.** Pharmakologisch spielen sie jedoch keine Rolle, weil sie als Peptide **intestinal nicht resorbiert** werden und **nicht ZNS-gängig** sind.

Wirkstoffe

Morphin · Codein · Pethidin · Piritramid · Fentanyl · Loperamid · L-Methadon · Buprenorphin · Pentazocin · Tramadol · Tilidin · Remifentanil · Sufentanil (Heroin)

Bei den zur Therapie benutzten (exogenen) Opioiden unterscheidet man:

- **reine Agonisten,** die den Rezeptor aktivieren
- **partielle Agonisten,** die den Rezeptor sowohl inhibieren als auch stimulieren
- **reine Antagonisten,** die die Wirkungen am Rezeptor komplett aufheben

Darüber hinaus unterscheiden sich die einzelnen Opioidanalgetika in ihrer Pharmakokinetik, z. B. in der $t_{1/2}$, und ihrer Pharmakodynamik, z. B. in der Wirkstärke.

Opioidrezeptor	μ	δ	κ
Wirkungen	• Analgesie • Atemdepression • Abhängigkeit (Euphorie) • antitussiv • Emesis • Obstipation	• Analgesie • Dysphorie • Halluzinationen	• Analgesie • Dysphorie • Sedation
Agonist	• β-Endorphin • Morphin, Tramadol • Codein, Pethidin, Piritramid, Fentanyl, Remifentanil, Sufentanil, L-Methadon, Tilidin • Buprenorphin (partiell)	• Enkephalin • Morphin, Tramadol	• Dynorphin • Morphin, Tramadol • Pentazocin (partiell)
Antagonist	• Naloxon • Naltrexon • Buprenorphin (partiell) • Pentazocin (partiell)	• Naloxon • Naltrexon	• Naloxon • Naltrexon • Buprenorphin

Tab. 30.1: Opioidrezeptorsubtypen, ihre Wirkungen und an ihnen wirksame Agonisten und Antagonisten

BtmV-freie Opioidanalgetika (BtmV = Betäubungsmittel-Verordnung):

- Codein
- Tramadol
- Tilidin + Naloxon

Morphin

Wm **Agonist** an allen Opioidrezeptorsubtypen: μ (++), δ (+), κ (+)

Wi
- **zentral:**
  - **analgetisch**

  - **atemdepressiv:** vermindertes Ansprechen auf CO_2 bereits in therapeutischer Dosis
  - **sedativ-hypnotisch**
  - **euphorisch:** bei raschem Anfluten im ZNS, Entwicklung einer Abhängigkeit möglich
  - selten **dysphorisch**
  - **antitussiv**
  - initial **emetisch,** später **antiemetisch**
  - **Miosis**
  - **RR ↓, HF ↓**
- **peripher:** Erhöhung des Tonus der glatten Muskulatur (außer in den Gefäßen, dort erfolgt eine Relaxation → RR ↓)
  - **Magen:** verzögerte Entleerung
  - **Darm:** verzögerte Darmentleerung durch Hemmung der propulsiven Motorik

> Bei langfristiger Opioidtherapie ist die Gabe eines Laxans wie Lactulose zum Vermeiden einer Obstipation notwendig.

  - **Rektum:** verzögerte Defäkation
  - **Harnblase:** Harnverhalt
  - **Gallenblase:** Gallenkoliken, Gallenstau durch Spasmus des Sphincter Oddi
- **Histaminliberation:** Erythem, Pruritus, RR ↓, Bronchospasmus
- **Toleranz:**
  - für die analgetische und die atemdepressive Wirkung
  - nicht für die Miosis, nicht für die Wirkungen im GI-Trakt
- **Abhängigkeit:** insbesondere bei raschem Anfluten bei i.v.-Anwendungen und bei missbräuchlicher Anwendung

> - Bis auf die Histaminliberation, Toleranz und Abhängigkeit lassen sich alle zentralen und peripheren Wirkungen durch **Opioidrezeptorantagonisten** aufheben.
> - Risiken bei der therapeutischen Anwendung: **Atemdepression.** Da bei Schmerzpatienten aber ein gesteigerter Atemantrieb vorliegt, tritt diese UW nicht bei Schmerzpatienten, sondern eher bei gesunden Probanden auf.
> - Kein erhöhtes **Abhängigkeitsrisiko** bei Schmerzpatienten und vernünftigem Einsatz von Opioidanalgetika mit festem kontinuierlichen Therapieschema, das die Patienten dauerhaft schmerzfrei hält (☞ Kap. 31.1.6).

Ind **Schmerztherapie**

PK
- **geringe oBV:**
  - 15–50 %, schwankend
  - Bei i.v.-Anwendung darf nur ⅓ der oralen Dosis gegeben werden, da dann die Bioverfügbarkeit bei 100 % liegt.
- **hoher First-pass-Effekt:** Konjugation mit Glukuronsäure zu aktiven (z. B. Morphin-6-glukuronid) und inaktiven Metaboliten
- Wirkungseintritt (nach p. o. Gabe) nach ca. 30 min
- **$t_{1/2}$ = 2 h,** aufgrund der kurzen Wirkdauer lieber Retardpräparate verwenden
- Elimination: überwiegend **hepatische Metabolisierung**

UW gehen aus dem Wirkprofil hervor (☞ Wi)

KI **absolute KI:**
- Schwangerschaft: Morphin ist plazentagängig → Gefahr der Atemdepression beim Neugeborenen
- Ileus

relative KI:
- Opiatabhängigkeit
- Lungenerkrankungen (Emphysem, chronische Bronchitis)
- Schädelhirntrauma (Atemdepression durch Morphin → P_{CO_2} ↑ → Dilatation zerebraler Gefäße → intrakranieller Druck ↑)
- Hypotonie bei Hypovolämie (RR ↓)
- entzündliche Darmerkrankungen, Gallen- und Nierenkolik, Prostatahypertrophie mit Restharnbildung, Pankreatitis (weniger spasmogene Substanzen verwenden, z. B. Pethidin)
- Dosisreduktion bei schwerer Niereninsuffizienz (Kumulation von wirksamem Morphin-6-glukuronid)

Codein

Morphin-3-Methyl-Ether: **Opioidrezeptoragonist:**
- bindet an Opioidrezeptoren, **schwächere analgetische Wirkung** bei erhaltenem antitussiven Effekt
- bei Anwendung als Antitussivum **weniger UW** als Morphin und geringes Abhängigkeitspotential
- 10 % zu Morphin desalkyliert: Bei äquianalgetischer Dosierung treten die gleichen UW wie beim Morphin auf (Atemdepression, Entwicklung einer Abhängigkeit).

Ind
- **Antitussivum:** bei trockenem Reizhusten: nicht BtmV-pflichtig
- **Analgetikum:** meist in Kombination mit Nicht-Opioidanalgetika zur Therapie von Tumorschmerzen (Stufe 2, ☞ Kap. 31.1.6)

Pethidin

Opioidrezeptoragonist: überwiegend an μ-Rezeptoren:
- im Vergleich zum Morphin: **5 × schwächer analgetisch** wirksam
- im Vergleich zum Morphin: Lipophilie ↑ → wirkt überwiegend an **zentralen** Opioidrezeptoren → weniger periphere UW: **geringer spasmogen im GI-Trakt** als andere Opioidanalgetika
- kardiodepressiv: RR ↓ (häufiger als bei anderen Opioiden)
- Metabolisierung zu **Norpethidin:**
  - aktiver Metabolit
  - sehr lange $t_{1/2}$: Kumulationsgefahr
  - krampfauslösend
  - aufgrund der Metabolisierung zum epileptogenen Norpethidin: Pethidin **nicht** zur **Langzeittherapie** geeignet

Ind
- heftige **kolikartige Schmerzen** im GI-Trakt (z. B. Gallenkolik, ☞ Kap. 22.7): Pethidin ist eines der wenigen Opioidanalgetika, die bei gastrointestinalen Koliken gegeben werden können, da es mehr zentral als peripher wirkt. Andere Opioide wie Morphin verstärken durch ihre periphere tonuserhöhende Wirkung die Koliken und sind deshalb kontraindiziert.
- kurze, schmerzhafte diagnostische Eingriffe

Piritramid

Opioidrezeptoragonist:
etwa **gleich stark** wirksam wie Morphin, mit etwas längerer Wirkdauer

Ind Analgetikum

Fentanyl

Opioidrezeptoragonist:
- im Vergleich zum Morphin: **100 × stärker analgetisch** wirksam
- im Vergleich zum Morphin: Lipophilie ↑: rasches Anfluten im ZNS, rascher Wirkungseintritt
- kurze Wirkdauer: gut steuerbar

Ind
- stark wirksames und gut steuerbares **Analgetikum** bei **Operationen,** zur **Neuroleptanalgesie** (☞ Kap. 34.5) Cave: bewirkt als Opioid **postoperativ** häufig eine **Emesis,** deshalb am besten mit einem Antiemetikum (z. B. Metoclopramid) kombinieren
- transdermales Pflaster: starkes Analgetikum zur Therapie von z. B. Tumorschmerzen

Fentanylderivate

Opioidrezeptoragonisten:
- **Sufentanil:** stark wirksam (1000 × stärker als Morphin), schneller und kürzer wirksam als Fentanyl
- **Remifentanil:** stark wirksam (200 × stärker als Morphin), sehr kurz wirksam (5-10 min)

Ind
- Analgesie bei Operationen: stark wirksam und gut steuerbar

Loperamid

Opioidrezeptoragonist: Antidiarrhoikum, kein Analgetikum
- geringe oBV (hoher First-pass-Effekt): **nur peripher** wirksam: obstipierend
- keine zentralen UW, keine Abhängigkeit, daher auch nicht BtmV-pflichtig

Ind **Diarrhö,** jedoch nicht bei infektiöser Diarrhö anwenden, da die Ausscheidung der Erreger verzögert wird

L-Methadon

Opioidrezeptoragonist: überwiegend an μ-Rezeptoren:
- im Vergleich zum Morphin: **4 × stärker** und vor allem viel **länger** wirksam
- hohe oBV: 50–100 %: **p.o.-Gabe** möglich
- lange $t_{1/2}$ > 24 h: Gabe nur einmal täglich
- gleiches Wirkungs- und Nebenwirkungsspektrum wie Morphin inkl. Abhängigkeit und Atemdepression

Ind
- **Schmerztherapie:** aufgrund der langen $t_{1/2}$ gut zur Therapie chronischer Schmerzen (z. B. Tumorschmerzen) geeignet
- **Heroinentzug:** L-Methadon ermöglicht die soziale Integration der Heroinabhängigen, da es nur einmal täglich p.o. eingenommen wird. Es macht die Patienten jedoch vom L-Methadon abhängig, weshalb eine psychotherapeutische Betreuung notwendig ist.

Buprenorphin

partieller **Agonist** am μ-Rezeptor, **Antagonist** am κ-Rezeptor:

- im Vergleich zum Morphin: **30 × stärker analgetisch** und **länger** wirksam, die Wirkung nimmt jedoch aufgrund der antagonistischen Wirkkomponente bei weiterer Dosissteigerung wieder ab (**glockenförmige Dosis-Wirkungs-Kurve**)
- Hervorrufen von Entzugssymptomen bei Morphinabhängigen durch die partielle antagonistische Wirkung
- schwächt bei Kombination mit Morphin durch seinen partiellen antagonistischen Effekt die Gesamtwirkung ab
- extrem fest am μ-Rezeptor gebunden:
  - Naloxon (Opioidrezeptorantagonist) kann die Wirkung praktisch nicht aufheben.
  - Als **Antidot** wird **Doxapram** gegeben, das die Atmung zentral stimuliert.
- geringe oBV aufgrund eines **hohen First-pass-Effekts,** jedoch **sublingual** gut resorbierbar, Anwendung auch als **transdermales** Pflaster

Ind **Schmerztherapie**

Pentazocin

Antagonist am μ-Rezeptor, **Agonist** am κ-Rezeptor:

- besitzt nur ⅓ der Wirksamkeit von Morphin
- wirkt eher dysphorisch (über κ-Rezeptor)
- HF ↑ und RR ↑: einzigstes Opioidanalgetikum, das HF und RR steigert

Ind **Schmerztherapie,** keine Anwendung bei Herzinfarkt wegen HF ↑ und RR ↑

Tramadol

partieller **Opioidrezeptoragonist,** zusätzlich nicht-opioide analgetische Wirkungen über eine Beeinflussung von Serotonin:

- im Vergleich zum Morphin: **schwächer analgetisch** wirksam
- **weniger UW:** Atemdepression ↓, Abhängigkeit ↓, daher nicht BtmV-pflichtig. Tramadol ist aber stark emetogen.

Ind **Schmerztherapie,** nicht BtmV-pflichtig

Tilidin

partieller **Opioidrezeptoragonist:**

- im Vergleich zum Morphin: **schwächer analgetisch** wirksam
- Metabolisierung zum aktiven Metaboliten **Nortilidin**

Ind

- **Schmerztherapie**
- in **Kombination mit Naloxon** nicht BtmV-pflichtig:
  - Durch die Kombination von Tilidin mit dem Opioidrezeptorantagonisten Naloxon kann eine missbräuchliche Anwendung verhindert werden.
  - Bei **oraler Gabe** kann Tilidin seine analgetische Wirkung erzielen, da es resorbiert wird. Der Antagonist Naloxon hingegen wird nicht resorbiert und ist wirkungslos. Wird die Kombination missbräuchlich i.v. angewandt, lässt Naloxon die Wirkung von Tilidin nicht zu. Tilidin kann dadurch nicht abhängig machen.

Heroin

3-, 6-Diazetylmorphin, **Opioidrezeptoragonist:**

- wesentlich lipophiler als Morphin, flutet rasch im ZNS an, wird zum Morphin metabolisiert und wirkt **stark euphorisch**
- starkes Abhängigkeitspotential
- keine medizinische Indikation

Opioidentzugssyndrom

Symptome:

Das Opioidentzugssyndrom ist durch eine Vielzahl an Symptomen charakterisiert, die der „entgegengesetzten Wirkung“ der Opioide entsprechen: z.B. Unruhe statt Sedation, Durchfall statt Obstipation etc. Sie erreichen ihren Höhepunkt nach ca. 30 h.

- Dysphorie
- Diarrhö
- motorische Unruhe
- Mydriasis („Tellerminen“)
- gesteigerter Sekretfluss der Augen und Nase
- Gänsehaut, Hypothermie
- Spontanschmerzen
- Schlafstörungen

Therapie:

- Clonidin: zentraler α_2-Agonist (☞ Kap. 4.2.4), senkt die im Entzug erhöhte Aktivität zentraler noradrenerger Neurone
- Langfristig muss eine psychotherapeutische Therapie durchgeführt werden. Naltrexon kann zur Rückfallverhinderung eingesetzt werden (Hemmung der euphorisierende Wirkung von Opiaten).

Opioidintoxikation

Symptome:

- Trias: Miosis, Atemdepression, Koma
- weiterhin: Zyanose, Hypothermie, HF ↓, RR ↓

Therapie:

- symptomatisch (z.B. O_2)
- Gabe von Antidot (Naloxon, Naltrexon)

Antidot

Naloxon · Naltrexon

Naloxon und Naltrexon sind **Opioidrezeptorantagonisten,** die die zentralen und peripheren Wirkungen von Morphin und anderen Opioidanalgetika aufheben können. Sie müssen bei Opioidabhängigen vorsichtig dosiert werden, um kein Entzugssydrom zu induzieren.

Naloxon

Antagonist an allen Opioidrezeptorsubtypen: μ, δ, κ:

- praktisch keine oBV: **parenterale Gabe**
- $t_{1/2} = 1$ h

Naltrexon

Antagonist an allen Opioidrezeptorsubtypen: μ, δ, κ:

- oBV: 5–40 %, **p.o.-Gabe** möglich
- Wirkdauer 24 h
- **Methylnaltrexon** ist ein Derivat vom Naltrexon:
  - nur peripher wirksam (passiert nicht Blut-Hirn-Schranke)
  - wirkt als selektiver Antagonist an μ-Opioidrezeptoren im Darm: Auslösung einer Darmentleerung meist innerhalb von 30-60 min nach Anwendung
  - Ind: Obstipation unter Opioiddauertherapie bei Tumorpatienten bei unzureichender Wirkung üblicher Laxantia
  - geringe oBV: s.c.-Anwendung
  - vermindert nicht die Wirksamkeit der Opioidanalgetika und bewirkt keine Gewöhnung

30.2 Nicht-Opioidanalgetika

Wirkstoffe

- **nicht-saure Analgetika:** Paracetamol · Metamizol
- **saure Analgetika:** ASS · Diclofenac · Indometacin · Ibuprofen · Naproxen

Wm

- Inhibition der Prostaglandinsynthese durch **Hemmung** der **Cyclooxygenase** (☞ Abb. 17.1)
- physiologische Funktion von **Prostaglandin E_2** (PG E_2)
  - Prostaglandin E_2 sensibilisiert die Nozizeptoren.
  - fördert die entzündliche Reaktion
  - beeinflusst die Thermoregulation im Hypothalamus (Fieber durch Erhöhung des Temperatursollwerts)

Wi

Nicht-Säuren wirken nur zentral:

- analgetisch
- antipyretisch
- nicht antiphlogistisch, da sie sich nicht im entzündetem Gewebe anreichern

Säuren wirken zentral und peripher:

- analgetisch
- antipyretisch
- antiphlogistisch
- auch als **NSAID** bezeichnet (☞ Kap. 30.3)

Paracetamol

nicht-saures Analgetikum

Wm

zentral analgetisch und **antipyretisch** durch die Hemmung der Prostaglandin-Synthese im ZNS

Ind

leichte Schmerzen (Kopfschmerzen, Zahnschmerzen), **Fieber**

Anwendung

- Dosierung: 0,5–1 g max. alle 4–6 h; Maximaldosis bei Erwachsenen 4 g/d
- kann im Gegensatz zu den sauren Analgetika auch bei einem Magenulkus, bei Blutungen oder Asthma bronchiale eingesetzt werden

PK

- gute Resorption
- $t_{1/2} = 2$ h

- **Metabolisierung:**
  - 60 % Konjugation mit Glukuronsäure
  - 35 % Konjugation mit Schwefelsäure
  - 5 % Oxidation über Cytochrom-P-450: Es entsteht ein toxischer Metabolit („Giftung") → Entgiftung durch Konjugation mit Glutathion
  - Paracetamolintoxikation: Erschöpfung von Glutathion → der giftige Metabolit bewirkt akute Leberzellnekrosen

UW

- zeitlich begrenzte Anwendung: sehr gut verträglich, auch bei Kindern und in der Schwangerschaft anwendbar
- chronischer Abusus: Nierenschädigung (**interstitielle Nephritis**) trat früher häufig durch den Missbrauch von Phenacetin auf (**Phenacetin-Niere**); Phenacetin (= Analgetikum) wird zu 75 % in Paracetamol metabolisiert, aufgrund der UW vom Markt genommen worden
- **Hämolyse** bei Glukose-6-Phosphatdehydrogenasemangel:
  - Glukose-6-Phosphatdehydrogenase ist notwendig, um in den Erythrozyten reduziertes Glutathion bereitzustellen. Bei Enzymmangel fehlt Glutathion.
  - Glutathionmangel: Paracetamolmetabolite können nicht entgiftet werden → Erythrozyten lysieren.
  - Neugeborene: niedrige Glutathionaktivität → kein Paracetamol anwenden

Paracetamolintoxikation:
- › 8–10 g Paracetamol
- **akute Leberzellnekrosen**

Symptomatik:
- initial keine Symptome, evtl. Erbrechen
- nach einer Latenz von 2–3 d akutes Leberversagen (Leberzerfallkoma) mit Ikterus, Tremor, Fötor, hepatischer Enzephalopathie, evtl. akutes Nierenversagen

Therapie:
- **Allgemeinmaßnahmen:** induziertes Erbrechen, Magenspülung, Hämodialyse bei Nierenversagen
- **Antidot:** frühzeitig **N-Acetylcystein:** stellt Sulfhydrylgruppen (SH-Gruppen) zur Verfügung, wodurch Glutathion reduziert wird und wieder der Entgiftung zur Verfügung steht. Weitere SH-Donatoren sind **Methionin** und **Cysteamin.**

Metamizol

nicht-saures Analgetikum

Wi

- **analgetisch, antipyretisch, spasmolytisch,** (gering antiphlogistisch) durch die Hemmung der Prostaglandin-Synthese
- stärkste analgetische Wirkung unter den Nicht-Opioidanalgetika

Ind

- **akute starke Schmerzen nach Verletzungen oder Operationen**
- **spastische Schmerzen, Koliken**
- **hohes Fieber**
- **Tumorschmerzen**

UW

- **allergische Agranulozytose:** vorsichtiger Einsatz von Metamizol (BB-Kontrollen notwendig)
- Schock, insbesondere bei rascher i.v.-Gabe

- Rotfärbung des Urins
- Krampfanfall

30.3 Antiphlogistika

Einteilung

- **NSAID:** nicht-steroidale Antiphlogistika, saure Nicht-Opioidanalgetika (☞ Abb. 30.1):
  - klassische NSAID (☞ Kap. 30.3.1)
  - selektive COX-2-Hemmer (☞ Kap. 30.3.2)
- **Glukokortikoide** (☞ Kap. 18.1)
- **Basistherapeutika** (☞ Kap. 32.1.2)

30.3.1 Klassische NSAID

Wirkstoffe

ASS · Diclofenac · Indometacin · Ibuprofen · Naproxen

Wm

- **Hemmung der Prostaglandinsynthese** durch unselektive Inhibition der Cyclooxygenase (☞ Abb. 17.1).
- 2 Subtypen der Cyclooxygenase:
  - **COX-1:** konstitutiv, physiologische Bedeutung. Viele **UW** der NSAID sind durch die Hemmung von COX-1 bedingt
  - **COX-2:** im Entzündungsgewebe induziert u.a. durch Interleukin 1, pathophysiologische Funktion. Die **analgetischen, antiphlogistischen** und **antipyretischen Wirkungen** der NSAID sind durch die Hemmung von COX-2 bedingt.
- **klassische NSAID:** hemmen COX-1 und COX-2 gleichermaßen (unselektiv)

Ind

- **Schmerztherapie, Fieber, akute/chronische Entzündungen**
- persistierender Ductus Botalli (NSAID induzieren den Schluss des Ductus)
- Dysmenorrhö
- Bartter-Syndrom (= hypokaliämische Alkalose und Hypotonie durch renale Tubulusfunktionsstörungen)

PK

- schnelle und gute Resorption
- PEB ↑
- Anreicherung in Magenwand, Niere, Leber, Entzündungsherd
- geringe Anreicherung in Muskel, Fett, ZNS
  Ausnahme: Hohe Dosen von ASS und Indometacin reichern sich auch im ZNS an.
- NSAID unterscheiden sich in ihrer $t_{1/2}$ (☞ Tab. 30.2):

Einteilung	Wirkstoff	$t_{1/2}$
kurz wirksam	ASS*	2–8 h
	Diclofenac, Indometacin	2 h
	Ibuprofen, Ketoprofen	3 h
mittellang wirksam	Diflunisal, Naproxen	12 h
lang wirksam	Piroxicam	40 h
	Phenylbutazon	70 h

Tab. 30.2: Einteilung der NSAID nach ihrer Wirkdauer.
*Zur Besonderheit der $t_{1/2}$ von ASS: ☞ PK

UW

- **Überempfindlichkeitsreaktion:**
  - **allergisch**
  - pseudoallergisch: Induktion eines Asthmaanfalls
    Durch die COX-Hemmung überwiegen die bronchokonstriktorisch wirksamen Leukotriene (☞ Abb. 17.1).
- **Schädigung der Magen-, Darmschleimhaut:** Wegfall der zytoprotektiven Wirkung der Prostaglandine, die die Durchblutung und Schleimproduktion steigern und die Magensäureproduktion hemmen. Gastrointestinale Schädigungen entstehen unter ASS in über 40 % der behandelten Patienten, unter Diclofenac und Ibuprofen in ca. 20 %.
- **Verlängerung der Blutungszeit:** Hemmung der Thrombozytenaggregation durch Reduktion der Thromboxansynthese (☞ Abb. 17.1)
- **Nierenschädigung:**
  - akutes Nierenversagen: Minderdurchblutung durch Wegfall der Prostaglandine
  - interstitielle Nephritis, Schrumpfniere
- **Natrium- und Wasserretention:**
  - Wegfall der natriuretischen Wirkung der Prostaglandin → Na^+ ↑
  - Wegfall der Prostaglandin-induzierten Hemmung der ADH-Wirkung → ADH-Wirkung ↑ → Wasserretention
- Verlängerung der Schwangerschaft durch **Unterdrückung der Wehen** (Prostaglandine fördern die Wehentätigkeit)
- Fetus: **vorzeitiger Schluss des Ductus Botalli** (Prostaglandine halten den Ductus offen)
- Interaktion mit anderen Pharmaka wegen der hohen PEB
- ZNS:
  - ASS: Tinnitus und Hörverlust
  - Indometacin: Kopfschmerzen, psychotisches Syndrom
- Knochenmark: **Agranulozytose** bei Phenylbutazon

ASS

unterscheidet sich bezüglich der PK, Ind und UW von den anderen NSAID

Wm

irreversibler COX-Hemmer

Ind

- **Thrombozytenaggregationshemmung** (☞ Kap. 11.1): KHK, akuter Myokardinfarkt, Z. n. Apoplex
- Schmerztherapie, fieberhafte Erkrankungen
- **akute entzündliche Erkrankungen** (z. B. rheumatisches Fieber)

> Bei **chronischen Entzündungen** werden besser verträgliche Substanzen verwendet.

Anwendung

Indikation	Dosierung
Thrombozytenaggregationshemmung (z. B. KHK)	100 mg / d p.o. bei akutem Myokardinfarkt 250–500 mg i.v.
Schmerzen, Fieber	1–2 g
rheumatische Beschwerden	3–5 g

Tab. 30.3: Dosierung von ASS

PK

- kurze $t_{1/2}$ = 15 min: rasche Esterhydrolyse in der Magenschleimhaut und der Leber zur Salicylsäure
- **Salicylsäure** = wirksamer Metabolit, jedoch **reversibler COX-Hemmer**
- Elimination der Salicylsäure: dosisabhängig:
  - niedrige Dosierung: **Kinetik 1. Ordnung:** $t_{1/2}$ = 2–3 h
  - hohe Dosierung (ab ca. 6 g/d): **Kinetik 0. Ordnung:** $t_{1/2}$ = 15–60 h
  - 75 %: Konjugation mit Glycin zur Salicylursäure
  - 15 %: Oxidation zur Gentisinsäure
  - 5–10 %: unveränderte renale Ausscheidung: Die renale Ausscheidung kann durch Alkalisieren des Urins erhöht werden. Im alkalischen Harn ist ASS vermehrt protoniert und wird daher weniger tubulär rückresorbiert (☞ Abb. 1.1).

UW

neben den bei NSAID auftretenden UW sind folgende UW für ASS typisch:

- Übelkeit, Erbrechen
- **Tinnitus,** Schwerhörigkeit für hohe Frequenzen
- Entkopplung der oxidativen Phosphorylierung:
  - Stimulation der Atmung: respiratorische Alkalose
  - vermehrte HCO_3^--Ausscheidung: Kompensation der respiratorischen Alkalose. Der Säure-Base-Haushalt ist sehr anfällig und kann schnell in eine Azidose umkippen.
- **Reye-Syndrom:** akute Enzephalopathie und fettige Degeneration der Leber bei Anwendung von ASS bei Kindern mit Virusinfekten
- Harnsäureretention: Konkurrenz von ASS mit Harnsäure um den renalen Säuresekretionsmechanismus
- erhöhte Blutungsneigung

KI

Magen-, Darmulzera, Virusinfekte bei Kindern, Asthma bronchiale, Blutgerinnungsstörung, Leber-, Nierenschäden

ASS-Intoxikation:
Symptome:
Hyperventilation, Hyperthermie, Azidose, Dehydrierung, zentrale Störungen
Therapie:
Allgemeinmaßnahmen: induziertes Erbrechen, Flüssigkeits- und Eletrolytersatz, Alkalisierung des Harns mit Natriumbikarbonat (ASS-Ausscheidung ↑), gleichzeitig wird dadurch die Azidose korrigiert, Hämodialyse
kein Antidot vorhanden

30.3.2 Selektive COX-2-Hemmer

Wirkstoffe

Celecoxib

COX-2 wird im Entzündungsgewebe induziert und fördert die Synthese von Entzündungsmediatoren. Durch den Einsatz von selektiven COX-2-Hemmern erhoffte man sich eine gezielte antiphlogistische Wirkung bei weniger UW, insbesondere von (COX-1-abhängigen) gastrointestinalen UW. In Zulassungsstudien traten unter den COX-2-Hemmern weniger gastrointestinale Ereignisse auf. Allerdings fand man in neueren Langzeitstudien auch unter den „Coxiben“ Ulzera im Gastrointestinaltrakt. Vermutet wird, dass COX-2 nicht nur bei der Entzündung, sondern auch bei der Wundheilung, z. B. von Ulzera, eine Rolle spielt. Außerdem wurden unter Rofecoxib und später auch bei anderen COX-2-Hemmern **gehäuft kardiovaskuläre Komplikationen,** insbesondere Myokardinfarkte, beobachtet. Dies führte schließlich dazu, dass u. a. Rofecoxib (Vioxx®) 2004 vom Markt genommen wurde. Celecoxib ist zwar weiterhin verfügbar, jedoch nur noch zur kurzfristigen Anwendung indiziert.

Wm selektive Hemmung der COX-2

Ind in niedrigster Dosierung und zur kurzfristigen Anwendung bei:
- Schmerzen bei **aktivierter Arthrose, rheumatoider Arthritis, Gichtarthritis**
- primäre Dysmenorrhoe

PK
- gute oBV
- Eintritt der Wirkung nach 24–48 h (nicht zur Akuttherapie von Schmerzen geeignet)
- hepatische Metabolisierung über Cytochrom-P-450

UW
- **Herzinfarkt:** erhöhtes kardiovaskuläres Risiko wahrscheinlich durch die fehlende Wirkung auf COX-1 bedingt:
  - Physiologie: Scherkräfte durch den Blutstrom in den Arterien bewirken in den Endothelzellen eine verstärkte Expression von COX-2, die zu einer Hemmung der Thrombozytenaggregation führt. In den Thrombozyten induziert COX-1 die Thromboxanbildung und stimuliert die Thrombozytenaggregation. Es besteht ein physiologisches Gleichgewicht zwischen der Hemmung und der Stimulation der Thrombozytenaggregation.
  - COX-2-Hemmer: Eine Inhibition von COX-2 bei fehlender Wirkung auf COX-1 begünstigt somit die Thrombozytenaggregation und die Thrombenbildung.
- **Schlaganfall, Ödeme, gastrointestinale Beschwerden** und Komplikationen (insbesondere bei Patienten mit vorbestehenden Ulzera)
- embryonale Missbildungen

KI schwere Leber- und Niereninsuffizienz, Herzinsuffizienz (NYHA II–IV), KHK, Schwangerschaft, aktives peptisches Ulkus, gastrointestinale Blutungen

WW Aufgrund der Metabolisierung über Cytochrom-P-450 können WW mit zahlreichen Medikamenten auftreten, z. B. Verstärkung der Cumarin-Wirkung.

30.4 Weitere Analgetika

Wirkstoffe

Flupirtin · Nefopam

Flupirtin

Wm **selektiver neuronaler K^+-Kanalöffner:**
- K^+-Ausstrom aus der Zelle → Hyperpolarisation → Verhinderung der Aktivierung von NMDA-Rezeptoren, da diese erst nach einer Depolarisation der Zelle aktivierbar sind (**indirekter NMDA-Rezeptorantagonismus**) → **Hemmung** der Weiterleitung aufsteigender **nozizeptiver Impulse**

- Flupirtin bindet nicht an Opioidrezeptoren und hemmt die Prostaglandinsynthese erst in hoher Dosierung.

Wi
- zentral **analgetisch** und **muskelrelaxierend**
- therapeutische Dosierung: nicht antiphlogistisch oder antipyretisch
- Im Gegensatz zu Opioidanalgetika besteht **kein Abhängigkeitspotential** und im Gegensatz zu den NSAID treten **keine gastrointestinalen Ulzerationen** auf.

Ind: Muskelverspannung, „Hexenschuss", Neuralgien und dysmenorrhoische Beschwerden, Spannungskopfschmerzen, Tumorschmerzen

KI: Myasthenia gravis, hepatische Enzephalopathie, Cholestase

Nefopam

Wm, Wi
- **zentral analgetisch,** nicht antiphlogistisch oder antipyretisch
- bindet nicht an Opioidrezeptoren und hemmt nicht die Prostaglandinsynthese
- genauer Wm unklar, Beeinflussung der absteigenden antinozizeptiven Bahn über noradrenerge und serotoninerge Neurone

Ind: mäßig starke Schmerzzustände

KI
- Epilepsie, akuter Myokardinfarkt, Leberstörungen
- Glaukom, Prostatahyperplasie (wegen atropinartiger Wirkung)

WW: erhöht die Toxizität von Paracetamol (keine Kombination)

31 Praktische Schmerztherapie

31.1 Allgemeines

31.1.1 Leichte Schmerzen

z. B. Kopfschmerzen, Zahnschmerzen

- **Paracetamol:** sehr gut verträglich
- **ASS:** günstig bei begleitender entzündlicher Komponente, häufiger UW: gastrointestinale Erosionen oder Ulzera
- **Ibuprofen:** günstig bei begleitender entzündlicher Komponente, als Ibuprofen-Lysinat rascher Wirkungseintritt, bessere gastrointestinale Verträglichkeit als ASS
- **bei Kindern:** Paracetamol oder Ibuprofen-Saft bevorzugen, keine Anwendung von ASS bei Virusinfekten wegen Reye-Syndrom

31.1.2 Schmerzen des Bewegungsapparats

z. B. Arthritis, aktivierte Arthrose

- **klassische NSAID:** Ibuprofen oder Diclofenac werden wegen weniger gastrointestinalen UW gegenüber ASS bevorzugt.
- **selektive COX-2-Hemmer:** Celecoxib, Valdecoxib: nur kurzfristig, viele KI (Herz-, Leber-, Niereninsuffizienz, KHK, aktives Ulkus)
- **Flupirtin** bei Muskelverspannungen
- **Lokalanästhetika:** Bupivacain zur Leitungsanästhesie
- **Opioidanalgetika:** Tilidin / Naloxon, Tramadol, Morphin

31.1.3 Viszerale Spasmen

- **Metamizol:** UW: Agranulozytose
- **Spasmolytikum** (z. B. Buscopan) + **starkes Analgetikum** (z. B. Pethidin = Opioidanalgetikum mit nur geringer spastischer Begleitreaktion)

31.1.4 Schmerzen beim Herzinfarkt und bei akutem Lungenödem

Morphin: Angst und Schmerzen bewirken eine Sympathikusaktivierung, die sich ungünstig auf den Verlauf eines Herzinfarkts auswirkt. Eine adäquate analgetische Therapie (Opioidanalgetikum wie Morphin) ist notwendig.

31.1.5 Starke Schmerzen

z. B. nach Unfall, Verbrennung: **Opioidanalgetika**

31.1.6 Tumorschmerzen

- Tumorpatienten müssen **individuell analgetisch therapiert** werden.
- Therapieziel: Erreichen eines möglichst schmerzfreien Zustands
- Anwendung von Opioidanalgetika nicht zu lange hinauszögern
- Abhängigkeitspotential bei Schmerzpatienten gering
- **Analgetikagabe** nach einem **festen Schema:** Erreichen einer kontinuierlichen Beschwerdefreiheit
- **Morphin** (kurze Wirkdauer): **Retardpräparat** oder lang wirksame Opioidanalgetika wie L-Methadon **verwenden**
- Eine adäquate Schmerztherapie **verbessert** die **Lebensqualität** des schwerkranken Patienten.

Stufe	Therapie	Vertreter
1. Stufe	Nicht-Opioidanalgetika	z.B. ASS, Ibuprofen, Metamizol ± Adjuvantien
2. Stufe	schwache Opioidanalgetika	z.B. Codein, Tilidin, Tramadol ± Nicht-Opioidanalgetika ± Adjuvantien
3. Stufe	starke Opioidanalgetika	z.B. Morphin, L-Methadon, Buprenorphin ± Nicht-Opioidanalgetika ± Adjuvantien

Tab. 31.1: Stufenplan der WHO zur Therapie von Tumorschmerzen

Koanalgetika (Adjuvantien)

= Substanzen, die primär keine Analgetika sind, jedoch **Analgetika in ihrer Wirkung verstärken** oder modulierende Effekte bei der Schmerzverarbeitung bewirken und dadurch die Schmerzen reduzieren:

- Antidepressiva
- Neuroleptika
- Glukokortikoide
- Calcitonin (bei Knochenschmerzen)
- Carbamazepin
- Benzodiazepine

31.2 Therapie der Migräne

Definition

- halbseitiger, **mehrere Stunden** anhaltender Kopfschmerz
- evtl. mit **Aura** und **Erbrechen** einhergehend
- typischerweise in Entspannungsphasen, z.B. nach Prüfungen oder am 1. Urlaubstag auftretend, getriggert durch Alkohol, Nüsse, Schokolade, menstruellen Zyklus

31.2.1 Migräneanfall

Therapie

NSAID oder Paracetamol · 5-HT_1-Rezeptoragonisten · Antiemetika

- **NSAID (ASS, Ibuprofen) oder Paracetamol:** „1 Tasse Kaffee und 2 Tabletten Aspirin oder Paracetamol“: Therapie der Wahl bei Beginn der Beschwerden. Damit kann häufig ein Anfall unterdrückt werden. Wird dieser Zeitraum verpasst, wirken beim schweren Migräneanfall meist nur noch 5-HT$_1$-Rezeptoragonisten.

- **5-HT$_1$-Rezeptoragonisten** (Sumatriptan oder ein anderes „Triptan", ☞ Kap. 17.2.1):
  - Tablette, Zäpfchen, Nasenspray, s.c.-Lösung
  - schneller Wirkungseintritt (insbesondere bei s.c.-Gabe)
  - kann einen Anfall durchbrechen
  - Maximaldosis und Dosierungsintervall müssen beachtet werden, da bei Überdosierung die Wirksamkeit nicht zunimmt, jedoch aufgrund der **vasokonstriktorischen Effekte** ein Angina-pectoris-Anfall oder ein Herzinfarkt ausgelöst werden kann.
  - KI: bekannte KHK
- **Antiemetika** (☞ Kap. 21.2): bei mit der Migräne einhergehender Emesis; frühzeitige Gabe von **Metoclopramid** (verbessert gleichzeitig als Prokinetikum die Resorption der anderen eingenommenen Medikamente) oder eines **Antihistaminikums**
- **Ergotamin** (☞ Kap. 17.2.1):
  - nicht Mittel 1. Wahl
  - weniger wirksam als Sumatriptan
  - viele UW aufgrund von Wechselwirkungen mit verschiedenen Rezeptoren
  - keine Kombination von Ergotamin mit Sumatriptan
  - Gefahr des Analgetikakopfschmerzes bei Langzeitanwendung (☞ Kap. 31.5)
- **Dihydroergotamin** (☞ Kap. 17.2.1):
  - weniger wirksam als Sumatriptan
  - wegen zögerlicher Resorption nur zur parenteralen Therapie bei Migräneanfall geeignet

> Ruft der Patient wegen seiner Migräneattacke den Haus- oder Notarzt, so hat er meistens bereits eine erfolglose orale Selbstmedikation hinter sich. Dann empfiehlt sich die Gabe von:
> - **Metoclopramid** i.v. + **ASS** i.v.
> - alternativ zu ASS: **Sumatriptan** s.c. (oder Dihydroergotamin s.c.)

31.2.2 Langzeitprophylaxe

Therapie

β-Blocker · Flunarizin · Allgemeinmaßnahmen

Ind

> 3 Migräneattacken / Monat, Dauer der Attacken > 48 h

Prophylaxe

- **1. Wahl: β-Blocker** (Propranolol, Metoprolol), alternativ **Flunarizin:**
  - Wm der β-Blocker bei der Migräneprophylaxe unklar (evtl. zusätzliche Wirkung als 5-HT-Rezeptorantagonisten bei Propranolol und Metoprolol)
  - Flunarizin: Ca^{2+}-Antagonist, wirkt auch an Dopamin-, Serotonin- und Histaminrezeptoren → mehr UW als β-Blocker (Depressionen, extrapyramidal-motorische Störungen)
- **2. Wahl:** NSAID, Dihydroergotamin, trizyklische Antidepressiva:
  - NSAID: z.B. Naproxen, migräneprophylaktisch wirksam, gastrointestinale UW möglich, bei chronischer Einnahme auch Nierenschäden

  - Dihydroergotamin (☞ Kap. 17.2.1): prophylaktisch wirksam, Langzeitanwendung: Gefahr des Analgetikakopfschmerzes (☞ Kap. 31.5)
  - trizyklische Antidepressiva (☞ Kap. 39.1): z.B. Amitriptylin: nicht direkt migräneprophylaktisch wirksam, günstig bei depressiver Begleitreaktion
  - Methysergid (☞ Kap. 17.2.2): keine Anwendung mehr wegen der Gefahr einer retroperitonealen Fibrose oder Lungenfibrose
- **Allgemeinmaßnahmen:** Verhaltenstherapie, Sport, physikalische Therapie, regelmäßiger Schlaf, Meiden bestimmter Nahrungsmittel wie Schokolade oder Alkohol am Abend

31.3 Therapie des Clusterkopfschmerzes

Definition

- **anfallsartiger,** äußerst intensiver halbseitiger Kopfschmerz, **15–30 min** Dauer
- gehäuftes Auftreten **nachts**
- begleitet von **Tränenfluss, rotem Auge,** Nasensekretion
- gehäuftes Auftreten bei **Männern**

31.3.1 Akuttherapie

Therapie

O_2-Inhalation · 5-HT_1-Rezeptoragonisten

- **O_2:**
  - wirkt nur bei einem Teil der Patienten: Inhalation von reinem O_2 beendet den Anfall innerhalb von 2 min.
  - **Provokationstest** zur Diagnose des Clusterkopfschmerzes: Mit Nitroglyzerin wird der Clusterkopfschmerz ausgelöst. Beendet anschließend gegebener O_2 die Schmerzen, so handelt es sich um Clusterkopfschmerzen.
- **5-HT_1-Rezeptoragonisten** (Sumatriptan, ☞ Kap. 17.2.1): langsamer wirksam als O_2
- alternativ: Dihydroergotamin (☞ Kap. 17.2.1), intranasale Applikation von Lidocain (Lokalanästhetikum ☞ Kap. 34.4)

31.3.2 Langzeitprophylaxe

Therapie

Verapamil · Lithium · Valproat

Langzeitprophylaxe mit **Verapamil** (☞ Kap. 5.5) oder **Lithium** (Lithium hat eine enge therapeutische Breite, ☞ Kap. 38.2). Als Alternative eignet sich prophylaktisch auch Valproat (☞ Kap. 40.1).

31.4 Therapie der Trigeminusneuralgie

Definition

- schneidend scharfer, **äußerst heftiger** halbseitiger Kopfschmerz
- **häufig** auftretend (> 100 ×/d)
- getriggert durch **Kälte** oder **Luftzug**
- kann den Patienten in den Suizid treiben

Therapie

Carbamazepin · Phenytoin · neurochirurgische Maßnahmen

- **Carbamazepin:** 1. Wahl zur Prophylaxe, bei der Langzeitanwendung nimmt die $t_{1/2}$ aufgrund der Enzyminduktion von initial 35 h auf 6 h ab. Als UW können u.a. zerebelläre Störungen auftreten (☞ Kap. 40.1).
- Phenytoin: 2. Wahl zur Prophylaxe. Der Vorteil von Phenytoin liegt in der guten Wirksamkeit zur Akuttherapie (i.v.)
- weitere Medikamente der 2. Wahl sind Baclofen ($GABA_B$-Rezeptorantagonist) sowie die Antiepileptika Lamotrigin und Gabapentin (☞ Kap. 40.1)
- **neurochirurgisch:** u.a. Besserung durch eine Injektion von Glyzerin ins Ganglion trigeminale

31.5 Analgetikakopfschmerz

- induziert durch **chronische Anwendung** von Analgetika
- ähnelt dem Typ des Spannungskopfschmerzes
- Circulus vitiosus: Durch die Kopfschmerzen wird erneut zu Analgetika gegriffen.
- Missbrauchsgefahr besonders groß bei der Verwendung von analgetischen Mischpräparaten, bei denen die analgetische Wirkung gar nicht verbessert ist, jedoch die begleitenden Substanzen wie Koffein den Abusus fördern
- einzige Therapiemöglichkeit: **Beendigung der dauerhaften Analgetikaanwendung**

32 Therapie rheumatischer Erkrankungen

32.1 Rheumatoide Arthritis

Definition

chronisch entzündliche systemische Autoimmunerkrankung mit destruktiver Arthritis und extraartikulären Manifestationen

Therapie

- physikalische Therapie
- akuter Schub: NSAID · Glukokortikoide
- Dauertherapie: Basistherapeutika

physikalische Therapie = Grundlage zum Erhalt der Gelenkmobilität:
- Krankengymnastik
- Elektro-, Kälte- oder Wärmetherapie

medikamentöse Therapie:
- **NSAID** und **Glukokortikoide:** bei akuten Schüben
- **Basistherapeutika,** wirken nur langfristig und können die Gelenkdestruktion aufhalten

32.1.1 Akuter Schub

NSAID

Mittel der Wahl: Diclofenac, Ibuprofen, Indometacin (☞ Kap. 30.3.1)

Wi

hemmen die Cyclooxygenase → reduzieren die Prostaglandinsynthese und unterdrücken den entzündlichen Prozess

Anwendung

- NSAID wirken gut und sehr schnell auf die Gelenkschmerzen, beeinflussen jedoch nicht langfristig den Krankheitsverlauf.
- NSAID **nicht zur Dauertherapie;** nach Abklingen der akut entzündlichen Reaktion absetzen
- Selektive COX-2-Hemmer sind aufgrund der UW nur zur kurzfristigen Anwendung geeignet und daher keine echte Alternative zu den klassischen NSAID (☞ Kap. 30.3.2).
- Magenschutz bei Patienten mit Risikofaktoren für ein Ulkus: Kombination mit Säuresekretionshemmern (**Protonenpumpenhemmern**, **H_2-Blockern**) oder **Misoprostol** (☞ Kap. 21.3)

UW

gastrointestinale Beschwerden bis hin zu schweren **Ulkuskomplikationen**

Glukokortikoide

Wi

sehr **stark antiphlogistisch, nicht analgetisch** → **Kombination** mit einem analgetisch wirksamen NSAID

Anwendung

- **akuter Schub: initial höher dosiert,** z. B. 50 mg Prednisolon p.o., dann langsame Dosisreduktion

- Dauertherapie: **Niedrig dosierte** Glukokortikoide unterhalb der Cushing-Schwelle **verzögern** die **radiologische Progredienz** der Erkrankung → ggf. Prednisolon (5–7,5 mg) zur langfristigen Therapie **in Kombination mit Basistherapeutika** einsetzen (bei unzureichender Wirkung der Basistherapeutika allein).
- Magenschutz durch Protonenpumpenhemmer oder H_2-Blocker!
- bei Langzeitanwendung: Osteoporoseprophylaxe mit Kalzium und Vitamin D

UW

Bei Kombination mit analgetisch wirksamen NSAID erhöht sich das Risiko **gastrointestinaler Komplikationen.**

32.1.2 Dauertherapie

Basistherapeutikum: Disease-modifying anti-rheumatic drug (DMARD)

Basistherapeutika

Monotherapie:
- Standard: Methotrexat
- bei leichtem Verlauf: Hydroxychloroquin · Sulfasalazin
- Reservemittel für Methotrexat: Leflunomid
- Alternativen: Ciclosporin A · Goldsalze · D-Penicillamin

Kombinationstherapie:
- Methotrexat + Hydroxychloroquin
- Methotrexat + TNF-α-blockierende Substanzen oder Anakinra
- Methotrexat + Sulfasalazin + Hydroxychloroquin
- neu: Methotrexat + Abatacept oder Tocilizumab

Therapieresistenz: Azathioprin · Cyclophosphamid

Wi

- Basistherapeutika **hemmen** die **Gelenkdestruktion und bessern die Prognose!**
- stellen die wichtigste medikamentöse Maßnahme im Rahmen der Rheumatherapie dar
- Wirkungseintritt erst nach mehreren Wochen → nicht zur Akuttherapie geeignet

Die Wirkmechanismen der einzelnen Substanzen sind ganz unterschiedlich, z.T. weiß man nicht, warum sie eigentlich wirken.

Anwendung

- **frühzeitig einsetzen**, d.h. bei Diagnosestellung bzw. innerhalb von 6 Monaten nach Beschwerdebeginn

> Einmal destruierte Gelenke können nicht wiederhergestellt werden, nur die Progredienz kann aufgehalten werden! Die Gelenkdestruktion schreitet in den ersten Krankheitsmonaten am schnellsten voran und lässt sich in diesem Zeitraum am stärksten durch Basistherapeutika hemmen.

- Frühzeitiger Einsatz von Basistherapeutika **verzögert** nicht nur die **Krankheitsprogression,** sondern bessert auch die **Langzeitprognose.**
- Ca. 30% aller begonnenen Therapien mit Basistherapeutika müssen wegen UW oder Ineffektivität modifiziert werden (anderes Basistherapeutikum, Kombinationen), jedoch liegt ihre Toxizität nicht über der von NSAID.
- **dauerhafte** Gabe zur kontinuierlichen Unterdrückung der Krankheitsaktivität notwendig

- **Beginn mit einer Monotherapie:** Methotrexat besitzt das beste Nutzen-Risiko-Verhältnis.
- Bis zum Einsetzen der Wirkung der Basistherapeutika: Kombination mit einem NSAID oder Glukokortikoid. Im weiteren Verlauf: Absetzen der NSAID. Die Glukokortikoide werden ggf. niedrigdosiert weiter gegeben.
- Bei unzureichender Wirkung einer Monotherapie: anderes Monotherapeutikum versuchen oder Kombinationstherapie beginnen.
- Für eine frühzeitige Kombinationstherapie mit verschiedenen Basistherapeutika gibt es bisher keine eindeutigen Empfehlungen.
- bei **Therapieresistenz** unter verschiedenen Kombinationstherapien: Therapieversuch mit **Azathioprin** oder **Cyclophosphamid**

Methotrexat

Wm

Folsäureantagonismus:
- kompetitive **Hemmung der Dihydrofolatreduktase** → reduzierte Dihydrofolsäure steht nicht mehr zum C_1-Transfer zur Verfügung → Störung der Pyrimidinsynthese → Hemmung der DNA- und RNA-Synthese
- Es ist unklar, ob Methotrexat bei der rheumatoiden Arthritis eher antiphlogistisch oder immunsuppressiv wirkt. Jedenfalls hemmt Methotrexat in niedriger Dosierung die Aktivität von Entzündungszellen (→ antiinflammatorisch), in höherer Dosis sind vor allem die B-Lymphozyten empfindlich (→ immunsuppressiv) und in hoher Dosierung wirkt es antitumoral (→ Chemotherapie ☞ Kap. 45.1.5)

Ind

- Zur **Mono-** und **Kombinationstherapie** der RA:
  – niedrige Dosierung meist 1 ×/Woche
  – Der generelle Einsatz von Folsäure am Tag nach der Methotrexatgabe bei RA ist derzeit umstritten. Die Rate UW ist etwas niedriger, die Wirksamkeit von Methotrexat scheint nicht oder nur gering abgeschwächt zu sein.
- **Arthritis psoriatica**
- **Chemotherapie:** (☞ Kap. 45.1.5).

PK

- gute oBV
- in hoher Dosierung: liquorgängig
- Elimination: überwiegend unverändert renal

UW — Panzytopenie, Diarrhö, gastrointestinale Ulzerationen, nephro-, hepatotoxisch

KI — Schwangerschaft, Nieren-, Leberinsuffizienz, BB-Störungen, akute Infektionen

WW — NSAID reduzieren die tubuläre Sekretion von Methotrexat → Methotrexatspiegel ↑

Sulfasalazin

Sulfasalazin ist eigentlich ein **Sulfonamidantibiotikum.**

Wm — Der genaue Wm im Rahmen der RA ist unklar. Wahrscheinlich handelt es sich um eine Kombination aus antibakteriellen, immunsuppressiven und antiphlogistischen Wirkungen.

Ind

- **Mono-** und **Kombinationstherapie** der RA (milde Verlaufsform)
- **M. Crohn, Colitis ulcerosa** (☞ Kap. 22.6)

PK

- **10 %** von Sulfasalazin werden im Dünndarm **resorbiert,** 90% erreichen den Dickdarm und werden dort bakteriell in 5-Aminosalicylsäure (= 5-ASA; aktiver

Metabolit) und Sulfapyridin gespalten und anschließend resorbiert (20 % von 5-ASA, 60 % von Sulfapyridin).
- überwiegend hepatische Metabolisierung

UW relativ häufig:
- **gastrointestinale Beschwerden**
- **allergische Reaktionen** bis hin zum Lyell-Syndrom
- **Kreuzallergie** mit anderen Sulfonamidderivaten wie Sulfonylharnstoffe und Thiaziddiuretika
- **Phototoxizität** (Sonnenlicht meiden)
- nephro-, hepato-, neuro-, hämatotoxisch

Hydroxychloroquin / Chloroquin

Wm wahrscheinlich Beeinflussung des Bindegewebsstoffwechsels

Ind
- **Monotherapie** bei leichtem, nicht-erosivem Verlauf einer RA
- **Kombinationstherapie:** Hydroxychloroquin + Methotrexat + Sulfasalazin bei RA (sog. O'Dell-Schema)
- **Malariatherapie** (☞ Kap. 44.8.1)

UW
- Hornhauttrübung, irreversible Retinopathie (regelmäßige Augenarztkontrollen)
- Neuro-, Kardiomyopathie

Leflunomid

Wm **Hemmung der Pyrimidinsynthese:**
- besonders betroffen: aktive Zellen, die auf eine De-novo-Synthese der Pyrimidine angewiesen sind (weniger aktive Zellen gewinnen die Pyrimidine per „Recycling")
- Folge: Hemmung der DNA- und RNA-Synthese überwiegend in aktivierten T-Lymphozyten (spielen eine wichtige Rolle bei der RA)

Ind **Basistherapie** der RA:
möglichst keine Kombination mit anderen Basistherapeutika (schwere UW möglich insbesondere Leberschädigung); Kombination mit Glukokortikoiden oder NSAID möglich

PK
- hepatische Metabolisierung zum aktiven Metaboliten
- lange $t_{1/2}$ (2 Wochen)!
- Elimination renal und fäkal

UW Diarrhö, Allergie, reversibler Haarausfall, RR ↑, Leberschädigung, Leukopenie, Agranulozytose (engmaschige Laborkontrollen notwendig)

TNF-α-blockierende Substanzen

Infliximab, Adalimumab, Etanercept = neue Basistherapeutika, auch als Biologika bezeichnet (modulieren die immunologischen / inflammatorischen Prozesse).

Wm
- **TNF-α** (Tumor-Nekrose-Faktor α) = **dominantes Zytokin,** das die Entzündungsreaktion bei der RA in Gang setzt und aufrechterhält
- **Infliximab, Adalimumab:**
  - Antikörper
  - binden freies und membrangebundenes TNF-α → verhindern die proinflammatorische Wirkung von TNF-α

- **Etanercept:**
  - hemmt kompetitiv die Bindung von TNF-α an seinen Rezeptor → inhibiert die biologische Aktivität von TNF-α

Ind
- **Infliximab, Adalimumab:**
  - in Kombination **mit Methotrexat bei RA,** wenn die bisherige Therapie mit Methotrexat oder anderen Basistherapeutika unzureichend ist.
  - M. Crohn, Psoriasis-Arthritis, M. Bechterew
- **Etanercept:** Mono- oder Kombinationstherapie mit Methotrexat bei **RA,** Psoriasis, M. Bechterew

UW
- Infektionsneigung ↑, allergische Reaktionen, Langzeitbeobachtungen liegen derzeit noch nicht vor
- Wirkungsabschwächung durch die Bildung von **neutralisierenden Antikörpern** bei der Therapie mit **Infliximab**
- Hypothese: möglicherweise gehäuftes Auftreten von Malignomen, da TNF-α bei der Abwehr von Tumorzellen eine Rolle spielt (bisher nicht in Studien belegt)

Anakinra

neues Basistherapeutikum, Biologikum

Wm **Interleukin-1-Rezeptor-Antagonist:**
- **Interleukin-1** (IL-1) = zentrales **proinflammatorisches Zytokin,** das als Mediator vieler zellulärer Antworten dient
- Anakinra neutralisiert die biologische Aktivität von Interleukin-1α und Interleukin-1β, indem es kompetitiv deren Bindung an den Interleukin-1 Typ I Rezeptor hemmt → verhindert die proinflammatorische Wirkung von IL-1

Ind RA in Kombination mit Methotrexat

UW Infektionsneigung ↑, Neutropenie, keine Kombination mit TNF-α-blockierenden Substanzen

Abatacept

neues Basistherapeutikum, Biologikum

Wm **Hemmung der T-Zell-Aktivierung** durch Unterbrechung eines costimulatorischen Signals:
- Zur Aktivierung von T-Lymphozyten durch antigenpräsentierende Zellen (APZ) sind zwei Signale notwendig:
  1. Erkennen eines spezifischen Antigens durch den T-Zell-Rezeptor
  2. costimulatorisches Signal durch Bindung zwischen beiden Zelltypen (CD80/86-Moleküle der APZ binden an CD28-Rezeptor des T-Lymphozyten)
- Abatacept verhindert den zweiten Schritt, indem es an CD80/86 der APZ bindet.

Ind RA in Kombination mit Methotrexat bei Versagen anderer Therapien

UW Infektionsneigung ↑, ob gehäuft Malignome auftreten, ist bislang unklar (Langzeitbeobachtungen fehlen noch)

Tocilizumab

neues Basistherapeutikum, Biologikum

Wm **Antikörper gegen den Interleukin-6-Rezeptor:**

- IL-6 fördert die Entzündung im Gelenk und ist bei der Gelenkdestruktion von Bedeutung. Die IL-6-Freisetzung wird durch TNF-α, IL-1 und andere Zytokine gefördert.
- Tocilizumab verhindert die Wirkung von IL-6 über den Rezeptor. Damit greift es wie o.g. Biologika in den Entzündungsprozess der RA ein.

Ind RA in Kombination mit Methotrexat bei Versagen anderer Therapien

UW Infektionsneigung ↑, Infusionsreaktionen

> ! Unter den Biologika ist die Infektneigung erhöht: Gefahr der Reaktivierung einer Tbc oder Hepatitis. Deshalb muss vor Therapiebeginn eine Tbc z.B. mit dem Tuberkulintest ausgeschlossen werden.

Goldsalze

Früher begab man sich gelegentlich auf eine „**Goldkur**", um sein Rheumaleiden zu therapieren. Heute werden sie zunehmend von verträglicheren Substanzen abgelöst.

Wm Störung der Leukozytenmigration in den Entzündungsherd (?)

Ind **Basistherapie** der RA:

- zur **Kombination** mit Methotrexat geeignet
- Mittel 2. Wahl

UW

- Dermatitis, Stomatitis
- nephro-, hepatotoxisch
- Leuko-, Thrombozytopenie

D-Penicillamin

Wm

- Spaltung von Rheumafaktoren
- Unterdrückung der Bindegewebsbildung

Ind **Basistherapie** der RA: Mittel 2./3. Wahl

UW häufig und schwerwiegend:

- Dermatitis, Stomatitis
- nephro-, hepatotoxisch
- Leuko-, Thrombozytopenie
- medikamentöser Lupus erythematodes

Ciclosporin A

Wm Unterdrückung des Entzündungsprozesses:
Inhibition der Freisetzung von IL-1 aus Monozyten und IL-2 aus T-Zellen → **Verhinderung der T-Zellaktivierung**

Ind

- **Immunsuppressivum** bei Z.n. Organtransplantation
- **RA: Monotherapeutikum** (2. Wahl), **Kombination** mit Methotrexat

PK ☞ Kap. 46.1

UW
- nephrotoxisch(!), kardio-, hepatotoxisch
- RR ↑, Ödeme

Cyclophosphamid, Azathioprin

Die Anwendung von Cyclophosphamid und Azathioprin bei der RA ist nur für die **schwer verlaufenden Fälle** vorbehalten, bei denen sich trotz einer Kombinationstherapie mit Basistherapeutika keine Kontrolle der Erkrankung erreichen lässt (☞ Kap. 46.1).

32.2 Therapie weiterer rheumatischer Erkrankungen

Erkrankung	Definition	Therapie
akutes rheumatisches Fieber	postinfektiöse Zweiterkrankung nach Infektion mit β-hämolysierenden Streptokokken der Gruppe A	Penicillin, ASS, GLUK, (☞ Kap. 44.4)
seronegative Spondylarthritis	Arthritis, Spondylitis, Iritis bei: M. Bechterew, Reiter-Syndrom, Psoriasis, chronisch entzündlichen Darmerkrankungen	NSAID, GLUK, bei Psoriasisarthritis auch Methotrexat, Sulfasalazin, Biologika
systemischer Lupus erythematodes	generalisierte Kollagenose mit Ablagerung von Immunkomplexen und Ausbildung einer Vaskulitis in multiplen Organen	leichter Verlauf: Hydroxychloroquin, NSAID, schwerer Verlauf: GLUK, CYC
Dermatomyositis	Kollagenose mit entzündlicher Infiltration der Haut und Muskulatur, z. T. tumorassoziiert	GLUK, CYC, evtl. Tumorentfernung
progressive Sklerodermie	Kollagenose mit Fibrosierung der Haut und innerer Organe	geringe therapeutische Möglichkeiten: GLUK, D-Penicillamin, CYC
Sjögren-Syndrom	Kollagenose mit entzündlicher Infiltration der Tränen- und Speicheldrüsen	künstlicher Tränen- und Speichelersatz, NSAID, GLUK
Arteriitis temporalis Horton	Riesenzellarteriitis vor allem in Ästen der A. carotis, evtl. kombiniert mit Polymyalgia rheumatica, hohe BSG	sofort GLUK (rasche und gute Wirkung), sonst droht Erblindungsgefahr
Panarteriitis nodosa	Arteriitis der kleinen und mittleren Arterien in multiplen Organen	GLUK, CYC
Wegener'sche Granulomatose	Vaskulitis mit ulzerierenden Granulomen, insbesondere im Respirationstrakt, mit Nierenbeteiligung	• lokal begrenztes Initialstadium: Co-trimoxazol, GLUK • Generalisiertes Stadium, Akut: GLUK, CYC • Erhaltungstherapie: ggf. Umstellung auf Methotrexat, Azathioprin

Tab. 32.1: Therapie verschiedener rheumatischer Erkrankungen. GLUK = Glukokortikoide, CYC = Cyclophosphamid

33 Therapie der Gicht

Definition

in akuten Schüben oder primär chronisch verlaufende **Stoffwechselstörung mit Hyperurikämie** (Harnsäure > 6,4 mg/dl = 380 µmol/l)

Einteilung

- **primär** (genetisch):
  - gestörte renale Harnsäureausscheidung
  - gesteigerte Harnsäuresynthese bei Enzymopathien
- **sekundär:**
  - vermehrte Anhäufung von Purinbasen durch Zytolyse bei Leukämien, Polycythämia vera oder unter einer Zytostatikatherapie
  - verminderte Ausscheidung von Harnsäure durch Diuretika, Laktat- und Ketoazidose

Harnsäurebildung

Harnsäure (Urat) entsteht beim Abbau der Purinbasen **AMP** und **GMP** (☞ Abb. 33.1)

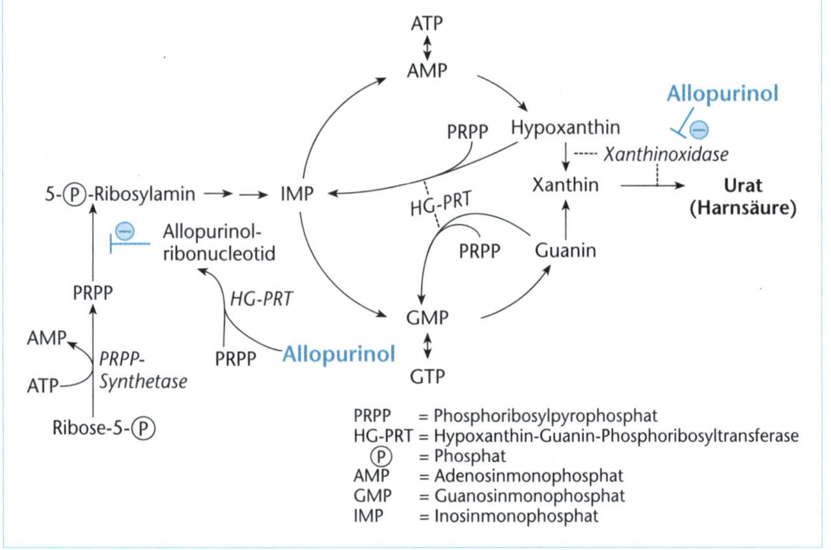

Abb. 33.1: Synthese und Abbau der Purinbasen und Angriffspunkte von Allopurinol

Ausgangspunkt der Purinbasen ist **Ribose-5-Phosphat:**

- **PRPP-Synthetase:**
  - metabolisiert Ribose-5-Phosphat zu Phosphoribosylpyrophosphat (PRPP)
  - gesteigerte Enzymaktivität → vermehrte Synthese von AMP und GMP → verstärkte Anhäufung von Harnsäure (primäre Gichtform)
- **Hypoxanthin-Guanin-Phosphoribosyltransferase (HG-PRT):**
  - senkt die Harnsäuresynthese, da die Zwischenprodukte beim Abbau von AMP und GMP „wiederverwertet" werden (salvage pathway)

- Enzymmangel → erhöhte De-novo-Synthese der Purinbasen → Harnsäure ↑ (Lesch-Nyhan-Syndrom, primäre Gichtform)

- **Xanthinoxidase** beteiligt am Abbau von AMP und GMP über Xanthin zur (schlecht löslichen) Harnsäure

33.1 Akuter Gichtanfall

- **Entstehung:** Überschreiten der Löslichkeitsgrenze der Harnsäure → Ausfällung von Uratkristallen → Phagozytose durch Granulozyten → Entzündungsreaktion, insbesondere in bradytrophen Geweben wie z. B. im Knorpel
- **Folge:** plötzlich nachts auftretende stark schmerzhafte Monarthritis, meist als Podagra
- **Auslöser:** exzessive Nahrungs- und Alkoholaufnahme
- Der Anfall heilt spontan aus, jedoch erst nach Tagen bis Wochen.

Therapie

NSAID · Colchicin · (Glukokortikoide)

NSAID

- sehr gut bei einem **akuten Gichtanfall** wirksam, jedoch meist hohe Dosierungen notwendig
- **entzündungshemmender** + **analgetischer** Effekt (☞ Kap. 30.3.1)
- Anwendung:
  - **Indometacin** (300 mg am ersten Tag, dann Dosisreduktion)
  - **Phenylbutazon** wird trotz seiner guten Wirkung beim Gichtanfall wegen seiner UW nur in Ausnahmefällen benutzt.
  - keine Anwendung von ASS: bewirkt eine Harnsäureretention durch Konkurrenz um den Säuresekretionstransporter!
- nur bei normaler Nierenfunktion anwenden (UW: Nierenschädigung)

Colchicin

Extrakt der Herbstzeitlose

Wm, Wi

- bindet an Mikrotubuli → **Hemmung der Phagozytose** der Uratkristalle durch die Granulozyten (greift damit in die Reaktionskette bei der Entstehung des akuten Gichtanfalls ein)
- wirkt nur bei Gicht → erfolgreiche Wirkung sichert die Diagnose!
- kein Einfluss auf den Harnsäurespiegel
- nicht analgetisch wirksam

Ind

- **akuter Gichtanfall:**
  - initial 1 mg/h, Dosisreduktion nach spätestens 4 h
  - max. Tagesdosis: 6 mg
- **prophylaktisch** in niedriger Dosierung bei Beginn einer Intervalltherapie mit Urikostatika oder Urikosurika

PK

- Resorption ↑, PEB ↑
- enterohepatischer Kreislauf, hepatische Metabolisierung, renale Eliminierung
- lange $t_{1/2}$ (mehrere Tage), Kumulationsgefahr

UW

- stark **toxisch,** letale Dosis = 20 mg

- bereits in therapeutischer Dosis klagen viele Patienten über **Diarrhö** (eine optimale Dosierung ist bei vielen Patienten aufgrund gastrointestinaler UW nicht möglich)
- bei chronischer Anwendung: **Agranulozytose**
- Intoxikation: Dysphagie, Koliken, Diarrhö, Dyspnoe, Nierenschädigung, Atemlähmung

KI — Leber- und Niereninsuffizienz

Glukokortikoide

Ind
- **protrahierter Gichtanfall** (wenn keine ausreichende Wirkung durch NSAID oder Colchicin allein erreichbar ist)
- **Gichtanfall bei bestehender Niereninsuffizienz** = KI für NSAID und Colchicin
- ☞ Kap. 18.1

33.2 Intervalltherapie

Therapie

- **Allgemeinmaßnahmen:** Diät · Alkalisierung des Harns
- **Urikostatika:** Allopurinol
- **Urikosurika:** Benzbromaron · Probenecid

- asymptomatische Hyperurikämie mit Harnsäurespiegel < 9 mg/dl (535 µmol/l): rein **diätetische Therapie:**
  - **ausreichend trinken,** um die Harnsäureausscheidung zu verbessern
  - **Körpergewicht normalisieren**
  - **purinarme Kost** (wenig Fleisch, keine Innereien, Meiden bestimmter Fischsorten)
- „**Alkalisieren**" des Harns:
  - Einstellen des Urin-pH-Wertes mit **Natriumhydrogencarbonat** oder **Kalium-Natrium-Hydrogencitrat** auf 6,5–7,0
  - vermindert das Auftreten von Uratsteinen, da Harnsäure besonders im sauren pH-Bereich ausfällt
- Harnsäurespiegel > **9 mg/dl** (535 µmol/l) → Risiko für einen Gichtanfall deutlich erhöht → Beginn mit einer **medikamentösen Therapie**
- Jede symptomatische Hyperurikämie wird im Intervall medikamentös behandelt:
  - Urikostatika: hemmen die Harnsäurebildung
  - Urikosurika: fördern die Harnsäureausscheidung

Allopurinol

Mittel der Wahl zur Intervalltherapie, da es sehr gut wirksam und verträglich ist

Wm — **Hemmstoff der Xanthinoxidase** (☞ Abb. 33.1):
- Harnsäurebildung ↓, vermehrte renale Ausscheidung von Hypoxanthin und Xanthin (besser wasserlöslich als Harnsäure)
- Außerdem Hemmung der De-novo-Synthese der Purinbasen aus PRPP. Dadurch wird der Salvage pathway verstärkt in Anspruch genommen und der Harnsäurespiegel zusätzlich gesenkt.

Ind

- **Intervalltherapie** bei **chronischer Hyperurikämie**
- **prophylaktisch** bei einer **Zytostatikatherapie:** Cave: Allopurinol hemmt den Abbau bestimmter Zytostatika wie Azathioprin und 6-Mercaptopurin → Kumulation der Zytostatika und Gefahr eine Knochenmarksaplasie. Dosisreduktion dieser Zytostatika um etwa 75%, wenn Allopurinol eingesetzt wird.

Anwendung

- **Niereninsuffizienz:** Dosisreduktion wegen der renalen Ausscheidung, sonst Kumulationsgefahr, dennoch besser geeignet als Benzbromaron
- **Leberinsuffizienz:** Dosisreduktion wegen der Metabolisierung, sonst Kumulationsgefahr
- gute Hydrierung notwendig
- Bei Therapiebeginn besteht ein erhöhtes Risiko für Gichtanfälle, da das renale Transportsystem für die Harnsäure durch die zusätzliche Ausscheidung von Allopurinol-Metaboliten initial überlastet ist → **einschleichend dosieren** alternativ: prophylaktische Gabe von Colchicin (0,5–1 mg/d) oder NSAID über 3 Monate, um eine akuten Gichtanfall zu vermeiden, wegen mehr UW klinisch weniger bedeutsam

PK

- $t_{1/2} = 40$ min: Allopurinol wird durch die Xanthinoxidase in den lang wirksamen aktiven Metaboliten Oxipurinol umgewandelt: $t_{1/2} > 20$ h: **1 × tgl.** Gabe ausreichend.
- Normalisierung des Harnsäurespiegels nach 1–3 Wochen
- Elimination: Metabolisierung und renale Ausscheidung, insbesondere Oxipurinol wird über die Niere ausgeschieden

UW

- **initial akuter Gichtanfall** möglich
- selten: allergische Reaktionen, gastrointestinale Störungen, nephrotoxisch

KI

- akuter Gichtanfall, Schwangerschaft
- Nieren- und Leberinsuffizienz stellen keine absoluten KI dar, eine Dosisreduktion ist aber notwendig

WW

- Hemmung des Lebermetabolismus → **Wirkungsverstärkung** von Cumarinen, Theophyllin, Azathioprin, 6-Mercaptopurin
- Allopurinol hemmt die Ausscheidung von Probenecid.
- Brenzbromaron beschleunigt die Ausscheidung von Oxipurinol (☞ Benzbromaron).
- Verstärkung von Blutbildschäden bei gleichzeitiger Therapie mit Zytostatika
- vermehrt allergische Reaktionen (Hautausschlag) bei gleichzeitiger Therapie mit Ampicillin oder Amoxicillin

Benzbromaron, Probenecid

Alternative bei einer Unverträglichkeit von Allopurinol

Wm

- Hemmung der tubulären Rückresorption von Harnsäure → **Verstärkung** der renalen **Harnsäureausscheidung**
- Wirkung ist an die Nierenfunktion gebunden, bei Niereninsuffizienz nimmt die Wirkung ab.

Ind

- **Intervalltherapie** bei Hyperurikämie
- alternativ zu Allopurinol bei sekundärer Hyperurikämie bei Chemo- oder Strahlentherapie

Anwendung

- ausreichende **Hydrierung** und **Alkalisierung des Harns** unbedingt notwendig, sonst Gefahr der Ausbildung von Uratsteinen
- Es dürfen keine Uratkristalle in der Niere vorhanden sein, weil sonst die Harnsäure leichter ausfällt.
- Gefahr initialer Gichtanfälle: **einschleichende Dosierung**
  alternativ: prophylaktische Gabe von Colchicin oder NSAID über 3 Monate
- Die Dosis von Azathioprin oder 6-Mercaptopurin muss unter gleichzeitiger Therapie mit Urikosurika nicht reduziert werden (im Gegensatz zu Allopurinol), jedoch wurden gehäuft schwere Leberschädigungen bei Kombination mit Benzbromaron beobachtet.

PK

- Benzbromaron: Metabolisierung in aktive Metabolite
- renale Ausscheidung über den Säuresekretionsmechanismus, Hemmung der Ausscheidung anderer Säuren möglich
- $t_{1/2}$: Probenecid 5 h, Benzbromaron 20 h

UW

- **initial akuter Gichtanfall**
- gastrointestinale Störungen
- Benzbromaron: Leberschädigung insbesondere bei Kombination mit anderen hepatotoxischen Substanzen
- allergische Reaktionen

WW

- **Probenecid:** Hemmung der Ausscheidung von Penicillin, ASS, Diuretika (gemeinsame Verwendung des Säuresekretionsmechanismus)
- **Benzbromaron:** Beschleunigung der Ausscheidung von Oxipurinol, die Kombination beider Substanzen ist zwar möglich, aber die Wirkung ist dann geringer als die Summe der Wirkungen der Einzelpräparate

KI

- akuter Gichtanfall, Niereninsuffizienz, Schwangerschaft
- Harnsäurenephrolithiasis, Uratnephropathie: Da Urikosurika die renale Harnsäureausscheidung steigern, dürfen sie nicht bei Hyperurikämie-bedingten Nierenschädigungen verwendet werden. Dann muss Allopurinol eingesetzt werden.

33.3 Urikolytikum

Wirkstoff

Rasburicase

Wm

- Beim Menschen ist die Harnsäure das Endprodukt des Purinabbaus und wird renal ausgeschieden.
- Bei einigen Säugetieren wird Urat zum Allantoin oxidiert, das besser wasserlöslich ist.
- **Rasburicase** = gentechnisch hergestelltes Enzym, das die **Oxidation vom Urat zum Allantoin** katalysiert. Allantoin wird renal ausgeschieden. Durch diese Reaktion fällt der Harnsäurespiegel im Blut sehr schnell ab.

Ind

Prophylaxe und Therapie einer Hyperurikämie bei Tumorpatienten, die chemotherapeutisch behandelt werden. Rasburicase ist bei dieser Indikation eine Alternative zu Allopurinol.

Anwendung	• i.v.-Infusion • Dauer: Beginn der Chemotherapie, für 5–7 d
UW	• Bronchospasmus, Allergie • Hämolyse (keine Anwendung bei Glukose-6-Phosphatdehydrogenase-Mangel)

34 Anästhetika und Muskelrelaxantien

Narkosestadien

Die klassische Einteilung der Narkose in 4 Stadien trifft nur zu, wenn die Narkose mit einem einzelnen Inhalationsnarkotikum durchgeführt wird, und stammt noch aus der Zeit, als nur Ether oder Chloroform für die Narkose zur Verfügung standen.

Die Stadien werden **nacheinander durchlaufen** und treten **beim Erwachen** in **umgekehrter Reihenfolge** wieder auf.

Stadium		Charakteristik
I	**Analgesie**	Schmerzempfindung ↓, Bewusstsein ↓
II	**Exzitation**	Reflexe ↑, Atmung unregelmäßig, Husten, Erbrechen, weite Pupillen, RR ↑, HF ↑ (unerwünschtes Stadium)
III	**Toleranz**	Reflexe ↓, Muskelrelaxation, Atmung regelmäßig, Kreislauf stabil (erwünschtes Stadium für OP)
IV	**Asphyxie**	Atemstillstand

Tab. 34.1: Narkosestadien

Heute verwendet man **Kombinationsnarkotika,** um relativ rasch das Toleranzstadium mit Analgesie, Amnesie, Reflexabnahme und Muskelrelaxation bei regelmäßiger Atmung und stabilem Kreislauf zu erreichen. Gleichzeitig kann die Dosis einzelner Narkotika vermindert werden, um das Auftreten UW zu reduzieren. Die Prämedikation dient der Reduktion von Narkosemitteln und dem Senken des Narkoserisikos.

Prämedikation

Ziel: die „6 A's“:

- **Anxiolyse:**
  - Benzodiazepine (z.B. Diazepam, Lorazepam): haben zusätzlich sedierende und amnestische Wirkungen
  - Phenothiazine
- **Amnesie:** Benzodiazepine
- **Antiemesis:**
  - Dopaminantagonisten (Metoclopramid, Domperidon)
  - Antihistaminika (Promethazin)
  - Phenothiazine (Promazin)
  - (Anticholinergika: Atropin wird heute selten verwendet)
- **antazide Wirkung:**
  - Vermeiden von Regurgitation und Aspiration sauren Mageninhalts
  - besonders wichtig, wenn die Nüchternphase bei Notfällen zu kurz ist
  - H_2-Antagonisten, Protonenpumpenhemmer
- **Analgesie:** Opioidanalgetika bei präoperativ bestehenden Schmerzen
- **antiautonome Wirkung:** Parasympatholytika zum Vermeiden parasympathischer Reflexe (Bradykardie, Hypersalivation) gehörten zur Zeit der Ethernarkose routinemäßig zur Prämedikation. Heute werden sie nur bei einer **Brady-**

kardie bei Narkoseeinleitung bzw. intraoperativ beim Auftreten bradykarder Rhythmusstörungen eingesetzt.

34.1 Muskelrelaxantien

Muskelrelaxantien senken den Tonus der Skelettmuskulatur durch einen:
- **zentralen Angriff:** Benzodiazepine, Baclofen (haben als Muskelrelaxantien für die Narkose keine Bedeutung)
- **peripheren Angriff:** nicht-depolarisierend (Curare), depolarisierend (Suxamethonium)

34.1.1 Nicht-depolarisierende Muskelrelaxantien

Wirkstoffe

Tubocurarin · Pancuronium · Atracurium · Alcuronium · Mivacurium · Rocuronium · Vecuronium

Wm

kompetitiver **Antagonismus am Nicotinrezeptor der motorischen Endplatte:** Aufhebung der Wirkung von Acetylcholin: ACh kann nicht mehr an den Rezeptor binden → keine Depolarisation (☞ Kap. 4.1)
→ **Muskelrelaxation**

Wi

- **dosisabhängig:** von der einfachen Tonussenkung bis zur schlaffen Lähmung
- **Reihenfolge** der Wirkung an der Muskulatur: Augen→ Finger → Stamm → Atemmuskulatur (bei vollem Bewusstsein), deshalb Anwendung nur in Kombination mit Narkotika und Beatmung
- **Wirkungsbeendigung** durch ACh-Esterasehemmer, z.B. Neostigmin (= Decurarisierung)

Ind

- **Muskelerschlaffung bei OP**
- **vermeiden von Muskelkrämpfen** bei:
  - Vergiftungen mit Strychnin
  - Infektionskrankheiten (Tollwut, Tetanus)
  - Elektroschockbehandlungen in der Psychiatrie

PK

- Resorption ↓ (quartäre Amine), deshalb Gabe **i.v.**
- **Wirkungseintritt:** nach **2–4 min,** Ausnahme: Rocuronium (☞ Tab. 34.2)
- Die einzelnen Substanzen unterscheiden sich in ihrer Wirkdauer und Eliminierung (☞ Tab. 34.2).

Muskelrelaxans	Merkmal	Beschreibung
Tubocurarin	Wirkdauer	lang (ca. 60 min)
	Eliminierung	unverändert renal > biliär
	UW	starke Histaminfreisetzung (**UW** ↑), heute kaum noch verwendet
	Besonderes	• erstes klinisch angewandte Muskelrelaxans • von den Indianern als Pfeilgift verwendet

Muskelrelaxans	Merkmal	Beschreibung
Pancuronium	Wirkdauer	lang (ca. 60 min)
	Eliminierung	überwiegend unverändert renal (keine Anwendung bei Niereninsuffizienz), z.T. Esterspaltung
	UW	**RR** ↑ und **HF** ↑ (im Gegensatz zu den meisten anderen Muskelrelaxantien)
	Besonderes	schwacher Histaminliberator
Alcuronium	Wirkdauer	lang (ca. 60 min)
	Eliminierung	unverändert renal, keine Anwendung bei Niereninsuffizienz
	Besonderes	schwacher Histaminliberator
Atracurium (Racemat) und die Reinform Cisatracurium	Wirkdauer	mittel (20 min)
	Eliminierung	**Hofmann-Eliminierung** nicht-enzymatischer Austritt des Stickstoffs, unabhängig von der Leber- und Nierenfunktion
	UW	Cisatracurium kein, Atracurium schwacher Histaminliberator
Mivacurium	Wirkdauer	kurz (10–15 min)
	Eliminierung	Metabolisierung durch die Plasmacholinesterase: bei Enzymmangel, z.B. genetisch bedingt, kommt es zur Wirkungsverlängerung
	Besonderes	Anwendung bei kurzen ambulanten Operationen, schwacher Histaminliberator
Rocuronium	Wirkdauer	mittel (20 min), aber **sehr schneller Wirkungseintritt** innerhalb der ersten Minute, vergleichbar mit Suxamethonium
	Eliminierung	unverändert renal und biliär
	Besonderes	Anwendung für eine rasche Intubation bei KI für Suxamethonium, schwacher Histaminliberator
Vecuronium	Wirkdauer	mittel (ca. 20 min)
	Eliminierung	überwiegend biliär
	Besonderes	kein Histaminliberator

Tab. 34.2: Vergleich verschiedener nicht-depolarisierender Muskelrelaxantien bezüglich ihrer Wirkdauer, Eliminierung und spezifischer UW

UW

- **Histaminfreisetzung** aus Mastzellen mit der Folge: RR ↓, Erythem, Bronchospasmus:
  - starker Histaminliberator: Tubocurarin
  - kein Histaminliberator: Cisatracurium, Vecuronium
- **Antagonismus an ganglionären sympathischen Nicotinrezeptoren:**
  - besonders deutlich bei Tubocurarin
  - RR ↓, HF ↓
  - Ausnahme: Pancuronium steigert RR und HF durch die Hemmung des Noradrenalin-Re-uptakes
- **Blockade an Muskarinrezeptoren:** HF ↑

Decurarisierung

Aufhebung der Wirkung nicht-depolarisierender Muskelrelaxantien durch **Acetylcholinesterasehemmer,** z.B. Neostigmin

- Anwendung: beim **Ausleiten der Narkose,** wenn noch Zeichen einer Restrelaxation durch ein nicht-depolarisierendes Muskelrelaxans bestehen
- Durch die Blockade der Cholinesterase wird der Abbau von ACh gehemmt, die ACh-Konzentration steigt an und verdrängt das Muskelrelaxans vom Nicotinrezeptor.
- ACh-Esterasehemmer erhöhen die ACh-Konzentration aber auch an muskarinergen Rezeptoren, wodurch cholinerge UW (Bradykardie, Hypersalivation) auftreten → **Kombination** von Neostigmin **mit Atropin** (= Muskarinrezeptorantagonist)

34.1.2 Depolarisierende Muskelrelaxantien

Wirkstoff

Suxamethonium = Succinylbischolin

Wm

Nicotinrezeptoragonismus:
→ Dauerdepolarisation → Depolarisationsblock → **Muskelrelaxation**

- Suxamethonium bindet wie ACh an den Nicotinrezeptor und bewirkt eine Depolarisation
- Bindung hält jedoch länger an als beim ACh → **Dauerdepolarisation** an der motorischen Endplatte
- Dadurch verweilen die umgebenden spannungsabhängigen schnellen Na^+-Kanäle in einem inaktiv-geschlossenen Zustand und sind nicht mehr aktivierbar. Ein Aktionspotential kann sich nicht mehr ausbilden und der **Muskel relaxiert (Depolarisationsblock).**
- **keine Wirkungsbeendigung** durch **ACh-Esterasehemmer** möglich
- bei lang anhaltenden Depolarisationsblock: Ausbildung eines Phase-II-Blocks:
  - Ursache: Desensibilisierung der Nicotinrezeptoren, wodurch die Dauerdepolarisation aufgehoben und die schnellen Na^+-Kanäle in einen aktivierbaren Ruhezustand übergehen.
  - Im Gegensatz zum Depolarisationsblock lässt sich der Phase-II-Block wie bei den nicht-depolarisierenden Muskelrelaxantien durch ACh-Esterasehemmer antagonisieren.

Ind

Muskelrelaxation zur Intubation (gut geeignet wegen des sehr schnellen Wirkungseintritts und der kurzen Wirkdauer)

> Ist eine länger anhaltende Muskelrelaxation für die Operation erforderlich, so werden anschließend nicht-depolarisierende Muskelrelaxantien gegeben.

PK

- Suxamethonium (= quartäres Amin): besteht aus 2 Molekülen ACh
- keine Resorption, i.v. Gabe notwendig
- **Wirkungseintritt:** < 1 min, -dauer: 4–6 min
- wird nicht durch die ACh-Esterase abgebaut, deshalb kann es länger an den Nicotinrezeptor binden
- **Elimination:** Metabolismus durch die unspezifische Plasmacholinesterase (Pseudocholinesterase)
- **Kumulation bei Cholinesterasemangel:**
  - Syntheseort der Cholinesterase: Leber
  - Cholinesterasemangel bei: Leberinsuffizienz, genetisch bedingt

– Bei Homozygoten mit einem defekten Enzym (1:1000) hält die Wirkung der Muskelrelaxantien bis zu 2 h an. Sie müssen so lange beatmet werden, oder Cholinesterase muss substituiert werden.

UW

Rate UW bei Suxamethonium deutlich größer als bei den anderen Muskelrelaxantien

- **Histaminliberation**
- **muskelkaterartige postoperative Schmerzen:** Initial entstehen Muskelkontraktionen durch die Depolarisation, bevor die Dauerdepolarisation eine Relaxation bewirkt. Durch die vorherige Gabe einer kleinen Dosis eines nicht-depolarisierenden Muskelrelaxans sind diese Beschwerden vermeidbar (Präcurarisierung). Die Suxamethoniumdosis muss dann erhöht werden.
- **Augeninnendruck** ↑: wahrscheinlich durch Kontraktion der Augenmuskeln
- **Hyperkaliämie:** K^+-Efflux durch die Dauerdepolarisation, insbesondere bei Patienten mit Verbrennungen, Rückenmarksverletzungen, Muskeldystrophie
- **maligne Hyperthermie** bei Prädisposition
- lang anhaltende Wirkung (Atemlähmung) bei Cholinesterasemangel
- Stimulation muskarinerger und ganglionärer nicotinerger Rezeptoren

maligne Hyperthermie
- genetisch bedingte Ca^{2+}-Transportstörung
- induziert durch Inhalationsnarkotika, Suxamethonium: massive Ca^{2+}-Freisetzung aus dem sarkoplasmatischen Retikulum mit der Folge einer gesteigerten Muskelaktivität
- Temperatur ↑↑, HF ↑, RR ↑, Zyanose, Hyperkapnie, Hyperkaliämie, Muskelrigidität, metabolische Azidose

Häufigkeit: 1 : 50 000 Operationen

Therapie:
- sofortige Beendigung der Narkose
- Hyperventilation mit 100 % O_2
- **Dantrolen:** hemmt die Ca^{2+}-Freisetzung aus dem sarkoplasmatischen Retikulum, als Antidot indiziert bei der malignen Hyperthermie (i.v.) und bei spastischen Erkrankungen (MS, Querschnittslähmung) (p.o.)
- physikalische Kühlung
- Natriumbikarbonat i.v. (Bekämpfung der Azidose)

34.2 Inhalationsnarkotika

Wirkstoffe

- **anorganische Gase:** N_2O (Lachgas)
- **Ether:** Diethylether (historisch) · Enfluran · Isofluran · Desfluran · Sevofluran
- **halogenierte Kohlenwasserstoffe:** Halothan

Wm

- **Lipidtheorie:**
  Einlagerung der Narkotika in die Lipidmembran der Neurone. Folge:
  → physikalische Veränderungen in der Membran: Volumenzunahme
  → Beeinträchtigung von Proteinen/Ionenkanälen
  → Aufhebung der neuronalen Aktivität

- **pro** Lipidtheorie: die **Wirkstärke** eines Narkotikums wird vom Grad der **Lipidaffinität** bestimmt, andere lipophile Substanzen (z. B. Xenon) wirken auch narkotisch
- **kontra** Lipidtheorie: Enantiomere der Narkotika besitzen die gleiche Lipophilie, wirken aber nicht narkotisch

- **spezifische Bindungen an Rezeptoren:**
  - Inhalationsnarkotika beeinflussen die Ionenleitfähigkeit von Kanälen durch direkte Rezeptorinteraktionen
  - z. B. Stimulation des **$GABA_A$-Rezeptors** (☞ Kap. 35): verstärkter Cl^--Einstrom → Hyperpolarisation → verminderte neuronale Aktivität
  - weitere beteiligte Rezeptoren: nicotinerge ACh-Rezeptoren, Serotonin, NMDA, Glutamat-, Glycinrezeptoren

Ind

inhalative (volatile) Narkotika werden zur **Aufrechterhaltung der Narkose im Stadium III** verwendet, nachdem die Einleitung mit Injektionsnarkotika erfolgte (Ausnahme: Narkoseeinleitung bei Kindern erfolgt direkt mit Inhalationsnarkotika)

Anwendung

z. B. Gemisch aus **O_2, N_2O** und einem **weiteren Inhalationsnarkotikum** (☞ Kap. 34.5.1)

PK

- Charakterisierung der Inhalationsnarkotika: **Potenz (MAC)** und **Löslichkeit**
- **MAC:** minimale alveoläre Konzentration, bei der 50 % der Patienten keine Reaktion auf einen definierten Eingriff (z.B. Hautschnitt) zeigen. Je kleiner MAC, umso größer die Potenz (narkotische Wirkstärke).
- Stadien, die bei der Inhalation von Narkotika durchlaufen werden:
  - **Inhalation** der Narkotika
  - **Aufbau eines Partialdrucks** im Alveolarraum und Ausgleich mit dem Druck im Inhalationsgemisch: Die **Löslichkeit** eines Narkotikums im Blut (**Blut-/Gas-Verteilungskoeffizient** λ) bestimmt die Zeit, die bis zum Ausgleich des Partialdrucks zwischen Inhalationsgemisch und Alveolarraum benötigt wird. Je größer λ, desto höher ist die Löslichkeit und umso länger dauert der Aufbau des Partialdrucks.
  - **Diffusion** ins Blut: schnelle Diffusion aufgrund der Lipophilie der Narkotika
  - **Transport** im Blut: Narkotika werden physikalisch im Blut gelöst und an Plasmaproteine gebunden transportiert. Der Partialdruckausgleich zwischen Blut und Inhalationsluft hängt wieder von λ ab und ist umso schneller, je geringer die Löslichkeit im Blut ist.
  - **Aufnahme ins Gewebe:** initial abhängig von der Durchblutung der Organe. Da das ZNS stark durchblutet wird, nimmt es besonders rasch Narkotika auf. Die Überwindung der Blut-Hirn-Schranke ist aufgrund der Lipophilie der Narkotika kein Problem. Hält die Zufuhr des Narkotikums lange an, so nehmen alle Kompartimente das Narkotikum auf (Verteilungsgleichgewicht).
  - **pulmonale Elimination:** erfolgt in umgekehrter Reihenfolge. Besonders schnell erfolgt die Elimination bei Narkotika mit geringer Blut- und Lipidlöslichkeit, z. B. N_2O

! Je kleiner λ, desto geringer die Löslichkeit im Blut, umso schneller baut sich der Partialdruck im Alveolarraum und im Blut auf und umso schneller setzt die narkotisierende Wirkung ein. Das Abfluten ist dann auch besonders schnell.

- Während der Wirkungseintritt beim Anfluten durch initial höhere Dosen beschleunigt werden kann, ist die Elimination nicht beeinflussbar.

Inhalations-narkotikum	MAC (%) in 100 % O_2	Blut / Gas-Verteilungskoeffizient λ	Metabolisierung (%)
Halothan	0,75	2,4	20
Enfluran	1,6	1,8	3
Isofluran	1,3	1,4	0,2
Desfluran	6	0,45	0,02
Sevofluran	2	0,65	3–5
N_2O	105	0,47	∅

Tab. 34.3: Pharmakokinetischer Vergleich verschiedener Inhalationsnarkotika

Diethylether

Mit „Ether" wurde 1846 die erste klinische Narkose durchgeführt.

Wi **mäßige anästhetische Potenz** (MAC = 2 %)

PK **geringe Lipidaffinität,** starke Blutlöslichkeit → die narkotisierende Wirkung tritt relativ spät ein, das Abfluten dauert sehr lange

UW
- häufig Erbrechen und Hypersalivation: früher wurde deshalb mit einem Anticholinergikum prämediziert
- Aufgrund dieser Nachteile und wegen der leichten Entzündbarkeit und Explosionsgefahr wird Ether heute **nicht mehr verwendet.**

N_2O

Lachgas, Distickstoffmonoxid

Wi
- **gering narkotisierend** (MAC = 105 %): Durch eine alleinige N_2O-Inhalation ist keine tiefe Narkose zu erreichen. Die höchste Konzentration, die inhaliert werden kann, liegt bei 70 %, die übrigen 30 % müssen durch O_2 abgedeckt werden, um eine adäquate Oxygenierung während der Narkose zu gewährleisten.
- N_2O reduziert die MAC anderer Anästhetika = Wirkungsverstärkung (Ausnutzung bei Kombinationen)
- **stark analgetisch:** 25 % N_2O können bei bestimmten Schmerzarten der analgetischen Wirkung von Morphin entsprechen
- **nicht muskelrelaxierend**

Anwendung in Kombination mit anderen Inhalationsnarkotika. Anwendung jedoch rückläufig wegen:
- Umweltbelastung
- fraglicher Zunahme der Abortrate von exponiertem Personal
- fraglicher Beteiligung an Übelkeit und Erbrechen nach Narkose
- guten analgetischen Alternativen (kurz wirksame Opioide)

PK
- **geringe Löslichkeit** im Blut: schnelles An- und Abfluten, gut steuerbar: das schnelle Abfluten verdrängt die Alveolarluft inkl. O_2 → Gefahr einer Diffusionshypoxie, deshalb muss beim Ausleiten der Narkose die O_2-Konzentration erhöht werden.
- **keine Metabolisierung**

UW

praktisch **keine UW,** außer

- Gefahr einer Diffusionshypoxie (s. o.)
- Diffusion in Körperhohlräume (Gefahr der Ausbildung eines Spannungspneumothorax bei Vorliegen eines Pneumothorax ohne Drainage)
- Knochenmarksdepression bei sehr langer Anwendung

Halothan

Wi

- **stärkstes Narkotikum** (MAC = 0,75 % in 100 % O_2, MAC = 0,29 % in 70 % N_2O)
- **nicht analgetisch**
- **muskelrelaxierend:** verstärkt die Wirkung nicht-depolarisierender Muskelrelaxantien

Anwendung

Halothan verliert zunehmend an Bedeutung aufgrund der UW (Leberschädigung)

PK

hepatische **Metabolisierung**

UW

- Halothanhepatitis:
  - Häufigkeit bei einer Halothannarkose: 1 : 100 000
  - entsteht als Folge eines toxischen Metaboliten oder einer Immunreaktion
  - Mortalität 50 %
  - Vermeiden einer Hepatitis: keine wiederholte Anwendung von Halothan innerhalb von 3 Monaten
- Atemdepression (kontrollierte Beatmung erforderlich)
- Blutdrucksenkung
- Sensibilisierung gegenüber Katecholaminen: Arrhythmie, Angina pectoris
- maligne Hyperthermie (☞ Kap. 34.1.2)

Enfluran, Isofluran

Wi

- **geringere narkotische Wirkstärke** als Halothan
- **muskelrelaxierend:** Verstärkung der Wirkung nicht-depolarisierender Muskelrelaxantien
- gering analgetisch

Anwendung

- Enfluran wird in Deutschland nicht mehr verwendet: tonisch-klonische Krämpfe als UW
- Isofluran ist besser verträglich und wird zur Aufrechterhaltung der Narkose häufig in Kombination mit N_2O eingesetzt.

PK

- **geringere Löslichkeit** als Halothan → schnelleres An- und Abfluten
- **geringe hepatische Metabolisierung** (Isofluran < Enfluran): wiederholte Anwendung ist sicherer als bei Halothan

UW

- Atemdepression (kontrollierte Beatmung erforderlich)
- Blutdrucksenkung
- Sensibilisierung gegenüber Katecholaminen: weniger stark ausgeprägt als bei Halothan
- selten maligne Hyperthermie

Desfluran

Wi

- **geringere narkotische Wirkstärke** als Halothan

- **muskelrelaxierend:** Verstärkung der Wirkung nicht-depolarisierender Muskelrelaxantien
- gering analgetisch

Anwendung
- bei langwierigen Operationen und Risikopatienten
- gute Steuerbarkeit der Narkose (schnelles An-/Abfluten)
- technisch aufwendiger Verdampfer notwendig

PK
- **geringe Löslichkeit** → sehr schnelles An- und Abfluten
- minimale hepatische Metabolisierung

UW
- Atemdepression (kontrollierte Beatmung erforderlich)
- negativ inotrop
- bei raschem Konzentrationsanstieg: HF ↑, RR ↑

Sevofluran

Wi
- **Wirkstärke:** Desfluran < Sevofluran < Halothan
- **muskelrelaxierend:** Verstärkung der Wirkung nicht-depolarisierender Muskelrelaxantien
- gering analgetisch

Anwendung
- einziges Inhalationsnarkotikum vom Ethertyp, das zur Einleitung der Narkose geeignet ist (→ Vermeiden von Injektionsnarkotika in der Kinderanästhesie)
- technisch aufwendiger Verdampfer notwendig

PK
- schnelles Anfluten wie Desfluran (niedriges λ)
- langsamere pulmonale Ausscheidung als Desfluran (bessere Lipidlöslichkeit)
- stärkere Metabolisierung als Desfluran

UW
- Atemdepression (kontrollierte Beatmung erforderlich)
- negativ inotrop

34.3 Injektionsnarkotika

Wirkstoffe

Thiopental · Methohexital · Propofol · Etomidat · Ketamin

Wi
- **sehr schneller Wirkungseintritt** innerhalb weniger Sekunden, da kein Partialdruck wie bei den Inhalationsnarkotika aufgebaut werden muss
- **überspringen** das unangenehme **Exzitationsstadium**

Ind
Narkoseeinleitung

PK
durchblutungsabhängige Verteilung:
- Zunächst reichern sich die stark lipophilen Substanzen aufgrund der hohen Durchblutung im **ZNS** an, dann erfolgt die **Umverteilung** in die **Muskulatur** und das **Fettgewebe,** weshalb die narkotische Wirkung nach wenigen Minuten wieder nachlässt.
- Jede **Nachinjektion** bewirkt eine **Kumulation** des Narkotikums mit Zunahme der UW und evtl. lang anhaltender Bewusstlosigkeit. Deshalb werden zur Aufrechterhaltung der Narkose keine Injektionsnarkotika sondern Inhalationsnarkotika verwendet. Lediglich **Propofol** ist zur **Fortführung der Narkose i.v.** geeignet (totale intravenöse Anästhesie, ☞ Kap. 34.5.2).

> **!** Injektionsnarkotika haben ein **erhöhtes Narkoserisiko,** da sie – einmal appliziert – nicht mehr steuerbar sind (Umverteilungsphänomen).

Thiopental, Methohexital

= Barbiturate

Wm

Agonismus am **$GABA_A$-Rezeptor** (☞ Kap. 35):
→ verstärkter Einstrom von Cl^- ins Neuron
→ Hyperpolarisation
→ verminderte neuronale Aktivität
In höherer Dosierung wird die narkotische Wirkung zusätzlich durch unselektive Prozesse im ZNS unterstützt.

Wi

- hypnotisch
- **nicht analgetisch,** in subnarkotischer Dosis sogar hyperalgesierend (Gabe eines Analgetikums notwendig)
- Reduktion des intrakraniellen Drucks: günstig in der **Neurochirurgie**

PK

- **rascher Wirkungseintritt:** wenige Sekunden
- narkotische Wirkdauer (bei einmaliger Injektion): 5–10 min (durch Umverteilung)
- $t_{1/2}$ = 6 h (Thiopental), $t_{1/2}$ = 2 h (Methohexital)
- hepatische Metabolisierung über Cytochrom-P-450: Pentobarbital ist ein lang wirksamer Metabolit von Thiopental

UW

- **atemdepressiv** (Intubationsbereitschaft)
- **negativ inotrop,** RR ↓, HF ↑
- Enzyminduktion
- vermehrte Bildung von Porphyrinvorstufen: keine Anwendung bei intermittierender Porphyrie
- bei akzidenteller intraarterieller Injektion:
  - Vasospasmus distal der Injektion, Schmerzen, Gangrän
  - Therapie: Papaverin oder Procain i.a., Blockade des Ganglion stellatums, um eine Vasodilatation zu erzielen

Propofol

= Kurzanästhetikum

Wm

Verstärkung der inhibitorischen Wirkung des $GABA_A$-Rezeptors

Wi

- leichte Muskelrelaxation, insbesondere bei kontinuierlicher Infusion
- Reduktion des intrakraniellen Drucks: günstig in der **Neurochirurgie**

PK

- **rascher Wirkungseintritt,** kurze Wirkdauer: 4–7 min
- hepatische Metabolisierung: Hydroxylierung, Glukuronidierung
- **keine Kumulation** bei Nachinjektion → zur Aufrechterhaltung der Narkose i.v. geeignet:
  - **totale intravenöse Anästhesie:** Propofol + Fentanyl + Muskelrelaxans (☞ Kap. 34.5.2)
  - Vorteil: Vermeidung von UW der Inhalationsnarkotika wie maligne Hyperthermie, Hepatitis

UW
- RR ↓ (Vasodilatation, negative Inotropie)
- passagere Apnoe für wenige Sekunden
- schmerzhafte Injektion: Vorinjektion einer kleinen Dosis Lidocain günstig

Etomidat

Wm — Verstärkung der inhibitorischen Wirkung des $GABA_A$-Rezeptors

Wi
- **nicht analgetisch,** keine Muskelrelaxation
- **nicht atem-, kardiodepressiv:** günstig bei Risikopatienten

PK
- **rascher Wirkungseintritt,** Wirkdauer: 4–8 min
- hepatische Metabolisierung

UW
- spontane unkontrollierte Muskelkontraktionen bei der Einleitung
- schmerzhafte Injektion: Vorinjektion von Lidocain günstig
- Suppression der Nebennierenrinde (Hemmung der 11-β-Hydroxylase bei der Cortisolsynthese) → keine Aufrechterhaltung der Narkose mit Etomidat

Ketamin

Wm — Blockade von NMDA-Rezeptoren

Wi
- **dissoziative Anästhesie:** anterograde Amnesie + starke und **generelle Analgesie**
- **RR ↑, HF ↑:** günstig bei Schockpatienten
- keine Muskelrelaxation (Muskeltonus eher erhöht)
- für die anästhetisch-analgetische Wirkung ist das S-Enantiomer verantwortlich. Bei Anwendung von S-Ketamin (= Esketamin) beträgt die Dosis 50 % der Dosierung des Racemats (S- und R-Enantiomer). Die unangenehmen halluzinatorischen Erscheinungen in der Aufwachphase sollen beim S-Ketamin geringer ausgeprägt sein als beim Racemat.

Ind
- **kurz dauernde,** sehr **schmerzhafte Eingriffe:** z. B. Verbandswechsel bei Verbrennungen, Unfälle
- aufgrund einer broncholytischen Wirkung ist Ketamin günstig bei Patienten, die eine **Intubation im Status asthmaticus** benötigen

PK
- **rascher Wirkungseintritt,** Wirkdauer: 10–20 min
- hepatische Metabolisierung

UW
- lebhafte **Halluzination** beim Erwachen u. U. in einer langen Nachphase („bad trips"), kann durch die Gabe von Benzodiazepinen vor der Ketamininjektion vermindert werden
- erhöhter Muskeltonus
- Hypersalivation: Prämedikation mit Atropin
- **RR ↑:** Vorsicht bei vorbestehender Hypertonie
- intrakranieller Druck ↑: ungünstig bei Kopfverletzungen

Injizierbare Benzodiazepine

Midazolam, Flunitrazepam, Diazepam

Wm, Wi — ☞ Kap. 35

Ind — Prämedikation (→ Anxiolyse, Sedation), Narkoseeinleitung (→ amnestische Wirkung); weitere Details ☞ Kap. 35

34.4 Lokalanästhetika

Wirkstoffe

- **Säureamide:** Lidocain · Bupivacain · Mepivacain · Prilocain · Ropivacain
- **Ester:** Cocain (historisch) · Procain · Tetracain

Wm

Lokalanästhetika **blockieren** an ihrer Einwirkstelle die **Fortleitung von Aktionspotentialen** durch Hemmung des Na^+-Einstroms (Blockade des spannungsabhängigen Na^+-Kanals, ☞ Abb. 34.1):

- Lokalanästhetika = **schwache Basen**, die bei einem pH-Wert von 7,4 zu 70 % dissoziiert vorliegen. Um wirksam zu werden, müssen sie **in die Nervenzelle diffundieren,** was nur in der **undissoziierten** Form möglich ist.
- Innerhalb der Zelle wird die Substanz erneut protoniert und kann dann in dieser Form die schnellen spannungsabhängigen Na^+-Kanäle blockieren. Folge: Aktionspotential wird nicht fortgeleitet → Anästhesie

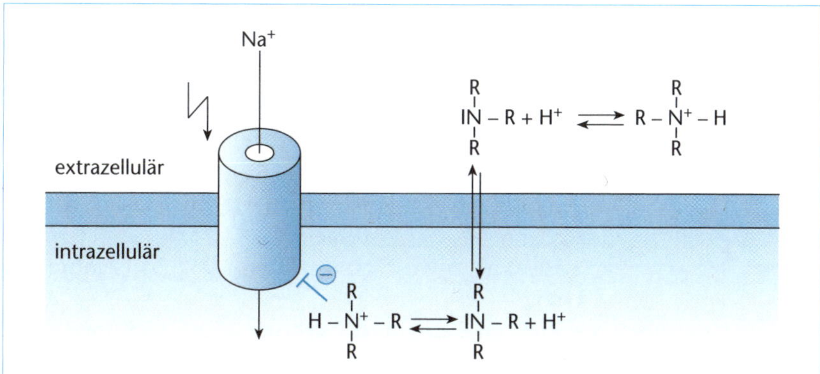

Abb. 34.1: Wirkungsmechanismus der Lokalanästhetika

Wi

- Nervenfasern mit einem kleinen Durchmesser werden eher blockiert als solche mit einem großen Durchmesser, unmyelinisierte eher als myelinisierte Fasern. Folge: in einem gemischten Nerven gibt es eine typische Reihenfolge, welche Fasern zuerst die Reize nicht mehr fortleiten können. Das ist von Bedeutung bei der Regionalanästhesie:
  - **1. autonome Fasern** (C-Fasern): Vasodilatation, RR ↓
  - **2. Temperaturfasern** (Aδ-Fasern): warmes Gefühl
  - **3. Schmerzfasern** (Aγ-Fasern): Anästhesie
  - **4. Fasern für Druck und Berührung** (Aβ-Fasern): Sensibilität ↓
  - **5. motorische Fasern** (Aα-Fasern): Paralyse
- Im **entzündetem Gewebe** ist der **pH-Wert niedrig** → **Dissoziation** des Lokalanästhetikums ↑ → weniger Substanz kann in die Zelle penetrieren → verminderte lokalanästhetische Wirkung (Procedere dann meistens trotz Lokalanästhetikum relativ schmerzhaft für Patienten).

Ind

- **Oberflächenanästhesie:** z. B. als Augentropfen
- **Infiltrationsanästhesie (s.c.), Regionalanästhesie (i.v)**
- **Leitungs-, Spinal, Periduralanästhesie**
- **Lidocain zusätzlich Antiarrhythmikum** (☞ Kap. 9.1)

Anwendung

- **Zusatz von Adrenalin:** lokale Vasokonstriktion
  - verzögert den Abtransport des Lokalanästhetikums → **Verlängerung** der **Wirkung, Reduktion** der systemischen UW
  - **Reduktion** der Blutungsintensität
  - reaktiv: Vasodilatation mit der Folge des verstärkten Nachblutens
  - **kein** Adrenalinzusatz bei der Anwendung von Lokalanästhetika an den **Akren** (Finger, Zehen), da bei einer Vasokonstriktion der Endgefäße eine Minderdurchblutung droht.
  - **Cave:** UW von Adrenalin berücksichtigen (Arrhythmie, Erhöhung des kardialen O_2-Verbrauchs)
- alternativ: **Felypressin** = ADH-Analogon, bewirkt eine Vasokonstriktion, ist aber nicht am Herzen wirksam, sodass seine Anwendung bei kardialen Risikopatienten möglich ist

PK

- Wirkdauer:
  - kurz (0,5–1 h): Procain
  - mittellang (1–2 h): Lidocain, Mepivacain, Prilocain
  - lang (bis 7 h): Bupivacain, Ropivacain
- Elimination: Metabolismus
  - **Ester:** schnell, bereits im Blut und Gewebe durch die Cholinesterase; $t_{1/2} < 1$ h
  - **Amide:** langsam in der Leber; $t_{1/2} > 1$ h

UW

Wirkung ist **nicht selektiv,** d. h. nicht nur die Na^+-Kanäle der Schmerzfasern werden blockiert, sondern auch im vegetativen Nervensystem, im ZNS und am Herzen:

- **Herz:** negativ chronotrop, dromotrop, bathmotrop, inotrop, RR ↓, Kollapsgefahr
- **ZNS:** Vigilanz ↓, Erregbarkeit ↑, Krämpfe, Koma, Atemdepression
- **allergische Reaktionen:** bei Estern häufiger

Cocain

- Blockade der schnellen spannungsabhängigen Na^+-Kanäle + **Re-uptake-Hemmer von Noradrenalin** und **Dopamin** → **Vasokonstriktion,** wodurch ein Adrenalinzusatz überflüssig wird

> ! Bis auf Cocain bewirken alle übrigen Lokalanästhetika eine Vasodilatation.

- **euphorisierende Wirkung,** Abhängigkeitspotential → keine Anwendung als Lokalanästhetikum mehr

Lidocain

- das **am meisten verwendete Lokalanästhetikum**
- für jede Art der Lokalanästhesie geeignet
- Wirkungseintritt: rasch, Wirkdauer: ca. 1 h (mit Vasokonstriktor ca. 2–3 h)
- allergische Reaktionen seltener als bei Estern
- Anwendung: **Lokalanästhetikum, Antiarrhythmikum** (☞ Kap. 9.1)

Bupivacain

- **4 × stärker wirksam** als Lidocain
- Wirkungseintritt: relativ langsam, Wirkdauer: lang
- Anwendung: Langzeitanästhetikum bei **chronischen Schmerzen,** Leitungs-, Spinal-, Periduralanästhesie

Mepivacain, Prilocain, Ropivacain

- **Mepivacain:** häufig verwendetes Anästhetikum zur Lokal- und Regionalanästhesie
- **Prilocain:** Anwendung zur Infiltrations- und Regionalanästhesie. Durch Bildung bestimmter Metaboliten kann bei hoher Dosierung eine Methämoglobinämie auftreten: keine Anwendung bei Kindern < 6 Monate.
- **Ropivacain:** ist dem Bupivacain verwandt, soll aber weniger UW haben, insbesondere weniger kardiotoxische. Anwendung zur Epidural-, Leitungs- und Infiltrationsanästhesie.

Procain, Tetracain

- **Tetracain:** hauptsächlich als **Oberflächenanästhetikum**
- **Procain: Infiltrations-** und **Leitungsanästhesie,** auch zur Schmerztherapie bei einer Pankreatitis verwendet (☞ Kap. 22.8)
- Die Anwendung der beiden Substanzen ist durch Lidocain zurückgedrängt worden.

34.5 Klinische Anwendung der Narkotika

34.5.1 Intubationsnarkose

Durchführung einer Narkose:

- **Präoxygenierung** (ausreichend O_2-Gabe vor der Narkoseeinleitung)
- ggf. Sedierung (Benzodiazepin) und Analgesie (Opioidanalgetikum)
- **Präcurarisierung,** z. B. mit Pancuronium, zum Vermeiden einer postoperativen Myalgie durch Suxamethonium
- **Injektionsnarkotikum** zur raschen Narkoseeinleitung, z. B. mit Thiopental oder Propofol
- **Muskelrelaxation** mit Suxamethonium
- **Intubation**
- **Beatmung** mit einem Gemisch verschiedener **Inhalationsnarkotika** (z. B. ca. 70 Vol.-% N_2O, ca. 1–1,2 Vol.-% Isofluran) mit O_2 (ca. 30 Vol.-%) zur Aufrechterhaltung der Narkose
- **Opioidanalgetikum**
- Aufrechterhalten der Relaxation, z. B. durch Pancuronium
- **Ausleiten:** Narkosegase abstellen, O_2 auf 100 %, bei Spontanatmung Extubation, bei Überhang von Muskelrelaxantien: Neostigmin + Atropin (Decurarisierung).

34.5.2 Totale intravenöse Anästhesie

- **Propofol + starkes Analgetikum** (z. B. Fentanyl) + **Muskelrelaxans** (Mivacurium ☞ Kap. 34.1.1)
- Aufrechterhalten der Narkose mit Propofol
- keine Inhalationsnarkotika notwendig
- Anwendung bei **kurzen** (ambulanten) **Operationen** zur intravenösen Kurznarkose, z. B. in der Gynäkologie

34.5.3 Neuroleptanalgesie

- **Neuroleptikum + starkes Analgetikum**
- Patient ist sediert, angstfrei, psychisch indifferent und analgesiert
- Kaum noch in Anwendung: **kleinere Eingriffe, z. B. Endoskopien**
- Häufiger wird eine modifizierte Form der Neuroleptanalgesie zur Analgosedierung von Patienten auf Intensivstationen verwendet: Benzodiazepin + Opioidanalgetikum

35 Benzodiazepine

- = zentral dämpfende Substanzen, die die Wirkung von **GABA** (= **Gammaaminobuttersäure**) am $GABA_A$-Rezeptor verstärken
- GABA = **inhibitorischer Neurotransmitter,** der seine blockierende Wirkung an ZNS-Synapsen entfaltet. Nach der **Bindung** von **GABA** an die α- und β-Untereinheit seines **Rezeptors** öffnet sich der Cl^--Kanal des Rezeptors. Durch den **Cl^--Einstrom** kommt es zur **Hyperpolarisation;** die **neuronale Aktivität** wird **gehemmt.**

Wirkstoffe

- **kurzwirksam (2–4 h):** Triazolam · Brotizolam · Midazolam
- **mittellangwirksam (6–24 h):** Oxazepam · Temazepam · Lormetazepam
- **langwirksam (> 24 h):** Diazepam · Chlordiazepoxid · Flurazepam · Flunitrazepam · Nitrazepam · Clonazepam

Wm

Vermittlung der Wirkungen über den **$GABA_A$-Rezeptor:**
- Bindung der Benzodiazepine an eine spezifische Bindungsstelle des Rezeptors → **Erhöhung** der **Affinität für GABA**
- Die Bindungsstellen von GABA (α-, β-Untereinheit) und der Benzodiazepine (α-, γ-Untereinheit) befinden sich an unterschiedlichen Lokalisationen am $GABA_A$-Rezeptor.

Merkmale der Benzodiazepine:
- bewirken eine **Konformationsänderung des Kanals,** wodurch GABA effektiver wirksam wird
- interferieren nicht mit der GABA-Bindungsstelle
- öffnen **nicht direkt** den Cl^--Kanal
- Wirkung ist an endogenes GABA gebunden,
- physiologischer Regelmechanismus bleibt erhalten
- Der Benzodiazepinantagonist **Flumazenil** kann die Wirkung aufheben.
- große therapeutische Sicherheit

> ! **Barbiturate,** binden auch an den $GABA_A$-Rezeptor, öffnen aber im Unterschied zu den Benzodiazepinen **direkt** den Cl^--Kanal.

Wi

- anxiolytisch
- zentral muskelrelaxierend
- antikonvulsiv
- sedativ-hypnotisch

Ind

Wirkung	Indikation	Medikament
anxiolytisch (Tranquilizer)	• akut bei Panikattacken • generalisierte Angststörungen Anwendung nur vorübergehend und möglichst niedrig dosiert (Abhängigkeitspotential, sedierende UW), zusätzlich psychische Begleittherapie	• z.B. Oxazepam • z.B. Diazepam
zentral muskelrelaxierend	schmerzhafte Verspannungen der Muskulatur (z.B. durch Bandscheibenschäden), Spastik (z.B. bei Multipler Sklerose)	z.B. Diazepam
antiepileptisch	Status epilepticus, Blitz-Nick-Salaam-Krämpfe	z.B. Diazepam, Clonazepam
hypnotisch	• Einschlafstörungen • Durchschlafstörung Anwendung nur vorübergehend wegen Abhängigkeit, außerdem Hang-over bei langwirksamen Präparaten	• kurzwirksame Präparate, z.B. Triazolam • mittellang-, langwirksame Präparate, z.B. Temazepam, Flunitrazepam
sedativ	Prämedikation in der Anästhesie gleichzeitig Ausnutzung der anxiolytischen und muskelrelaxierenden Wirkung	z.B. Diazepam, Midazolam

Tab. 35.1: Indikationen von Benzodiazepinen

PK

Pharmakokinetisch unterscheiden sich die Benzodiazepine hauptsächlich in ihrer Metabolisierung, woraus verschiedene Wirkdauern resultieren (☞ Wirkstoffe):

- lipophil → Resorption ↑, oBV ↑, PEB ↑ (Ausnahme Flurazepam: PEB ↓)
- Elimination: **Metabolisierung:**
  - **Diazepam-Typ:** Bildung langwirksamer Metabolite:
    Diazepam ($t_{1/2}$ = 30 h) → N-Desmethylierung → **N-Desmethyldiazepam** ($t_{1/2}$ = 30–90 h) → 3-Hydroxylierung → **Oxazepam** ($t_{1/2}$ = 8 h) → Inaktivierung durch Konjugation mit Glukuronsäure
    Der Metabolismus von **Chlordiazepoxid** verläuft ebenfalls über N-Desmethyldiazepam und Oxazepam und unterscheidet sich lediglich darin, dass Chlordiazepoxid als Ausgangssubstanz selbst inaktiv ist. Analoger Abbau bei **Flurazepam.**
  - **Nitrazepam-Typ:** Bildung langwirksamer Metabolite durch Reduktion und Acetylierung, analoger Abbau bei **Clonazepam** und **Flunitrazepam**
  - **Oxazepam-Typ:** „Ein-Schritt-Metabolisierung“: Inaktivierung durch Konjugation mit Glukuronsäure, analog bei **Temazepam**
  - Typ der tetrazyklischen Benzodiazepine **Triazolam, Brotizolam, Midazolam:** schnelle Hydroxylierung und Konjugation mit Glukuronsäure

UW

- **Potenzierung** anderer **zentral dämpfender Substanzen** wie Alkohol, Opioide, Neuroleptika, andere Muskelrelaxantien, andere Schlafmittel
- teilweise **lange Wirkdauer:** Gefahr des **Hang-overs** bei Schlafmitteln
- Müdigkeit, Schläfrigkeit, Konzentrationsschwäche (Fahrtauglichkeit ↓)
- **Gangunsicherheit** durch Muskelrelaxation und Sedierung: Sturzgefahr
- Gewichtszunahme infolge Appetitsteigerung
- Sprachstörungen
- anterograde Amnesie

- **Toleranzentwicklung** auf sedierende, muskelrelaxierende und antikonvulsive Wirkungen, nicht jedoch auf den anxiolytischen Effekt. Ursache: Verminderung der Bindungsstellen für Benzodiazepine am $GABA_A$-Rezeptor → **pharmakodynamisch** bedingte Toleranz. Konsequenz: keine Langzeitanwendung von Benzodiazepinen!
- psychische, selten physische **Abhängigkeit:** bei plötzlichem Absetzen können ein Reboundeffekt (Angst, Schlaflosigkeit) und Entzugserscheinungen (Delir, Krämpfe) auftreten
- **paradoxe Wirkung,** insbesondere bei älteren Patienten und Patienten mit Atherosklerose: Unruhe, Agitiertheit
- **plazentagängig,** Übertritt in Muttermilch: „**Floppy infant**" = Hypothermie, Muskelschwäche, Atem- und Saugstörungen beim Neugeborenen, wenn die Mutter mit Benzodiazepinen behandelt wurde

Benzodiazepin-Intoxikation:
- Benzodiazepine werden häufig in suizidaler Absicht eingenommen. Durch Benzodiazepine allein kann man sich jedoch nicht das Leben nehmen (große therapeutische Sicherheit). Aber in **Kombination mit Alkohol** und anderen **zentral dämpfenden Substanzen,** z.B. Antidepressiva, ist das möglich.
- Gefahr einer **schweren Atemdepression**

Therapie:
- Allgemeinmaßnahmen (☞ Kap. 47.1)
- Antidot: **Flumazenil,** kurze $t_{1/2}$ = 1 h (Cave bei Intoxikation mit langwirksamen Benzodiazepinen!)

36 Therapie von Schlafstörungen

36.1 „Schlafmittel" (Hypnotika)

Wirkstoffe

pflanzliche Hypnotika · L-Tryptophan · Antihistaminika · Antidepressiva · Neuroleptika · Benzodiazepine und Analoga · Alkohol · Chloralhydrat

Die verschiedenen Hypnotika unterscheiden sich in ihrer Wirkstärke, UW und ihrem Einsatzgebiet (☞ Tab. 36.1).
Charakterisierung der Hypnotika:
- **Toleranz:** Abnahme der Wirkung bei Dauergebrauch
- **Hang-over:** anhaltende Wirkung bis in den nächsten Tag, abhängig von $t_{1/2}$:
  - bei **langer** $t_{1/2}$: starkes Hang-over
  - bei **kurzer** $t_{1/2}$: kein Hang-over
- **paradoxe Reaktion:**
  - psychomotorische Unruhe, Halluzinationen, Schlaflosigkeit
  - besonders bei Patienten mit hirnorganischem Psychosyndrom

Eigenschaften

Hypnotikum	Wirkstärke	Toleranz	Hang-over	Toxizität	paradoxe Reaktion	Abhängigkeit
pflanzliche Hypnotika	+ (?)	+++	∅	∅	∅	∅
L-Tryptophan	+	∅	∅	∅	∅	∅
Antihistaminika	++	+++	je nach $t_{1/2}$	+	+	∅
Antidepressiva	++	+	++	++	+	∅
Neuroleptika	++	+	je nach $t_{1/2}$	+	∅	∅
Benzodiazepine und Analoga	+++	(+)	je nach $t_{1/2}$	+	+	++
Alkohol	++	+++	+++	+++	+++	++
Chloralhydrat	++	+++	∅	+++	∅	+++

Tab. 36.1: Hypnotika auf einen Blick. ∅ = kein Effekt, + = geringer Effekt, ++ = guter Effekt, +++ = starker Effekt

pflanzliche Hypnotika

Melisse, Baldrian, Hopfen, Passionsblume, Kava-Kava

Wi
- geringer oder fraglicher Effekt
- **schnelle Toleranzentwicklung** bei Dauergebrauch
- kein Hang-over, keine paradoxe Reaktion, keine Abhängigkeit

UW
gut verträglich, allerdings mögliche Hepatotoxizität bei Kava-Kava-Extrakten bei Dauergebrauch

L-Tryptophan

L-Tryptophan wird im Organismus in Serotonin umgewandelt.

Wi
- **geringe** hypnotische **Wirkstärke**
- keine Toleranz, kein Hang-over, keine paradoxe Reaktion, keine Abhängigkeit

UW
- früher: Kollagenosen, die auf Verunreinigungen zurückgeführt wurden
- heute: gut verträglich

Antihistaminika

Doxylamin, Diphenhydramin, Promethazin

Wi
- **gute** hypnotische **Wirkstärke**
- **schnelle Toleranzentwicklung** bei Dauergebrauch
- keine Abhängigkeit
- **Hang-over** bei langwirksamen Präparaten
- gelegentlich paradoxe Reaktionen

Anwendung
- Antihistaminika (☞ Kap. 17.1.1) = gängige Schlafmittel, **rezeptfrei** erhältlich, **gute Wirksamkeit**
- **„Hausgebrauch“:** kurzwirksame Antihistaminika bevorzugen (**Doxylamin, Diphenhydramin,** $t_{1/2} = 2$ h), kein Hang-over
- **Klinik:** häufig Anwendung von **Promethazin** ($t_{1/2} = 20$ h) → ausgeprägtes Hang-over möglich

UW
- **anticholinerge UW,** Antihistaminika wirken auch an muskarinergen Acetylcholinrezeptoren antagonistisch
- Eine Überdosierung in suizidaler Absicht ist nicht letal. Erst die Kombination mit anderen zentral wirksamen Substanzen kann zum Tode führen.

Antidepressiva

Doxepin

Wi
- **gute** hypnotische **Wirkstärke**
- lange Wirkdauer ($t_{1/2} = 12$ h), häufig **Hang-over**
- keine Abhängigkeit
- paradoxe Reaktionen, geringe **Toleranzentwicklung**

Anwendung
Trizyklische Antidepressiva wie **Doxepin** (☞ Kap. 39.1) werden in niedriger Dosierung als Schlafmittel verwendet.

UW
Herzrhythmusstörungen und epileptische Anfälle

Neuroleptika

Haloperidol, Melperon

Wi
- **gute** hypnotische **Wirkstärke**
- Haloperidol: lange Wirkdauer ($t_{1/2} = 20$ h): **Hang-over**
- Melperon: kurzwirksam ($t_{1/2} = 6$ h), selten Hang-over
- **keine Abhängigkeit, keine paradoxen Reaktionen**
- geringe **Toleranzentwicklung**

Anwendung
Neuroleptika (☞ Kap. 37) eignen sich als Schlafmittel bei **älteren Patienten** und Patienten mit **hirnorganischen Erkrankungen,** da sie keine paradoxen Reaktionen auslösen.

UW — exrapyramidal-motorische Störungen

KI — M. Parkinson

Benzodiazepine

Triazolam, Temazepam, Lormetazepam

Wi
- **sehr gute** hypnotische **Wirkstärke**
- je nach Wirkdauer **Hang-over** möglich
- **geringe Toleranzentwicklung** bei Langzeitanwendung
- starkes **Abhängigkeitspotential, paradoxe Reaktionen**

Anwendung
- Benzodiazepine (☞ Kap. 35) = „**Standardschlafmittel**", da sie häufig verschrieben werden
- **kein abruptes Absetzen** wegen eines möglichen Reboundeffektes mit **Schlaflosigkeit** und **Angstzuständen**
- **Diazepam** eignet sich nicht als Schlafmittel, da es wegen der sehr langen $t_{1/2}$ zu einem **ausgeprägtem Hang-over** führt.
- Einschlafstörungen: kurzwirksames **Triazolam** ($t_{1/2} = 3$ h)
- Durchschlafstörungen: mittellang wirksamen Präparate wie **Temazepam** und **Lormetazepam**

UW
- **zentrale Muskelrelaxation: Sturzgefahr,** wenn nachts das Bett verlassen werden muss
- **atemdepressive** Wirkung: **keine Anwendung bei COPD** und **Schlafapnoesyndrom,** Gefahr des Atemstillstands

Benzodiazepin-Analoga

Zolpidem, Zopiclon, Zaleplon

Wm, Wi
- **sehr gute** hypnotische **Wirkstärke**
- geringe Toleranzentwicklung, paradoxe Reaktionen, (Abhängigkeit)
- wirken wie die Benzodiazepine und binden an den $GABA_A$-Rezeptor, Unterschied zu Benzodiazepinen:
  - Zopiclon: andere Bindungsstelle
  - Zolpidem, Zaleplon: spezifische Bindung an einen bestimmten Subtyp des $GABA_A$-Rezeptors (Typ 1), der für die sedierende Wirkung verantwortlich ist
- Wirkungsaufhebung durch Flumazenil (wie bei Benzodiazepinen)

Anwendung
- Einschlafmittel: Zolpidem, Zaleplon (kurze Wirkdauer)
- Durchschlafmittel: Zopiclon (längere Wirkdauer, $t_{1/2} = 6$ h)

UW — geringeres Abhängigkeitspotential als bei den Benzodiazepinen, ansonsten sind die UW vergleichbar

Alkohol

Wi, UW
- relativ hohe **Toxizität,** nicht als Schlafmittel geeignet!
- **gute** hypnotische **Wirkstärke**
- schnelle **Toleranzentwicklung** bei Daueranwendung
- ausgeprägtes Hang-over
- **Abhängigkeit** bei regelmäßiger Anwendung
- **paradoxe Reaktionen** möglich

Chloralhydrat

Wi
- **gute** hypnotische **Wirkstärke**
- **beeinflusst** von allen „Schlafmitteln“ **am wenigsten** das **physiologische Schlafmuster**
- ausgeprägte **Toleranzbildung,** starkes **Abhängigkeitspotential**
- kein Hang-over
- keine paradoxen Reaktionen

Anwendung
bei hirnorganisch Erkrankten geeignet, da keine paradoxe Reaktion

PK
- Chloralhydrat = Prodrug, wird in den wirksamen Metaboliten Trichlorethanol umgewandelt
- $t_{1/2} = 2-4$ h

UW
Sensibilisierung gegenüber Katecholaminen, allergische Reaktionen

Clomethiazol

Wi
- stark **hypnotisch** und **antikonvulsiv**
- **kein Hang-over** (kurze Wirkdauer)
- starkes **Abhängigkeitspotential**

Anwendung
- wegen starker UW nur im **Delirium tremens bei Alkoholentzug,** max. 14 d anwenden
- keine Anwendung als Schlafmittel

UW
- **atemdepressiv** und **hypersekretatorisch:** ggf. muss intubiert werden
- ausgeprägter **Blutdruckabfall**

Melatonin

Wi
- wird von der Zirbeldrüse gebildet
- physiologische Funktion: Einstellung des zirkadianen Rhythmus und schlaffördernd
- nachts ist die Konzentration besonders hoch

Anwendung
- Melatonin wurde schon länger in den USA als Schlafmittel, Antiaging-Pille und Medikament zum Überwinden des Jetlags verwendet.
- Mittlerweile ist es auch in Deutschland rezeptpflichtig erhältlich zur Behandlung der Insomnie bei Patienten über 55 Jahre. Der altersbedingte Rückgang der Melatoninproduktion soll damit ersetzt werden. Es besitzt kein Abhängigkeitspotential.
- Cave: Medikamenteninteraktionen: Melatonin wird über Cytochrom-P-450 (CYP1A) metabolisiert: Melatoninkonzentration ↑ durch Östrogene, Gyrasehemmer; Melatoninkonzentration ↓ durch Enzyminduktoren wie Carbamazepin, Rifampicin, Zigarettenbestandteile
- Neuer Wirkstoff: Ramelton ist ein Agonist der Melatoninrezeptoren MT1 und MT2. In den USA ist es zur Therapie von Einschlafstörungen zugelassen, bei uns besteht keine Zulassung.

obsolete Schlafmittel

Barbiturate
Barbiturate (☞ Kap. 34.3) werden nicht mehr als Hypnotika verwendet. Sie wurden durch Benzodiazepine abgelöst, die eine wesentlich größere therapeutische Breite besitzen.

Bei einer **Überdosierung** mit Barbituraten kann der **Tod durch Atem- und Kreislaufstillstand** eintreten.

Thalidomid

Als sehr gut verträgliches Schlafmittel wurde Thalidomid (**Contergan®**) auch bei Schwangeren verwendet. Das S-Enantiomer von Thalidomid erwies sich jedoch als **teratogen.** Die Organogenese wurde gestört und es entstanden Fehlbildungen, insbesondere im Bereich der **Extremitäten.** Thalidomid wurde 1961 vom Markt genommen. Derzeit erlebt Thalidomid in der Tumortherapie als Hemmstoff der Angiogenese seine „Wiedergeburt" und ist zur Therapie des multiplen Myeloms zugelassen (☞ Kap. 45.1.6).

36.2 Wirkstärke von Hypnotika

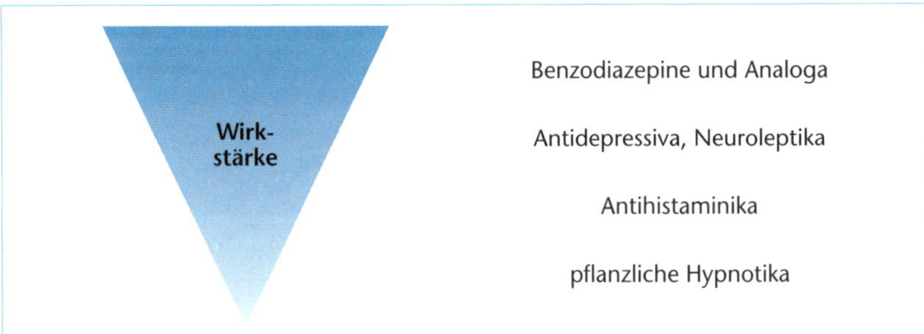

Abb. 36.1: Wirkstärke von Hypnotika

36.3 Differenzialtherapeutische Anwendung von Hypnotika

Eine medikamentöse Therapie von Schlafstörungen sollte immer nur **vorübergehend** erfolgen, da die zugrundeliegende Ursache nicht behoben wird.
Bei vielen Schlafmitteln entwickelt sich eine **Toleranz,** bei einigen Substanzen kann eine **Abhängigkeit** entstehen (☞ Tab. 36.1).
Eine **Verbesserung der Schlafhygiene** ist wichtiger Bestandteil der nicht-medikamentösen Therapie.

- bewährtes, sicher nebenwirkungsfreies „Schlafmittel": Lesen im Bett
- gern angewandt, jedoch eher ein gefährliches Schlafmittel bei Daueranwendung: **Alkohol**
- **pflanzliche Hypnotika:** keine gute Wirkung, jedoch lohnt sich ein Versuch bei Schlafstörungen mit geringem Leidensdruck, da kaum UW auftreten
- **Schlafmittel kurzfristig,** z. B. vor Prüfungssituationen: kurzwirksames Schlafmittel, wirkt gut auf Einschlafstörungen, die meist durch den psychischen Stress bedingt sind, Hang-over wird vermieden: z. B. **kurzwirksame Antihistaminika** (Doxylamin), **Benzodiazepine** (Triazolam), **Zolpidem** oder **Zaleplon**
- **depressive Patienten** mit Durchschlafstörungen: länger wirksame Präparate wie **Temazepam, Zopiclon oder sedierendes Antidepressivum (Doxepin)**
- **Patienten mit hirnorganischen Erkrankungen: Neuroleptika** (Melperon), **Chloralhydrat,** da bei diesen Substanzen keine paradoxen Reaktionen auftreten. Als UW treten bei Neuroleptika exrapyramidal-motorische Störungen auf, weshalb

sie nicht bei M. Parkinson angewandt werden dürfen. Chloralhydrat besitzt ein ausgeprägtes Abhängigkeitspotential.

- **Abhängige:** völlig ungeeignet: Chloralhydrat, Benzodiazepine, Clomethiazol. Aufgrund des fehlenden Abhängigkeitspotentials eignen sich **Antidepressiva** und **Neuroleptika.**
- Begleiterkrankungen (**Herzrhythmusstörungen, Prostatahyperplasie, Glaukom**): **keine** Substanzen mit anticholinergen UW wie **Antihistaminika, trizyklische Antidepressiva, Neuroleptika** verwenden
- bei Herzrhythmusstörungen: Benzodiazepine möglich, **kein** Chloralhydrat
- **Suizidgefahr:** keine Antidepressiva, da sie den Antrieb steigern können, **Benzodiazepine** wirken dämpfend und sind daher geeignet
- keine Schlafmittel bei: Schwangeren, COPD, Schlafapnoesyndrom

37 Neuroleptika („Antipsychotika")

Einteilung

klassische Neuroleptika · atypische Neuroleptika

Wm

- **Antagonismus am Dopaminrezeptor:** Aus der antipsychotischen Wirkung von Dopaminrezeptorantagonisten entwickelte sich die „**Dopaminhypothese**":

> Die Schizophrenie ist durch eine dopaminerge Überfunktion in der mesolimbischen-mesokortikalen Bahn bedingt. Heute geht man allerdings davon aus, dass weitere Transmitter an der Pathogenese der Schizophrenie beteiligt sind.

- Neuroleptika unterscheiden sich in ihrer Wirkung auf verschiedene Dopaminrezeptoren
  - klassische Neuroleptika: D_2-Rezeptorantagonismus
  - atypische Neuroleptika: D_4->D_2-Rezeptorantagonismus
- außerdem je nach Substanz Antagonismus an: Serotoninrezeptoren, α_1-Adrenozeptoren, Muskarinrezeptoren, Histaminrezeptoren (H_1-Rezeptoren)

Wi

- **Antagonismus an D_2-Rezeptoren: alle Neuroleptika**
  - im mesolimbischen-mesokortikalen System: **antipsychotische** Wirkung
  - im nigro-striatalen System: **parkinsonähnliche extrapyramidal-motorische Störungen** (EPM)
  - im tubero-infundibulären System: **neuroendokrine Störungen** (UW: ☞ Kap. 37.1)
  - in der Area postrema: **antiemetische** Wirkung
  - Hypothalamus: Hypothermie
- **Antagonismus an D_4-Rezeptoren (atypische Neuroleptika):** antipsychotische Wirkung ohne EPM-Störungen
- Antagonismus an 5-HT_{2A}-Rezeptoren: guter Effekt auf Negativsymptome bei Schizophrenie
- Antagonismus an 5-$HT_{2A/2C}$-Rezeptoren: Gewichtszunahme
- Antagonismus am H_1-Rezeptor: Sedation, Krampfschwelle ↓
- Antagonismus am α_1-Rezeptor: vegetative Symptome

Ind

- **Akut- und Intervalltherapie der Schizophrenie:**
  Wirkungsspektrum:
  - akut antipsychotisch
  - prophylaktisch
  - gut auf die Plussymptome, schlechter auf die Negativsymptome (☞ Kap. 38)
  - gut bei Neuerkrankung, zunehmend schlechter bei Chronifizierung
  - haben keine euphorisierende Wirkung, erzeugen keine Abhängigkeit
- starke psychomotorische Erregung, z. B. **Manie**
- akute Psychose, z. B. **wahnhafte Depression**
- **Therapie der Emesis** (☞ Kap. 21.2 und 22.3)

- **Prämedikation** in der Anästhesie (☞ Kap. 34)
- **Neuroleptanalgesie** (☞ Kap. 34.5.3)
- **Adjuvantien** in der Schmerztherapie (☞ Kap. 31.1.6)

37.1 Klassische Neuroleptika

Wirkstoffe

- **schwache neuroleptische Potenz:** (Chlorpromazin) · Levomepromazin · Promethazin
- **starke neuroleptische Potenz:** Fluphenazin · Haloperidol · Benperidol
- **Depotformen:** Pimozid · Fluspirilen · Haloperidoldecanoat

Wm

klassische Neuroleptika = D_2-Rezeptorantagonisten

Wi

- Je stärker die antipsychotische Wirkung, desto mehr EPM-Störungen treten auf, desto geringer sind aber die Sedation und die vegetativen Störungen ausgeprägt! (☞ Abb. 37.1)
- **schwache Neuroleptika: stärker sedierend,** indiziert bei psychomotorischer Erregung und Angst
- **starke Neuroleptika:** schwächer sedierend, indiziert bei **akut psychotischen** paranoid-halluzinatorischen **Zuständen**

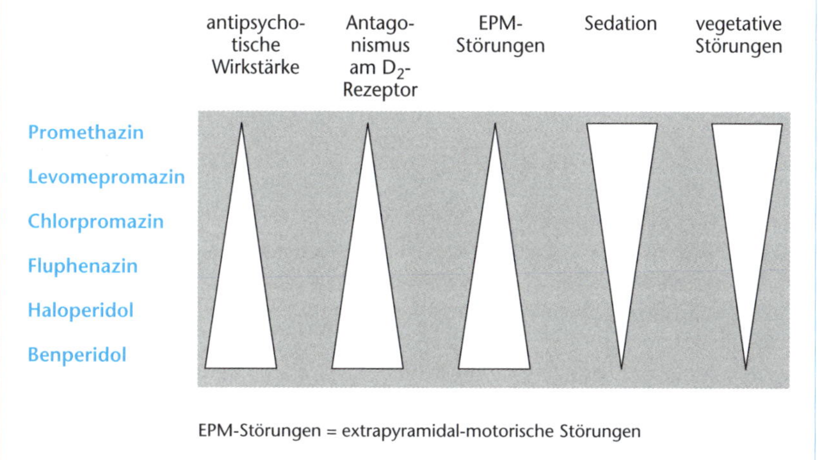

Abb. 37.1: Vergleich verschiedener klassischer Neuroleptika bezüglich ihrer antipsychotischen Wirkung, der Wirkstärke am D_2-Rezeptor und ihrer UW

Chlorpromazin, Levomepromazin, Promethazin

- chemisch = Phenothiazine
- **Chlorpromazin** = ältestes Neuroleptikum (relative Wirkstärke = 1)
- alle anderen Neuroleptika beziehen sich auf Chlorpromazin hinsichtlich der Wirkstärke
- wegen der vielen UW findet Chlorpromazin heute **keine Anwendung** mehr: Allergie, BB-Veränderungen, Leberschädigung

- **Levomepromazin** = Analogpräparat mit schwacher neuroleptischer Wirkung, indiziert bei ängstlich-agitierten Psychosen
- **Promethazin** = gleichzeitig ein H_1-Rezeptorantagonist (☞ Kap. 17.1.1), vielseitige Anwendung, z. B. bei Erregungs- und Unruhezuständen, Schlafstörungen, Kinetosen, allergischen Reaktionen, zur Prämedikation

Fluphenazin

- = Phenothiazin
- starke antipsychotische Wirkung

Haloperidol, Benperidol

- chemisch = Butyrophenon
- **starke** Neuroleptika
- häufige Anwendung bei **akuten Psychosen**

Depotneuroleptika

- Langzeitwirkung → Verbesserung der Compliance
- werden **in mehrwöchigen Abständen injiziert**
- indiziert zur **Rezidivprophylaxe**
- keine akute Wirkung

UW

EPM-Störungen durch Hemmung der D_2-Rezeptoren der nigro-striatalen Bahn, häufiger bei hochpotenten Neuroleptika:

- **Frühdyskinesie:**
  - Symptome: Zungen-, Schlund-, Blickkrämpfe
  - Auftreten: in der 1. Behandlungswoche
  - Verhinderung durch langsames Einschleichen bei Therapiebeginn
  - Therapie: Dosisreduktion, Anticholinergika (Biperiden, ☞ Kap. 41)
- **Parkinsonoid:**
  - Symptome: Rigor, Tremor, Akinesie
  - Auftreten: häufig nach 1–2 Behandlungswochen
  - Therapie: Dosisreduktion, Anticholinergika (Biperiden)
- **Akathisie:**
  - Symptome: motorische Unruhe, Unfähigkeit zum ruhigen Sitzen
  - Auftreten: meist nach einigen Behandlungswochen
  - Therapie: Dosisreduktion oder Umsetzen auf schwaches Neuroleptikum, β-Blocker (Propranolol), Benzodiazepine, (Anticholinergika)
- **Spätdyskinesie:**
  - Symptome: unwillkürliche Bewegungen der Gesichts-, Hals- und Fingermuskulatur (Grimassieren, Herausstrecken der Zunge, Tortikollis)
  - Auftreten: meist innerhalb der ersten 3 Behandlungsjahre
  - in 1 % irreversibel
  - Therapie: langsames Ausschleichen des Neuroleptikums, Umsetzen auf atypische Neuroleptika, Benzodiazepine
  - Anticholinergika wirken nicht
- **malignes neuroleptisches Syndrom:**
  - Symptome: Rigor, Stupor, Fieber, Koma, CK ↑, Rhabdomyolyse
  - Auftreten: zu jedem Zeitpunkt der Therapie möglich
  - in bis zu 20 % tödlicher Verlauf

- Therapie: sofortiges Absetzen des Neuroleptikums, Dantrolen (☞ Kap. 34.1.2), Bromocriptin (☞ Kap. 41), Amantadin (☞ Kap. 41), intensivmedizinische Betreuung

neuroendokrine Störungen durch Hemmung der D_2-Rezeptoren der tubero-infundibulären Bahn:

- Dopamin hemmt im Hypophysenvorderlappen die Prolaktinfreisetzung über D_2-Rezeptoren.
- Durch D_2-Rezeptorantagonisten steigt der Prolaktinspiegel an. Prolaktin senkt die FSH- und LH-Freisetzung und bewirkt **Galaktorrhö, Amenorrhö, Gynäkomastie, Libido- und Potenzverlust.**

Antagonismus an vielen anderen Rezeptoren:

- H_1-, m-ACh-, α_1-Rezeptoren
- → vegetative UW, die bei den Phenothiazinen besonders stark ausgeprägt sind:
  - Hypotonus durch den α_1-Antagonismus
  - Sedierung (H_1-Antagonismus)
  - anticholinerge UW durch den m-ACh-Rezeptorantagonismus (☞ Kap. 4.1.3): Mundtrockenheit, Obstipation, Akkommodationsstörung, Mydriasis, Tachykardie, kognitive Leistung ↓, Harnverhalt (Antidot: Physostigmin)

Intoxikation mit klassischen Neuroleptika

Symptome:

- EPM-Störungen
- RR ↓, HF ↑
- Krämpfe

Therapie:

- Antiparkinsonmittel, insbesondere Biperiden (☞ Kap. 41)
- Benzodiazepine

37.2 Atypische Neuroleptika

Wirkstoffe

Clozapin · Risperidon · Melperon · Olanzapin

Wm

je nach Substanz: **Antagonismus** an verschiedenen **Dopamin-** und **Serotoninrezeptorsubtypen** (s. u.)

Wi

- gute neuroleptische Wirkung
- wirken oft noch, wenn die klassischen Neuroleptika versagen, z. B. bei der Negativsymptomatik
- keine/wenige EPM-Störungen

Clozapin

D_4- > D_2-Antagonismus, außerdem Antagonismus an 5-HT-, α-, Muskarin- und Histaminrezeptoren mit starken anticholinergen UW

Ind

- **therapieresistente Psychosen,** die nicht mehr auf klassische Neuroleptika ansprechen
- Schizophrenie mit Negativsymptomatik

UW
- darf wegen gefährlicher **Agranulozytosen** (1–2 %) nur unter engmaschigen BB-Kontrollen angewandt werden
- Hypotonie, HF ↑, vermehrte Speichelbildung, Krampfanfälle, Gewichtszunahme, Sedierung

Olanzapin

5-HT_{2A}- > D_2-Antagonismus sowie Histamin- und Muskarinrezeptorantagonist

Ind
- Schizophrenie, Therapie mäßiger bis schwerer manischer Episoden

UW
- Sedierung, Gewichtszunahme, Anstieg der Lipide im Blut

Risperidon

5-HT_{2A}- > D_2-Antagonismus

Ind
- chronisch verlaufende Schizophrenie
- manische Episoden
- Rezidivprophylaxe nach schizophrener Episode (Depotpräparat verfügbar)

UW
- RR ↓
- keine anticholinergen Symptome, keine Sedation, keine psychomotorische Dämpfung

Melperon

5-HT_{2A}- > D_2-Antagonismus, gehört chemisch zu den Butyrophenonen (wie Haloperidol) und wird von einigen zu den klassischen Neuroleptika gezählt. Es ist ein schwaches Neuroleptikum mit nur geringen EPM-Störungen.

Ind
psychomotorische Erregungszustände, Schlafstörungen (aufgrund der sedierenden Wirkung häufig eingesetzt in der Geriatrie)

UW
Sedation, keine anticholinergen Symptome

Weitere atypische Neuroleptika

Quetiapin

- **5-HT_{2A}- > D_2**-Antagonismus, gewisse Selektivität für das mesolimbische System (weniger für das nigrostriatale System): dadurch antipsychotische Wirkung bei nur geringen EPM-Störungen
- weiterhin: H_1-, $\alpha_{1/2}$-Antagonist

Ind
Schizophrenie, Therapie mäßiger bis schwerer manischer Episoden

UW
stark sedierend

Amisulprid

D_2-Antagonismus mit Selektivität für D_2-Rezeptoren im mesolimbischen System; keine Wirkung an anderen Rezeptoren: antipsychotische Wirkung bei nur geringen EPM-Störungen

Ind
Schizophrenie: gut auf Plus- und Negativsymptomatik wirksam

UW
starke Erhöhung der Prolaktinsekretion

38 Therapie der Schizophrenie und Manie

Definition

- **Schizophrenie:** endogene Psychose, die durch ein Nebeneinander von gesunden und veränderten Erlebnis- und Verhaltensweisen charakterisiert ist:
  - **Plussymptome:** Halluzination, Wahn, Erregtheit
  - **Minussymptome** (Negativsymptome): Antriebsverlust, Aktivitätslosigkeit, Sprachverarmung
- **Manie:** endogene Psychose mit Steigerung des Antriebs, Denkstörungen (Ideenflucht), heiterer bis gereizter Stimmung

38.1 Therapie der Schizophrenie

Therapeutika

Neuroleptika

Akuttherapie

- **Bei schizophrener Ersterkrankung**: frühestmögliche antipsychotische Therapie mit **atypischen Neuroleptika,** z. B. Amisulprid, Olanzapin.
  - Atypische Neuroleptika sind genauso gut wirksam auf Positivsymptome, besser wirksam auf Negativsymptome und haben weniger EPM-Störungen als klassische Neuroleptika.
  - Ausnahme: Clozapin ist kein Medikament der 1. Wahl wegen der Gefahr der Agranulozytose
- **bei starker Agitation, Angst, Schlafstörungen:** vorübergehende Komedikation mit Benzodiazepinen
- **bei paranoid-halluzinatorischer Psychose:** Haloperidol statt atypisches Neuroleptikum.
- **therapieresistente Schizophrenie:** Clozapin

Anwendung

- wenn möglich: **langsame Dosissteigerung** bei Therapiebeginn zur Vermeidung von **Frühdyskinesien,** Anwendung möglichst niedriger Dosierungen
- Monotherapie bevorzugen. Antipsychotika sollen nicht miteinander kombiniert werden.
- **keine** prophylaktische Gabe von **Antiparkinsonmitteln** zum Vermeiden von EPM-Störungen, da sie das Auftreten von Spätdyskinesien fördern
- Umstellung von klassischen auf atypische Neuroleptika: bei Wirkungsverlust der klassischen Neuroleptika, bei Negativsymptomatik oder starken EPM-Störungen
- Bei Therapieende dürfen Neuroleptika **nie abrupt abgesetzt** werden, sondern müssen über mehrere Wochen ausgeschlichen werden, da sonst gehäuft **Rezidive** auftreten.

Rezidivprophylaxe

- nach jeder begonnenen Akuttherapie einer schizophrenen Psychose
- 1. Wahl: atypische Neuroleptika

- Bei Einnahmeproblemen: Depotpräparat verwenden, mit dem akut ein Erfolg zu verzeichnen war. Ein Depotpräparat gibt es bei den atypischen Neuroleptika nur für Risperidon.
- Dauer der Rezidivprophylaxe:
  - **Erstmanifestation:** 12 Monate
  - **nach dem 1. Rezidiv:** 2–5 Jahre
  - **nach jedem weiteren Rezidiv:** lebenslang

38.2 Therapie der Manie

Therapeutika

- **Akuttherapie:** Lithium · Valproat · Carbamazepin + Adjuvans (Neuroleptika · Benzodiazepine)
- **Rezidivprophylaxe:** Lithium · Valproat · Carbamazepin

> Eine akut-manische Psychose muss therapiert werden, da die Patienten durch Größenideen, Selbstüberschätzung und fehlende Krankheitseinsicht eine Selbst- oder Fremdgefährdung bewirken können.

Anwendung

- **stimmungsstabilisierende Medikamente** zur Therapie der Manie: **Lithium** (s. u.), **Valproat, Carbamazepin** (☞ Kap. 40)
- **Lithium:** 1. Wahl, die Wirkung setzt jedoch erst nach ein paar Tagen ein: häufig Kombination mit einem **Adjuvans** (**atypisches Neuroleptikum, Benzodiazepin**)
- **Valproat:** bevorzugt bei der **dysphorischen Manie** und bei Patienten mit mehr als 4 manischen Episoden / Jahr (**Rapid cycling**)
- gelegentlich ist ein hochpotentes Neuroleptikum wie Haloperidol zur akuten antipsychotischen Therapie notwendig
- Nach Remission der akuten manischen Symptomatik erfolgt eine **Erhaltungstherapie** für mind. 6 Monate. Medikament der 1. Wahl: Lithium, alternativ: Valproat, Carbamazepin.
- Daran schließt sich meist eine mehrjährige **Rezidivprophylaxe** an: 1. Wahl Lithium, alternativ: Valproat, Carbamazepin.

Lithium

Wm

genauer Wm unklar: Beeinflussung der Neurotransmitterwirkung (Serotonin, Dopamin, Noradrenalin) durch verminderte Aktivierung der Adenylatzyklase

Wi

- **Abschwächung der Symptome** in den Schüben einer manischen Psychose
- **prophylaktisch gegen manische und depressive Rezidive bzw. Verlängerung des rezidivfreien Intervalls**
- verstärkt die Wirkung von Antidepressiva (sog. Lithiumaugmentation)
- suizidprophylaktisch

Ind

- **Akuttherapie der Manie:** antimanischer Wirkungseintritt erst nach 1 Woche, deshalb Kombination mit Neuroleptikum / Benzodiazepin
- **Phasenprophylaxe der Manie:** prophylaktischer Effekt erst nach 6 Monaten
- **Prophylaxe der bipolaren oder unipolaren Depression**
- Langzeitprophylaxe suizidgefährdeter Patienten
- weiterhin: thyreotoxische Krise durch Jodkontamination (☞ Kap. 24.4)

Anwendung

- Immer **einschleichend** beginnen!
- **Drug monitoring** notwendig, da andere Medikamente und die Ernährung den Lithiumspiegel beeinflussen können. Das Drug Monitoring erfolgt zunächst 1× wöchentlich und zwar 12 h nach der letzten Lithiumeinnahme. Nach 4 Wochen wird 1× monatlich und danach alle 3 Monate der Spiegel kontrolliert. Nach Dosisänderungen → Kontrolle nach 5 Tagen.
- Der therapeutische Spiegel beträgt:
  - Akuttherapie: 0,5–1,2 mmol/l
  - Prophylaxe: 0,5–0,8 mmol/l.
- kein abruptes Absetzen: Gefahr eines Rezidivs

PK

- gute Resorption, Verteilung im Gesamtkörperwasser
- $t_{1/2} = 22$ h
- **Elimination:** keine Metabolisierung, unveränderte renale Elimination:
  - glomeruläre Filtration
  - Reabsorption im proximalen Tubulus über den Na^+-Transporter
  - Wird wenig Na^+ im proximalen Tubulus resorbiert, so wird auch wenig Lithium resorbiert (Lithium im Plasma ↓). Umgekehrt ist die Lithiumresorption gesteigert, wenn auch viel Na^+ proximal resorbiert wird (Lithium im Plasma ↑).
  - Bei der Anwendung von Diuretika wird im proximalen Tubulus vermehrt Na^+ resorbiert (als Kompensation zur starken Na^+-Ausscheidung insgesamt). Dementsprechend steigt darunter der Lithiumspiegel an.
  - Auch bei einer kochsalzarmen Diät, Diarrhö oder nach starkem Schwitzen wird im proximalen Tubulus verstärkt Na^+ resorbiert. Der Lithiumspiegel steigt dann an.

UW

enge therapeutische Breite – Drug monitoring!

- Polyurie, Polydipsie (Lithium hebt die Wirkung von ADH auf)
- Gewichtszunahme
- feinschlägiger Tremor (Therapie: Propranolol)
- euthyreote Struma (Lithium hebt die Wirkung von TSH auf, Therapie: L-Thyroxin)
- Exazerbation einer Psoriasis

KI

Leber-, Herz-, Niereninsuffizienz, M. Addison (Na^+-Mangel), Schwangerschaft

WW

NSAID (außer ASS), Diuretika, ACE-Hemmer: erhöhen den Lithiumspiegel

Lithiumintoxikation

- **Symptome:** Erbrechen, Diarrhö, Tremor, Krämpfe, Koma
- **Therapie:** forcierte Diurese, NaCl-Substitution, Dialyse

39 Antidepressiva und Antidementiva

Definition

Depression = affektive Psychose, gekennzeichnet durch:

- depressive Verstimmung
- gehemmtes Denken
- psychomotorische Hemmung
- Vitalstörungen
- Suizidgedanken
- depressive Wahnvorstellungen

antidepressive Therapie

- Grundlage: intensive **Psychotherapie**
- **Antidepressiva:**
  - begleitend verabreicht
  - insbesondere indiziert bei schweren depressiven Zuständen
  - wirken nur symptomatisch, die Rate UW ist je nach Substanz z.T. recht hoch
- **somatische Therapieverfahren:** Schlafentzugs-, Elektrokrampf- und Lichttherapie

Wm

Antidepressiva erhöhen über unterschiedliche Mechanismen die **Konzentration von Serotonin** (5-HT) oder **Noradrenalin im synaptischem Spalt.**

- Hemmung der präsynaptischen Wiederaufnahme von 5-HT (Serotonin) oder Noradrenalin (**Re-uptake-Hemmer**)
- Steigerung der Noradrenalinfreisetzung durch Hemmung des negativen Feedbacks präsynaptischer α_2-Rezeptoren (**α_2-Antagonisten,** ☞ Abb. 4.6)
- Hemmung des Abbaus von Noradrenalin und Serotonin (**MAO-Hemmer**)

> Hypothese aus dem Wirkungsprofil der Antidepressiva:
> **Depressionen** entstehen durch einen **Mangel an Transmittern** an bestimmten Synapsen. Eine wichtige Rolle scheint dabei die veränderte Empfindlichkeit prä- und postsynaptischer Rezeptoren zu spielen, die durch den Mangel an Noradrenalin und Serotonin bewirkt wird.

Entsprechend des Wm werden die Antidepressiva in folgende Klassen eingeteilt:

- Trizyklische Antidepressiva = nichtselektive Monoamin-Re-uptake-Inhibitoren: verschiedene Wirkstoffe (☞ Kap. 39.1)
- Selektive Serotonin-Re-uptake-Inhibitoren (SSRI): verschiedene Wirkstoffe (☞ Kap. 39.2)
- Selektive Serotonin-/Noradrenalin-Re-uptake-Hemmer: Venlafaxin
- Selektive Noradrenalin-Re-uptake-Hemmer: Reboxetin
- Monoaminoxidase(MAO)-Hemmer: Moclobemid
- α_2- Antagonisten: Mianserin, Mirtazapin
- Neue Wirkmechanismen sind:
  - Selektiver Noradrenalin-Dopamin-Re-uptake-Hemmer: Bupropion
  - Melatonin-Rezeptor-Agonist (MT_1/MT_2) und 5-HT_{2C}-Antagonist: Agomelatin.

Wi

Stimmung:
- alle Antidepressiva wirken **stimmungssteigernd**
- heben aber nur die depressive Stimmung auf, wirken also nicht bei Gesunden, bewirken keine Euphorie → **kein Abhängigkeitsrisiko**
- **Wirkung setzt verzögert ein** (2–5 Wochen): Die Konzentration von Noradrenalin und Serotonin wird zwar plötzlich erhöht, jedoch ist ihre Wirkung letztendlich von den Rezeptoren abhängig. Durch eine langsame Adaptation der Rezeptoren setzt die antidepressive Wirkung erst später ein.

Antrieb:
- unterschiedliche Effekte auf den Antrieb:
  - **antriebshemmend** (Amitriptylin, Doxepin)
  - **antriebsneutral** (Imipramin, Clomipramin)
  - **antriebssteigernd** (Desipramin, Nortriptylin, SSRI (selektive Serotonin-Reuptake-Hemmer), MAO-Hemmer, Reboxetin, Venlafaxin)
- Wirkung auf den Antrieb setzt schneller ein als der Effekt auf die Stimmung
- **Suizidgefahr** bei Therapiebeginn besonders bei antriebssteigernden Substanzen → Einstellung in einer Klinik, Kombination mit Benzodiazepinen

Sedierung, Anxiolyse: je nach Substanz.

Ind

- Depression
- Panikattacken, Phobien, Zwangskrankheiten
- Entzugstherapie
- Schmerztherapie: als Adjuvantien
- „Schlafmittel"

39.1 Trizyklische Antidepressiva

Wirkstoffe

- **antriebshemmend:** Amitriptylin (5-HT-Re-uptake Hemmer) · Doxepin (NA-Re-uptake Hemmer)
- **antriebsneutral:** Imipramin (5-HT-, NA-Re-uptake Hemmer) · Clomipramin (5-HT-Re-uptake Hemmer)
- **antriebssteigernd:** Desipramin (NA-Re-uptake Hemmer) · Nortriptylin (NA-Re-uptake Hemmer)

Wm

Re-uptake-Hemmer von:
- **Serotonin (5-HT):** Amitriptylin, Clomipramin, Imipramin,
- **Noradrenalin (NA):** Doxepin, Desipramin, Nortriptylin, Imipramin

trizyklische Antidepressiva (= klassische Antidepressiva) binden an weitere Rezeptoren, woraus sich viele UW ergeben. Sie wirken gleichzeitig als:
- **α_1**-Antagonisten
- **H_1**-Antagonisten
- **m-ACh**-Rezeptorantagonisten

Wi

antidepressiv plus:
- **antriebshemmend:** Amitriptylin, Doxepin
- **antriebsneutral:** Imipramin, Clomipramin
- **antriebssteigernd:** Desipramin, Nortriptylin

Anwendung

bei **ängstlich-agitierten** Depressionen (z.B. Amitriptylin) oder bei **gehemmten** Depressionen (z.B. Desipramin) je nach Wirkungsprofil

PK

- lipophil, Resorption ↑, First-pass-Effekt ↑
- Metabolisierung: z.T. in langwirksame Metabolite:
  - Amitriptylin → Nortriptylin
  - Imipramin → Desipramin
  - auch initial antriebshemmende Substanzen wie Amitriptylin können durch Metabolite antriebssteigernd wirken!

UW

- antriebssteigernde Substanzen: **Suizidgefahr** ↑, insbesondere bei Therapiebeginn, wenn die antidepressive Wirkung noch nicht eingesetzt hat
- **orthostatische Hypotonie** (α_1-Antagonismus)
- **Sedierung** (H_1-Antagonismus)
- **anticholinerge Symptome** (m-ACh-Rezeptorantagonismus, ☞ Kap. 4.1.3)
- Tachykardie (Interaktion mit Ionenkanälen)
- Senkung der Krampfschwelle
- delirante Zustände, Durchgangssyndrome

KI

- Engwinkelglaukom, Erregungsleitungsstörungen, Harnentleerungsstörungen
- Delirien, Alkohol-, Schlafmittelintoxikation

WW

- **Wirkungsverstärkung** von Alkohol, Anticholinergika
- **Wirkungsabschwächung** von Antisympathotonika

Intoxikation:
Symptome:
Mundtrockenheit, trockene, rote Haut, Hyperthermie, Mydriasis, Tachykardie, Arrhythmie, RR-Abfall, Delirium, Krämpfe, Tod durch zentrale Atemlähmung (ähnlich einer Atropinvergiftung, ☞ Kap. 4.1.3)
Therapie:
- Physostigmin als Antidot
- β-Blocker bei Tachykardie
- Diazepam bei Krämpfen

39.2 Selektive Serotonin-Re-uptake-Inhibitioren (SSRI)

Wirkstoffe

Citalopram · Fluoxetin · Fluvoxamin · Paroxetin · Trazodon · Sertralin

Wm

- **Hemmung** der präsynaptischen **Wiederaufnahme von 5-HT** (Serotonin)
- selektive Wirkung, kaum Wirkung an anderen Rezeptoren

Wi

antidepressiv, antriebssteigernd

Anwendung

häufig Mittel 1. Wahl bei Depressionen aufgrund ihrer selektiven Wirkung → weniger UW

PK

- chemisch: nicht-trizyklische Antidepressiva
- Resorption ↑, Biotransformation ↑, lange $t_{1/2}$

UW

- SSRI: größte therapeutische Breite unter den Antidepressiva
- UW: Schlaflosigkeit, Kopfschmerzen, gastrointestinale Störungen, Kreislaufstörungen

39.3 MAO-Hemmer

Wirkstoffe

(Tranylcypromin) · Moclobemid

Wm

Hemmung des **Abbaus** von **Noradrenalin** und **Serotonin:**
- **Tranylcypromin:** irreversibler MAO-A- und MAO-B-Hemmer
- **Moclobemid:** reversibler selektiver MAO-A-Hemmer

Wi

antidepressiv, antriebssteigernd

Anwendung

- **gehemmte Depressionen**
- **Tranylcypromin:** unselektive irreversible Wirkung → **schwere UW** → möglichst keine therapeutische Anwendung
- **Moclobemid:** besser verträglich, antidepressive Wirkung schwächer als bei anderen Antidepressiva → nicht Mittel der 1. Wahl

PK

Resorption ↑, Biotransformation ↑, $t_{1/2}$ wenige Stunden

UW

- Suizidgefahr ↑ (Antriebssteigerung)
- Schlafstörungen, Kopfschmerzen
- **Tranylcypromin:** Bluthochdruckkrisen:

> Eine tyraminfreie Diät ist dringend notwendig, da Tyramin durch die irreversible Hemmung von MAO-A und MAO-B nicht abgebaut werden kann und als indirektes Sympathomimetikum wirksam wird (☞ Kap. 4.2.2).

- **Moclobemid:** seltener Bluthochdruckkrisen, da MAO-A nicht irreversibel gehemmt ist und MAO-B noch zur Verfügung steht

> **!** Beim Wechsel von SSRI, Venlafaxin und Clomipramin auf einen MAO-Hemmer muss ein Sicherheitsabstand von 2 Wochen, bei Fluoxetin von 5 Wochen erfolgen. Sonst droht ein serotonerges Syndrom (schwere Erregung, Bewusstseinsstörung, Fieber, gesteigerter Muskeltonus, Myoklonien, Krämpfe). Ursache: Starker Serotoninanstieg im synaptischen Spalt.

39.4 Weitere Antidepressiva

Wirkstoffe

Mianserin / Mirtazapin · Maprotilin · Reboxetin · Venlafaxin · Bupropion · Agomelatin

Wm

- **Mianserin, Mirtazapin:** α_2**-Antagonist** → Steigerung der Noradrenalinfreisetzung durch Hemmung des negativen Feedbacks präsynaptischer α_2-Rezeptoren (☞ Abb. 4.6)
- **Maprotilin:** Re-uptake-Hemmer für Noradrenalin
- **Reboxetin:** selektiver Noradrenalin-Re-uptake-Hemmer
- **Venlafaxin:** selektiver Serotonin / Noradrenalin-Re-uptake-Hemmer
- **Bupropion:** selektiver Noradrenalin/Dopamin-Re-uptake-Hemmer
- **Agomelatin:** Melatonin-Agonist und $5\text{-}HT_{2C}$-Antagonist

Wi

- **antidepressiv**
- Bupropion wird außerdem bei der Raucherentwöhnung angewandt. Wie es Abstinenz vom Rauchen fördert, ist unbekannt.
- Mianserin, Mirtazepin, Maprotilin: antriebsneutral
- Reboxetin, Venlafaxin: antriebssteigernd

UW

- weniger kardiotoxische UW als trizyklische Antidepressiva
- **Mianserin, Mirtazapin:** Agranulozytose, aplastische Anämie, Appetitssteigerung, Sedation
- **Maprotilin:** Senkung der Krampfschwelle
- **Venlafaxin:** Übelkeit, Müdigkeit, Angstzustände, RR ↑

39.5 Therapie der unipolaren Depression

Anwendung

- Beginn einer medikamentösen antidepressiven Therapie: mittelgradige und schwere depressive Episode.
- 1. Wahl: SSRI, Venlafaxin oder Mirtazapin, weniger UW als trizyklische Antidepressiva
- Bei leichten depressiven Episoden kann ein Therapieversuch mit Johanniskraut erfolgen. Cave: unerwünschte Wirkungen sind Fotosensibilisierung und Medikamenteninteraktion durch Hemmung von Cytochrom-P-450.
- immer **einschleichend dosieren**
- bei **ängstlich-agitierten Patienten:** antriebshemmende Antidepressiva verwenden (z. B. Amitriptylin, Mirtazapin), evtl. Kombination mit einem Benzodiazepin
- bei **gehemmten Depressionen:** antriebsneutrale, evtl. antriebssteigernde Substanzen verwenden (z. B. Desipramin, Reboxetin, SSRI, MAO-Hemmer). Evtl. vorübergehende Kombination mit einem Benzodiazepin, da die antidepressive Wirkung verzögert eintritt, der antriebssteigernde Effekt eher (evtl. Suizidgefahr).
- bei **wahnhafter Depression:** zusätzlich Neuroleptika (z. B. Amisulprid) verwenden
- bei Komorbidität mit **Zwangsstörungen**: SSRI oder Clomipramin
- **Therapiedauer:**
  - Erstmanifestation: 4–9 Monate
  - Rezidiv: mindestens 2 Jahre Rezidivprohylaxe
  - bei suizidgefährdeten Patienten: Rezidivprophylaxe mit Lithium
- niemals abruptes Absetzen
- bei **Therapieversagen:** Wechsel auf ein anderes Antidepressivum oder zusätzlich Lithium (Lithiumaugmentation) oder Kombination von zwei verschiedenen Antidepressiva. Als Kombination wird empfohlen: Mianserin oder Mirtazapin + SSRI oder trizyklischem Antidepressivum.

39.6 Antidementiva, Nootropika

Therapeutika

zentral wirksame Acetylcholinesterasemmer · NMDA-Rezeptorantagonisten

Wm

Pathogenetisch kommt es bei der Alzheimer-Demenz u.a. zum Untergang cholinerger Neurone.

- **Acetylcholinesterasehemmer (Donepezil, Galantamin, Rivastigmin):** erhöhen zentral die ACh-Konzentration im synaptischen Spalt (☞ Kap. 4.1.2).
  - Donepezil, Galantamin: reversible, nicht-veresternde Inhibitoren der ACh-Esterase.
  - Rivastigmin: Carbamylierung der ACh-Esterase → auch reversible Hemmung, jedoch längere Inaktivierung des Enzyms bis die kovalente Bindung hydrolysiert ist.
- **NMDA-Rezeptorantagonist (Memantin):** hebt die exzitatorische Wirkung von Glutamat am NMDA-Rezeptor und die damit verbundene Neurotoxizität auf.
- Beide Substanzklassen können die kognitiven Leistungen leicht verbessern.

Ind

- **Acetylcholinesterasehemmer:** leichte bis mittelschwere Alzheimer-Demenz
- **Memantin:** mittelschwere bis schwere Alzheimer-Demenz

PK

- alle Substanzen: gut ZNS-gängig (Wirkort), hohe oBV
- Donepezil: lange $t_{1/2}$ = 70 h, Elimination: sowohl unverändert renal + hepatischer Metabolismus (Cytochrom-P-450)
- Galantamin: $t_{1/2}$ = 10 h, Metabolismus über Cytochrom-P-450
- Rivastigmin: kurze $t_{1/2}$ = 1 h, Elimination: Hydrolyse durch Cholinesterasen
- Memantin: lange $t_{1/2}$ = 100 h, renale Elimination

UW

- Acetylcholinesterasehemmer: gastrointestinale UW, Bradykardie, Synkopen. Der erste ACh-Esterasehemmer zur Therapie der Alzheimer-Demenz (Tacrin) ist wegen hepatotoxischer Wirkung nicht mehr im Handel.
- Memantin: Schwindel, Kopfschmerzen, RR ↑, Obstipation, Schläfrigkeit

40 Therapie der Epilepsie

Definition

Epilepsie = paroxysmale Funktionsstörungen des Gehirns durch **spontane exzessive Entladungen von Neuronen**

Einteilung der Epilepsie

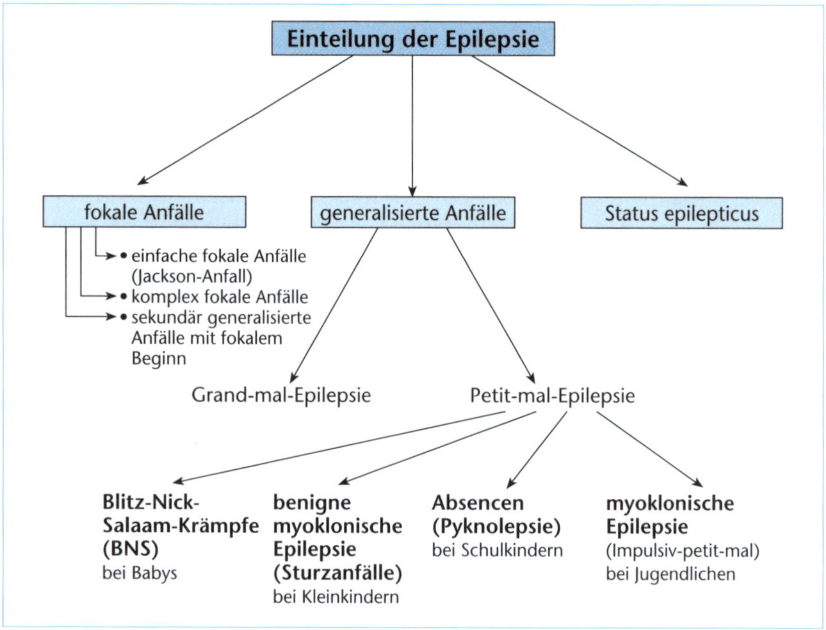

Abb. 40.1: Einteilung der Epilepsie nach Anfallstypen / Epilepsiesyndromen

ätiologische Einteilung:
- symptomatische Epilepsie (Ausdruck einer identifizierbaren Grunderkrankung)
- kryptogene Epilepsie (mutmaßlich symptomatische Epilepsie ohne Nachweis der Grunderkrankung)
- idiopathische Epilepsie (Epilepsie bei vermuteter oder nachgewiesener genetischer Disposition)

40.1 Antiepileptika

Wirkstoffe

Valproat · Carbamazepin · Ethosuximid · Phenytoin · Barbiturate · Benzodiazepine · Gabapentin · Lamotrigin · Topiramat · Levetiracetam

Antiepileptika sollen die überschießende Erregungsausbreitung und -entstehung hemmen, indem sie die Wirkungen von Neurotransmittern und Ionenkanälen beeinflussen.

- **GABA = inhibitorischer Neurotransmitter:** Es gibt 2 verschiedene GABA-Rezeptoren:
  - **$GABA_A$-Rezeptor** = Chloridkanal, der nach seiner Aktivierung durch GABA einen **verstärkten Cl^--Einstrom** in die Zelle bewirkt, wodurch die Zelle hyperpolarisiert wird → verminderte Erregbarkeit. Dieser Effekt wird bei vielen **Antiepileptika** genutzt.
  - $GABA_B$-Rezeptor: Nach Aktivierung öffnen sich K^+-Kanäle und schließen sich Ca^{2+}-Kanäle → verminderte Erregbarkeit der Zelle. Dieser Effekt wird bei der Anwendung des $GABA_B$-Agonisten Baclofen zur Therapie schmerzhafter Muskelverspannungen bei Bandscheibenvorfällen oder spastischen Paresen genutzt.
- **Spannungsabhängige Na^+-Kanäle** sind bei der Erregungsausbreitung von Bedeutung: Inhibition → die Frequenz von Aktionspotentialen ↓.

> Hochfrequente Salven wie bei der Epilepsie werden verhindert, während physiologische normofrequente Erregungen nicht bzw. in geringerem Ausmaß gehemmt werden.

- **spannungsabhängige Ca^{2+}-Kanäle:** Inhibition → Reduktion der neuronalen Aktivität

> Insbesondere bei Absencen sind spannungsabhängige Ca^{2+}-Kanäle vom T-Typ von Bedeutung.

- **exzitatorische Neurotransmitter** (z.B. Glycin, Glutamat): Rezeptorantagonisten heben die stimulierende Wirkung dieser Neurotransmitter auf die postsynaptische Zelle auf.

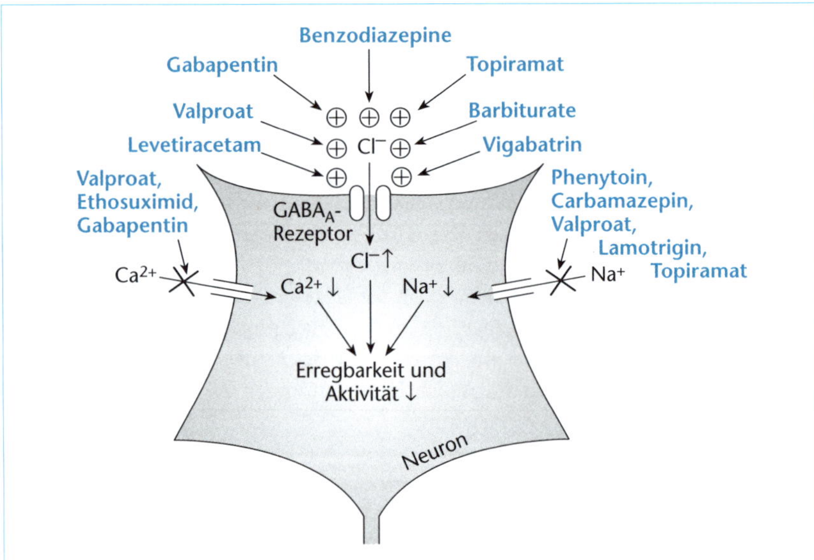

Abb. 40.2: Angriffspunkte von Antiepileptika

Valproat (Valproinsäure)

Wm

verschiedene antikonvulsive Angriffspunkte:

- **Hemmung des GABA-Abbaus** → GABA-Konzentration ↑ → Cl^--Einstrom ↑
- **Hemmung** spannungsabhängiger **Na^+-** und **Ca^{2+}-Kanäle** (☞ Abb. 40.2)

Ind

- 1. Wahl bei **generalisierten Epilepsien:**
  - Petit-mal-Epilepsie (Absencen, myoklonische Epilepsie)
  - Grand-mal-Epilepsie
- unklassifizierte Anfälle, auch wirksam bei fokalen Anfällen
- Therapie der Manie, ☞ Kap. 38.2: In Deutschland ist Valproat offiziell dafür nicht zugelassen, jedoch wird es in den Leitlinien der Fachgesellschaft für diese Indikation empfohlen.
- Langzeitprophylaxe bei Clusterkopfschmerz (☞ Kap. 31.3.2)

UW

- selten, aber schwerwiegend: **toxische Hepatitis, Pankreatitis**
- Tremor, Gewichtszunahme, Blutgerinnungsstörungen, teratogen (Keine Anwendung in Schwangerschaft)

WW

- Valproat erhöht die freie Plasmakonzentration von Phenobarbital
- Phenytoin, Phenobarbital und Carbamazepin erhöhen die Ausscheidung von Valproat → Valproat-Wirkung ↓

Carbamazepin

Wm

Hemmung spannungsabhängiger **Na^+-Kanäle** (☞ Abb. 40.2)

Ind

- **fokale Epilepsie** (Mittel 2. Wahl)
- keine Anwendung bei Absencen, da es zu einer Verschlechterung führt
- **Trigeminusneuralgie** (☞ Kap. 31.4)
- **Schmerzadjuvans** (☞ Kap. 31.1.6)
- Therapie der **Manie** (☞ Kap. 38.2)

PK
- $t_{1/2} = 35$ h, bei Daueranwendung: Abnahme von $t_{1/2}$ auf 6 h (Enzyminduktion)
- Metabolismus: **Enzyminduktion:** Carbamazepin beschleunigt den eigenen Abbau und den Abbau anderer Substanzen, z. B. von Kontrazeptiva und Phenytoin.
- Ein Derivat vom Carbamazepin – Oxcarbazepin – weist eine geringere Enzyminduktion auf bei ansonsten vergleichbarer Wirkung und Nebenwirkung.

UW
- Schwindel, Somnolenz, Ataxie, Diplopie, Leukopenie, **Hyponatriämie**
- Allergie bis hin zum Lyell-Syndrom

Ethosuximid

Wm
Hemmung spannungsabhängiger **Ca^{2+}-Kanäle vom T-Typ,** die bei der Entstehung von Absencen bedeutsam sind (☞ Abb. 40.2)

Ind
- 2. Wahl bei **Petit-mal-Epilepsie:** besonders gute Wirksamkeit bei Absencen
- keine Anwendung bei Grand-mal-Epilepsie, da Ethosuximid die Symptome eher verstärken kann

UW
Ataxie, Psychose, tonisch-klonische Anfälle

Phenytoin

Wm
Hemmung spannungsabhängiger **Na^+-Kanäle** (☞ Abb. 40.2)

Ind
- Mittel 2. Wahl bei **fokaler Epilepsie** und **Status epilepticus** (☞ Kap. 31.4)
- **Antiarrhythmikum** (☞ Kap. 9.1) Akuttherapie bei Trigeminusneuralgie

PK
- Lineare Elimination (Kinetik 0. Ordnung, ☞ Kap. 1): Bei nur geringer Dosiserhöhung steigt die Plasmakonzentration überproportional an.
- Metabolisierung über Cytochrom-P-450: **Enzyminduktion**

UW
- Ataxie, Gingivahyperplasie, Hypertrichose, Nystagmus

> Wie bei anderen Enzyminduktoren (Carbamazepin, Phenytoin, Barbiturate) treten infolge der Enzyminduktion weitere UW auf:
> - Anämie: gesteigerter Folsäuremetabolismus
> - Osteomalazie: gesteigerter Vitamin-D-Abbau
> - Verminderte Wirksamkeit oraler Kontrazeptiva und anderer Medikamente mit entsprechendem Metabolismus

WW
- Phenytoin beschleunigt den Abbau anderer Medikamente, die über Cytochrom-P-450 metabolisiert werden: **Cumarine, Digitoxin, Theophyllin, Östrogene (orale Kontrazeptiva).**
- Enzymhemmer (Chloramphenicol, Cumarine, Cimetidin, Makrolidantibiotika): Phenytoinkonzentration ↑

Barbiturate

insbesondere **Phenobarbital** und **Primidon** werden zur Therapie der Epilepsie angewandt.

Wm
Aktivierung des $GABA_A$-Rezeptors (☞ Abb. 40.2): öffnen direkt den Cl^--Kanal des GABA-Rezeptors

Ind
- Mittel 2. Wahl bei **generalisierter** und **fokaler Epilepsie, Status epilepticus**

- **Injektionsnarkotikum** (Thiopental und Methohexital, ☞ Kap. 34.3)

PK
- Primidon: z. T. in Phenobarbital metabolisiert
- Metabolisierung über Cytochrom-P-450: **Enzyminduktion**

UW
Sedation, Ataxie, Nausea, Emesis, Toleranzentwicklung möglich

WW
zahlreiche WW durch Enzyminduktion von Cytochrom-P-450: beschleunigter Abbau von Cumarinen, Digitoxin, Theophyllin

Benzodiazepine

Wm
Stimulation von $GABA_A$-Rezeptoren (☞ Abb. 40.2):
Benzodiazepine (☞ Kap. 35) öffnen nicht selbst den Cl^--Kanal des GABA-Rezeptors, sondern **erhöhen** nur die **Affinität für GABA** → große therapeutische Breite.

Ind
- **Status epilepticus** (1. Wahl)
- BNS-Krämpfe
- weitere Ind: ☞ Kap. 35

> - Benzodiazepine wirken sehr gut und schnell antikonvulsiv, weshalb sie zur Therapie des Status epilepticus eingesetzt werden. Bevorzugt wird **Diazepam** oder **Clonazepam** verwendet.
> - Aufgrund der Toleranzentwicklung eignen sie sich nicht zur Dauertherapie (Ausnahme: BNS-Krämpfe).

UW
- Sedation, Gangunsicherheit
- **Toleranzentwicklung**

Gabapentin

Wm
- wirkt als GABA-Analogon nicht direkt auf den GABA-Rezeptor, sondern **erhöht die GABA-Synthese**
- **hemmt** spannungsabhängige **Ca^{2+}-Kanäle** (☞ Abb. 40.2)

Ind
fokale und sekundär generalisierte tonisch-klonische Anfälle

UW
- sehr gut verträglich, keine WW mit anderen Substanzen, keine Metabolisierung (renale Elimination)
- gelegentlich sedativ

Lamotrigin

Wm
Hemmung spannungsabhängiger **Na^+-Kanäle** (☞ Abb. 40.2)

Ind
fokale Anfälle (1. Wahl), generalisierte Epilepsie

UW
gut verträglich, selten Hautreaktionen bis hin zum Lyell-Syndrom

Levetiracetam

Wm
noch nicht vollständig aufgeklärt, u. a. erhöht es die Freisetzung von GABA und Glycin

Ind
fokale Anfälle, generalisierte Anfälle

UW
Müdigkeit, Persönlichkeitsstörungen

Topiramat

Wm
- **Hemmung** spannungsabhängiger **Na^+-Kanäle**(☞ Abb. 40.2)
- **Erhöhung der GABA-Aktivität** am $GABA_A$-Rezeptor
- **Hemmung** der exzitatorischen Wirkung von **Glutamat**

Ind
fokale und generalisierte Anfälle

UW
Gewichtsverlust, Nierensteine, Glaukom, Schwindel, Ataxie

Vigabatrin

Wm
Hemmung des GABA-Abbaus durch Inhibition der GABA-Transaminase → GABA-Konzentration ↑ → Cl^--Einstrom ↑

Ind
fokale Anfälle in Kombination mit anderen Antiepileptika

UW
Gesichtsfeldeinschränkungen bei ⅓ der Patienten, Gewichtszunahme, Müdigkeit

Substanzen mit konvulsiver UW

- Neuroleptika, trizyklische Antidepressiva
- Glukokortikoide (Ausnahme: Bei BNS-Krämpfen wirken sie prophylaktisch.)
- Antibiotika: Gyrasehemmer, Überdosierung von Penicillin
- Alkoholentzug

40.2 Therapie verschiedener Epilepsieformen

- **generalisierte Epilepsie:** Valproat
- **fokale Epilepsie:** Lamotrigin · Levetiracetam
- **Status epilepticus:** Benzodiazepin

Anwendung
- Die Wahl des Antiepileptikums wird u.a. von der Epilepsieform bestimmt (☞ Tab. 40.1) und von der Verträglichkeit der Medikamente
  - gut verträglich sind: Lamotrigin, Gabapentin, Valproat
  - Enzyminduktoren (Carbamazepin, Phenytoin, Barbiturate) wegen Wechselwirkungen möglichst meiden
- medikamentöse Therapie: meist erst **nach dem 2. epileptischen Anfall** indiziert, bei erhöhter Epileptogenität bereits nach dem 1. Anfall.
- Beginn: **Monotherapie** in einschleichender Dosierung
- generalisierte Epilepsie:
  - 1. Wahl: Valproat
  - 2. Wahl: Lamotrigin, Topiramat
- fokale Epilepsie:
  - 1. Wahl: Lamotrigin oder Levetiracetam
  - 2. Wahl: Carbamazepin
- Ursache für unzureichende Wirkung unter einer Monotherapie: meist unzureichende Dosierung wegen UW. Konsequenz:
  - 1. Übergang auf eine andere Monotherapie
  - 2. Kombinationen (z. B. Na^+-Kanalblocker mit Substanzen, die die GABAerge Übertragung verstärken). Problem bei der Kombination: WW der Substanzen

- enge therapeutische Breite bei einigen Antiepileptika: Drug monitoring erforderlich
- **Therapiedauer**: mind. 6–12 Monate, bei hoher Rezidivwahrscheinlichkeit auch länger
- **Therapieende: Dosis ausschleichen,** da bei abruptem Absetzen gehäuft Anfälle auftreten können. Zwingen schwere UW zu plötzlichem Abbrechen, so muss vorübergehend mit einem Benzodiazepin eine antikonvulsive Wirkung aufrechterhalten werden.

Epilepsieform	Unterform	Therapie
generalisierte Epilepsie	Grand-mal-Epilepsie	**Valproat** (Lamotrigin, Topiramat)
	BNS-Krämpfe (Blitz-Nick-Salaam-Krämpfe)	**Benzodiazepine**, ACTH, Glukokortikoide
	benigne myoklonische Epilepsie	**Valproat** (Ethosuximid, Barbiturate)
	Absencen (Pyknolepsie)	**Valproat** (Ethosuximid)
	myoklonische Epilepsie (Impulsiv-Petit-mal)	**Valproat** (Barbiturate)
fokale Epilepsie		**Lamotrigin,** Levetiracetam (Carbamazepin)
Status epilepticus		1. Wahl: Diazepam oder Clonazepam i.v., Diazepam auch rektal 2. Wahl: Phenytoin, Phenobarbital, Valproat i.v.

Tab. 40.1: Therapie der Epilepsie

41 Antiparkinsonmittel

Wirkstoffe

L-Dopa · D_2-Agonisten · MAO-B-Hemmer · NMDA-Antagonisten · Muskarinrezeptorantagonisten · COMT-Hemmer

L-Dopa

Wm

ersetzt zentral den Dopaminmangel:
gelangt über den Aminosäurecarrier ins ZNS und wird dort zu Dopamin decarboxyliert

Wi

- wirksamstes Parkinsonmedikament
- wirkt gegen **alle** Parkinsonsymptome
- besonders gut gegen: **Akinese, Rigor, psychische Störungen** (psychomotorische Verlangsamung), weniger gut gegen Tremor
- insbesondere bei Therapiebeginn sehr gutes Ansprechen: Verbesserung der Beweglichkeit über den gesamten Tag

Ind

- **M. Parkinson**
- Restless-legs-Syndrom

Anwendung

- Therapiebeginn: **einschleichende Dosierung,** um das Auftreten UW zu vermeiden
- Verteilung der Tagesdosis auf **viele Einzeldosen** wegen der kurzen $t_{1/2}$ und dem Auftreten einer End-of-dose-Akinese (☞ UW) → Erreichen eines möglichst gleichbleibenden Spiegels

Kombination von L-Dopa **mit:**

- **Decarboxylasehemmern** (Benserazid, Carbidopa):
  - werden **immer** bei einer L-Dopa-Therapie eingesetzt
  - nur **peripher wirksam:** hemmen dort die Umwandlung von L-Dopa in Dopamin → Reduktion der peripheren UW
  - Es kann mehr L-Dopa über den Aminosäurecarrier in die Neurone aufgenommen werden → Verbesserung der zentralen Wirkung.
- **D_2-Agonisten oder MAO-B-Hemmern:**
  Bei unzureichender Wirkung einer Monotherapie mit einem Parkinsonmittel erfolgt meist eine Kombination aus L-Dopa + D_2-Agonist (oder MAO-B-Hemmer). Dadurch kann die Dosis von L-Dopa möglichst gering gehalten werden („L-Dopa-Spareffekt"): weniger UW.
- **COMT-Hemmern:** COMT-Hemmer verzögern den Dopaminabbau → Wirkungsverlängerung von L-Dopa.

PK

- L-Dopa = Prodrug vom Dopamin (Dopamin: nicht ZNS-gängig → therapeutisch nicht verwendbar)
- hydrophil, Resorption aber hoch, da es über den Aminosäurecarrier aufgenommen wird
- verminderte Resorption von L-Dopa bei eiweißreicher Ernährung
- hoher First-pass-Effekt durch Decarboxylierung:

- oBV 40 %
- mit Decarboxylasehemmern: oBV 90 %
- starke periphere Decarboxylierung: Nur < 5 % der Dosis erreichen die Neurone, deshalb Kombination mit Decarboxylasehemmern notwendig.
- Elimination: Metabolismus
- **$t_{1/2}$ von L-Dopa = 1,5 h:** Verteilen der Tagesdosis auf viele Einzeldosen, um Schwankungen zu vermeiden

UW

Viele UW resultieren aus dem Agonismus von Dopamin an folgenden Rezeptoren: **$D_1/D_2 > \beta > \alpha$** (☞ Kap. 7.2).

periphere UW:
- Übelkeit, Erbrechen über D_2-Rezeptoren der Area postrema
- Arrhythmie über β_1-Rezeptoren
- orthostatische Hypotonie durch eine Vasodilatation über periphere D_1- und β-Rezeptoren und durch die Senkung des Sympathikotonus über zentrale α-Rezeptoren

zentrale UW:
- Hypo-, Hyperkinese
- psychische Störungen (Halluzination, Depression)

> ! Decarboxylasehemmer **vermindern** nur die **peripheren UW. Ausnahme:** orthostatische Hypotonie: auch zentral bedingt

L-Dopa-Langzeitsyndrom:
Probleme bei der Langzeitanwendung: **Wirkungsabnahme nach ca. 3–5-jähriger Therapie** → Tremor und Rigor werden stärker, die Beweglichkeit ist erheblich gestört, diskutierte Ursachen:
- **verminderte Speicherkapazität** für Dopamin durch ein Fortschreiten der Erkrankung und einen weiteren Untergang dopaminerger Neurone
- **Schädigung der Neurone durch O_2-Radikale,** die bei der Metabolisierung von Dopamin entstehen

Klinisch kommt es zu Fluktuationen der Beweglichkeit mit:
- **Hypokinese:**
  - **End-of-dose-Akinese** mit motorischer Verlangsamung, insbesondere am Morgen
  - plötzliches **ON-OFF-Phänomen:** Wechsel von hyper- und akinetischen Phasen (dosisunabhängig)
- **Hyperkinese:**
  - **Dyskinese:** Peak-dose-Phänomen
  - **Dystonie:** besonders in der An- und Abflutungsphase

KI

schwere Nieren-, Leber-, Herzerkrankungen, Psychosen, Schwangerschaft (Benserazid ist teratogen), Thyreotoxikose, Phäochromozytom, Engwinkelglaukom

WW

- **Wirkungsverminderung** durch Neuroleptika (D-Antagonismus), Vitamin B_6 (erhöht Decarboxylaseaktivität), Reserpin, α-Methyldopa
- L-Dopa verstärkt die Blutdrucksenkung von Antihypertensiva und die Wirkung von Katecholaminen

D_2-Agonisten

Wirkstoffe

Bromocriptin · Cabergolin · Lisurid · Pergolid · Pramipexol · Ropinirol · Rotigotin · (Apomorphin s.c.)

Wm

direkte **Stimulation der striatalen D_2-Rezeptoren**

Wi

- etwas **geringere Wirkstärke** auf die Parkinsonsymptomatik als L-Dopa
- gut wirksam beim **ON-OFF-Phänomen**
- fraglich: neuroprotektiver Effekt

Ind

- **M. Parkinson**
- Abstillen, Prolaktinom, Akromegalie Restless-legs-Syndrom (z.B. Cabergolin, Bromocriptin)

PK

Die einzelnen D_2-Agonisten unterscheiden sich in ihrer $t_{1/2}$ und der Affinität zu den Dopaminrezeptoren (☞ Tab. 41.1).

Dopaminrezeptoragonist	$t_{1/2}$ [h]	Affinität zum Dopaminrezeptor
Bromocriptin (Ergot-Derivat)	3	D_2
Cabergolin (Ergot-Derivat)	60	D_2 (zusätzlich 5-HT_{2B}-Rezeptor-Agonist)
Lisurid (Ergot-Derivat)	2–3	$D_2 > D_1$
Pergolid (Ergot-Derivat)	16	$D_2 > D_1$
Pramipexol (Non-Ergot-Derivat)	8–12	D_2 und D_3
Ropinirol (Non-Ergot-Derivat)	6	D_2
Rotigotin (Non-Ergot-Derivat)	5–7	D_1, D_2 und D_3 (transdermales Pflaster)
Apomorphin (Non-Ergot-Derivat)	2,5	D_1, D_2 (s.c.-Anwendung)

Tab. 41.1: Vergleich der Dopaminrezeptoragonisten. Ergot-Derivate sind Mutterkornalkaloide. Non-Ergot-Derivate sind keine Mutterkornalkaloide.

UW

- insbesondere zu **Therapiebeginn:** Übelkeit, Erbrechen, Obstipation, orthostatische Hypotonie, Halluzination, Libidosteigerung, Dyskinesie
- Retroperitoneal-, Lungenfibrose, Herzklappenfibrose **bei Mutterkornalkaloiden**, insbesondere bei solchen, mit zusätzlicher Affinität zum 5-HT_{2B}-Rezeptor: Cabergolin, Pergolid
- **einschleichende Dosierung** ratsam, zur Vermeidung der Emesis evtl. Kombination mit **Domperidon** (= peripherer D_2-Rezeptorantagonist, ☞ Kap. 17.2.1)

KI

Psychosen, KHK, Hypertonie, Ulcus duodeni und ventriculi (Reaktivierung möglich), Schwangerschaft

Apomorphin

- als Emetikum bekannt (☞ Kap. 47.1.2)
- Wirkung: zentraler und peripherer unselektiver Dopaminrezeptoragonist
- Anwendung bei der Parkinson-Therapie in Kombination mit Domperidon: verhindert die periphere Wirkung (Emesis), während der zentrale Antiparkinsoneffekt vom Apomorphin ausgenutzt wird
- Applikation: s.c., wirkt rasch nach 5–20 min für ca. 2,5 h, Infusionspumpe → kontinuierliche Gabe
- Deutschland: Apomorphin ist wegen erheblicher UW (☞ Kap. 47.1.2) nicht zur Parkinsontherapie zugelassen, darf aber in Ausnahmefällen vom Spezialisten bei Parkinsonpatienten mit schwersten motorischen Wirkungsschwankungen

eingesetzt werden, bei denen die orale Therapie voll ausgeschöpft wurde. Außerdem ist es bei akinetischen Krisen wirksam.
- weitere Anwendung: Erektile Dysfunktion (sublingual)

MAO-B-Hemmer

Wirkstoff

Selegilin · Rasagilin

Wm

selektive **irreversible Hemmung von MAO-B:**
- Abbau von Dopamin ↓ → extrazellulärer Dopaminspiegel im Striatum ↑
- weiterhin werden diskutiert:
  - **„Radikalentheorie":** MAO ist an der Bildung von O_2-Radikalen beteiligt, die zu einer Zellschädigung führen → MAO-B-Hemmer würden die Radikalbildung verhindern und wären neuroprotektiv
  - **Selegilin** wird selbst zum Amphetamin metabolisiert, was als indirektes Sympathomimetikum die Dopaminfreisetzung steigern kann.

> Bei **nicht-selektiven MAO-Hemmern** (MAO-A- und -B-Hemmern) können **schwere Blutdruckkrisen** entstehen, insbesondere nach dem Verzehr von tyraminhaltigen Produkten (Käse). Tyramin würde nicht mehr durch MAO abgebaut werden und wäre als indirektes Sympathomimetikum wirksam (☞ Kap. 4.2.2).

Ind

M. Parkinson: Monotherapie bei milder Symptomatik oder in Kombination mit L-Dopa

UW

selten, Verstärkung der UW von L-Dopa (deshalb Dosisreduktion von L-Dopa)

KI

KHK, Arrhythmie, Hypertonie, Ulcus duodeni und ventriculi

NMDA-Antagonisten

Wirkstoff

Amantadin

ursprünglich als **Virusstatikum** bei Influenzainfektionen verwendet

Wm

unklar, diskutiert werden:
- **Verstärkung der Dopaminfreisetzung** und **Dopaminsynthese, Hemmung der Wiederaufnahme** von Dopamin, antimuskarinerger Mechanismus, evtl. auch eine neuroprotektive Wirkung
- außerdem **NMDA-Rezeptorantagonismus**
  Glutamat = physiologischer Agonist am NMDA-Rezeptor → stimuliert die Aktivität des Striatums. Amantadin könnte über den NMDA-Rezeptorantagonismus die beim M. Parkinson erhöhte striatale Aktivität reduzieren.

Ind

- **M. Parkinson:** Monotherapie bei milder Symptomatik oder in Kombination mit L-Dopa; Therapie der **akinetischen Krise** (i.v.)
- Neuroleptika-induziertes Parkinsonsyndrom
- **Prophylaxe der Influenzainfektion** (☞ Kap. 43.3)

PK

- vollständige Resorption
- $t_{1/2}$ = 15 h
- renale Elimination (Cave: Niereninsuffizienz)

UW
- gute Verträglichkeit
- selten: Unterschenkelödeme, Hautveränderungen, Unruhe, Mundtrockenheit

Muskarinrezeptorantagonisten

Wirkstoffe

Biperiden

Wm

kompetitiver **Antagonismus** an **Muskarinrezeptoren** (Parasympatholytika, Anticholinergika), zentral wirksam (☞ Kap. 4.1.3)

Wi

Aufhebung der **exzitatorischen** Wirkung **cholinerger Interneurone** des Striatums:
- wirkt besonders auf **Tremor:** gute Ergänzung zur Wirkung von L-Dopa und D_2-Agonisten

Ind
- **M. Parkinson:** zusätzlich zur Standardtherapie, wenn darunter keine ausreichende Kontrolle des Tremors erreicht wird
- **Neuroleptika-induziertes Parkinsonsyndrom**

UW

anticholinerges Syndrom (☞ Kap. 4.1.3): Mundtrockenheit, Obstipation, Akkommodationsstörung, Mydriasis, Tachykardie, kognitive Leistung ↓, Harnverhalt (Antidot: Carbachol)

COMT-Hemmer

Wirkstoff

Entacapon · Tolcapon

Wm

reversible Hemmung der Catecholamin-O-Methyltransferase (COMT, ☞ Kap. 4.2):
- COMT baut peripher L-Dopa und Dopamin durch Methylierung ab.
- COMT-Hemmer wirken nur peripher: L-Dopa peripher ↑ → mehr L-Dopa zentral

Ind

M. Parkinson: Kombinationstherapie mit L-Dopa-/Decarboxylasehemmer bei ausgeprägter **End-of-dose-Fluktuation** und **Off-Dystonien**

UW
- Schlaflosigkeit, Verwirrtheit, Dyskinesie, gastrointestinale Störungen, rötlichbraune Urinverfärbung (harmlos)
- schwere Leberschäden bei Tolcapon

42 Therapie des M. Parkinson

Definition

- **extrapyramidales Syndrom:**
  - Ursache: **Degeneration dopaminerger** inhibitorischer **Neurone** der Substantia nigra
  - Folge: Überwiegen der Wirkung exzitatorischer cholinerger Neurone des Striatums
- Leitsymptom: **Tremor, Rigor, Akinese** (hypokinetisch-hypertones Syndrom)

Neurotransmitter

- Wichtigster **exzitatorischer** Transmitter: **Glutamat** → bindet an NMDA-Rezeptoren. Außerdem wirkt **Acetylcholin** stimulierend im Striatum.
- wichtigste **inhibitorische** Transmitter: **GABA, Dopamin**

Interaktion der Stammganglien

Die Stammganglien regulieren sich gegenseitig über exzitatorische und inhibitorische Neurone (☞ Abb. 42.1):

- **Kortex:** aktiviert das Striatum, Transmitter: Glutamat
- **Striatum:** hemmt das Pallidum, Transmitter: GABA
  - Im Striatum sind **exzitatorische cholinerge Interneurone,** die die Aktivität des efferenten (inhibitorischen) Neurons vom Striatum steigern → Hemmung zum Pallidum wird verstärkt.
  - **Dopamin** von der nigro-striatalen Bahn bindet an D_2-Rezeptoren und hemmt die Aktivität dieser Interneurone und die efferente Bahn → Hemmung zum Pallidum wird vermindert.
- **Substantia nigra:** produziert **Dopamin** → gelangt über die nigro-striatale Bahn zum Striatum → mindert die striatale Aktivität. Der **Dopaminabbau** erfolgt **durch MAO-B** und **COMT.**
- **Pallidum:** hemmt den Thalamus und den Nucleus subthalamicus, Transmitter: GABA
- **Thalamus:** aktiviert den Kortex, Transmitter: Glutamat
- **Nucleus subthalamicus:** aktiviert die Substantia nigra und das Pallidum, Transmitter: Glutamat

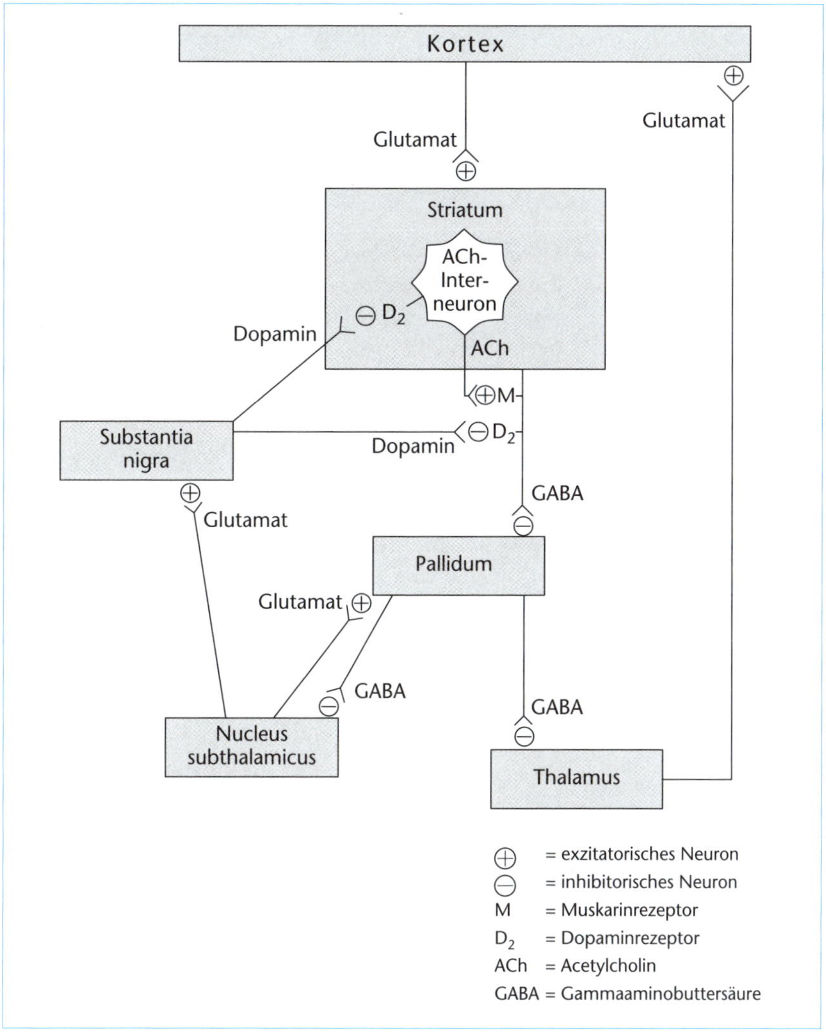

Abb. 42.1: Interaktion der Stammganglien

M. Parkinson:

- Dopamin ↓ und Acetylcholin im Striatum ↑ → Striatumaktivität ↑ (→ Muskeltonus ↑), Pallidumaktivität ↓ (→ Kinese ↓)
- **Minussymptome:** Akinese (überwiegend durch den Dopaminmangel)
- **Plussymptome:** Rigor, Tremor (überwiegend durch die hohe Acetylcholinkonzentration)

Therapieprinzip

- **Erhöhung der zentralen Dopaminkonzentration:** L-Dopa · MAO-B-Hemmer · COMT-Hemmer
- **Stimulation von D_2-Rezeptoren:** D_2-Agonisten
- **Hemmung der striatalen cholinergen Aktivität:** Muskarinrezeptorantagonisten
- **Hemmung striataler NMDA-Rezeptoren:** Amantadin

- **L-Dopa:** beste Wirksamkeit bei der Pharmakotherapie des M. Parkinson. Kombination mit **Decarboxylasehemmern,** die den peripheren Abbau von L-Dopa inhibieren (☞ Kap. 41) → Verstärkung der zentralen Wirkungen, Reduktion der peripheren UW

Nach einer mehrjährigen Therapie kommt es bei vielen Patienten zu einer **Wirkungsabnahme** von L-Dopa und dem Auftreten von **Langzeitkomplikationen** (Hypo-, Hyperkinesien).

- **D_2-Agonisten:** in der Monotherapie etwas geringerer therapeutischer Effekt als L-Dopa, seltener motorische Spätkomplikationen. Bei einer Kombination mit L-Dopa kann die L-Dopa-Dosis häufig reduziert werden („L-Dopa-Spareffekt"). Da unter Mutterkornalkaloiden (insbes. bei Cabergolin und Pergolid) häufiger Herzklappenfibrosen auftreten, sollen die Non-Ergot-Präparate als 1. Wahl bevorzugt werden.
- **MAO-B-Hemmer:** verminderter Abbau von Dopamin. Indikation: leichter M. Parkinson, initial Monotherapie, nach 1–2 Jahren Wirkungsabschwächung → Kombination mit L-Dopa, um die Dosis und die Rate der UW zu vermindern („L-Dopa-Spareffekt")
- **Muskarinrezeptorantagonisten:** aufgrund der UW eher selten eingesetzt, ggf. in Kombination mit L-Dopa. Wirken besser auf die Tremorsymptomatik als andere Parkinsonmittel, Mittel der Wahl beim Neuroleptika-induzierten Parkinsonsyndrom.
- **Amantadin:** Reduktion der striatalen Aktivität über einen NMDA-Rezeptorantagonismus, Anwendung: hauptsächlich bei der akinetischen Krise
- **COMT-Hemmer:** Hemmung des peripheren L-Dopa-Abbaus, Erhöhung der zentralen Verfügbarkeit von L-Dopa. Indikation: in Kombination mit L-Dopa/ Decarboxylasehemmern bei Wirkungsfluktuationen

Wirkungspektrum

Substanz	Akinese	Rigor	Tremor
L-Dopa, D_2-Agonist	++++	++	+
MAO-B-Hemmer	+++	++	+
Amantadin	+++	++	+
Muskarinrezeptorantagonist	(+)	++	++

Tab. 42.1: Wirkungsspektrum verschiedener Antiparkinsonmittel. ++++ = starker Effekt, + = geringer Effekt

Praktische Therapie

- Therapiebeginn: dann, wenn sich aus der motorischen Symptomatik eine berufliche oder soziale Einschränkung oder eine Minderung der Lebensqualität ergibt

- Ein späterer Behandlungsbeginn zögert das Auftreten von Behandlungskomplikationen nicht hinaus.
- initiale Behandlung mit D_2-Agonisten:
  - Vorteil: verminderte Häufigkeit und Schwere von motorischen Spätkomplikationen im Verlauf im Vergleich zu L-Dopa. Bevorzugt Non-Ergot-Präparate verwenden (weniger Fibrosen als UW).
  - Nachteil: Agonisten besitzen ein ungünstigeres Nebenwirkungsprofil als L-Dopa insbesondere bei älteren und multimorbiden Patienten

Therapie bei Patienten < 70 Jahre (biologisches Alter) ohne wesentliche Komorbidität:
- **1. Wahl:** Monotherapie mit einem **Dopamin-Agonisten** (Non-Ergot Derivat)
- **alternativ** bei milder Symptomatik: Monotherapie mit **Amantadin, Selegilin**
- **Erhaltungstherapie:** Fortführung der Therapie mit dem Dopamin-Agonisten, meist für mehrere Jahre erfolgreich. Bei Wirkungsverlust: Kombination mit L-Dopa (in möglichst niedriger Dosierung).

Therapie bei Patienten über 70 Jahre (biologisches Alter) oder multimorbiden Patienten jeder Altersgruppe:
- **1. Wahl:** Monotherapie mit **L-Dopa**
- **alternativ** bei milder Symptomatik: Monotherapie mit **Amantadin, Selegilin**
- **Erhaltungstherapie:** L-Dopa, solange keine Wirkungsfluktuationen auftreten

! Bei allen Antiparkinsonmitteln gilt: **niemals abruptes Absetzen** sonst droht das Auftreten einer **akinetischen Krise** nach 1–2 d.

akinetische Krise:
- **Symptome:** Fieber, Tachykardie, Rigor, Akinese, Bewusstsein ↓
- **Therapie:** intensivmedizinische Betreuung, Amantadin i.v., L-Dopa, Dopaminagonisten (Apomorphin s.c.), evtl. Dantrolen

Therapie von Wirkungsfluktuationen

End-of-dose-Akinese (Hypokinese):
Therapieziel: Erreichen gleichbleibender Dopaminspiegel:
- Aufteilen der Tagesdosis auf viele Einzeldosen, Retardpräparate verwenden
- Medikamenteneinnahme 60 min vor dem Essen (bessere Resorption) und proteinärmere Kost (Konkurrenz um den Aminosäurecarrier)
- Kombination mit D_2-Agonisten, Selegilin oder COMT-Hemmer

ON-OFF-Phänomen (Hypokinese): Therapie wie bei End-of-dose-Akinese, ggf. Apomorphin s.c.

Dyskinese (Hyperkinese):
Therapieziel: Reduktion der dopaminergen Stimulation (Probleme: Akinese ↑):
- Dosisreduktion von L-Dopa und Kombination mit D_2-Agonisten, Amantadin oder COMT-Hemmer
- ggf. Absetzen von Selegilin

Dystonie (Hyperkinese):
Therapieziel: dopaminerge Stimulation steigern:
- zusätzlich zu L-Dopa: D_2-Agonisten, Amantadin, COMT-Hemmer, Muskarinrezeptorantagonisten oder Apomorphin s.c.

Therapie von Tremor

Basistherapie: L-Dopa und/oder D_2-Agonisten, bis die Symptome Akinese und Rigor ausreichend gebessert sind. Wenn dann noch ein therapiebedürftiger Tremor besteht, werden folgende Therapiemaßnahmen empfohlen:

Ruhetremor:
- Muskarinrezeptorantagonisten (Cave: UW insbesondere bei älteren Patienten)
- NMDA-Antagonisten, β-Blocker (Propranolol), ggf. trizyklische Antidepressiva
- bei Therapieresistenz: Clozapin (Cave: Agranulozytose)

Ruhe- und Haltetremor: β-Blocker (Propranolol), Primidon (Neuroleptikum)

KI bei M. Parkinson

keine Anwendung nachfolgender Medikamente bei M. Parkinson, da sie extrapyramidal-motorische Störungen auslösen bzw. verstärken.
- Antiemetikum Metoclopramid: zentraler und peripherer D_2-Rezeptorantagonist. Als Antiemetikum darf Domperidon bei M. Parkinson gegeben werden. Wirkt nur an peripheren D_2-Rezeptoren.
- Reserpin, α-Methyldopa: Antisympathotonika (☞ Kap. 4.2.4)
- Klassische Neuroleptika wie Haloperidol: Zentrale D_2-Rezeptorantagonisten. Als Neuroleptikum bei Parkinsonpatienten darf Clozapin verwendet werden (☞ Kap. 37.2)

43 Antimikrobielle Substanzen

43.1 Antibiotika

Einteilung

bakterizid · bakteriostatisch

Antibiotika werden entsprechend ihrer Wirkung in bakterizide und bakteriostatische Substanzen untergliedert.

- **bakterizid:** irreversible Schädigung und **Abtötung** einer Bakterienpopulation
- **bakteriostatisch:** reversible **Hemmung des Wachstums** einer Bakterienpopulation, die Bakterien werden jedoch nicht abgetötet. Zur endgültigen Elimination sind körpereigene Abwehrmechanismen notwendig.

Angriffspunkt	Antibiotikum	bakterizid	bakteriostatisch
Hemmung der Zellwandsynthese	β-Lactam-Antibiotika Glykopeptidantibiotika	+ +	
Destabilisierung der Zellwand	Polypeptidantibiotika	+	
Hemmung der Proteinsynthese	Aminoglykoside Makrolidantibiotika Tetrazykline Chloramphenicol Lincosamide	+	 + + + +
Hemmung der Nukleinsäuresynthese	Gyrasehemmer Sulfonamide Diaminopyrimidine	+	 + +

Tab. 43.1: Einteilung wichtiger Antibiotikaklassen nach ihrem Angriffspunkt und ihrer bakteriziden oder bakteriostatischen Wirkung

Kombination

Nutzen einer Kombination:
- Steigerung der antibakteriellen Aktivität
- Erweiterung des Wirkungsspektrums
- Verzögerung der Resistenzentwicklung
- Reduktion der Toxizität (Dosisreduktion der Einzelsubstanzen)

Indikation zur Kombination:
- Mischinfektionen
- schwere Infektionen mit unklarem Erreger
- Langzeitbehandlung chronischer Infektionen, z. B. Tuberkulose

bewährte Kombinationen:
- β-Lactam-Antibiotika + Aminoglykoside (synergistische Wirkung bei schweren Infektionen: Endokarditis, Sepsis, Pseudomonas-aeruginosa-Infektion)
- Sulfonamide + Diaminopyrimidine
- β-Lactam-Antibiotika + Metronidazol (gegen aerobe + anaerobe Keime)

- β-Lactam-Antibiotika + Makrolide (Erweiterung des Wirkungsspektrums bei Pneumonie)

Resistenz

Um die Resistenzentwicklung im Rahmen der Antibiotikatherapie zu verringern sollten Antibiotika nur verabreicht werden:

- **bei klarer Indikation** und wenn möglich (und nötig) **nach Antibiogramm**
- **ausreichend lange** und in **ausreichender Dosierung** („volle Dosis, volle Zeit"), in Abhängigkeit von der Leber- und Nierenfunktion

Einteilung der Resistenz:

- **natürliche Resistenz:** Unempfindlichkeit einer Spezies gegen ein Antibiotikum, z.B. gramnegative Keime sind gegen Vancomycin resistent, da Vancomycin die Zellwand nicht penetrieren kann.
- **mutationsbedingte Resistenz:**
  - primär ohne Antibiotikakontakt
  - sekundär durch **Selektionsdruck** nach Antibiotikagabe
  - **plasmidische** bzw. **Transposon**-bedingte Resistenz: Übertragung von Resistenzfaktoren auf Plasmiden über zytoplasmatische Kontakte (Pili) bzw. durch direktes Überspringen auf ein Chromosom (Transposon). Folge: z.B. Bildung von inaktivierenden Enzymen

Kreuzresistenz

- = Resistenz eines Bakterienstammes **gegen verschiedene Antibiotika** aus einer Klasse oder aus unterschiedlichen Klassen
- Ursache: meist ein **ähnlicher Wm der einzelnen Antibiotika**
- z.B.: Bakterien, die gegen Makrolidantibiotika resistent sind, sind auch gegen Lincosamide resistent

Persistenz

- Obwohl der Keim als sensibel gilt, überlebt er die Antibiotikatherapie.
- z.B.: Penicilline wirken nur auf die wachsende Phase, ruhende Keime persistieren, deshalb ist eine ausreichend lange Therapie notwendig.

postantibiotischer Effekt

- **Anhalten der antibiotischen Wirkung** trotz absinkender Plasmaspiegel (das Bakterium ist nach Exposition zum Antibiotikum funktionell längerfristig gehemmt, auch wenn das Antibiotikum nicht mehr am Wirkort ist): z.B. bei Aminoglykosiden, Gyrasehemmer, Tetrazyklinen, Makrolidantibiotika
- Sehr beeindruckend ist dieser Effekt bei den **Aminoglykosiden,** die eine sehr kurze $t_{1/2}$ haben, aber aufgrund der anhaltenden Wirkung nur einmal täglich gegeben werden müssen. Dabei treten weniger UW als bei mehrfacher Gabe auf.

Grundsätze der Antibiotikatherapie

- Antibiotika dienen der Therapie einer bakteriellen Infektion, sind aber **nicht bei jedem Fieber indiziert.** Antibiotika sind keine Antipyretika.
- Vor jeder Antibiotikatherapie sollte möglichst eine **Erregerisolierung** erfolgen, insbesondere bei kompliziertem Verlauf.
- Antibiotika benötigen häufig **2–3 d,** bis sie die **erste Wirkung** zeigen. Zu frühes Umsetzen ist genauso sinnlos wie zu langes Weitertherapieren bei Ausbleiben der Wirkung nach 4 Tagen.
- Nicht jeder Infekt muss mit Breitbandantibiotika oder Kombinationspräparaten behandelt werden.
- Indikationen für eine prophylaktische Gabe: Malaria, rheumatisches Fieber, Endokarditisprophylaxe bei vorgeschädigtem Endokard, Kolon-OP, vaginale Hysterektomie, Kontaktpersonen zu Meningokokken-Erkrankten
- vor der Antibiotikatherapie: auf **Allergien, Leber-** und **Nierenfunktionsstörungen** achten

eingeschränkte Anwendung	Schwangerschaft · Niereninsuffizienz · Leberinsuffizienz · Kinder
Schwangerschaft	• gründliche Nutzen-Risiko-Abwägung! • **einsetzbar:** Penicilline, Cephalosporine, Makrolidantibiotika, • **absolut kontraindiziert:** Aminoglykoside, Gyrasehemmer, Tetrazykline, Sulfonamide, Chloramphenicol, Lincosamide • Für die übrigen Substanzen gilt eine strenge Indikationsstellung.
Niereninsuffizienz	• **Anwendung ohne Dosisreduktion:** Doxycyclin, Makrolidantibiotika, Penicilline (solange GFR > 20 ml/min), Co-trimoxazol, Metronidazol • **Dosisreduktion:** Aminoglykoside, Gyrasehemmer, einzelne Cephalosporine (insbesondere der 1. und 2. Gruppe)
Leberinsuffizienz	**Dosisreduktion:** Makrolidantibiotika, Tetrazykline, einige Cephalosporine (insbesondere der 3. Gruppe), Gyrasehemmer, Sulfonamide, Lincosamide, Metronidazol
Kinder	**kontraindiziert:** Tetrazykline, Gyrasehemmer

43.1.1 β-Lactam-Antibiotika

Wirkstoffe

Penicilline · Cephalosporine · Carbapeneme · Monobactame

Wm

bakterizid: Hemmung der Zellwandsynthese durch irreversible Bindung an Transpeptidasen der Bakterienzellwand:
→ Verhinderung der Quervernetzung der Peptidoglykanstränge des Mureins während der Zellteilung → Bakteriolyse
Die Wirkung ist abhängig von:

- der **Proliferationsrate** der Bakterien (nur bei der Zellteilung wirksam)
- der **Penetration des Antibiotikums** in die Zellwand
- dem **Aufbau der Bakterienzellwand:** Grampositive Keime haben einen hohen Anteil an Murein, gramnegative haben einen geringen Mureinanteil.
- der **Inaktivierung der Antibiotika,** z. B. durch β-Lactamase (= Penicillinase): = bakterielles Enzym, das den β-Lactamring des Antibiotikums spaltet

43.1.1.1 Penicilline

Wirkstoffe

Penicillin G · Oralpenicilline · penicillinasefeste Penicilline · Aminopenicilline · Breitspektrumpenicilline

Penicilline sind bei entsprechenden sensiblen Keimen aufgrund ihrer guten Wirksamkeit und geringen Toxizität **Mittel der ersten Wahl.**
In etwa **2 %** der Fälle treten **Allergien** auf, so dass auf Alternativen ausgewichen werden muss.

- **Penicillin G:** muss parenteral verabreicht werden, wirkt hauptsächlich auf grampositive Keime
- **Oralpenicilline:** Anwendung per os, gleiches Wirkungsspektrum wie Penicillin G

- Penicilline haben aufgrund der raschen renalen Elimination eine kurze $t_{1/2}$. Durch Salzbildung konnten jedoch **Depotpräparate** hergestellt werden, die ihre Wirkung über mehrere Wochen entfalten → zur Endokarditisprophylaxe i.m.
- **penicillinasefeste Penicilline:** tragen eine polare Seitenkette → verhindert die Inaktivierung durch β-Lactamasen (s. o.)
- **Aminopenicilline, Breitspektrumpenicilline:** erweitertes Wirkungsspektrum auf gramnegative Keime

Wirkungsspektrum

Penicillin	wichtige empfindliche Erreger
Penicillin G Penicillin V	grampos. Kokken: Strepto-, Pneumokokken grampos. Stäbchen: Corynebakterien, Bac. anthracis gramneg. Kokken: Meningo-, Gonokokken Spirochäten: Treponema, Borrelia, Leptospiren grampos. Anaerobier: Clostridium
penicillinasefeste Penicilline	penicillinasebildende Staphylokokken und Streptokokken
Aminopenicilline	grampos. und gramneg. Keime, insbesondere H. influenzae, E. coli, Listerien, Salmonellen, Shigellen
Breitspektrumpenicilline	Ps. aeruginosa, Proteus, Enterobacter

Tab. 43.2: Wirkungsspektrum der Penicilline

UW

- große therapeutische Breite, selten UW: gastrointestinale Beschwerden durch Störung der Darmflora
- in hoher Dosierung neurotoxisch: Krämpfe, Koma
- Allergie (2 %), insbesondere bei lokaler Anwendung, deshalb nur systemisch einsetzen

KI

kein Einsatz von β-Lactam-Antibiotika (da unwirksam) bei:
- zellwandlosen Bakterien (Mykoplasmen)
- obligat intrazellulär wachsenden Bakterien (Chlamydien, Rickettsien, Legionellen)
- vorwiegend intrazellulär parasitierenden Bakterien (Salmonella typhi, Brucellen)
- langsam wachsende Bakterien (Mykobakterien)

Penicillin G, Oralpenicillin, Depotpenicillin

Ind

- bei Infektionen mit grampositiven Keimen, z. B. Angina tonsillaris, Erysipel, Endocarditis lenta
- Meningokokkenmeningitis, Gonorrhö, Borreliose
- Depotpenicillin: zur Endokarditisprophylaxe

PK

- **Penicillin G** (Benzylpenicillin): nicht säurestabil, parenterale Gabe
- **Oralpenicillin** (Penicillin V, Propicillin): säurestabil, orale Gabe
- **Depotpenicillin:** Salzbildung mit Procain oder Benzathin , i.m.-Gabe
- nicht penicillinasefest
- Elimination: renal über tubulären Säuresekretionsmechanismus, Akkumulation bei Niereninsuffizienz, jedoch Dosisreduktion aufgrund der geringen Toxizität erst bei GFR < 20 ml/min notwendig
- $t_{1/2}$ = 0,5 h, bei Depotpenicillin mehrere Tage bis Wochen

Penicillinasefeste Penicilline

Oxacillin, Dicloxacillin, Flucloxacillin

Ind

- Infekte mit grampositiven penicillinasebildenden Staphylokokken wie akuter Endokarditis oder Osteomyelitis. Werden auch als „Staphylokokkenpenicilline" bezeichnet.
- keine Wirksamkeit gegen gramnegative Keime
- strenge Indikationsstellung, da die Penicillinasebildung gefördert wird

PK

- säurestabil, orale Gabe
- penicillinasefest: besitzen eine polare Seitenkette und werden daher nicht durch die β-Lactamase (Penicillinase) abgebaut
- Aufgrund der Seitenkette ist jedoch die Penetration in die Zellwand schlechter und die max. Wirkstärke ca. 10–20 × schwächer als von Penicillin G.

Aminopenicilline

Ampicillin, Bacampicillin, Amoxicillin

Ind

häufige Anwendung (von Pneumonie bis Harnwegsinfekt), da sie sehr gut verträglich sind und ein verbreitertes Wirkungsspektrum auch auf gramnegative Keime besitzen: Harnwegsinfektion, Atemwegsinfektion, Otitis media, Sinusitis, Listeriose, Enterokokken-Endokarditis

PK

- **Ampicillin:** geringe Resorption: zur systemischen Anwendung i.v. geben
- **Bacampicillin:** Prodrug vom Ampicillin: gute Resorption: orale Gabe
- **Amoxicillin:** gute Resorption: orale Gabe
- nicht penicillinasefest

UW

Bei bestehender infektiöser Mononukleose (Virusinfektion mit EBV) kann ein makulopapulöses Exanthem auftreten

Breitspektrumpenicilline

Mezlocillin, Piperacillin

Ind

schwere Infektionen wie Peritonitis oder Sepsis, mit Beteiligung von Pseudomonas, Proteus, Klebsiellen oder Enterobacter

PK

- nicht penicillinasefest
- nicht säurestabil

β-Lactamase-Inhibitoren

Clavulansäure, Sulbactam, Tazobactam,

- nicht antibiotisch wirksam (sind keine Antibiotika)!
- blockieren irreversibel die β-Lactamase (Penicillinase)
- Kombination mit nicht-penicillinasefesten Penicillinen

43.1.1.2 Cephalosporine

Wirkstoffe

1. Gruppe: Cefazolin · Cefaclor
2. Gruppe: Cefuroxim
3. Gruppe: Cefotaxim · Ceftriaxon · Ceftazidim

Die Einteilung der Cephalosporine folgt keinem einheitlichen Schema. Häufig verwendet wird die Einteilung in 1.–3. Gruppe (oder Generation)

Wirkungsspektrum

Gruppe	typische Vertreter	Wirkungsspektrum
1.	Cefazolin (i.v.) Cefaclor (p.o.)	grampos./gramneg. Keime: z.B. E. coli, Proteus, Klebsiellen, nicht: Pseudomonas, Enterokokken
2.	Cefuroxim (i.v./p.o.) β-Lactamase-stabil	besser wirksam gegen gramneg. Keime: z.B. E. coli, Proteus, H. influenzae, nicht: Pseudomonas, Enterokokken
3 a	Cefotaxim (i.v.) Ceftriaxon (i.v.)	sehr gut wirksam gegen gramneg. Keime, außer Pseudomonas
3 b	Ceftazidim (i.v.)	auch gegen Pseudomonas, Serratia wirksam

Tab. 43.3: Wirkungsspektrum der Cephalosporine

! Alle Cephalosporine sind unwirksam gegen Enterokokken („Enterokokkenlücke").

Ind

- **1. Gruppe:** grampositive und einige gramnegative Keime wie E. coli, häufig bei **ambulant erworbenen Infektionen** oder zur **perioperativen Prophylaxe** eingesetzt
- **2. Gruppe:** verbreitertes Wirkungsspektrum gegenüber gramnegativen Erregern, breite Anwendung insbesondere bei **Infektionen des Respirationstraktes** (Epiglottitis, Pneumonie)
- **3. Gruppe: schwere Infektionen** mit gramnegativen Erregern, z.B. bei einer bakteriellen Meningitis durch H. influenzae oder bei Sepsis

PK

- **Resorption** meist **gering** (einige Cephalosporine sind säurestabil und daher auch p.o. zu verabreichen, z.B. Cefuroxim)
- $t_{1/2}$: meist 1,5–2 h (Ausnahme: Ceftriaxon: $t_{1/2}$ = 8 h wegen hoher PEB)
- Elimination: renal (filtriert und sezerniert), z.T. Metabolisierung

UW

- **Allergie** (in 10 % Kreuzallergie mit Penicillinen)
- neurotoxisch
- Tubulusnekrosen (bei älteren Präparaten)
- Schädigung der Darmflora bei p.o.-Gabe

43.1.1.3 Carbapeneme

Wirkstoffe

Imipenem · Meropenem · Ertapenem

Wirkungsspektrum

- **grampositive, gramnegative** Erreger, inkl. Pseudomonas aeruginosa (außer Ertapenem)
- **Anaerobier**

Ind

Reserveantibiotikum bei schweren Infektionen

PK

- β-Lactamase-stabil
- **Metabolisierung:** Imipenem wird rasch durch Dihydropeptidasen im Bürstensaum in Tubuluszellen der Niere abgebaut. Um die $t_{1/2}$ zu verlängern, erfolgt eine Kombination mit Cilastatin, das die Peptidasen hemmt.
- $t_{1/2}$ = 1 h bei Kombination mit Cilastatin

UW

nephrotoxisch

43.1.1.4 Monobactame

Wirkstoff

Aztreonam

Wirkungsspektrum
aerobe gramnegative Bakterien inkl. **Pseudomonas** (nicht gegen grampositive Keime und Anaerobier wirksam)

Ind
schwere Infektionen der Nieren, Harnwege, des Respirationstraktes, Meningitis in Kombination mit anderen Antibiotika

PK
- β-Lactamase-stabil
- Elimination: renal + hepatische Metabolisierung

43.1.2 Aminoglykoside

Wirkstoffe

Tobramycin · Gentamicin · Streptomycin · Spectinomycin · Neomycin

Wirkungsspektrum
- breites Wirkungsspektrum gegen **Staphylokokken** und **gramnegative Keime** inkl. **Pseudomonas**
- nicht wirksam gegen Streptokokken, Pneumokokken, Anaerobier
- nicht wirksam gegen intrazelluläre Keime, da Aminoglykoside wegen der Hydrophilie nicht in die Körperzellen penetrieren

Wm
bakterizid: Hemmung der Proteinsynthese durch irreversible Bindung an die 30-S-UE der Ribosomen:
→ Fehlablesungen bei der Translation → Bildung von giftigen „Nonsens-Proteinen" → Membranschäden → Bakteriolyse

Ind
- **Tobramycin, Gentamicin:** schwere Infektionen wie Endokarditis und Infektionen mit Problemkeimen wie Pseudomonas, Lokaltherapie am Auge
- **Streptomycin:** Kombinationstherapie der Tuberkulose
- **Spectinomycin:** Gonorrhö (Mittel 2. Wahl bei Penicillinallergie)
- **Neomycin:** zur lokalen Anwendung bei Hautinfektionen oder per os zur Darmdekontamination

Anwendung
- strenge Indikationsstellung aufgrund schneller Resistenzentwicklung durch Bildung von inaktivierenden Enzymen
- enge therapeutische Breite → **Drug monitoring!**
- Trotz ihrer kurzen $t_{1/2}$ werden Aminoglykoside aufgrund des „postantibiotischen Effekts" (s. o.) **nur einmal täglich** gegeben. Die Rate der **UW** ist dabei sogar **geringer** als bei mehrfacher Gabe.
- Kombination mit einem **β-Lactam-Antibiotikum** bei schweren Infektionen sinnvoll aufgrund einer **synergistischen Wirkung**
- **Kombination mit anderen nephrotoxischen** oder **ototoxischen Substanzen** wie z. B. mit Furosemid ist aufgrund der UW zu **vermeiden.**

PK
- keine Resorption:
  - **parenterale Gabe** zur systemischen Wirkung
  - orale Gabe zur lokalen Wirkung im Darm, z. B. Neomycin
- $t_{1/2}$ = 3 h, aber **postantibiotischer Effekt** mit langer Wirkdauer
- **Elimination:** renal, Akkumulation bei Niereninsuffizienz
- plazentagängig, nicht liquorgängig

- Anreicherung in tieferen Kompartimenten: Perilymphe des Innenohrs, Tubuluszelle der Niere
- enge therapeutische Breite (Drug monitoring)

UW
- **nephrotoxisch**
- irreversibel **ototoxisch:** Störungen im Gleichgewichts- und Hörorgan (Hörverlust im Hochtonbereich)
- Allergie

WW
- **Synergismus mit β-Lactam-Antibiotika,** die die Aufnahme der Aminoglykoside ins Bakterium verbessern
- Steigerung der Ototoxizität durch Furosemid
- Steigerung der Nephrotoxizität: durch Furosemid, einige Cephalosporine, Amphotericin B, Ciclosporin, Cisplatin
- Verstärkung der Wirkung nicht-depolarisierender Muskelrelaxantien

43.1.3 Makrolidantibiotika

Wirkstoffe

Erythromycin · Roxithromycin · Clarithromycin · Azithromycin

Wirkungsspektrum
- **grampositive** und einige **gramnegative** Keime wie Helicobacter, Legionellen, Hämophilus
- **zellwandlose** Keime (Mykoplasmen)
- **intrazelluläre** Keime (Chlamydien)

Wm

bakteriostatisch: Hemmung der Proteinsynthese durch reversible Bindung an die 50-S-UE der Ribosomen:
→ Behinderung der korrekten Translokation der t-RNA, Störung der Verlängerung der Peptidkette → Störung des Bakterienwachstums

Ind
- **Alternative bei Penicillinallergie** (z. B. Tonsillitis, Erysipel, Scharlach, Otitis media)
- außerdem: **Eradikationstherapie** von Helicobacter pylori, **Pneumonie** (pulmonale Anreicherung)
- Erythromycin wirkt prokinetisch und wird als Prokinetikum bei Darmträgheit (i.v.), z.B. bei Intensivpatienten verwendet.

Anwendung
- Makrolidantibiotika sind sehr gut verträgliche und gut wirksame Antibiotika, die sogar in der Schwangerschaft zugelassen sind.
- **Erythromycin** (älteres Makrolidantibiotikum), wird nur noch selten eingesetzt, da neuere Substanzen wie **Roxithromycin** oder **Clarithromycin** eine bessere PK und weniger UW aufweisen.

PK
- gute Resorption bei neueren Substanzen (Roxithromycin, Clarithromycin)
- Metabolismus: Cytochrom-P-450, Elimination: biliär
- $t_{1/2} = 5–10$ h
- Anreicherung in Lunge, Muttermilch
- nicht liquorgängig

UW
- gut verträglich, auch in der Schwangerschaft zugelassen
- **selten:** gastrointestinale Beschwerden, cholestatische Hepatitis, Allergie, Verlängerung der QT-Zeit im EKG (Gefahr von Torsades de pointes Tachykardien)

WW

- **Hemmung von Cytochrom-P-450** durch Makrolidantibiotika: verminderter Abbau von z. B. Cumarinen, Digitoxin, Theophyllin
- Kreuzresistenz mit Lincomycinen und Chloramphenicol (ähnlicher Wm)
- gehäuft Rhabdomyolysen bei der Kombination mit HMG-CoA-Reduktasehemmern

43.1.4 Tetrazykline

Wirkstoffe

Tetrazyklin · Doxycyclin · Minocyclin

Wirkungsspektrum

- breites Wirkungsspektrum gegen **grampositive** und viele **gramnegative** Keime, nicht gegen Pseudomonas, Proteus
- **zellwandlose Keime** (Mykoplasmen)
- **intrazelluläre Keime** (Chlamydien)
- häufig **Resistenzen** bei Staphylokokken, Streptokokken, Pneumokokken

Wm

bakteriostatisch: Hemmung der Proteinsynthese durch Bindung an die 30-S-UE der Ribosomen:
→ Behinderung der Bindung der t-RNA im Ribosom → Störung des Bakterienwachstums

Ind

interstitielle Pneumonie, Syphilis, nicht-gonorrhoische Urethritis, Borreliose, Cholera, Q-Fieber, Epididymitis, Adnexitis

Anwendung

- Da sich Tetrazykline in **Knochen** und **Zähnen** anreichern und zu Wachstumsstörungen und Zahnverfärbungen führen können, dürfen sie **nicht in der Schwangerschaft** und bei **Kindern** bis zum Alter von 8 Jahren angewandt werden.
- Die älteren Vertreter (Tetrazyklin) hatten eine ungünstige PK, durften nicht bei Niereninsuffizienz eingesetzt werden und sind durch neuere Substanzen wie Doxycyclin oder Minocyclin ersetzt worden.

PK

- **gute Resorption** bei neueren Substanzen (Doxycyclin, Minocyclin)
- **starke Chelatbildner:** Abnahme der intestinalen Resorption bei gleichzeitiger Einnahme von Milch, Eisen, Antazida
- Elimination:
  - neuere Substanzen: Metabolismus
  - ältere Substanzen: renal
- **Speicherung in Knochen, Zähnen** und **Haut**
- $t_{1/2} > 10$ h (neuere Präparate)
- **plazentagängig,** Anreicherung in Muttermilch, nicht liquorgängig

UW

- irreversible **Zahnveränderungen:** gelbbraune Verfärbung
- **ossärer Wachstumsstopp**
- **Phototoxizität** (Sonnenlicht meiden)
- gastrointestinale Beschwerden
- Hepatotoxizität: Dosisreduktion bei Leberinsuffizienz

KI

Schwangerschaft, Kinder bis 8 Jahre

43.1.5 Gyrasehemmer (Chinolone)

Wirkstoffe

Gruppe I: Norfloxacin
Gruppe II: Ciprofloxacin, Ofloxacin
Gruppe III: Levofloxacin
Gruppe IV: Moxifloxacin

Wirkungsspektrum

- Gruppe I: gramnegative Erreger inkl. H. influenzae, Meningokokken, Gonokokken, Enterobakterien (z. B. E. coli, Shigellen)
- Gruppe II: zusätzlich wirksam auf zellwandlose und intrazelluläre Keime (Mykoplasmen, Chlamydien). Außerdem: Pseudomonas. Ciprofloxacin ist das aktivste Chinolon gegen Pseudomonas.
- Gruppe III: wie II, aber bessere Aktivität gegen grampositive Keime inkl. Pneumokokken und atypische Erreger
- Gruppe IV: wie III, zusätzlich gegen Anaerober wirksam

Wm

bakterizid: Hemmung der DNA-Synthese durch Inhibition der bakteriellen DNA-Gyrase (= Topoisomerase):

- Funktion der **Gyrase: Superspiralisierung der DNA** durch Öffnen, Verdrillen und Verschließen der DNA (wichtig für das Verpacken der DNA)
- Gyrasehemmer inhibieren das Enzym und behindern dadurch das Verschließen der DNA → Störung des Bakterienstoffwechsels → Bakteriolyse

Ind

- Gruppe I: Harnwegsinfektionen, infektiöse Gastroenteritis
- Gruppe II: breite Anwendung (Harnwegsinfektionen, infektiöse Gastroenteritis, Haut-, Knocheninfektionen, systemische Infektionen). Ciprofloxacin ist nicht gut wirksam auf Pneumokokken, deshalb nicht zur Monotherapie der Pneumonie verwenden.
- Gruppe III: wie II, zusätzlich Pneumonie
- Gruppe IV: Pneumonie

Anwendung

- Häufig angewandt: **Ciprofloxacin, Ofloxacin, Moxifloxacin.** Ofloxacin = Racemat, wobei die L-Form (= Levofloxacin) der eigentlich antibakterielle Bestandteil ist. Levofloxacin ist stärker antibakteriell wirksam als das Racemat, kann in höherer Dosierung angewandt werden und wirkt besser auf Pneumokokken. Deshalb wurde es der Gruppe III zugeordnet.
- aufgrund der **raschen Resistenzbildung strenge Indikationsstellung** z. B. bei Infektionen mit Pseudomonas aeruginosa, Serratien und nosokomialen Infektionen, die gegen andere Antibiotika resistent sind
- Da Gyrasehemmer in der Wachstumsphase zu **Knorpelschäden** führen können, dürfen sie **nicht bei Kindern** und in der **Schwangerschaft** angewandt werden.

PK

- gute Resorption
- **Elimination:** renal (Ofloxacin, Levofloxacin) und Metabolisierung (stark bei Moxifloxacin): aufgrund der renalen Ausscheidung sind Gyrasehemmer bei Harnwegsinfekten gut wirksam (außer Moxifloxacin: geringe renale Elimination)
- Inhibition von Cytochrom-P-450 bei einzelnen Vertretern möglich
- kurze $t_{1/2}$ = 3–6 h, außer Moxifloxacin ($t_{1/2}$ = 13 h)
- Anreicherung in **Knorpel** und **Knochen**

UW

- Schädigung des Gelenkknorpels in der Wachstumsphase

- gastrointestinale Beschwerden, BB-Veränderungen
- selten ZNS-Störungen: Schwindel, Kopfschmerzen, Krämpfe

KI — Schwangerschaft, Stillzeit, Kinder (bis Abschluss der Wachstumsphase), Epilepsie

WW
- Kombination mit **NSAID** (außer ASS): Erniedrigung der Krampfschwelle
- **Anstieg des Theophyllinspiegels** (Inhibition von Cytochrom-P-450)
- verminderte Resorption bei Einnahme von Antazida und Metallionen (Fe^{2+})

43.1.6 Sulfonamide

Wirkstoffe

Mittelzeitsulfonamide: Sulfadiazin · Sulfamethoxazol

Wirkungsspektrum
- ursprünglich breites Spektrum gegen grampositive und gramnegative Erreger, jedoch viele Resistenzen
- heute wirksam gegen:
  - Streptokokken, Pneumokokken, E. coli, Chlamydien, Nocardien
  - **Protozoen:** Malariaplasmodien, Pneumocystis jirovecii, Toxoplasmen

Wm — **bakteriostatisch: Hemmung der Nukleinsäuresynthese** durch einen Folsäureantagonismus:
- kompetitiver **Antagonismus** zur **para-Aminobenzoesäure** (**PABA**)
- PABA ist notwendig zur Synthese der bakteriellen Tetrahydrofolsäure (TH_4). TH_4 wirkt als Coenzym bei der Übertragung von Methylgruppen (C_1) mit, die für die Synthese der DNA, RNA und von Methionin benötigt werden. Sulfonamide bewirken somit eine **Wachstumsstörung** der Bakterien.
- **verzögerter Wirkungseintritt:** wirken erst, nachdem die TH_4-Speicher entleert sind
- kein Einfluss auf die menschliche DNA-Synthese, da menschliche Zellen auf die exogene Zufuhr von Folsäure angewiesen sind

Ind — Harnwegsinfekte, Gastroenteritiden, Kombinationstherapie der Malaria, Toxoplasmose und Pneumocystis-jirovecii-Pneumonie (einst Pneumocystis-carinii-Pneumonie genannt)

Anwendung
- Sulfonamide wurden bereits 1935 zur antimikrobiellen Therapie eingeführt
- Wegen der Resistenzentwicklung werden sie **nur noch in Kombination** verwendet, meist mit den synergistisch wirkenden **Diaminopyrimidinen** (☞ Kap. 43.1.7).

PK
- gute Resorption (Ausnahme: Sulfasalazin: wird im Darm bakteriell gespalten in: 5-Aminosalizylsäure und Sulfapyridin (= Sulfonamid), Anwendung bei Colitis ulcerosa, M. Crohn, Basistherapeutikum rheumatoide Arthritis, ☞ Kap. 22.6, 32.1.2)
- Elimination:
  - Metabolisierung (Acetylierung): unterschiedliche $t_{1/2}$ bei Schnell- und Langsamacetylierern
  - z. T. unveränderte renale Ausscheidung
- verschiedene $t_{1/2}$: heute meist Anwendung der Mittelzeitsulfonamide wie **Sulfadiazin** und **Sulfamethoxazol** ($t_{1/2}$ ca. 10 h, je nach Metabolisierungsrate)

UW
- **gastrointestinale Beschwerden**

- **allergische Reaktionen** bis hin zum Lyell-Syndrom, Kreuzallergie mit Sulfonylharnstoffen und Thiaziddiuretika (sind chemisch alles Sulfonamidderivate)
- **phototoxisch** (Sonnenlicht meiden)
- **nephrotoxisch** (ausreichend Flüssigkeitsaufnahme zum Vermeiden von Kristallisationen)
- selten: hepato-, neuro-, hämatotoxisch

KI — Leber-, Niereninsuffizienz, Porphyrie, Glucose-6-Phosphat-Dehydrogenase-Mangel, Schwangerschaft, Stillzeit, Neugeborene

43.1.7 Diaminopyrimidine

Wirkstoffe

Trimethoprim · Tetroxoprim · Pyrimethamin

Wirkungsspektrum — gleiches Wirkungsspektrum wie Sulfonamide (☞ Kap. 43.1.6)

Wm — **bakteriostatisch: Hemmung der Nukleinsäuresynthese** durch einen Folsäureantagonismus:

- kompetitiver **Antagonismus** der **Dihydrofolatreduktase**
- Dihydrofolatreduktase katalysiert die Umwandlung von Dihydrofolsäure (DH_2) in Tetrahydrofolsäure (TH_4). TH_4 wirkt als Coenzym bei der Übertragung von Methylgruppen (C_1) mit, die für die Synthese der DNA, RNA und von Methionin benötigt werden. Diaminopyrimidine bewirken somit eine **Wachstumsstörung** der Bakterien.
- synergistische Wirkung zu Sulfonamiden
- Auch in menschlichen Zellen existiert eine Dihydrofolatreduktase, jedoch haben die Antibiotika eine viel höhere Affinität zum bakteriellen Enzym. Deshalb haben sie bei normaler Dosierung **keinen Einfluss auf** den **menschlichen Folsäuremetabolismus.**

Ind

- **Trimethoprim, Tetroxoprim:** Harnwegsinfekte, Gastroenteritiden, Bronchitis, Gallenwegsinfektionen, Pneumocystis-jirovecii-Pneumonie
- **Pyrimethamin:** Toxoplasmose, Malaria (**Antiprotozoenmittel**)

Anwendung — nur noch als **Kombinationspräparate mit Sulfonamiden** (☞ Kap. 43.1.6 und 43.1.8)

PK

- gute Resorption
- $t_{1/2} = 10$ h

UW

- bei Überdosierung: Störung des menschlichen Folsäuremetabolismus mit **hämatopoetischen Störungen** (Anämie)
- selten Allergie

43.1.8 Kombination Sulfonamid – Diaminopyrimidin

Wirkstoffe

Co-trimoxazol = Sulfamethoxazol + Trimethoprim
Cotrimazin = Sulfadiazin + Trimethoprim

Sulfonamide und Diaminopyrimidine wirken synergistisch, indem sie beide – an verschiedenen Stellen – die **Folsäuresynthese hemmen.**
Kombination:

- Verminderung der Resistenzbildung
- Erweiterung des Wirkungsspektrums
- Verstärkung der Wirksamkeit

Wirkungsspektrum

- **grampositive** und **gramnegative** Keime, insbesondere **Enterobakterien** wie E. coli, Salmonellen, Shigellen, Klebsiellen, Proteus
- Protozoen: **Pneumocystis jirovecii**

Wm

☞ Einzelpräparate: Kap. 43.1.6 und 43.1.7

Ind

- **Kombinationspräparate: Harnwegsinfekte, Gastroenteritiden** inkl. Typhus, Cholezystitiden
- Prophylaxe und Therapie der **Pneumocystis-jirovecii-Pneumonie**
- Malariatherapie (Sulfadoxin + Pyrimethamin, ☞ Kap. 44.8.1)

PK, UW

wie bei den Einzelpräparaten (☞ Kap. 43.1.6 und 43.1.7)

43.1.9 Chloramphenicol

Wirkungsspektrum

- breites Spektrum gegen **grampositive** und **gramnegative** Erreger, **Rickettsien** und **Anaerobier**
- intrazelluläre Erreger
- wegen UW nur noch klinische Anwendung bei **Meningitiserregern** (H. influenzae, Meningokokken, Typ-B-Streptokokken), **Salmonella typhi, Rickettsien**

Wm

bakteriostatisch: Hemmung der Proteinsynthese durch reversible Bindung an die 50-S-UE der Ribosomen:
→ Verhinderung der Elongation der Peptidkette → Wachstumsstörung

Ind, Anwendung

- gut wirksames Antibiotikum mit **schweren UW**
- Einsatz nur, wenn andere Antibiotika nicht verwendet werden können bzw. nicht wirksam sind, insbesondere bei **Typhus** und **lebensgefährlichen Meningitiden** (sehr gut ZNS-gängig)

PK

- gute Resorption
- $t_{1/2} = 2$ h
- Elimination: Metabolismus über Cytochrom-P-450, Enzymhemmung
- Penetration in Liquor, Kammerwasser, Muttermilch, Plazenta

UW

- gefährlichste UW: irreversible **Knochenmarkaplasie** (häufig letal!), nicht streng dosisabhängig, allergisch bedingt
- reversible dosisabhängige Knochenmarkdepression
- neurotoxisch

Grey-Syndrom bei Neugeborenen:

- **Symptome:** Erbrechen, Meteorismus, Atemdepression
- **Ursache:** verminderte Metabolisierung von Chloramphenicol wegen reduzierter Enzymaktivität beim Neugeborenen

Herxheimer-Reaktion, z. B. bei Typhus:

- **Symptome:** Schock
- **Ursache:** Chloramphenicol kann bei hoher Dosierung zu einer massiven Abtötung der Erreger führen, wodurch Endotoxine freigesetzt werden, die einen Schock auslösen können.

KI	Blutbildstörungen, Schwangerschaft, Perinatalperiode, Leberinsuffizienz
WW	• **Hemmung von Cytochrom-P-450** durch Chloramphenicol: verstärkte Wirkung von Cumarinen, Phenytoin, Sulfonylharnstoffen • **Enzyminduktoren** (Barbiturate, Phenytoin, Rifampicin) beschleunigen den Abbau von Chloramphenicol • **Kreuzresistenz** mit Makrolidantibiotika und Lincosamiden

43.1.10 Lincosamide

Wirkstoffe	Lincomycin · Clindamycin
Wirkungsspektrum	• **grampositive Kokken**, insbesondere Staphylokokken • **anaerobe gramnegative Stäbchen** inkl. Bakteroidesstämme
Wm	**bakteriostatisch,** Wm wie Makrolidantibiotika (☞ Kap. 43.1.3)
Ind	• **Anaerobierinfektionen** (Abszesse, Aspirationspneumonie, Infektionen des Gastrointestinaltrakts und des Beckenbereichs) • **Staphylokokken-Osteomyelitis** (Anreicherung im Knochen) • **Endokarditisprophylaxe** bei Penicillinunverträglichkeit
Anwendung	• keine Kombination mit Makrolidantibiotika (gegenseitige Wirkungsabschwächung) aufgrund des ähnlichen Wirkungsspektrums und Wm • **Clindamycin** wird häufiger eingesetzt als Lincomycin, da es **besser resorbiert** wird und **stärker wirksam** ist.
PK	• gute Resorption (Clindamycin > Lincomycin) • kurze $t_{1/2}$ • Anreicherung im Knochen • Elimination: unverändert renal und Metabolisierung
UW	• gastrointestinale Störungen: **pseudomembranöse Enterokolitis,** die durch Clostridium difficile bedingt ist. Diese Keime sind gegen Lincosamide und viele andere Antibiotika resistent und genießen einen Selektionsvorteil. Diese Komplikation kommt auch bei anderen Antibiotikatherapien vor. Therapie mit **Metronidazol,** alternativ **Vancomycin.** • Allergie
WW	Verstärkung der Wirkung nicht-depolarisierender Muskelrelaxantien

43.1.11 Glykopeptidantibiotika

Wirkstoffe	Vancomycin · Teicoplanin
Wirkungsspektrum	• nur **grampositive** Keime, insbesondere multiresistente Staphylokokken, Enterokokken und Clostridium difficile • keine Wirkung bei gramnegativen Bakterien, da die Zellwand nicht penetriert werden kann
Wm	**bakterizid: Störung der Zellwandsynthese** bei grampositiven Keimen durch Bindung an die Seitenkette des Mureins → Behinderung der Quervernetzung des Mureins bei der Zellwandsynthese → Bakteriolyse

Ind
- schwere Infektionen mit **multiresistenten Staphylokokken** und **ampicillinresistenten Enterokokken** (i.v.)
- **pseudomembranöse Enterokolitis** p.o. (lokale Wirkung)

Anwendung
Reserveantibiotika, häufig in Kombination mit Aminoglykosiden

PK
- keine Resorption
- renale Elimination (bei parenteraler Gabe)
- $t_{1/2}$: Vancomycin: 5 h, Teicoplanin: > 30 h

UW
- **nephro-, ototoxisch → Drug monitoring**
- Allergie: **Red-man-Syndrom** (Hauterythem), RR ↓

43.1.12 Polypeptidantibiotika

Wirkstoffe

Polymyxin · Bacitracin · Tyrothricin

Wirkungsspektrum
- **Polymyxin:** gramnegative Keime inkl. Pseudomonas, E. coli, Salmonellen
- **Bacitracin:** grampositive und gramnegative Kokken
- **Tyrothricin:** grampositive Keime

Wm
bakterizid: Einbau in die bakterielle Zellmembran → Destabilisierung der Zellmembran → Bakteriolyse

Ind
- **Darm- und Hautdesinfektion,** häufig mit dem Aminoglykosid Neomycin kombiniert (☞ Kap. 43.1.2)
- **Aerosolbehandlung** von **Tracheobronchitiden**

Anwendung
Polypeptidantibiotika sind stark toxisch, werden aber nur **lokal** angewandt (keine systemischen UW): **orale/inhalative** Anwendung im Darm-/Tracheobronchialsystem, **extern** auf der Haut.

PK
- keine Resorption, nur lokale Wirkung

> ! Cave: Bei Haut- oder Schleimhautdefekten können Polypeptidantibiotika resorbiert werden und die Zellwand menschlicher Zellen schädigen.

UW
- lokale Anwendung: keine UW
- **bei Resorption,** z. B. über Wundflächen: stark **nephro- und neurotoxisch**

43.1.13 Metronidazol

Nitroimidazol-Derivat

Wirkungsspektrum
- obligat **anaerobe** Keime (außer Aktinomyzeten)
- Protozoen: **Amöben, Trichomonas, Lamblien**

Wm
bakterizid: Schädigung der DNA unter anaeroben Bedingungen:
- Prodrug → Penetration ins Bakterium → unter anaeroben Bedingungen wird die Nitrogruppe von Metronidazol reduziert → Bildung toxischer Metabolite, die die DNA schädigen → Bakteriolyse
- nur minimale Wirkung auf die menschliche DNA aufgrund des aeroben Stoffwechsels der Zellen und der geringen Penetration von Metronidazol durch die nukleäre Membran

	• gewisser **immunsuppressiver Effekt:** Ausnutzung bei chronisch entzündlichen Darmerkrankungen
Ind	• Infektionen mit **Anaerobier:** Abszesse, Pankreatitis, Peritonitis, Aspirationspneumonie • Infektionen mit **Protozoen:** Amöbiasis, Trichomoniasis, Lambliasis • **pseudomembranöse Enterokolitis** • chronisch entzündliche Darmerkrankungen (M. Crohn, ☞ Kap. 22.6)
PK	• gute Resorption • $t_{1/2} = 6$ h • Elimination: Metabolisierung • gute Penetration in Liquor, Entzündungsherde, Abszesse
UW	gastrointestinale Beschwerden, neurotoxisch
WW	• Alkoholunverträglichkeit: verzögerter Alkoholabbau („**Antabussyndrom**") • Verstärkung der Cumarinwirkung

43.1.14 Linezolid

	Oxazolidinon
Wirkungsspektrum	• grampositive Erreger (Streptokokken, Staphylokokken, Enterokokken), wirksam auf sonst **multiresistente** Erreger • grampositive Anaerobier • keine Wirkung auf gramnegative Erreger
Wm	**bakteriostatisch** (Enterokokken, Staphylokokken), **bakterizid** (Streptokokken): Hemmung der bakteriellen Proteinsynthese durch Bindung an 50-S-Untereinheit der bakteriellen Ribosomen: → Verhinderung eines funktionellen 70-S-Initiationskomplexes → Hemmung der Translation
Ind	• Reserveantibiotikum bei nosokomialer oder ambulant erworbener Pneumonie insbesondere durch multiresistente grampositive Erreger • schwere Haut- und Weichteilinfektionen durch grampositive Erreger
PK	• gute Resorption • $t_{1/2} = 6$ h • Elimination: renal (unverändert und als Metabolite)
UW	Blutbildveränderungen (Myelosuppression), Exanthem, Pruritus
WW	• Linezolid = reversibler, nicht-selektiver MAO-Hemmer (jedoch ohne antidepressive Wirkung bei normaler Dosierung) • Linezolid verstärkt Wirkung von gleichzeitig verabreichten Sympathomimetika • Meiden eines übermäßigen Konsums von tyraminhaltigen Nahrungsmitteln (z. B. Käse, ☞ Kap. 4.2.2).

43.1.15 Fosfomycin

Wirkungsspektrum	grampositive und gramnegative Bakterien
Wm	**bakterizid:**

	• Hemmung der Zellwandsynthese durch Blockade der Peptidoglykansynthese (erster Schritt des Zellwandaufbaus von Bakterien) • Fosfomycin wird aktiv in Bakterien aufgenommen. Für diesen Transport ist Glucose-6-Phosphat notwendig.
Ind	• Reserveantibiotikum bei **Staphylococcus-aureus-Infektion** (wenn andere Antibiotika kontraindiziert sind, bei schwierig erreichbarem Infektionsherd und Multiresistenz des Erregers), z. B. Hirnventrikel-Shunt-Infektion • Fosfomycin-Trometamol: orale Anwendung zur Einmaltherapie bei unkompliziertem Harnwegsinfekt
PK	• sehr gut permeabel in interstitielle Flüssigkeiten (auch liquorgängig) • $t_{1/2} = 2$ h, renale Elimination
UW	Exanthem, Leberenzyme ↑

43.1.16 Fusidinsäure

Wirkungsspektrum	grampositive Bakterien (Staphylokokken, Streptokokken), gramnegative Kokken
Wm	**bakteriostatisch:** Hemmung der Eiweißsynthese am Ribosom
Ind	Lokalantibiotikum: • infizierte Hauterkrankungen (Creme, Gel) • bakterieller Konjunktivitis (Augentropfen)
PK	• penetriert als Steroidantibiotikum die oberen Hautschichten • penetriert auch Wundbeläge • systemisch aufgenommene Fusidinsäure wird hepatisch eliminiert
UW	sehr gut verträglich: evtl. Brennen der Haut oder Augen

43.1.17 Neue Antibiotika

Glycylcycline

Wirkstoff	Tigecyclin
Wirkungsspektrum	sehr breites Spektrum: • grampositive und gramnegative Erreger inkl. multiresistente Keime wie MRSA und Vancomycin-resistente Enterokokken (VRE). • Nicht Pseudomonas.
Wm	**bakteriostatisch: Hemmung der Proteinsynthese** durch Bindung an die 30-S-UE der Ribosomen (gleicher Wm wie Tetrazykline). Tigecyclin ist ein Tetrazyklinderivat, hat aber eine deutlich höhere Affinität für die Ribosomen: wirkt auch gegen Tetrazyklin-resistente Bakterien.
Ind	Reserveantibiotikum: komplizierte Haut- und Weichteilinfektionen, intraabdominelle Infektionen
PK	• gut gewebegängig • $t_{1/2} = 40$ h • Elimination: unverändert fäkal
UW	Übelkeit, Erbrechen

Lipopeptide

Wirkstoff

Daptomycin

Wirkungsspektrum: nur grampositive Bakterien inkl. multiresistente Keime wie MRSA.

Wm: **bakterizid:** Bindung an die Bakterienzellwand in Anwesenheit von Ca^{2+}-Ionen → Eindringen in die Zellwand (nur bei grampositiven Erregern möglich) → Bildung von Ionenkanälen → K^+-Ausstrom aus dem Bakterium → Depolarisation → Zelltod

Ind:
- Reserveantibiotikum: komplizierte Haut- und Weichteilinfektionen, Staphylokokkenendokarditis
- keine Anwendung bei Pneumonie, da Daptomycin durch Surfactant der Lunge inaktiviert wird

PK:
- $t_{1/2} = 8$ h
- Elimination: unverändert renal

UW: Myopathie (CK-Anstieg, Rhabdomyolyse), lokale Reaktion an Injektionsstelle

43.2 Antimykotika

Einteilung der Pilze:
- Dermatophyten
- Hefen (Candida, Cryptococcus)
- Schimmelpilze (Aspergillus)

Wirkstoffe

Griseofulvin · Amphotericin B · Nystatin · Flucytosin · Azolderivate · Allylamine · Echinocandine

Pilzart	wirksame Antimykotika
Dermatophyten	Griseofulvin, Azolderivate, Nystatin, Allylamine
Hefen	Amphotericin B, Nystatin, Flucytosin, Azolderivate, Echinocandine
Schimmelpilze	Amphotericin B, Flucytosin, Azolderivate, Echinocandine

Tab. 43.4: Wirkungsspektrum verschiedener Antimykotika

Pilze besitzen eine Zellwand aus Polysacchariden wie Glucanen und Chitin sowie eine darunterliegende Zellmembran mit Ergosterol als charakteristischen Bestandteil. Viele Antimykotika greifen dort an.

Griseofulvin

Wirkungsspektrum: Nur **Dermatophyten** können Griseofulvin über einen speziellen Transporter aufnehmen.

Wm: **Störung der Funktion der Mikrotubuli:** Mitose ↓, Transportprozesse ↓

Ind: **Hautmykose,** die durch andere lokale Antimykotika nicht therapierbar ist

Anwendung, PK: muss p.o. angewandt werden, da es bei lokaler Gabe nicht in die Tiefe penetriert

UW: Allergie, Leberschäden, Photosensibilisierung, evtl. mutagen

Amphotericin B

Wirkungsspektrum
- **Hefen** (Candida, Cryptococcus)
- **Schimmelpilze** (Aspergillus)

Wm
Komplexbildung mit Ergosterol der Membran → Störung von Transportprozessen

Ind
schwere Organmykosen (i.v.), Prophylaxe von lokalen Pilzinfektionen bei Immunsuppression (Anwendung z. B. als Lutschtablette)

Anwendung, PK
- Amphotericin B = eines der wirksamsten Antimykotika, aber hoch toxisch, da auch Cholesterol der menschlichen Membran gebunden wird
- häufig **Kombination mit Flucytosin** (s. u.)
- systemische Anwendung: **i.v.,** da keine Resorption

UW
- Fieber, Schüttelfrost, Erbrechen, Diarrhö
- stark toxisch: nephro-, hepato-, neurotoxisch
- Allergie

Nystatin

Wirkungsspektrum
Hefen (insbesondere **Candida**), Dermatophyten

Wm
Komplexbildung mit Sterolen der Membran → Störung von Transportprozessen (wie bei Amphotericin B)

Ind
lokale Candida-Infektionen

Anwendung, PK
nur lokale Anwendung, p.o. erfolgt keine Resorption

UW
lokal: sehr gut verträglich

Flucytosin

Wirkungsspektrum
- **Hefen** (Candida, Cryptococcus)
- **Schimmelpilze** (Aspergillus)

Wm
Hemmung der fungalen DNA- und RNA-Synthese nach Aktivierung durch ein bestimmtes Enzym, das nur in den Pilzen existiert

Ind
systemische Mykosen, auch bei Pilzmeningitis wirksam, da liquorgängig

Anwendung, PK
- häufig **Kombination** mit **Amphotericin B:**
  - Synergismus beider Substanzen
  - Wirksamkeit ↑
  - Resistenzbildung ↓
  - Dosis des toxischen Amphotericins B kann reduziert werden
- gute Resorption, dennoch wird die **i.v.-Gabe** bevorzugt, da dann weniger UW auftreten

UW
- **selten:** gastrointestinale Beschwerden, Allergie, Agranulozytose
- UW sind bei oraler Gabe häufiger, da die Substanz durch die Darmbakterien zu Metaboliten umgewandelt wird, die für die UW verantwortlich sind.

Azolderivate

Itraconazol, Ketoconazol, Fluconazol, Voriconazol

Wirkungsspektrum
- **Itraconazol:** Dermatophyten, Hefen, Schimmelpilze
- **Ketoconazol:** Dermatophyten, Hefen
- **Fluconazol:** Hefen

	• **Voriconazol:** Hefen, Schimmelpilze
Wm	**Hemmung der Synthese von Ergosterolen der Zellmembran** → Störung der Membranfunktion → Störung des Wachstums und z. T. Lyse der Zellen
Ind	**Haut-** und **Organmykosen**
Anwendung, PK	• breites Wirkungsspektrum, systemisch wirksam, nicht ganz so toxisch wie andere Antimykotika • Applikation **lokal, p.o.** (gute Resorption), **i.v.**
UW	**selten:** Leberschädigung, **Hemmung von Cytochrom-P-450**

Allylamine

Terbinafin

Wirkungsspektrum	**Dermatophyten**
Wm	**Hemmung der Synthese von Ergosterolen der Zellmembran:** ähnlich wie bei Azolen, nur früherer Angriffspunkt in der Ergosterolsynthese.
Ind	schwere **Hautmykosen**
Anwendung, PK	• systemische und lokale Anwendung • sehr lipophil, starker Metabolismus
UW	bei systemischer Anwendung: gastrointestinale Beschwerden, Hautreaktionen, Leberfunktionsstörungen

Echinocandine

Caspofungin, Anidulafungin

Wirkungsspektrum	• **Hefen** (Candida) • **Schimmelpilze** (Aspergillus)
Wm	**Hemmung der Synthese von Glucan,** einem essentiellen Bestandteil der Zellwand (fungizide Wirkung).
Ind	• invasive Candidiasis (Caspofungin, Anidulafungin) • invasive Aspergillose (nur Caspofungin)
UW	Fieber, gastrointestinale Beschwerden, Hautreaktionen, Erhöhung der Leberwerte

43.3 Virustatika

Wirkstoffe

Aciclovir · Ganciclovir · Foscarnet · Amantadin · Neuraminidasehemmer · Ribavirin

- Da es zur Therapie von Virusinfektionen nur wenige Medikamente gibt, ist eine Prophylaxe durch eine **aktive Immunisierung** (wenn möglich) wichtig.
- Virustatika = Substanzen, die in den **Nukleinsäurestoffwechsel** eingreifen oder das **Uncoating von Viren verhindern**
- Virustatika bei HIV: ☞ Kap. 44.9

43.3.1 Virustatika zur Therapie von Herpes- und CMV-Infektionen

Aciclovir

Wirkungsspektrum
- Herpes-simplex-Virus(HSV)
- Varicella-Zoster-Virus (VZV)

Wm
Nukleosidanalogon: Phosphorylierung zum aktiven Metaboliten in infizierten Zellen → Einbau als falscher Baustein in die DNA und Hemmung der DNA-Polymerase → Hemmung der viralen DNA-Synthese → Hemmung der Virusvermehrung

Ind
HSV- und **VZV-Infektionen,** insbesondere bei schweren Verläufen und Immunsupprimierten

PK
- mäßige Resorption
- Applikation:
  - i.v.: bei schweren Verläufen, bei Immunsuppression
  - p.o.: bei leichten Infektionen wie Herpes genitalis, bei Zoster und zur Prophylaxe
  - lokal: Herpes labialis, genitalis
- renale Elimination

UW
selten: Exantheme, Nierenschädigung (ausreichend Flüssigkeit zum Vermeiden von Kristallisationen)

Ganciclovir

Wirkungsspektrum
- Herpesviren: HSV, VZV, Epstein-Barr-Virus (EBV), Cytomegalievirus (CMV)
- Gegen CMV ist Ganciclovir stärker wirksam als Aciclovir.

Wm
Nukleosidanalogon: Phosphorylierung zum aktiven Metaboliten in infizierten Zellen → Einbau als falscher Baustein in die DNA und Hemmung der DNA-Polymerase → Hemmung der viralen DNA-Synthese → Hemmung der Virusvermehrung

Ind
- **schwere CMV-Infektion** bei Immunsupprimierten
- CMV-Retinitis

PK
- geringe Resorption → i.v.-Gabe
- renale Elimination

UW
- toxischer als Aciclovir, da es auch in nicht-infizierten Zellen phosphoryliert wird und dadurch die menschliche DNA-Synthese hemmt
- **Knochenmarksuppression:** Neutro-, Thrombozytopenie, Exantheme

Foscarnet

Wirkungsspektrum
Herpesviren (auch gegen CMV), HIV

Wm
Pyrophosphatanalogon: Hemmung der DNA-Polymerase → Hemmung der DNA-Synthese → Hemmung der Virusvermehrung

Ind
CMV-Infektion bei AIDS-Patienten

UW
nephrotoxisch, Hypokalzämie

43.3.2 Virustatika zur Therapie von Influenza

Amantadin

Wirkungsspektrum: Influenza-A-Viren, Influenza-C-Viren

Wm: **verhindert Uncoating** von Influenzaviren, d.h. die Freisetzung der Virus-DNA in der Wirtszelle wird gehemmt

Ind:
- **Prophylaxe der Influenza-A-Infektion** bei Risikopatienten, bei denen eine Grippeschutzimpfung nicht erfolgte bzw. nicht möglich ist
- Therapie der **Influenzainfektion** innerhalb der ersten 48 h
- Therapie des **M. Parkinson** (☞ Kap. 41)

PK, UW: ☞ Kap. 41

Neuraminidasehemmer

Zanamivir, Oseltamivir (Tamiflu®)

Wirkungsspektrum: Influenza-A-Viren, Influenza-B-Viren

Wm: Hemmung des viralen Enzyms Neuraminidase:
- Neuraminidase und Hämagglutinin = charakteristische Oberflächenmerkmale auf Influenzaviren
- Neuraminidase: für die Freisetzung von Viruspartikeln aus infizierten Zellen notwendig, erleichtert die Virusreplikation und Ausbreitung der Viren in den Epithelzellen des Respirationstrakts
- Durch Hemmung des Enzyms bleiben die Viren quasi auf der infizierten Zelle haften und ihre Ausbreitung wird gehemmt.

Ind:
- Therapie der **Influenzainfektion** innerhalb der ersten 48 h
- Prophylaxe der Influenzainfektion bei Risikopatienten

PK:
- Zanamivir: Resorption und oBV ↓ → Anwendung per inhalationem
- Oseltamivir: gute Resorption, Anwendung p.o., Prodrug

UW: gut verträglich

43.3.3 Virustatika zur Therapie der Hepatitis B und C

Adefovir

Wirkungsspektrum: Hepadnaviren (Hepatitis-B-Viren)

Wm: Nukleotidanalogon: nach intrazellulärer Aktivierung (Phosphorylierung) hemmt Adefovir die virale Polymerase → Kettenabbruch der Virus-DNA → Virusvermehrung ↑

Ind: chronische Hepatitis B mit aktiver Virusreplikation.
Anmerkung: neben Adefovir werden zur Therapie der Hepatitis B Lamivudin (☞ Kap. 44.9.1) und pegyliertes Interferon α (☞ Kap. 46.2) verwendet.

Ribavirin

Wirkungsspektrum: RNA- und DNA-Viren, Anwendung insbesondere bei Infektionen mit Hepatitis-C-Viren (HCV)

Wm	• Nukleosid-Analogon: hemmt die GTP-Synthese und dadurch die DNA-Synthese • jedoch unklarer Wm bei HCV
Ind	• Kombination mit pegyliertem Interferon α: chronische Hepatitis C • Respiratory Syncytial Virus bei Kindern, hämorrhagisches Fieber mit renalem Verlauf bei Hantavirusinfektion
PK	Resorption ↑, oBV ↑, Metabolisierung
UW	Anämie, gastrointestinale Störungen, neurotoxisch, Exanthem

43.4 Anthelmintika

Wirkstoffe

Praziquantel · Mebendazol · Niclosamid

Anthelmintika sind Pharmaka zur Behandlung von **Wurminfektionen.**
Es gibt eine Vielzahl unterschiedlicher Würmer, die zu verschiedenen Krankheitsbildern führen. Dementsprechend sind auch zahlreiche Anthelmintika auf dem Markt, die je nach Wurmart eingesetzt werden.
Häufig verwendete Anthelmintika sind: **Praziquantel, Mebendazol, Niclosamid.**

Anthelmintikum	Spektrum	Wirkungsmechanismus
Praziquantel	Bandwürmer, Schistosomen	bewirkt eine Dauerdepolarisation der motorischen Endplatte beim Wurm → Lähmung des Wurms → Ausscheidung des Wurms
Mebendazol	Fadenwürmer, Echinokokken	Interferenz mit Mikrotubuli und Hemmung der Glukoseaufnahme in den Wurm
Niclosamid	Bandwürmer	Hemmung der ATP-Bildung in den Würmern, Störung im Kohlenhydratstoffwechsel

Tab. 43.5: Wichtige Anthelmintika

- Bandwürmer (Zestoden):
  - Fischbandwurm (Diphyllobothrium latum), Rinderbandwurm (Taenia saginata), Schweinebandwurm (Taenia solium, verursacht die Zystizerkose). Therapie: Praziquantel, Niclosamid.
  - Hundebandwurm (Echinococcus granulosus), Fuchsbandwurm (Echinococcus multilocularis). Therapie: zunächst chirurgisch, bei Inoperabilität oder perioperativ Gabe von Mebendazol.
- Saugwürmer (Trematoden): Egel und Schistosomen (Bilharziose). Therapie: Praziquantel.
- Fadenwürmer (Nematoden): Trichine (Trichinella spiralis; Trichuriasis), Peitschenwurm (Trichuris trichiura), Madenwurm (Enterobius vermicularis auch Oxyuris vermicularis genannt; Enterobiasis, Oxyuriasis), Hakenwurm (Ancylostoma duodenale; Ankylostomiasis), Spulwurm (Ascaris lumbricoides; Askariasis). Therapie: Mebendazol.

44 Antimikrobielle Therapie

44.1 Pneumonie

Erreger

- **ambulant:**
  - Pneumokokken, Mykoplasmen, Legionellen, Chlamydien, Viren.
  - sowie H. influenzae, S. aureus, Enterobacteriaceae bei Vorhandensein der u.g. Risikofaktoren
- **nosokomial:** Pseudomonas, Klebsiellen, Enterobacter, Staphylokokken, Candida
- **Aspirationspneumonie:** Anaerobier
- **bei HIV:** Pneumocystis jirovecii, Mykobakterien, Pilze, Viren

Therapie

- **ambulant erworbene Pneumonie ohne Risikofaktoren:**
  - **1. Wahl: Amoxicillin**
  - alternativ: Makrolidantibiotika (z. B. Clarithromycin), Doxycyclin
  - Problem: Rate an makrolidresistenten Pneumokokken in Deutschland: 15 %
  - Therapiedauer meist 7 Tage
- **ambulant erworbene Pneumonie mit Risikofaktoren** (chronische internistische oder neurologische Komorbidität, Antibiotikavortherapie in letzten 3 Monaten, Patienten aus Pflegeheimen):
  - **1. Wahl: Amoxicillin + β-Lactamase-Inhibitor (Clavulansäure)**
  - Bei V.a. Infektion mit Mykoplasmen, Legionellen, Chlamydien: zusätzlich Makrolidantibiotikum
  - alternativ: Chinolone (Levofloxacin, Moxifloxacin)
  - Problem: Chinolone haben ein sehr breites Wirkungsspektrum → Gefahr der Resistenzentwicklung. Außerdem mehr UW.
  - Ciprofloxacin nicht zur Monotherapie der Pneumonie verwenden: nicht ausreichend wirksam gegen Pneumokokken.
- **schwerer Verlauf der ambulant erworbenen Pneumonie** mit stationärer Aufnahme:
  - Amoxicillin + β-Lactamase-Inhibitor (Clavulansäure) ± Makrolid oder
  - Cephalosporin der Gruppe 2/3 (Cefuroxim, Ceftriaxon) ± Makrolid oder
  - Chinolone (Levofloxacin, Moxifloxacin) oder
  - Ertapenem ± Makrolid
  - Bei sehr schwerem Verlauf und V.a. Pseudomonasinfektion: Piperacillin/Tazobactam, Imipenem oder Meropenem jeweils + Levofloxacin oder Ciprofloxacin
- **nosokomial erworbene Pneumonie:**
  - Aminopenicillin + β-Lactamase-Inhibitor oder Cephalosporin der Gruppe 2/3 oder Chinolon (Levofloxacin, Moxifloxacin).
  - Bei sehr schwerem Verlauf: Kombination z. B. von Cephalosporin oder Carbapenem mit Chinolon
  - multiresistente Staphylokokken: Vancomycin, Linezolid

- Aspirationspneumonie: Anaerobierwirksame Antibiotika sollten Bestandteil der Therapie sein: Carbapenem, Clindamycin, Metronidazol.
- HIV: ☞ Kap. 44.9

44.2 Infektiöse Gastroenteritis

Erreger

Salmonellen, Shigellen, Campylobacter, Yersinien, Amöben, E. coli, Viren, Vibrionen, Lamblien

Therapie

- Antibiotika nur bei schwerem Verlauf, schlechtem Allgemeinzustand
- wichtigste therapeutische Maßnahme: **Flüssigkeits-** und **Elektrolytersatz:** Rehydratation (oral):

Glukose	20 g
NaCl	3,5 g
$NaHCO_3$	2,5 g
KCl	1,5 g
ad H_2O	1000 g

- Gastroenteritis: Störung der normalen Elektrolytresorption. Therapie: durch Zugabe von **Glukose** kann Na^+ über einen Co-Transporter (Glukose + Na^+) aufgenommen werden, Wasser strömt dann nach.
- alternativ: **gesüßter Tee** + **Salz**

44.2.1 Reisediarrhö

- häufiger Erreger: **E. coli**
- Kurzzeittherapie: **Co-trimoxazol** oder **Gyrasehemmer** (Eindosistherapie oder max. über 3 d)
- evtl. zusätzlich **Loperamid,** wenn der Stuhl nicht blutig ist und keine fiebrige Infektion besteht
- „Stand-by-Medikation“ für den Urlaub: **Ciprofloxacin** + **Loperamid**

44.2.2 Weitere infektiöse Gastroenteritiden

Gastroenteritiserreger	Therapie
Salmonellen-Gastroenteritis	guter AZ: keine Antibiotika schlechter AZ, hohes Alter, Säuglinge: Ampicillin, alternativ: Co-trimoxazol, Gyrasehemmer
Shigellen	Co-trimoxazol, Ampicillin, Gyrasehemmer
Campylobacter	guter AZ: keine Antibiotika schlechter AZ: Makrolidantibiotika
Yersinien	guter AZ: keine Antibiotika schlechter AZ: Co-trimoxazol
Amöben, Lamblien	Metronidazol
Typhus	Ampicillin, alternativ: Chloramphenicol, Co-trimoxazol, Gyrasehemmer

Gastroenteritiserreger	Therapie
Cholera	Tetrazykline, Co-trimoxazol
pseudomembranöse Enterokolitis (antibiotikaassoziiert, ☞ Kap. 43.1.10)	Metronidazol, Vancomycin

Tab. 44.1: Therapie der infektiösen Gastroenteritis in Abhängigkeit vom Erreger

44.3 Darmdekontamination

Ind

- Reinigung des Darms als Vorbereitungen zu **Darmoperationen**
- prophylaktisch bei **polytraumatisierten Patienten**
- **Leberzirrhose:** Reduktion der bakteriellen Synthese von Ammoniak

Anwendung

meist Kombination aus:

- **Polymyxin:** Polypeptidantibiotikum gegen gramnegative Keime
- **Tobramycin oder Neomycin:** Aminoglykosid gegen grampositive und gramnegative Keime
- **Amphotericin B:** Antimykotikum mit breitem Wirkungsspektrum gegen verschiedene Pilzarten

Die verwendeten Substanzen werden **intestinal nicht resorbiert,** sodass sie nur lokal im Darm ohne systemische UW wirksam werden.

44.4 Akutes rheumatisches Fieber

Erreger

postinfektiöse Zweiterkrankung nach Infektion mit **β-hämolysierenden Streptokokken** der Gruppe A, z. B. nach einer Tonsillitis. Folge:

- Endokarditis (Gefahr von **Herzklappenfehlern,** die sich nach 10–20 Jahren entwickeln können, insbesondere bei häufigen Rezidiven)
- Myo- und Perikarditis
- Polyarthritis
- Chorea minor
- Erythema anulare
- subkutane Knötchen

Therapieziel

Vermeiden einer Endokarditis + Rezidivprophylaxe

44.4.1 Akuttherapie

- Antibiotikum der Wahl: **Penicillin G i.v.,** alternativ: Cephalosporine, Makrolidantibiotika
- **antiinflammatorische** Therapie mit **ASS,** bei Herzbeteiligung: **Glukokortikoide**

44.4.2 Rezidivprophylaxe

- **Benzathin-Penicillin** i.m. alle 3 Wochen über 10 Jahre bzw. bis ins Erwachsenenalter hinein
- Danach wird nur noch bei invasiven Eingriffen eine **periinterventionelle** Endokarditisprophylaxe durchgeführt (☞ Kap. 44.5).

44.5 Endokarditis

Erreger

- **akut:** Staphylokokken, Enterokokken, Pilze
- **subakut** (Endocarditis lenta): Streptokokken der Viridansgruppe aus der Mundhöhle
- **Mechanismus:** vorgeschädigte Klappe, z.B. durch rheumatisches Fieber + Bakteriämie, z.B. durch Zahnextraktion → Klappendestruktion

44.5.1 Akuttherapie

- **Streptokokken** (= häufigste Erreger):
  - **Penicillin G** + **Aminoglykosid** (Gentamicin) über 2 Wochen oder
  - **Penicillin G** allein über 4 Wochen
  - Penicillinunverträglichkeit: Vancomycin über 4 Wochen
- **Staphylokokken:**
  - penicillinasefestes Penicillin (**Flucloxacillin**) + **Aminoglykosid** (Gentamicin)
  - resistente Keime gegen Flucloxacillin: Vancomycin + Aminoglykosid
  - Herzklappenprothese: penicillinasefestes Penicillin + Aminoglykosid + Rifampicin
- **Enterokokken:**
  - **Ampicillin** + **Aminoglykosid** (Gentamicin)
  - alternativ: Vancomycin + Aminoglykosid (Gentamicin)
- **unbekannter Erreger** (empirische Therapie):
  - Nativklappe: Ampicillin/Sulbactam + Aminoglykosid
  - Kunstklappe: Vancomycin + Aminoglykosid + Rifampicin
- **Pilzendokarditis:** Amphotericin B + Azolderivate

44.5.2 Endokarditisprophylaxe

Ind

bei erhöhtem Endokarditisrisiko, dazu zählen:

- Patienten mit künstlicher Herzklappe (mechanisch, biologisch)
- 6 Monate nach Klappenoperation oder interventionell behandeltem Herzfehler unter Verwendung von alloprothetischem Material
- Z.n. bakterieller Endokarditis
- Angeborene Herzfehler: zyanotische Herzfehler, Implantation eines Conduits oder residueller Defekt
- Herztransplantierte Patienten mit Valvulopathie

bei invasiven Eingriffen:

- in der Mundhöhle, z.B. Zahnextraktion
- im Respirationstrakt, z.B. Tonsillektomie
- im Bereich von manifesten Infektionen im Gastrointestinal-, Urogenitaltrakt und der Haut

Medikamente

- Amoxicillin 2 g p.o. (oder Ampicillin 2 g i.v.)
- bei Penicillinallergie: Clindamycin 600 mg p.o. oder i.v.
- jeweils einmalig 30–60 min vor dem Eingriff

44.6 Sepsis

- Beginn der antibiotischen Therapie: nach Abnahme von Blutkulturen und innerhalb einer Stunde nach Diagnosestellung der Sepsis
- Re-Evaluation der antibiotischen Therapie aller 48–72 h
- Initial Breitspektrumtherapie, dann Deeskalationsstrategie, d.h. Übergang auf ein spezifisch für den nachgewiesenen Erreger wirksames Antibiotikum
- Therapiedauer: meist 7–10 Tage ausreichend
- Die initiale Antibiose richtet sich nach vermutetem Fokus, Risikoprofil des Patienten und lokaler Resistenzsituation. Es handelt sich häufig um eine Kombinationstherapie, die ggf. ein pseudomonaswirksames Antibiotikum beinhalten sollte: Ceftazidim, Carbapenem, Piperacillin, Gyrasehemmer

Sepsisursache	Erreger	Therapie
ohne Herdnachweis	unbekannt	Cephalosporin + Aminoglykosid; Carbapenem, Piperacillin
Venenkathetersepsis	Staphylokokken	Cephalosporin + Vancomycin oder Aminoglykosid bei MRSA: Vancomycin, Linezolid
Urosepsis	E. coli, Proteus, Pseudomonas, Enterobacter	Ciprofloxacin, Levofloxacin, Cephalosporin, Carbapenem
Wundinfektionssepsis	Staphylokokken, Streptokokken, evtl. Anaerobier	Cephalosporin, evtl. + Clindamycin
pulmonale Sepsis	Pneumokokken, Staphylokokken, Klebsiellen, Pseudomonas	Cephalosporin oder Carbapenem + Levofloxacin
abdominelle Sepsis	Enterobakterien, anaerobe Keime	Cephalosporin + Metronidazol Carbapenem
Puerperalsepsis	aerob-anaerobe Mischinfektion	Cephalosporin + Metronidazol/ Clindamycin Carbapenem

Tab. 44.2: Ursachen und Therapie der Sepsis (Anmerkung: mit Cephalosporin ist eines der 3. Gruppe gemeint). Die Therapie kann sich im Individualfall von hier gängigen Empfehlungen deutlich unterscheiden.

44.7 Tuberkulose

Erreger

Mycobacterium tuberculosis

Therapeutika

INH · Rifampicin · Pyrazinamid · Ethambutol · Streptomycin

Therapie der Tuberkulose: **mehrmonatige Kombinationstherapie:** zur Vermeidung einer Resistenzbildung und Persistenz der Erreger

Standardtherapie

- **Initialphase** (2 Monate): **INH** + **Rifampicin** + **Pyrazinamid** + **Ethambutol** (oder Streptomycin)
- **Stabilisierungsphase** (4 Monate): **INH** + **Rifampicin**
- bei Rezidiven und Immunschwäche: Therapie über 9–12 Monate durchführen

- Niereninsuffizienz: Dosisreduktion von Ethambutol und Streptomycin
- Leberinsuffizienz: Dosisreduktion von Pyrazinamid und Rifampicin

INH

INH = Isoniazid = Isonicotinsäurehydrazid

Wirkungsspektrum: hohe Wirksamkeit auf extra- und intrazelluläre Tuberkelbakterien

Wm: **bakterizid:** Bildung eines aktiven Metaboliten im Bakterium → Störung der **Nukleinsäuresynthese** und der Synthese bestimmter **Zellwandbestandteile**

PK:
- gute Resorption
- **liquorgängig,** daher auch bei tuberkulöser Meningitis indiziert
- Metabolisierung: Acetylierung, Metabolisierungsrate genetisch determiniert
  - Schnellacetylierer: $t_{1/2} = 1$ h
  - Langsamacetylierer: $t_{1/2} = 3$ h

UW:
- **hepato-, neurotoxisch** (Polyneuropathie, Krämpfe, Psychose)
- neurotoxische UW: bedingt durch den Vitamin-B_6-Antagonismus von INH, kann durch die gleichzeitige Gabe von **Vitamin B_6** vermieden werden, ohne die antituberkulotische Wirkung von INH zu verlieren

WW: Verstärkung der Wirkung von Alkohol, Phenytoin

Rifampicin

Wirkungsspektrum:
- breites Wirkungsspektrum, auch gegen atypische Mykobakterien, Lepraerreger, gramnegative Bakterien und Staphylokokken
- wirksam gegen ruhende Keime und Tuberkelbakterien in verkäsenden Tuberkulomen

Wm: **bakterizid:** Hemmung der bakteriellen RNA-Polymerase

Ind:
- Tuberkulose
- Pneumonie durch atypische Mykobakterien oder Legionellen
- Lepra, Brucellose, Staphylokokken-Endokarditis

PK:
- gute Resorption
- Metabolisierung, überwiegend biliäre Elimination
- Enzyminduktion von Cytochrom-P-450
- kurze $t_{1/2}$, die im Verlauf der Therapie aufgrund der Enzyminduktion weiter abnimmt

UW: **Leberschäden,** gastrointestinale Störungen

KI: Leberinsuffizienz, Schwangerschaft

WW: durch Enzyminduktion: beschleunigter Abbau anderer Medikamente (Cumarine, Antikonzeptiva, Kortikosteroide, Digitalisglykoside, Barbiturate)

Pyrazinamid

Wirkungsspektrum: gut wirksam gegen **intrazelluläre** und in **verkäsenden Nekrosen** lebende Tuberkelbakterien

Wm: **bakterizid:** ähnlich wie INH

PK:
- gute Resorption
- liquorgängig
- rasche Resistenzbildung

UW	Hyperurikämie, Fotosensibilisierung, Leberschäden, Blutglukose ↑
KI	Leber- und Niereninsuffizienz, Gicht, Schwangerschaft

Ethambutol

Wirkungsspektrum	wirksam auf proliferierende Tuberkelbakterien
Wm	**bakteriostatisch:** genauer Mechanismus unklar
PK	• gute Resorption • kurze $t_{1/2}$, renale Elimination: Dosisreduktion bei Niereninsuffizienz • gut liquorgängig
UW	• z. T. irreversible Sehstörungen durch retrobulbäre Neuritis (Verlust des Grünsehens, Visusverlust) • Hyperurikämie
KI	Sehstörungen, Hyperurikämie

Streptomycin

- = Aminoglykosid (☞ Kap. 43.1.2),
- muss als einziges Antituberkulotikum **parenteral** gegeben werden

Wm	**bakterizid** gegen extrazelluläre Keime (☞ Kap. 43.1.2)
UW	nephro- und ototoxisch

44.8 Malaria

Erreger

- Malaria quartana: Plasmodium malaria
- Malaria tertiana: Plasmodium vivax und ovale
- Malaria tropica: Plasmodium falciparum

44.8.1 Malariatherapie

Wirkstoffe

Chloroquin · Mefloquin · Primaquin · Atovaquon · Proguanil · Artemether/Lumefantrin · Chinin · Doxycyclin

Malariaform	Therapie
M. quartana	Chloroquin
M. tertiana	Chloroquin bei Resistenz (SO-Asien, Pazifikregion): Mefloquin Nachbehandlung mit Primaquin für 2 Wochen
unkomplizierte M. tropica	Mefloquin bei Resistenz (Thailand, Kambodscha): Atovaquon + Proguanil bei Resistenz (Westafrika): Artemether + Lumefantrin
komplizierte M. tropica	Chinin ggf. + Doxycyclin

Tab. 44.3: Therapie der Malaria

Chloroquin

Wm
schizontozid auf Blutschizonten: Hemmung der Hämpolymerase:
- Die erythrozytären Formen der Plasmodien bauen Hämoglobin ab, um daraus essentielle Aminosäuren zu gewinnen. Dabei entsteht toxisches Häm (Ferriprotoporphyrin). Die Hämpolymerase ist ein Enzym der Plasmodien, das toxisches Häm inaktiviert.
- Durch Chloroquin steigt der Spiegel toxischen Häms an und die Plasmodienmembran wird geschädigt.

Ind
- **Therapie** und **Prophylaxe der Malaria**
- rheumatoide Arthritis (☞ Kap. 32.1.2)

PK
gute Resorption, $t_{1/2}$ = 1–2 Monate

UW
- kurzfristige Anwendung: **gut verträglich** (evtl. gastrointestinale Störungen, Kopfschmerzen)
- bei Glukose-6-Phosphat-Dehydrogenase-Mangel: hämolytische Krisen
- bei Langzeitanwendung: Neuropathie, Kardiomyopathie, Augenschäden (Hornhauttrübung, irreversible Retinopathie)

Mefloquin

Wm
schizontozid auf Blutschizonten, Wm ähnlich wie Chloroquin (s. dort)

Ind
- **Prophylaxe** und **Therapie** der Malaria
- Inzwischen haben sich **Mefloquinresistenzen** entwickelt, z. B. in Südostasien.

PK
gute Resorption, $t_{1/2}$ = 3 Wochen

UW
neurotoxisch (Psychosen, Krämpfe), **kardiale UW** (Extrasystolen, AV-Block)

Primaquin

Wm
schizontozid auf Gewebeschizonten, Hypnozoiten (ruhende Form) und **Gametozyten** durch Störung der DNA-Synthese der Plasmodien
Es wirkt nicht auf Blutschizonten und deshalb ist keine akute Wirkung zu erwarten.

Ind
Abschlussbehandlung der **Malaria tertiana:** Rezidivprophylaxe aufgrund der abtötenden Wirkung ruhender Parasiten

PK
gute Resorption, $t_{1/2}$ = 5 h

UW
- gut verträglich
- bei Glukose-6-Phosphat-Dehydrogenase-Mangel: hämolytische Krisen

Atovaquon

Wm
schizontozid auf Blut- und Gewebeschizonten: hemmt selektiv den Elektronentransport der Mitochondrien in Protozoen: Hemmung der Nukleinsäure- und ATP-Synthese

Ind
- in Kombination mit Proguanil: **Malariaprophylaxe** und **Therapie** der **unkomplizierten Malaria tropica**
- Pneumocystis-jirovecii-Pneumonie

PK
schwankende Resorption: besser mit fettreicher Nahrung, PEB ↑, enterohepatischer Kreislauf

UW
gastrointestinale Störungen, Kopfschmerzen, Fieber

Proguanil

Wm **schizontozid auf Blut-** und **Gewebeschizonten** (langsamer Wirkungseintritt) durch einen Folsäureantagonismus: Hemmung der Dihydrofolatreduktase

Ind
- Kombination mit Atovaquon: Therapie und Prophylaxe der Malaria tropica
- Kombination mit Chloroquin: Malariaprophylaxe für besondere Personengruppen (z. B. Schwangere)

PK Prodrug, Metabolisierung über Cytochrom-P-450, $t_{1/2} = 1$ d

Artemether / Lumefantrin

Wm **schizontozid auf Blutschizonten und Gametozyten:**
Beide Substanzen wirken synergistisch: Verhinderung der Inaktivierung des toxischen Häms (☞ Chloroquin), Hemmung der Nukleinsäure- und Proteinsynthese in Plasmodien.

Ind Therapie der **unkomplizierten Malaria tropica**

PK geringe Resorption: besser mit fettreicher Nahrung, PEB ↑, Metabolisierung über Cytochrom-P-450

UW Schwindel, gastrointestinale Störungen, Verlängerung der QT-Zeit im EKG

Chinin

Wm **schizontozid auf Blutschizonten:**
- genauer Wm noch unklar, wahrscheinlich kommt es zur Interkalation der Plasmodien-DNA und zu einer Hemmung der DNA-Synthese
- Außerdem wirkt Chinin analgetisch, antipyretisch, lokalanästhetisch, muskelrelaxierend.

Ind Therapie der **komplizierten Malaria**

PK gute Resorption, $t_{1/2} = 5$ h, Metabolismus

UW
- relativ toxisch: Hör- und Sehstörungen
- Herzrhythmusstörungen, RR ↓
- hämolytische Krise bei Glukose-6-Phosphat-Dehydrogenase-Mangel

Doxycyclin

= Tetrazyklin (☞ Kap. 43.1.4)

Wm **schizontozid auf Blut- und Gewebeschizonten:** Störung der Proteinsynthese

Ind
- in Kombination mit **Chinin** zur Therapie der **komplizierten Malaria**
- Prophylaxe der Malaria alternativ zu Mefloquin oder Atovaquon / Proguanil: in Deutschland zur Prophylaxe formal nicht zugelassen

Pyrimethamin

= Diaminopyrimidin (☞ Kap. 43.1.7)

Wm **schizontozid auf Blut-** und **Gewebeschizonten** sowie Gametozyten (langsamer Wirkungseintritt) durch einen Folsäureantagonismus: Hemmung der Dihydrofolatreduktase

Ind
- Kombination mit Sulfadoxin: Therapie der Malaria tropica bei Chloroquinresistenz (in Deutschland dafür nicht mehr zugelassen)
- Kombination mit einem Sulfonamid: Therapie der Toxoplasmose

UW evtl. **Allergie,** insbesondere bei Kombination mit Sulfadoxin

Sulfadoxin
= Sulfonamid (☞ Kap. 43.1.6)

Wm **schizontozid** auf **Blut-** und **Gewebeschizonten** durch einen Folsäureantagonismus: kompetitiver Antagonismus zur para-Aminobenzoesäure

Ind Kombination mit Pyrimethamin: Therapie der Malaria tropica bei Chloroquinresistenz (in Deutschland dafür nicht mehr zugelassen)

44.8.2 Malariaprophylaxe und Stand-by-Medikation

Wirkstoffe

Chloroquin · Mefloquin · Atovaquon/Proguanil · Artemether/Lumefantrin · (Doxycyclin)

Die Anwendung der verschiedenen Medikamente ist abhängig vom Reiseziel aufgrund der dortigen Resistenzlage.

- **Prophylaxe:** nur bei Reisen in Hochrisikogebiete, z. B. Afrika mit
  - Mefloquin oder
  - Atovaquon/Proguanil oder
  - Doxycyclin (keine Zulassung in Deutschland)
- **Zeitdauer:** eine Woche vor, während und bis 4 Wochen nach der Reise. Ausnahme: Atovaquon/Proguanil wird 1–2 d vor der Reise eingenommen (gut bei Last-minute-Reisen).
- **Stand-by-Medikation:** = Notfallmedikation für Gebiete mit niedrigem oder mittlerem Malariarisiko (hier erfolgt keine Prophylaxe). Die Stand-by-Medikation nimmt der Patient ein, wenn Malariasymptome auftreten und ein Arzt innerhalb von 24 h nicht erreichbar ist. Je nach Reiseziel und Resistenzlage wird empfohlen:
  - Chloroquin oder
  - Mefloquin oder
  - Atovaquon/Proguanil oder
  - Artemether/Lumefantrin.

44.9 AIDS

Erreger HIV-1, -2

Therapieziel

- Hemmung der Virusreplikation
- Verzögerung der Krankheitsprogression
- Rückbildung HIV-bedingter Symptome
- Verbesserung des Immunstatus

> Eine **Heilung** ist durch die derzeitige antiretrovirale Therapie **nicht möglich.** Nach einer gewissen Zeit bilden sich gegen die Medikamente **Resistenzen** aus.

44.9.1 Antiretrovirale Therapie

Therapeutika

nukleosidische Reverse-Transkriptase-Inhibitoren · nicht-nukleosidische Reverse-Transkriptase-Inhibitoren · Proteaseinhibitoren · Integraseinhibitor · Eintrittsinhibitoren

Es gibt drei virale Enzyme, die zur Therapie durch Inhibitoren genutzt werden:
- **Reverse Transkriptase:** nukleosidische Reverse-Transkriptase-Inhibitoren (NRTI, = Nukleosidanaloga) und nicht-nukleosidische Reverse-Transkriptase-Inhibitoren (NNRTI)
- **Protease:** Proteaseinhibitoren (PI)
- **Integrase:** Integraseinhibitoren (INI)
- Außerdem kann die Infektion der Wirtszelle durch **Eintrittsinhibitoren** (Fusionsinhibitoren, Korezeptorantagonisten) gehemmt werden.

Die Therapie erfolgt mit **Kombinationspräparaten:**
- Verzögerung einer Resistenzentwicklung
- Erzielen einer optimalen Wirkung.

Zur **Kombination** werden empfohlen:
- **2 NRTI + 1 NNRTI** oder
- **2 NRTI + 1 PI** oder
- **2 NRTI + 1 INI.**
- Fusionsinhibitoren: neue Substanzklasse; Anwendung bisher nur, wenn Therapieversagen unter Regimen aufgetreten sind, welche zumindest je ein Arzneimittel aus jeder der o. g. Substanzklassen enthielten
- Korezeptorantagonisten: nur 2. Wahl, da schlechter wirksam
- Problem der antiretroviralen Therapie: Auftreten UW, Einnahme zahlreicher Tabletten (Compliance-Problem), viele Medikamenteninteraktionen.

Ind — Eine antiretrovirale Therapie ist indiziert bei:
- allen symptomatischen HIV-Patienten: CDC-Stadium B und C
- asymptomatischen HIV-Patienten – CDC-Stadium A – mit einer CD4-Zellzahl < 350/µl. Bei Auftreten von Zusatzkriterien wie hoher Viruslast kann auch bei höherer Zellzahl eine Therapie indiziert sein.

NRTI

= nukleosidische Reverse-Transkriptase-Inhibitoren
Lamivudin, Emtricitabin, Zidovudin

Wm — **Hemmung der reversen Transkriptase** und **Störung der viralen Nukleinsäuresynthese:**
- Prodrug → Aktivierung in der Wirtszelle → Bindung an die reverse Transkriptase → Einbau in die DNA des Provirus → Abbruch der viralen Nukleinsäuresynthese
- nur wirksam gegen neu in die Wirtszellen eingedrungene HI-Viren

PK — gute Resorption, gut liquorgängig, $t_{1/2}$ = 1 h, Metabolisierung

UW — gastrointestinale Symptome, Kopfschmerzen

NNRTI

= nicht-nukleosidische Reverse-Transkriptase-Inhibitoren
Efavirenz, Nevirapin

Wm **Bindung an die reverse Transkriptase** → Hemmung der DNA-Polymerase → Störung der viralen Nukleinsäuresynthese

PK gute Resorption, lange $t_{1/2}$ (Tage), Metabolisierung über Cytochrom-P-450, Enzyminduktion (dadurch Abnahme der $t_{1/2}$)

UW Efavirenz darf wegen der Gefahr von Fehlbildungen nicht in der Schwangerschaft eingesetzt werden.

Proteaseinhibitoren

Lopinavir, Ritonavir

Wm **Hemmung der HIV-Protease:**

- HIV-Protease: spaltet die für die Replikation notwendigen Proteine aus einem Vorläuferprotein ab
- Inhibition des Enzyms: Störung der Virusvermehrung (Bildung eines funktionslosen Polyproteins, jedoch werden keine infektiösen Viren mehr gebildet)
- Boosterung mit Ritonavir: Ritonavir ist in therapeutischer Dosierung wegen gastrointestinaler UW unverträglich. Es wird jedoch in niedriger Dosis, in der es nicht antiviral wirksam ist, anderen PIs zugesetzt → Anstieg der Plasmakonzentration (im Talspiegel) und Verlängerung der $t_{1/2}$ der anderen PI.

PK

- gute Resorption
- kurze $t_{1/2}$
- Metabolisierung über Cytochrom-P-450

UW Kopfschmerzen, gastrointestinale Beschwerden, Nephrolithiasis, Leberschädigung, Hyperlipidämie

Integraseinhibitor

Raltegravir

Wm Hemmung der Integration der neu synthetisierten Virus-DNA in Chromosomen der Wirtszelle → **Virusvermehrung ↓**.

PK hepatische Metabolisierung (unabhängig von Cytochrom-P-450)

UW gut verträglich

Fusionsinhibitor („Entry-Inhibitor“)

Enfuvirtid

Wm Bindung an das virale Glykoprotein gp41 → Verhinderung der Fusion von Virus an CD4-positive Zellen: **Infektion der Zellen wird gehemmt.**

PK Abbau durch Peptidasen im GI-Trakt → Anwendung nur parenteral (s.c.) möglich

UW gut verträglich, Hautreaktion an Injektionsstelle

Ko-Rezeptorantagonist („Entry-Inhibitor“)

Maraviroc

Wm Hemmung der Bindung der HI-Viren an den CCR5-Rezeptor der Wirtszelle → **Infektion der Zelle wird gehemmt.** Der CCR5-Rezeptor ist einer von 2 Chemokinrezeptoren, über die HI-Viren in die Wirtszelle eindringen. Die Anwendung ist nur sinnvoll beim Nachweis von CCR5-tropen Viren (80 % der HIV-Infizierten).

PK Metabolisierung über Cytochrom-P-450

44.9.2 Therapie einiger opportunistischer Infektionen

- **Pneumocystis-jirovecii-Pneumonie:** Co-trimoxazol
- **Toxoplasmose:** Pyrimethamin + Sulfonamid, Primärprophylaxe mit Co-trimoxazol
- **Candidainfektion:** Amphotericin B, Fluconazol
- **HSV-Infektion:** Aciclovir
- **CMV-Infektion:** Ganciclovir

44.9.3 Postexpositionsprophylaxe

- Infektionsrisiko nach Nadelstichverletzung mit Hohlnadel:
  - Hepatitis B: bis zu 30 %
  - Hepatitis C: < 1 %
  - HIV: 0,3–1,5 %
- Allgemeinmaßnahmen:
  - Spülen (bei HIV: antiseptische Spülung mit PVP-Jod / Alkohol empfohlen)
  - Blutung an der Schnittstelle durch Druck auf das umliegende Gewebe steigern.
  - Infektionsstatus des Indexpatienten (und des Exponierten) untersuchen (HBsAg, Anti-HCV, Anti-HIV, ggf. weitergehende Tests)

Hepatitis B:

- keine Postexpositionsprophylaxe notwendig wenn:
  - erfolgreiche Immunisierung in letzten 10 Jahren oder
  - aktueller Anti-HBs-Titer >100 IE/l bei letzter Impfung vor >10 Jahren oder
  - bei letzter Kontrolle innerhalb der letzten 3 Jahre war ein ausreichender Schutz festgestellt worden.
- einmalige Boosterung (nur aktive Immunisierung)
  - bei aktuellem Anti-HBs-Titer von 10–100 IE/l und letzte Impfung > 10 Jahre
- simultane passive Immunisierung (spezifisches Hepatitis-B-Immunglobulin) + aktive Immunisierung innerhalb von 48 h bei:
  - Nicht-Immunisierten
  - Impf-Nonrespondern
  - aktuellem Anti-HBs-Titer < 10 IE/l

Hepatitis C:

- keine aktive Immunisierung möglich
- Postexpositionsprophylaxe mit Interferon, Ribavirin oder Immunglobulin ohne Nutzen
- Ausheilungsrate der symptomatischen akuten Hepatitis C: ca. 50 %.
- Deshalb erfolgt keine Postexpositionsprophylaxe. Die betroffene Person wird direkt nach der Verletzung, nach 2–4, 12 und 24 Wochen auf eine Hepatitis C hin untersucht. Bei positivem Befund: sofortige Interferontherapie.

HIV:

- Postexpositionsprophylaxe = 2 NRTI + 1 PI (alternativ: 2 NRTI + 1 NNRTI oder 3 NRTI)
- Indikation zur Postexpositionsprophylaxe:
  - perkutane Nadelstichverletzung nach Kontakt mit einer Körperflüssigkeit mit hoher Viruskonzentration

- bei tiefen Schnittverletzungen
- bei oberflächlichen Verletzung z. B. mit einer chirurgischen Nadel (insbesondere, wenn Indexpatient AIDS oder eine hohe HI-Viruskonzentration hat)
- ggf. bei Kontakt von Schleimhaut oder geschädigter Haut mit Körperflüssigkeiten mit hoher Viruskonzentration

- keine Postexpositionsprophylaxe:
  - perkutaner Kontakt, Haut- oder Schleimhautkontakt mit anderen Körperflüssigkeiten als Blut (z. B. Urin, Speichel)
  - Kontakt von intakter Haut mit Blut (auch bei hoher Viruskonzentration)
- Beginn: bei Nachweis (HIV-Schnelltest) oder hoher Wahrscheinlichkeit für eine HIV-Infektion der Indexperson: sofortige Postexpositionsprophylaxe:
  - beste Ergebnisse bei Prophylaxebeginn innerhalb der ersten 2 h (max. 24 h)
  - Liegt die Exposition über 72 h zurück, wird die Prophylaxe nicht mehr empfohlen.
- Dauer: mind. 4 Wochen

44.10 Weitere Infektionskrankheiten

Erkrankung	Erreger	Therapie
bakterielle Meningitis	**Erwachsene, Kinder:** Pneumokokken, Meningokokken, H. influenzae, Listerien	Penicillin G oder Cephalosporin der Gruppe 3 (z. B. Ceftriaxon) bei Listeriennachweis: Ampicillin + Aminoglykosid (Cephalosporine sind unwirksam auf Listerien)
	postoperativ auch Staphylokokken	Vancomycin + Cephalosporin
	Neugeborene: B-Streptokokken, E. coli, Listerien	Cephalosporin der Gruppe 3 + Ampicillin
	• Bei unbekanntem Erreger: Cephalosporin der Gruppe 3 + Ampicillin i. v. • Bei Erwachsenen wird außerdem eine Kortikosteroidtherapie (Dexamethason) durchgeführt (Prognosebesserung).	
Borreliose	Borrelia burgdorferi (Spirochäte)	**Erwachsene in der Frühphase:** Doxycyclin **Kinder in der Frühphase:** Amoxicillin **Erwachsene und Kinder in der Spätphase,** z. B. mit Karditis, Arthritis: Cephalosporin oder Penicillin G Der Einsatz von Antibiotika in der Frühphase (Erythema migrans) kann Spätkomplikationen wie Karditis verhindern.
Bronchitis	**akut:** Viren	keine Antibiotika, nur bei bakterieller Superinfektion
	chronisch: Pneumokokken, H. influenzae	Amoxicillin (+ Penicillinasehemmer), alternativ: Makrolidantibiotikum
Brucellose	Brucella abortus und melitensis	Rifampicin + Doxycyclin
Diphtherie	Corynebacterium diphtheriae	Penicillin G i. v. + Antitoxin, alternativ: Erythromycin + Antitoxin

Erkrankung	Erreger	Therapie
eitrige Tonsillitis	A-Streptokokken	Oralpenicillin über 10 d: Vermeiden einer postinfektiösen Zweiterkrankung (Endokarditis, Glomerulonephritis)
Gonorrhö	Gonokokken	**eintägige Therapie:** Cephalosporin i.m., **mehrtägige Therapie:** Procain-Penicillin i.m., alternativ: Spectinomycin i.m., Tetrazykline
Harnwegsinfekt	E. coli, andere Enterobakterien	**unkomplizierter HWI:** Co-trimoxazol oder Amoxicillin (letzteres auch in Schwangerschaft möglich) als Kurzzeitchemotherapie entweder über 1 d oder max. 2–3 d Pyelonephritis: Co-trimoxazol, Gyrasehemmer über 14 d
Leptospirose (M. Weil)	Leptospira (Spirochäte)	Penicillin G, alternativ: Doxycyclin, Ampicillin
Osteomyelitis	**akut:** Staphylokokken, Streptokokken, bei Säuglingen auch Gonokokken	penicillinasefestes Penicillin, alternativ: Clindamycin, Gonokokken: Penicillin G
	chronisch: Staphylokokken, Salmonellen, Pseudomonas	Gyrasehemmer, alternativ: Cephalosporin bei Kindern: penicillinasefestes Penicillin oder Clindamycin
Pertussis	Bordetella pertussis	Erythromycin, alternativ: Co-trimoxazol, Amoxicillin
Syphilis	Treponema pallidum (Spirochäte)	Benzathin-Penicillin i.m., alternativ: Doxycyclin, **Neurosyphilis:** Penicillin G i.v. **kongenitale Syphilis:** Penicillin G i.v.
Urethritis	Gonokokken	Penicillin G i.m. oder Cephalosporin
	Chlamydien, Mykoplasmen	Doxycyclin, alternativ: Makrolidantibiotikum, Gyrasehemmer
	Trichomonaden	Metronidazol
spezielle Erreger (systemische Infektionen)	Anaerobier	wirksam: Carbapenem, Cefoxitin, Metronidazol, Clindamycin
	MRSA	wirksam: Vancomycin, Teicoplanin, Linezolid, Tigecyclin, Daptomycin
	Pseudomonas	wirksam: Ceftazidim, Carbapenem, Piperacillin, Aminoglykoside, Gyrasehemmer

Tab. 44.4: Therapie wichtiger Infektionskrankheiten

45 Zytostatische Therapie

- Zytostatika führen zu einer Schädigung von **Tumorzellen.**
- keine tumorspezifische Wirkung: auch Schädigung **teilungsaktiver körpereigener Zellen,** insbesondere des Knochenmarks, der Gonaden und der Schleimhäute → **schwere UW**
- Zytostatika sind nicht die einzige antitumorale therapeutische Maßnahme: Eine **operative Therapie** steht – wenn möglich – immer an erster Stelle.

Zellzyklus

- Einteilung der Zellphasen:
  - **M-Phase:** Mitosephase: Bildung zweier diploider Tochterzellen
  - **G_1-Phase:** Wachstumsphase 1, Synthese der RNA und von Proteinen
  - **S-Phase:** DNA-Synthesephase, Reduplikation der DNA zum tetraploiden Chromosomensatz
  - **G_2-Phase:** Wachstumsphase 2
  - **G_0-Phase:** Ruhephase
- Schnell wachsende Zellen befinden sich überwiegend in der S-Phase, wenig wachsende Zellen in der G_0- und G_1-Phase. Die Zellen sind in der **G_0- und G_1-Phase** besonders **unempfindlich** gegenüber Zytostatika.
- Zytostatika können phasenunspezifisch (d. h. in allen Phasen), oder phasenspezifisch wirken:
  - **phasenunspezifisch:** Alkylantien, zytostatische Antibiotika
  - **phasenspezifisch:** Mitosehemmer, Antimetabolite, Topoisomerasehemmer

Ind

- **kurative** primäre **Chemotherapie:** primär heilende Chemotherapie, z. B. bei malignen Lymphomen
- **palliative Chemotherapie:** zur Verbesserung der Lebensqualität
- **adjuvant:** im Anschluss an eine operative Tumorresektion zur Abtötung möglicher Restzellen in kurativer Absicht, evtl. auch in Kombination mit einer Radiatio
- **neoadjuvant:** zur präoperativen Tumorverkleinerung (= Downstaging) eines Tumors

Anwendung

heute meist **Polychemotherapie** durch Kombination mehrerer Zytostatika:

- Verminderung von **Resistenzbildung**
- Steigerung der Wirkung und der **Erfolgsquote** der Therapie
- ohne die Rate UW zu erhöhen

UW

allgemeine UW einer zytostatischen Therapie:

- **Frühreaktion:** Erbrechen, Fieber
- **Spätreaktion:**
  - gastrointestinale Beschwerden: Diarrhö, Emesis
  - Thrombo-, Leukopenie → erhöhte Blutungs- und Infektionsgefahr
  - Anämie
  - Haarausfall
  - Hepatotoxizität
  - Entstehung von Zweittumoren

- – Infertilität, Teratogenität
- – Hyperurikämie durch die Zytolyse
- **Resistenzbildung:** verursacht z. B. durch Mutationen und Selektion von Tumorzellen, geringe Anreicherung der Substanz im Tumorgewebe, enzymatische Inaktivierung des Zytostatikums, Bildung von Proteinen, die das Zytostatikum aus der Zelle transportieren

Nadir

= **tiefster Leukozytenwert,** der meist 6–10 d nach Therapiebeginn erreicht wird → hohe **Infektionsgefahr**

Zytostatika-induzierte Emesis

Die Emesis führt zu einem hohen Leidensdruck, insbesondere zu Beginn der Zytostatikatherapie. Zu den hochemetogenen Zytostatika zählen Cisplatin, Cyclophosphamid, Dacarbazin. Therapiemöglichkeiten (☞ Kap. 21.2):

- **leichte** Emesis: **Metoclopramid** ± Dexamethason
- **mittlere** Emesis: **Dexamethason**
- **schwere** Emesis: **Ondansetron** ± Dexamethason (neu: Aprepitant)

45.1 Zytostatika

Einteilung

Alkylantien · Mitosehemmer · Topoisomerasehemmer · zytostatische Antibiotika · Antimetabolite

Die Therapie mit Zytostatika unterliegt einem ständigen Wandel, neue Medikamente werden verwendet, viele befinden sich noch in experimentellen Phasen.
Es werden hier nur die „klassischen" Zytostatika schlagwortartig erläutert, d.h. nur die für diese Substanzen typischen Indikationen, UW und Besonderheiten werden erwähnt.

45.1.1 Alkylantien

Wirkstoffe

Cyclophosphamid · Platinkomplexe · Chlorambucil · Busulfan · Pro-/ Dacarbazin · Temozolomid · Nitroseharnstoffe · Melphalan · Bendamustin

Wm

- **Vernetzung der DNA-Stränge** und **fehlerhafte Basenpaarungen:** Störung der Nukleinsäuresynthese und der Zellteilung
- in allen Zellphasen wirkungsvoll (**zellphasenunspezifisch**)

Cyclophosphamid

Ind

- breites Spektrum: Lymphome, Plasmozytom, Bronchial-, Mamma-Ca
- Immunsuppressivum nach Transplantationen und bei Autoimmunkrankheiten (☞ Kap. 46.1)

PK

- Prodrug: Metabolisierung zu mehreren aktiven Metaboliten
- Bei der Metabolisierung entsteht u. a. **Acrolein,** das für die hämorrhagische Zystitis als UW verantwortlich ist. Durch die Gabe von **Mesna** (= 2-Mercaptoethansulfonat) wird Acrolein gebunden und als nicht toxisches Produkt renal eliminiert.

UW
- hämorrhagische Zystitis (vermeidbar durch Mesna)
- Kardiomyopathie

Platinkomplexe

Cisplatin, Carboplatin, Oxaliplatin

Ind — breites Spektrum: Zervix-, Endometrium-, Prostata-, Hoden-, Blasen-, Bronchial- und Hautkarzinome. Oxaliplatin beim Kolonkarzinom.

PK — Prodrug, intrazelluläre Umwandlung in die eigentliche Wirkform

UW
- nephro-, ototoxisch
- Carboplatin: starke Knochenmarkdepression
- neurotoxisch: Cis-, Oxaliplatin

Weitere Alkylantien

- **Chlorambucil:** zytotoxisch bevorzugt auf lymphatische Zellen, Indikation: **CLL**
- **Busulfan:** wirkt eher auf myeloische Zellen, Indikation: **CML,** Konditionierung (Hochdosischemotherapie) vor Knochenmarktransplantation(typische UW: interstitielle Lungenfibrose)
- **Pro-** und **Dacarbazin:** Indikation: **Lymphome**
- **Melphalan:** wie Chlorambucil stark myelotoxisch, Indikation: Plasmozytom
- **Bendamustin:** chemisch mit Chlorambucil verwandt. Indikation: Lymphome, Mamma-Ca.
- **Temozolomid:** = Dacarbazin-Derivat, sehr lipophil und ZNS-gängig. Indikation: Hirntumore
- **Nitroseharnstoffe** (Carmustin, Nimustin): sehr lipophil. Indikation: Hirntumore. UW: Nadir tritt sehr spät ein (nach 4–6 Wochen) und ist langanhaltend.

45.1.2 Mitosehemmer

Wirkstoffe

Vinca-Alkaloide · Taxane

Wm — Mitosehemmung durch **Beeinflussung des Spindelapparates:**
- **Vinca-Alkaloide** hemmen den **Aufbau** des Spindelapparates.
- **Taxane** hemmen den **Abbau** des Spindelapparates.
- **phasenspezifische** Wirkung in der **Mitosephase**

Vinca-Alkaloide

Vinblastin, Vincristin

Ind — Lymphome, Mamma-, Bronchial-Ca, Sarkome

UW — **neuromuskuläre Störungen** (Reflexausfall, Ataxie, Paresen)

Taxane

natürliches Vorkommen in der Eibe, Docetaxel, Paclitaxel

Ind — Mamma-, Bronchial-Ca

UW
- **allergische Reaktion,** Neuropathie
- zur Vermeidung einer allergischen Reaktion: Vormedikation mit **Dexamethason** und einem **H_1-Antagonisten** empfohlen

45.1.3 Topoisomerasehemmer

Wirkstoffe

Topoisomerase-I-Inhibitoren · Topoisomerase-II-Inhibitoren

Wm Hemmung des Zellzyklus in der **S-** und **G_2-Phase** (**phasenspezifisch**)

Topoisomerase-I-Inhibitoren

Irinotecan, Topotecan

Wm Bindung an Topoisomerase I → **DNA-Einzelstrangbrüche:**

- **Topoisomerase I:** beteiligt an der **Entspiralisierung der DNA.** Das Enzym bindet an einen der beiden DNA-Stränge und spaltet ihn. Es folgt die Entspiralisierung der DNA. Die Topoisomerase I schließt danach wieder den DNA-Strang, bevor es sich von der DNA löst. Die Entspiralisierung ist Voraussetzung für die Replikation der DNA.
- Durch Topoisomerase-I-Inhibitoren wird ein Ablösen des Enzymkomplexes von der DNA verhindert. Der gespaltene DNA-Strang wird nicht wieder verknüpft und dadurch werden DNA-Einzelstrangbrüche induziert.

Neben dem zytotoxischen Effekt bewirken Topoisomerase-I-Inhibitoren eine **Hemmung der Acetylcholinesterase.** Als UW kann ein cholinerges Syndrom auftreten.

Ind metastasiertes kolorektales Karzinom, Ovarialkarzinom

UW
- verzögert einsetzende schwere **Diarrhö:** meist am 5. Tag nach Therapiebeginn
- **akutes cholinerges Syndrom** (Therapie mit Atropin)

Topoisomerase-II-Inhibitoren

Etoposid

Wm Bindung an Topoisomerase II → **DNA-Doppelstrangbrüche:**

- **Topoisomerase II:** beteiligt an der Replikation, Transkription und DNA-Reparatur
- Hemmung des Enzyms: DNA-Doppelstrangbrüche

Ind Lymphome, AML, Bronchial-, Hoden-, Chorion-Ca

45.1.4 Zytostatische Antibiotika

Wirkstoffe

Anthracycline · Bleomycin · Actinomycin · Mitomycin

Anthracycline

Syn.: Anthrachinone

Doxorubicin, Daunorubicin

Wm wirken insbesondere in der **S-** und **G_2-Phase** durch:

- Interkalation der DNA → Hemmung der DNA- und RNA-Synthese
- Interaktion mit der Topoisomerase II → Doppelstrangbrüche der DNA
- Schädigung der Zellmembran

Ind Leukämien, Lymphome, viele verschiedene solide Tumoren

UW irreversibel **kardiotoxisch** (Linksherzinsuffizienz)

Bleomycin

Wm
- Interkalation der DNA
- Strangbrüche der DNA
- wirkt insbesondere in der **G_2-** und **M-Phase**

Ind Plattenepithelkarzinom, Hoden-Ca, Lymphome

UW interstitielle Pneumonie, Lungenfibrose, Sklerodermie

Actinomycin, Mitomycin

Wm zytotoxisch durch **Alkylierung der DNA**

Ind
- **Actinomycin:** bei Hoden- und Chorion-Ca
- **Mitomycin:** z. B. beim Pankreas-Ca

45.1.5 Antimetaboliten

Wirkstoffe

Folsäureantagonisten · Purinanaloga · Pyrimidinanaloga

Folsäureantagonisten

Methotrexat

Wm kompetitive **Hemmung der Dihydrofolatreduktase:**
- reduzierte Dihydrofolsäure steht nicht mehr zum C_1-Transfer zur Verfügung → **Störung der Synthese von Pyrimidinen** → Hemmung der DNA- und RNA-Synthese
- Bei der Anwendung als Zytostatikum werden hauptsächlich die **teilungsaktiven Tumorzellen** von der Methotrexatwirkung getroffen, da sie einen hohen Bedarf an Dihydrofolsäure haben.

> Zum zusätzlichen Schutz der normalen Körperzellen vor der Methotrexatwirkung wird **Folinsäure substituiert** (Rescue-Therapie): Folinsäure (= Leucovorin) konkurriert mit Methotrexat um denselben Membrantransport-Carrier. Die Aufnahme von Folinsäure in Tumorzellen wird durch Methotrexat gehemmt, während Methotrexat bei hoher Konzentration in die Tumorzelle direkt diffundieren kann. In gesunden Zellen hingegen hemmt Folinsäure die Wirkung von Methotrexat.

Ind
- Leukämien, Lymphome, solide Tumoren, zerebrale Tumoren
- in niedriger Dosierung: rheumatoide Arthritis (☞ Kap. 32.1.2)
- Details, PK und UW ☞ Kap. 32.1.2.

Purinanaloga

6-Mercaptopurin

Wm **Hemmung der Purin-De-novo-Synthese** durch Inhibition verschiedener Enzyme und Einbau in die DNA als falscher Baustein → Hemmung der DNA- und RNA-Synthese

Ind akute und chronische Leukämien

PK Metabolisierung über die Xanthinoxidase

WW

Bei gleichzeitiger Gabe von **Allopurinol** muss die Dosis von 6-Mercaptopurin reduziert werden, da Allopurinol die Xanthinoxidase hemmt (☞ Kap. 33.2).

Pyrimidinanaloga

5-Fluorouracil (5-FU), Cytosinarabinosid, Gemcitabin

Wm

- **5-FU** hemmt die Bildung von Thymidin → Hemmung der DNA-Synthese
- **Cytosinarabinosid** hemmt u.a. die DNA-Polymerase und wird als falscher Baustein in die DNA eingebaut → Hemmung der DNA-Synthese
- **Gemcitabin** wird als „falsche“ Base in die DNA eingebaut → Abbruch der DNA-Synthese
- wirken **phasenspezifisch** in der **S-Phase**

Ind

- **5-FU:** kolorektales Karzinom, Mamma-, Ovarial-, Pankreas- und Magen-Ca
- **Cytosinarabinosid:** Leukämie, Lymphome
- **Gemcitabin:** Pankreas-Ca

45.1.6 Weitere Zytostatika

Hydroxyharnstoff

Wm

- **blockiert** den Übergang von der **G_1**- in die **S-Phase**
- bewirkt eine Synchronisation der Tumorzellen
- Gehemmt wird die Bildung von Desoxyribonukleotiden, die für die DNA-Synthese benötigt werden.

Ind

chronische myeloproliferative Erkrankungen: CML, Polycythaemia vera

Asparaginase

Wm

- hydrolysiert Asparagin zur Asparaginsäure und **senkt** dadurch den **Asparaginspiegel**
- Für bestimmte Tumoren stellt **Asparagin** eine essentielle Aminosäure dar, für normale Körperzellen hingegen ist sie nicht-essentiell und kann synthetisiert werden.
- Die Asparaginase **hemmt** somit die **Proteinsynthese** und das **Wachstum** der Tumorzellen.

Ind

akute Leukämien

Tretinoin (All-trans-Retinsäure)

Wm

Tretinoin ist ein endogener Metabolit von Vitamin A. Es induziert die Zelldifferenzierung und hemmt die Zellproliferation. Bei der akuten promyeloischen Leukämie ist der Kernrezeptor für Tretinoin in Promyelozyten „unempfindlich“ auf physiologische Tretinoinkonzentrationen. Erst hohe pharmakologische Konzentrationen aktivieren den Rezeptor und induzieren die Differenzierung und Hemmung der Proliferation.

Ind

- akute promyeloische Leukämie (in Kombination mit Anthracyclinen: Tumorheilung möglich.)
- lokal in niedriger Dosierung: Aknetherapie

UW

- Retinsäuresyndrom: Fieber, Dyspnoe, Ödeme, Pleura- und Perikardergüsse
- teratogen

Thalidomid

Wm immunmodulatorische und antiangiogenetische Wirkungen. Genauer Wm unklar, u.a. Hemmung der Zytokinproduktion und Zytokinsignalübertragung.

Ind Multiples Myelom

UW Müdigkeit: deshalb wurde es in den 1960er Jahren als Schlafmittel verwendet (Contergan®). Wegen der Teratogenität jedoch damals vom Markt genommen. Das S-Enantiomer ist teratogen, das R-Entantiomer wirkt schlafanstoßend. Allerdings bilden sich beide Formen spontan im Blut und eine Trennung ist nicht möglich.

Imatinib

Wm Proteintyrosinkinasehemmer
- CML: erhöhte Aktivität der Proteintyrosinkinase Abl (Fusion von Chromosom 9 (Abl-Gen) mit Chromosom 22 (Bcr-Gen) zum Philadelphia-Chromosom).
- Imatinib hemmt die Abl-Tyrosinkinase durch Blockade der ATP-Bindungsstelle in der katalytischen Einheit → Hemmung der Tumorzellproliferation → Apoptose.

Ind CML

Bortezomib

Wm Proteasomeninhibitor. Proteasomen sind für den Abbau vieler funktionell wichtiger Proteine verantwortlich. Bortezomib hemmt insbesondere das S26-Proteasom und führt letztendlich zur Apoptose von Tumorzellen

Ind Multiples Myelom

Sunitinib

Wm hemmt verschiedene Rezeptortyrosinkinasen

Ind fortgeschrittenes Nierenzellkarzinom, maligne gastrointestinale Stromatumoren

45.2 Hormone und Hormonantagonisten

Bei der Therapie des **hormonabhängigen Mamma-, Endometrium-** und **Prostatakarzinoms** kann das Tumorwachstum durch Hormone und Hormonantagonisten gehemmt werden (☞ Kap. 27). Hier erfolgt nur eine kurze Zusammenfassung.

Wirkstoffe

Tamoxifen · GnRH-Analoga · Antiandrogene · Gestagene · Glukokortikoide

Tamoxifen

Wm **Östrogenrezeptormodulator,** der im Brustgewebe antagonistisch am Östrogenrezeptor wirkt und das Tumorwachstum hemmt (☞ Kap. 27.2)

Ind Bei postmenopausalen Frauen Mittel der 1. Wahl zur Langzeittherapie:
- zur adjuvanten Therapie nach Primärbehandlung des **Mamma-Ca**
- bei **metastasierendem Mamma-Ca**

Aromatasehemmer

Aminoglutethimid, Letrozol, Anastrozol

Wm **Hemmung der Aromatase:**

- Hemmung der Umwandlung von Androgene in Östrogene (☞ Kap. 27.2)
- Verminderung des Wachstumsstimulus durch Östrogene beim hormonabhängigen Mamma-Ca

Ind

- Aminoglutethimid: metastasiertes Mamma-Ca in der Postmenopause oder nach Ovarektomie
- Letrozol, Anastrozol: hormonrezeptorpositives Mamma-Ca in der Postmenopause und zur Anschlussbehandlung nach einer 2–3-jährigen Tamoxifentherapie

GnRH-Analoga

Buserelin, Goserelin

Wm **Hemmung der LH- und FSH-Freisetzung** → Verminderung der Testosteronsynthese im Hoden bzw. der Östrogensynthese in den Ovarien (☞ Kap. 27.6)

Ind fortgeschrittenes hormonempfindliches Prostata- bzw. Mammakarzinom

GnRH-Antagonist

Abarelix

Wm **Hemmung der LH- und FSH-Freisetzung** → Verminderung der Testosteronsynthese im Hoden (☞ Kap. 27.8.3)
Sofortige Abnahme des Testosteronspiegels. Bei den GnRH-Analoga (s.o.) steigt aufgrund des agonistischen Effekts am GnRH-Rezeptor die Testosteronkonzentration initial vorübergehend an.

Ind fortgeschrittenes, hormonabhängiges Prostatakarzinom

Antiandrogene

Cyproteronacetat, Flutamid

Wm Androgenrezeptorantagonisten

Ind **Prostatakarzinom** (☞ Kap. 27.8)

Gestagene

Wm heben u.a. den proliferativen Effekt der Östrogene auf

Ind Endometrium- und Mamma-Ca

Glukokortikoide

Eine der vielen Glukokortikoidwirkungen ist ihr **antiproliferativer Effekt,** der bei der Therapie von Tumoren ausgenutzt wird (☞ Kap. 18.1). So ist z.B. Prednisolon Bestandteil einer zytostatischen Kombinationstherapie von **Leukämien.** Außerdem wird Dexamethason zur antiödematösen Therapie bei der Bestrahlung von Hirnmetastasen verwendet und zur antiemetischen Therapie.

Mitotane

Wm Hemmung verschiedener Steroidbiosyntheseenzyme und oxidative Schädigung der Nebennierenzellen → Zellnekrose.

Ind Nebennierenrinden-Ca

45.3 Antikörper zur Tumortherapie

Wirkstoffe

Trastuzumab (Herceptin®) · Cetuximab · Rituximab

Wm

- **Trastuzumab:**
  - Antikörper gegen das HER2-Onkoprotein (Human epidermal growth factor receptor 2)
  - HER2 = Wachstumsfaktor, der auf 20–30% der Mammakarzinomzellen exprimiert wird
  - Bindung des Antikörpers → Endozytose von HER2 → Abbau von HER2
- **Cetuximab:**
  - Antikörper gegen EGFR (Epidermal growth factor receptor)
  - Bindung an den Rezeptor → Verhinderung der Bindung von EGFR-Liganden sowie Endozytose des Rezeptors (Downregulation) → verminderte Wachstumsaktivierung
  - Außerdem induziert der Antikörper eine Aktivierung des Immunsystems → zelluläre Zytotoxizität auf Antikörper-gebundene Tumorzellen.
- **Rituximab:**
  - Antikörper gegen CD20-Protein auf B-Zellen
  - CD20 = transmembranöses Protein auf gesunden und malignen B-Zellen (> 95% aller Zellen bei Non-Hodgkin-Lymphomen vom B-Zell-Typ), nicht jedoch auf Stammzellen
  - Bindung des Antikörpers an CD20 → komplementvermittelte Lyse und Depletion von B-Zellen

Ind

- **Trastuzumab:** metastasierendes und HER2-Rezeptor-positives Mamma-Ca
- **Cetuximab:** EGFR-positiv metastasierendes Kolonkarzinom in Kombination mit Irinotecan (Topoisomerase-I-Inhibitor)
- **Rituximab:** B-Zell-Lymphome

UW

Fieber, anaphylaktische Reaktionen

Weitere Antikörper

- Bevacizumab: Antikörper gegen VEGF (vascular endothelial growth factor). Ind: Kolorektales Ca, nicht-kleinzelliges Bronchial-Ca
- Alemtuzumab: Antikörper gegen CD52, das auf Neutrophilen, Lymphozyten und B- und T-Zellen lokalisiert ist. Ind: CLL

46 Pharmakologische Beeinflussung des Immunsystems

46.1 Immunsuppressiva

Wirkstoffe

Glukokortikoide · Azathioprin · Methotrexat · Cyclophosphamid · Ciclosporin · Tacrolimus · Sirolimus/Everolimus · Mycophenolatmofetil · Antilymphozytenglobulin

Ind

Immunsuppressiva unterdrücken die körpereigene Immunreaktion und sind indiziert:
- zur Unterdrückung einer **Transplantatabstoßung**
- bei **Autoimmunerkrankungen**

Glukokortikoide

Wm

immunsuppressiv u.a. durch **Inhibition der Interleukin-1-Bildung** → Hemmung der T-Lymphozyten-Aktivierung

Ind

- **Autoimmunkrankheiten,** insbesondere in der akut entzündlichen Phase
- **Prophylaxe einer Abstoßungsreaktion** bei Z.n. Transplantation in Kombination mit anderen Immunsuppressiva
- ☞ Kap. 18.1

Azathioprin

Wm

- = Antimetabolit: Purinanalogon
- Hemmung der Purinbiosynthese und Schädigung der DNA-Replikation durch Einbau in die DNA als falscher Baustein
- im Immunsystem: stärkere Wirkung auf die T- als B-Lymphozyten → Hemmung der zellulären Abwehr

Ind

Prophylaxe einer Abstoßungsreaktion, häufig bei Z.n. **Nierentransplantation** in Kombination mit Prednisolon und Ciclosporin A eingesetzt.

PK

- Azathioprin ist ein 6-Mercaptopurinderivat (☞ Kap. 45.1.5)
- Metabolisierung zu 6-Mercaptopurin über die Xanthinoxidase
- Allopurinol (☞ Kap. 33.2) hemmt die Xanthinoxidase und erhöht dadurch die Toxizität von Azathioprin.

UW

- Thrombozyto-, Leukopenie
- Nausea, Erbrechen
- cholestatische Hepatitis

Methotrexat

Wm

Antimetabolit: **Folsäureantagonismus**
- kompetitive Hemmung der Dihydrofolatreduktase → Hemmung der DNA- und RNA-Synthese

- ☞ Kap. 32.1.2

Ind
- **Prophylaxe einer Abstoßungsreaktion** bei Z. n. Transplantation
- in hoher Dosierung: **Zytostatikum** (☞ Kap. 45.1.5)
- in niedriger Dosierung: **rheumatoide Arthritis** (☞ Kap. 32.1.2)

UW
- Panzytopenie
- Diarrhö, gastrointestinale Ulzerationen
- nephro-, hepatotoxisch

Cyclophosphamid

Wm
Alkylierung von Nukleinsäuren → **Hemmung der Zellteilung** (☞ Kap. 45.1.1)

Ind
- **Prophylaxe einer Abstoßungsreaktion** bei Z. n. Transplantation: da die Lymphozyten besonders empfindlich auf Cyclophosphamid reagieren, wirkt es stark immunsuppressiv.
- medikamentöse Knochenmarkaplasie vor einer Knochenmarktransplantation
- in hoher Dosierung: **Zytostatikum** (☞ Kap. 45.1.1)
- in niedrigerer Dosierung: bei **Autoimmunkrankheiten** (☞ Kap. 32.1.2 und 32.2)

PK
- Prodrug: Metabolisierung zu mehreren aktiven Metaboliten
- Bei der Metabolisierung entsteht u. a. **Acrolein,** das für die hämorrhagische Zystitis als UW verantwortlich ist. Durch die **Gabe von Mesna** (= 2-Mercaptoethansulfonat) wird Acrolein gebunden und als nicht toxisches Produkt renal eliminiert.

UW
- Panzytopenie
- Kardiomyopathie
- hämorrhagische Zystitis (vermeidbar durch Mesna)

Ciclosporin

Wm
Inhibition der Freisetzung von Interleukin-1 aus Monozyten und Interleukin-2 aus T-Zellen → Verhinderung der T-Zellaktivierung

Ind
- **Prophylaxe einer Abstoßungsreaktion** bei Z. n. Transplantation (unterdrückt sehr gut die Abstoßungsreaktion, ohne stark myelotoxisch zu wirken, geringe Beeinträchtigung der bakteriellen Abwehr)
- **rheumatoide Arthritis**

PK
- geringe oBV
- starke Metabolisierung: Hemmung von Cytochrom CYP 3A4 → Medikamenteninteraktionen
- $t_{1/2}$ = 24 h
- Drug monitoring

UW
nephrotoxisch (!), kardio-, hepatotoxisch, RR ↑, Ödeme

WW
Kombination mit anderen nephrotoxischen Substanzen meiden

Tacrolimus

Wm
Tacrolimus (FK 506) **hemmt** wie Ciclosporin die **Aktivierung der T-Lymphozyten,** wirkt aber stärker immunsuppressiv

Ind
Prophylaxe einer Abstoßungsreaktion bei Z. n. Transplantation

UW
nephrotoxisch, RR-Anstieg, Herzinsuffizienz, Arrhythmien

Sirolimus (= Rapamycin) und Everolimus

Wm
Hemmung der intrazellulären Signaltransduktion, die für die T-Zell-Aktivierung verantwortlich ist (über anderen Signalweg als Ciclosporin) → Hemmung der Lymphozytenaktivierung.

Ind
Prophylaxe einer Abstoßungsreaktion nach Nieren- und Herztransplantationen.

Anwendung
Es erfolgt zunächst eine Kombination mit Ciclosporin und Glukokortikoiden. Ciclosporin wird dann langsam ausgeschlichen. Vorteil von Sirolimus/Everolimus: fehlende Nephro- und Neurotoxizität im Vergleich mit Ciclosporin.

UW
Cholesterin und Triglyzeride ↑

> Die antiproliferative Wirkung auf andere Zellen wie Gefäßzellen macht man sich in der Kardiologie durch die Beschichtung von Koronarstents mit diesen Wirkstoffen zunutze, um die Restenosierung eines Gefäßes zu verhindern.

Mycophenolatmofetil

Wm
Prodrug → Metabolisierung zur Mycophenolsäure (Mycophenolat) → Hemmung der Inosinmonophosphat-Dehydrogenase (Schlüsselenzym bei der De-novo-Synthese von Purinen)
- T- und B-Lymphozyten sind auf die Neusynthese der Purine angewiesen, während andere Zellen Purine wiederverwerten können (salvage pathway).
- Mycophenolsäure **hemmt selektiv die DNA-Synthese in Lymphozyten.**

Ind
Prophylaxe einer Abstoßungsreaktion bei Z.n. Transplantation in Kombination mit Ciclosporin und Glukokortikoiden

UW
Diarrhö, Leukopenie, Anämie, Hypertonie

Antilymphozytenglobulin

Wm
monoklonale Antikörper gegen spezifische Antigene auf T-Lymphozyten z.B. Muromonab-CD3 (Antikörper aus Mäusen):
- gerichtet gegen den CD3-Komplex auf T-Lymphozyten
- eignet sich nur zur kurzfristigen Anwendung, da neutralisierende Antikörper durch den menschlichen Organismus gebildet werden und bei wiederholtem Einsatz auch allergische Reaktionen auftreten können

Ind
akute Abstoßungsreaktionen bei Z.n. Transplantation

UW
initiale Freisetzung von Zytokinen durch T-Lymphozyten → **grippeähnliche Symptome** (Fieber, Schüttelfrost, Atemnot)

46.2 Immunmodulierende Zytokine

Definition
Zytokine = **endogene Glykoproteine,** regulieren das Wachstum und die Differenzierung von Zellen (insbesondere des hämatopoetischen Systems)

Zytokine
Interferone · Interleukine · koloniestimulierende Faktoren · Tumornekrosefaktoren

Interferone

Einteilung
- **Interferon α:** gebildet von Lymphoblasten und Leukozyten
- **Interferon β:** gebildet von Fibroblasten
- **Interferon γ:** gebildet von T-Lymphozyten

Wi
- **immunmodulierend** (INF-α, -β und -γ): Verbesserung der Immunreaktion
- **antiviral** (INF-α und -β): keine virusspezifische Wirkung, jedoch Verhinderung des Virusbefalls von noch nicht-infizierten Zellen
- **antiproliferativ** (INF-α und -β)

Ind
- **INF-α:** Kaposi-Sarkom, kutane T-Zell-Lymphome, Haarzellleukämie, CML, chronische Hepatitis B/C
- **INF-β:** schwere Virusinfektionen (Enzephalitis), Multiple Sklerose
- **INF-γ:** chronische Granulomatose

PK

Kurze $t_{1/2}$: durch kovalente Bindung mit Polyethylenglykol (=Pegylierung) verlängert sich die $t_{1/2}$ deutlich

UW
- **grippeähnliche Symptome** (Fieber, Schüttelfrost)
- Thrombo-, Leukozytopenie
- neurotoxisch: Depression, Polyneuropathie
- Exazerbation einer Autoimmunerkrankung

KI

Autoimmunerkrankungen, Immunschwäche, BB-Störungen, Schwangerschaft

Interleukine

Wi

Interleukine (regulieren u.a. die Funktion von Lymphozyten).

Ind

Interleukin 2: Therapie des **metastasierenden Nierenkarzinoms:** T-Lymphozyten werden durch IL-2 aktiviert, die dann das Tumorgewebe spezifisch angreifen.

UW

u.a. Ödeme, RR-Abfall, Fieber

Koloniestimulierende Faktoren

= hämatopoetische Wachstumsfaktoren, z.B.:
- **Erythropoetin:** Anwendung bei **renaler Anämie** (☞ Kap. 16.4)
- **GM-CSF, G-CSF:** Förderung des Wachstums von Granulozyten und Makrophagen, Anwendung: **zytostatikainduzierte Knochenmarkdepression, medikamentöse Agranulozytose**

Tumornekrosefaktoren (TNF)

- vielfältige Funktionen: **Wundheilung** bis zur **Tumornekrose**
- **TNF-α:**
  - von Monozyten/Makrophagen gebildet
  - Entzündungsmediator (☞ Kap. 32.1.2)
  - induziert die Apoptose einiger Tumorzellen
  - Indikation: präoperative/palliative Behandlung von Weichteilsarkomen der Extremitäten

47 Therapie von Vergiftungen

47.1 Behandlungsprinzipien akuter Vergiftungen

Therapieprinzip

- Aufrechterhaltung der Vitalfunktion
- Verhinderung weiterer Giftresorption
- Beschleunigung der Giftelimination
- Antidot-Therapie

47.1.1 Aufrechterhaltung der Vitalfunktion

symptomatisch orientierte Therapie: z.B. Volumensubstitution, Katecholamingabe, Beatmung, Azidosetherapie

47.1.2 Verhinderung weiterer Giftresorption

Therapie

induziertes Erbrechen · Magenspülung · Resorptionshemmung

induziertes Erbrechen

- **Sirup ipecacuanha** (Brechwurzel: enthält das Alkaloid **Emetin** → Emesis):
  - Mittel 1. Wahl
  - Wirkungseintritt nach ca. 20 min
  - kardiotoxische UW
- **Apomorphin:**
  - wirkt als **D_2-Agonist** emetisch
  - UW: **Atemdepression** (Therapie: Naloxon), **RR-Abfall** (Therapie: Kombination mit **Norfenefrin** = α-Mimetikum, ☞ Kap. 4.2.1)
  - wegen UW: Apomorphin **bei Kindern kontraindiziert,** bei Erwachsenen Sirup ipecacuanha bevorzugen
- **obsolet:** NaCl-Lösung wegen der hohen Na^+-Resorption
- **Kontraindikationen:**
  - **Bewusstlosigkeit** → Aspirationsgefahr
  - Intoxikation mit **Schaumbildnern** → Aspirations- und Erstickungsgefahr
  - Intoxikation mit **Lösungsmitteln** → schwere pulmonale Schädigung bei Aspiration
  - Intoxikation mit **Säuren** und **Laugen** → erneute Schädigung des Ösophagus beim Erbrechen (besser: Giftverdünnung durch Trinken von Wasser!)

Magenspülung

- sinnvoll innerhalb der ersten Stunde nach Gifteinnahme
- **lauwarmes Wasser** über die Magensonde, bis die Spülflüssigkeit klar ist
- im Anschluss daran: Gabe von **Aktivkohle** und einem **Laxans** (Na_2SO_4)
- Patienten mit Bewusstlosigkeit: Intubation zum Vermeiden einer Aspiration
- **Kontraindikationen:**
  - Schock

– Krämpfe
– fortgeschrittene Säure- oder Laugenvergiftung (Perforationsgefahr)

Resorptionshemmung

- **Adsorption mit Aktivkohle:** Aktivkohle wird nicht resorbiert, bindet aber viele Stoffe → **universell** bei Vergiftungen einsetzbar
- **Silikone** (sab simplex®) = **Entschäumer** bei Intoxikation mit Schaumbildnern (Waschmittel)
- **Paraffinum:** bei Intoxikation mit **fettlöslichen Substanzen** (Benzin, Petroleum)
- **Säurevergiftung:** Verminderung der Säurewirkung durch Neutralisation mit **Antazida** oder **Milch**
- **Laugenvergiftungen:** Verminderung der Laugenwirkung durch Neutralisation mit **Zitronensaft**

47.1.3 Beschleunigung der Giftelimination

Therapie

Diurese · Unterbrechung des enterohepatischen Kreislaufs · Hämoperfusion · Hämodialyse

- **forcierte Diurese:** mit Mannit oder Furosemid
- **alkalische Diurese:** mit $NaHCO_3$ bei Intoxikation mit Barbituraten oder Salicylaten
- **Unterbrechung des enterohepatischen Kreislaufs: Aktivkohle** oder **Colestyramin:** z. B. Intoxikation mit Digitoxin, Cumarinen
- **Hämoperfusion:** z. B. Intoxikation mit Barbituraten, bestimmten Pilzgiften
- **Hämodialyse:** z. B. Intoxikation mit Ethanol, Methanol

47.1.4 Antidot-Therapie

Intoxikation	Antidot	☞ Kap.
Phosphorsäureester (E 605)	Atropin, Oxime	4.1.2
Atropin	Physostigmin	4.1.3
Antihistaminika	Physostigmin	17.1.1
Benzodiazepine	Flumazenil	35
Opiate	Naloxon, Naltrexon Ausnahme Buprenorphin: Antidot = Doxapram	30.1
Paracetamol	Methionin, Cysteamin, N-Acetyl-Cystein	30.2
Cumarine	Vitamin K, Faktorengabe	11.2.1
Heparin	Protamin	11.2.2
Herzglykoside	K^+-Gabe, Atropin (bei Bradykardie), Lidocain und Phenytoin (bei ventrikulärer Tachykardie), Digitalis-Antitoxin (bei schwerer Intoxikation)	7.1
Eisen	Desferoxamin	16.1
Curarederivate	Neostigmin + Atropin	34.1.1
maligne Hyperthermie	Dantrolen	34.1.2

Intoxikation	Antidot	☞ Kap.
Muskarinrezeptorantagonisten	Physostigmin, Carbachol	4.1.3
Neuroleptika	Biperiden	37.1
Trizyklische Antidepressiva	Physostigmin	39.1
Thallium	Eisen-III-Hexacyanoferrat (= Berliner Blau)	47.2
Pb	Na_2-Ca-EDTA, D-Penicillamin	47.2
Au, Hg, Cu	D-Penicillamin	-
As, Hg, Au	DMPS, Dimercaprol	-
Cyanid	Natriumthiosulfat, Met-Hb-Bildner (DMAP), Vitamin B_{12}	47.3
Met-Hb-Bildner	Redoxfarbstoffe (Methylenblau)	47.5
Methanol	Ethanol	47.6

Tab. 47.1: Antidot-Therapie bei Vergiftungen

47.2 Vergiftungen mit Schwermetallen

Schwermetalle

Blei · Quecksilber · Thallium

Bleivergiftung

Früher war der Einsatz von Blei in der Farben-, Glas- und Akkumulatorenindustrie oder als Antiklopfmittel (Tetraethylblei) im Benzin sehr häufig. Aufgrund der Toxizität wird es immer seltener verwendet, Bleivergiftungen treten dementsprechend nicht mehr so häufig auf.

Aufnahme

- **anorganisches Blei:** inhalative Aufnahme über Dämpfe und Stäube
- **organisches Blei** (Tetraethylblei): perkutane Aufnahme
- geringe intestinale Resorption

Symptome

- Trias: **Darmkoliken, Anämie, Fallhand** (Lähmung des N. radialis)
- **Anämie** (hypochrom, basophil getüpfelte Erythrozyten): Hemmung der Hb-Synthese an verschiedenen Stellen:
  z. B. Inhibition der δ-Aminolävulinsäuredehydratase (δ-ALAD) → erhöhte renale Ausscheidung an δ-ALA → Nachweis für eine Bleiintoxikation
- zentrale Schäden durch organische Verbindungen
- **Enzephalopathia saturnina:** gekennzeichnet durch eine gesteigerte Erregbarkeit, Krämpfe, Halluzinationen und Koma

PK

- Resorption → Blut: Bindung an Erythrozyten → Ausscheidung renal und biliär
- Langzeitspeicherung im Knochen und in den Zähnen im Austausch mit Ca^{2+}
- lipophiles organisches Blei: Anreicherung im ZNS und in der Nebenniere

Therapie

- akut: **Magenspülung, Aktivkohle**
- Antidot:
  - **Na_2-Ca-EDTA i.v.:** Blei verdrängt Ca^{2+} aus dem Komplex und wird dann renal ausgeschieden.

– alternativ: **DMPS** (Dimercaptopropansulfonsäure): bildet mit Schwermetallionen Chelatkomplexe, die dann renal ausgeschieden werden

Quecksilbervergiftung

Wm
Quecksilber reagiert mit SH-Gruppen von Proteinen und inhibiert Enzyme.

Aufnahme

- **flüssiges Hg** (z.B. aus Thermometern): bei Hautkontakt lokal ätzend, intestinal kaum resorbiert
- **Hg-Dämpfe** (z.B. bei der Amalgamherstellung): inhalative Aufnahme, gute pulmonale Resorption
- **anorganisches Hg** (z.B. in Industrieabwässern → Verseuchung der Nahrungskette): orale Aufnahme, gute intestinale Resorption
- **organisches Hg** (z.B. in Desinfektionsmitteln): Resorption über die Haut und intestinal, Anreicherung im ZNS

Symptome

- **akut:**
  - 1. Gastroenteritis
  - 2. Anurie, Urämie
  - 3. Kolitis
  - 4. Stomatitis
- **chronisch:** Stomatitis, Tremor, gesteigerter Speichelfluss, psychische Veränderungen (Erethismus mercurialis), Sprachstörung (Psellismus mercurialis)

Therapie

- akut: **Magenspülung, Aktivkohle**
- Antidot: **Dimercaprol** oder **DMPS:** binden Hg^{2+}, anschließend renale Ausscheidung

Thalliumvergiftung

Thallium: Vorkommen in **Ratten-** und **Mäusegift**

Aufnahme

- **oral** über vergiftete Speisen
- geruchlose und geschmacklose Substanz
- industriell markiert durch eine Warnfarbe (z.B. violett)

Symptome
Eintritt der Symptome mit einer Latenz:

- **2.–3. Tag:** Obstipation, Gastroenteritis, Erbrechen, Diarrhö
- **nach 10 Tagen:** Polyneuropathie, Parästhesie, Hyperästhesie
- **ab 13. Tag:** Haarausfall, Ausfall der lateralen Augenbrauen
- **3.–4. Monat:** Lunulastreifen der Fingernägel (weiße Querstreifung)
- weiterhin: Leber- und Nierenschädigung, Sehstörungen

PK

- gute intestinale Resorption → Anreicherung in Haaren, Nieren, Knochen, Leber
- Elimination: renal, enteral

Therapie

- akut: **Magenspülung, Aktivkohle**
- Antidot: **Eisen-III-Hexacyanoferrat** (= Berliner Blau):
  - orale Gabe, Eisen-III-Hexacyanoferrat wird selbst nicht resorbiert
  - Ionenaustausch im Darm: Bindung von Thallium, das dann über den Darm ausgeschieden wird
  - fortlaufende orale Gabe, bis Thallium eliminiert ist
  - klassische Chelatbildner (DMPS) sind wirkungslos

47.3 Vergiftung mit Gasen

Giftige Gase

Cyanid · Kohlenmonoxid · Reizgase

Cyanidvergiftung

Wm

Sauerstoffverwertungsstörung:
Cyanid bindet an Fe^{3+} und **blockiert** dadurch **Cytochromoxidasen der Atmungskette** → innere Erstickung

Aufnahme

- **inhalativ:** HCN-Dämpfe: Tod innerhalb von Sekunden
- **orale** Aufnahme von Blausäuresalzen in der Metallindustrie oder von cyanidhaltigen Pflanzenteilen (z. B. Bittermandeln): Tod innerhalb von Minuten

Symptome

- Hyperpnoe
- Rotfärbung der Haut (O_2 wird nicht verbraucht)
- Übelkeit
- Krämpfe
- Tod durch Atemstillstand

physiologische Entgiftung

- Cyanid wird durch das Enzym **Rhodanese** mit Schwefel zum weniger toxischen **Rhodanid** in der Leber umgewandelt.
- limitierender Faktor: begrenzte Verfügbarkeit von Schwefel

Therapie

- **Natriumthiosulfat i.v.:** Schwefeldonator zur Förderung der enzymatischen Cyanidentgiftung
- **Met-Hb-Bildner** (DMAP): Bildung von Fe^{3+} im Hb → bindet Cyanid und entfernt dadurch Cyanidionen von den Cytochromoxidasen
- **Vitamin B_{12} i.v.** bindet Cyanid

Kohlenmonoxidvergiftung

Wm

Sauerstoffbindungsstörung:
CO wird mit deutlich **höherer Affinität an Fe^{2+} im Hb** gebunden als O_2 → Hemmung der Bindung und Freisetzung von O_2 im Hb

Aufnahme

inhalativ, z. B. durch Autoabgase in geschlossener Garage

Symptome

HbCO-Gehalt	Symptome
ab 5 %	erste Symptome wie Visusverminderung
10–20 %	Kopfschmerz, HF ↑
30–40 %	Bewusstlosigkeit, rosarote Haut (keine Zyanose)
› 60 %	Krämpfe, Atemlähmung, Exitus letalis

Tab. 47.2: Symptome einer Kohlenmonoxidvergiftung

Therapie

- CO-haltige Umgebung verlassen
- **beatmen** mit **100 % O_2** unter Druck oder mit Carbogen (95 % O_2 mit 5 % CO_2 zum Atemantrieb)
- Azidosekorrektur: **$NaHCO_3$**

Reizgasvergiftung

Symptome

Die Wirkung der Reizgase ist abhängig von ihrer Lipophilie. Je lipophiler, desto tiefer gelangen sie in das Bronchialsystem.
- **geringe Lipophilie** (z. B. NH_3, Formaldehyd): Wirkung in Pharynx, Larynx, Trachea; Komplikation: Glottiskrampf
- **mittlere Lipophilie** (z. B. SO_2, Cl_2): Wirkung in Bronchien; Komplikation: Bronchospasmus
- **starke Lipophilie** (z. B. Ozon, Nitrosegase, Phosgen): Wirkung in Alveolen und Kapillaren; Komplikation: Lungenödem nach einer Latenz von 12–24 h

Therapie des toxischen Lungenödems

- allgemeine Maßnahmen (O_2, Oberkörper hochlagern, Antibiotikum etc.)
- sofort **Glukokortikoide** inhalativ und i.v.
- **Furosemid** oder Mannit zur Diurese

47.4 Vergiftungen mit organischen Lösungsmitteln

Lösungsmittel

Benzol · Benzin · halogenierte Kohlenwasserstoffe

Symptome

- Rausch → Narkose → Koma
- zusätzlich bei **halogenierten Kohlenwasserstoffen**:
  - Herzrhythmusstörungen: Sensibilisierung gegenüber Katecholaminen
  - akut hepato- und nephrotoxisch durch die Bildung giftiger Metabolite über Cytochrom-P-450
- **chronische Schäden:**
  - **Benzol:** aplastische Anämie, Leukämie
  - **Benzin:** neuropsychologische Schäden
  - **halogenierte Kohlenwasserstoffe**, z. B. Vinylchlorid: Hämangiosarkom der Leber

Therapie

nur unspezifische Maßnahmen möglich:
- **Paraffin:** Resorptionshemmung
- keine Magenspülung: Gefahr der Aspiration mit Ausbildung einer schweren Pneumonie
- evtl. **Cimetidin:** Hemmung von Cytochrom-P-450 → Verhinderung der Metabolisierung zu giftigen Produkten

47.5 Vergiftungen mit Met-Hb-Bildnern

Met-Hb-Bildner

Nitrate · Nitrite · Chlorate · Perchlorate · Anilin · Phenacetin · Sulfonamide · Redoxfarbstoffe · DMAP

Wm

Met-Hb-Bildner **oxidieren Fe^{2+} zu Fe^{3+}** im Hb → Met-Hb kann O_2 nicht mehr transportieren → **Hypoxie**
- DMAP (Dimethylaminophenol) wird als Met-Hb-Bildner therapeutisch bei Cyanidvergiftungen genutzt (☞ Kap. 47.3)
- Redoxfarbstoffe (Methylenblau, Thionin) werden „paradoxerweise“ zur Therapie von Met-Hb-Vergiftungen verwendet (☞ Therapie)

Symptome

- **10–20 %** Met-Hb: Hypoxie (Zyanose), Blut bräunlich gefärbt
- > **60 %** Met-Hb: Exitus letalis

physiologische Entgiftung

- Spontanrückbildung: 10 %/h über die **Met-Hb-Reduktase**
- limitierender Schritt = Bereitstellung von $NADPH_2$ über die **Glukose-6-Phosphat-Dehydrogenase** (G-6-P-DH)
- erhöhtes Risiko für Met-Hb-Bildung bei G-6-P-DH-Mangel (hereditär), Met-Hb-Reduktasemangel (Neugeborene)

Therapie

Redoxfarbstoffe = Met-Hb-Bildner

Redoxfarbstoffe können eine Met-Hb-Bildung induzieren, beschleunigen aber auch eine Reduktion von Fe^{3+} zu Fe^{2+}. Es stellt sich ein **Redoxgleichgewicht bei 8 % Met-Hb** ein, das asymptomatisch ist. Dadurch kann eine akute Vergiftung mit einem Met-Hb-Gehalt von > 20 % therapiert werden.

47.6 Alkoholvergiftung

Alkohole

Ethanol · Methanol

Ethanolvergiftung

Bestimmung der Blutkonzentration

Blutkonzentration ($^0/_{00}$) = aufgenommenes Ethanol (g)/(KG (kg) × V_D)

V_D: Verteilungskoeffizient, abhängig vom Fettanteil: Männer = 0,68, Frauen = 0,56

Symptome

- psychomotorische Erregung, Verminderung des Reaktionsvermögens, Enthemmung, Gleichgewichtsstörung
- ab 2 $^0/_{00}$: narkotisierende Wirkung mit Bewusstseinsstörung, Lähmungserscheinungen, Amnesie, Koma
- tödliche Grenzkonzentration: 4–5 $^0/_{00}$

PK

- **Resorption:** 100 %, Verteilung im Gesamtkörperwasser
- **Metabolisierung:**
  - 90 %: über die **Alkoholdehydrogenase** zum Acetaldehyd und dann über die Aldehyddehydrogenase weiter zum Acetat
  - ca. 5 %: über **Cytochrom-P-450-abhängige Monooxygenasen** zum Acetat (mikrosomales Ethanol oxidierendes System = MEOS), induzierbar durch chronischen Abusus
  - geringer Anteil über die Katalase
- **Elimination:** 0. Ordnung, 0,15 $^0/_{00}$/h, unabhängig von der Ausgangskonzentration (☞ Kap. 1)

Therapie

allgemeine Maßnahmen: Magenspülung, Beatmung, Aufrechterhalten der Körpertemperatur, Hämodialyse

Methanolvergiftung

Vergiftung durch: suizidale Methanolaufnahme (Lacke, Reinigungsmittel), Verunreinigung in selbstgebrannten Obstschnäpsen

Symptome

phasenweise Schädigung:

- **narkotische Phase** mit lang anhaltendem Rausch
- Ausbildung einer **metabolischen Azidose** ab dem 2. Tag

- reversible, dann irreversible **Sehstörung** ab dem 3. Tag
- Tod durch **Stoffwechselentgleisung** und **Atemlähmung**

PK

- **Metabolisierung:**
  - Methanol → Formaldehyd → Ameisensäure (lange $t_{1/2}$) unter Beteiligung der Alkohol- und Aldehyddehydrogenase (wie bei Ethanol)
  - Ameisensäure: langsame Entgiftung zu CO_2 und H_2O unter Beteiligung von Tetrahydrofolsäure
- Die Schäden entstehen hauptsächlich durch die Ameisensäure, die nur sehr langsam abgebaut und eliminiert wird und zu einer schweren metabolischen Azidose führt.

Therapie

- **Ethanol:** Zielwert 1 $^0/_{00}$
  - Ethanol besitzt eine 9 × höhere Affinität zur Alkoholdehydrogenase als Methanol.
  - Verhinderung der Metabolisierung von Methanol zur toxischen Ameisensäure
- **Fomepizol** ist ein kompetitiver Antagonist der Alkoholdehydrogenase, das besser steuerbar ist als Ethanol und eine höhere Affinität zum Enzym besitzt. In Deutschland ist es nicht zur Therapie der Methanolvergiftung zugelassen, sondern nur bei einer Ethylenglykolvergiftung. Aus Ethylenglykol werden wie bei Methanol toxische Metaboliten über die Alkoholdehydrogenase gebildet.
- Behandlung der Azidose mit **$NaHCO_3$**
- Gabe von **Folsäure** zur Beschleunigung der Entgiftung der Ameisensäure
- Hämodialyse

47.7 Insektengifte und anaphylaktische Reaktion

Toxine

zu den in Wespen, Bienen und Hornissen vorkommenden Toxinen zählen:
- biogene Amine (z.B. Histamin)
- Polypeptide
- Enzyme (z.B. Phospholipasen)

Wi

- **gewebsdestruierend**
- **Entzündungs-** und **Schmerzreaktionen**

> Die Toxine wirken beim Menschen normalerweise nicht letal. Todesfälle können aber bei allergischen Reaktionen mit Ausbildung eines anaphylaktischen Schocks auftreten.

Symptome

lokal:
- Schwellung, Quaddelbildung, Rötung
- Juckreiz, Schmerz

anaphylaktischer Schock bei bestehender Sensibilisierung:
- Juckreiz, Urtikaria, Schwindel
- RR-Abfall, Tachykardie
- Bronchokonstriktion
- Atem- und Kreislaufstillstand

Therapie

lokal:
- Kühlung
- Gel: H_1-Antagonist, Glukokortikoid

anaphylaktischer Schock:
- Volumen i.v. (☞ Kap. 6.2.2)
- Adrenalin i.v. (sofort wirksam)
- Glukokortikoide i.v. (verzögerter Wirkungseintritt)
- H_1-Antagonisten
- **langfristig:** Hyposensibilisierung nach anaphylaktischen Reaktionen

47.8 Pilzvergiftungen

Giftige Pilzarten

Knollenblätterpilz · Fliegenpilz · Aflatoxine

Knollenblätterpilz

Knollenblätterpilze können leicht mit Champignons verwechselt werden.

Wm

Toxin: **Amanitin:**
Hemmung der DNA-abhängigen RNA-Polymerase → Störung der Nukleinsäure- und Proteinsynthese

Symptome

- initial 12 h Beschwerdefreiheit
- dann **gastrointestinale Symptome:** Erbrechen, Diarrhö
- Besserung nach 2 d
- dann **Lebernekrose** (Leberzerfallkoma) und **akutes Nierenversagen**

Therapie

- schwierig, da die Beschwerden erst mit einer Latenz auftreten
- **Allgemeinmaßnahmen:** Magenspülung, Aktivkohle zur Unterbindung des enterohepatischen Kreislaufs, Wasser- und Elektrolyte, Glukokortikoide, Hämoperfusion zur Entgiftung, bei Nierenversagen auch Hämodialyse
- **Antidot: Penicillin** und **Silibinin** → Hemmung der Giftaufnahme in die Leber, wirken nur frühzeitig, bevor Leberversagen eingesetzt hat

Fliegenpilz

Vergiftungen durch den Fliegenpilz sind selten, da er anhand seines typischen Aussehens nicht gesammelt wird. Wird gelegentlich als Rauschdroge eingenommen.

Wm

Toxin: **Isoxazole:** Wirkung als GABA-Agonist

Symptome

- **Psychose:** ähnlich dem Alkoholrausch mit Ataxie, Erregungszuständen, optischen und akustischen Halluzinationen, Sedation, Koma
- Psychose entwickelt sich ca. 1 h nach Ingestion und kann mehrere Tage anhalten, sehr selten Todesfälle

Therapie

- allgemeine Maßnahmen: **Magenspülung, Aktivkohle**
- evtl. **Neuroleptika, Physostigmin** bei anticholinergen Symptomen

Aflatoxine

Aflatoxine werden von Schimmelpilzen wie **Aspergillus flavus** gebildet.

Wm, Wi

- keine akuten Intoxikationen

- erhöhte Zufuhr von Aflatoxinen wirkt durch Bildung von **Epoxiden** im Organismus **kanzerogen** → ggf. Entwicklung von **Leberzellkarzinomen**

Therapie
- keine spezifische Therapie
- keine verschimmelten Lebensmittel verzehren

47.9 Vergiftung mit bakteriellen Toxinen

Bakterielle Toxine

Botulinumtoxin · Tetanustoxin · Diphtherietoxin

Botulismus

Botulinumtoxin wird unter anaeroben Bedingungen, z. B. in kontaminierten Bohnendosen, von dem Bakterium **Clostridium botulinum** gebildet.

Wm
Hemmung der **Acetylcholinfreisetzung** aus den Nervenendigungen an der motorischen Endplatte: **schlaffe Paresen**

Wi
- Botulinumtoxin = stärkstes bakterielles Gift
- keine neurologischen Symptome
- Tod innerhalb weniger Tage

Symptome
Die Symptome treten in typischer Reihenfolge auf:
- Diplopie
- Schlucklähmung
- Sprechstörungen
- Mundtrockenheit
- Obstipation und Miktionsstörung
- Atemlähmung

Therapie
- Allgemeinmaßnahmen: **Magenspülung, Beatmung**
- Antidot: sofort **Botulismus-Antitoxin i.v.:** bindet noch frei zirkulierendes Toxin
- evtl. Acetylcholinesterasehemmer (z. B. Neostigmin): Verhinderung des Abbaus von noch frei gesetztem Acetylcholin

Tetanus

Tetanustoxin wird vom Bakterium **Clostridium tetani** produziert, das z. B. im Erdboden vorkommt.

Wm
Hemmung der Freisetzung des inhibitorischen Neurotransmitters **Glycin** aus Interneuronen
- Nach **Verletzungen** dringen die Bakterien in den menschlichen Organismus ein und bilden unter anaeroben Bedingungen das **Neurotoxin.**
- Toxin gelangt via **axonalen retrograden** Transport ins **ZNS,** wo es die o. g. Glycinfreisetzung hemmt.

Wi
Wegfall der inhibitorischen Funktion der Interneurone → Aktivität der Motoneurone ↑ → **Spastik** durch einen erhöhten Muskeltonus und **tonisch-klonische Krämpfe**

Symptome
- **Risus sardonicus** (verzerrtes Lachen durch Krampf der Gesichtsmuskulatur)
- **Trismus** (Kiefersperre durch Krampf der Kaumuskulatur)
- **Opisthotonus** (Rückwärtsbeugung des Kopfes und Überstrecken des Rumpfes)
- Atemlähmung

- keine neurologischen Symptome

Therapie

- Allgemeinmaßnahmen: **chirurgische Wundreinigung, Beatmung**
- Antidot: sofort **Antitoxin i.v.:** bindet nur das Toxin, das noch nicht neuronal aufgenommen wurde
- simultane **aktive Immunisierung:** Aufbau einer körpereigenen Immunität. Die Tetanuserkrankung selber hinterlässt keine Immunität.
- **Muskelrelaxantien:** Curarederivate, Benzodiazepine
- **Penicillin:** Verhinderung einer weiteren Erregervermehrung

Diphtherie

Die **Corynebacterien diphtheriae** verursachen eine **lokale Infektion** und können durch die Bildung eines **Toxins systemische Auswirkungen** haben.

Wm

Hemmung der **Proteinsynthese:** Zelltod

Symptome

- **lokal:** Angina mit Bildung von Pseudomembranen auf den Tonsillen, Erstickungsanfälle bei Krupp (Kehlkopfbeteiligung)
- **systemisch:** Myokarditis mit hoher Letalität, Polyneuropathie mit Lähmung des Gaumensegels, akutes Nierenversagen

Therapie

- Allgemeinmaßnahmen: **Beatmung, Tracheotomie** bei Krupp
- Antidot: sofort **Diphtherieantitoxin i.v.:** bindet noch frei zirkulierendes Toxin
- **Penicillin:** Verhinderung einer weiteren Erregervermehrung

Wirkstoffe und Handelsnamen

Wirkstoffe	Handelsnamen
Muskarinrezeptoragonisten (☞ Kap. 4.1.1)	
Carbachol	Carbamann® nicht mehr erhältlich in Deutschland: Doryl®
Pilocarpin	Pilomann®
ACh-Esterasehemmer (☞ Kap. 4.1.2)	
Distigmin	Ubretid®
Donepezil	Aricept®
Physostigmin	Anticholium®
Pyridostigmin	Mestinon®
Rivastigmin	Exelon®
Muskarinrezeptorantagonisten	
Biperiden, Ipratropium, Pirenzepin, Scopolamin	☞ Parkinsonmittel, Asthma-, Ulkusmedikamente, Antiemetika
Adrenozeptoragonisten (☞ Kap. 4.2.1)	
Adrenalin	Suprarenin®, Fastjekt®
Etilefrin	Effortil®
Fenoterol	Berotec®, Partusisten®
Formoterol	Oxis®, Foradil®
Noradrenalin	Arterenol®
Orciprenalin	Alupent®
Oxymetazolin	Nasivin®, Wick®
Salbutamol	Salbulair®, Sultanol®
Salmeterol	Serevent®
Terbutalin	Aerodur®, Bricanyl®
Xylometazolin	Nasan®, Olynth®
α-Blocker (☞ Kap. 4.2.3.1)	
Doxazosin	Diblocin PP®
Phenoxybenzamin	Dibenzyran®
Prazosin	Minipress®
Urapidil	Ebrantil®
Tamsulosin	Alna®, Omnic®
Yohimbin	Yocon-Glenwood®

Wirkstoffe	Handelsnamen
β-Blocker (☞ Kap. 4.2.3.2)	
Atenolol	Falitonsin®, Tenormin®
Bisoprolol	Concor®, Fondril®
Carvedilol	Dilatrend®, Querto®
Esmolol	Brevibloc®
Metoprolol	Beloc-Zok®, Lopresor®
Nebivolol	Nebilet®
Propranolol	Dociton®, Elbrol®
Timolol	Timomann®
Antisympathotonika (☞ Kap. 4.2.4)	
α-Methyl-Dopa	Presinol®
Clonidin	Catapresan®, Isoglaucon®
Moxonidin	Cynt®, Physiotens®
ACE-Hemmer (☞ Kap. 5.1)	
Captopril	Lopirin®
Enalapril	Pres®, Xanef®
Fosinopril	Fosinorm®
Lisinopril	Acerbon®
Ramipril	Delix®, Vesdil®
Angiotensin-II-Rezeptorantagonisten (☞ Kap. 5.2)	
Candesartan	Atacand®, Blopress®
Losartan	Lorzaar®
Valsartan	Diovan®, Provas®
Renin Inhibitor (☞ Kap. 5.3)	
Aliskiren	Rasilez®
Ca^{2+}-Antagonisten (☞ Kap. 5.6)	
Amlodipin	Norvasc®
Felodipin	Modip®
Diltiazem	Dilzem®
Nifedipin	Adalat®
Nisoldipin	Baymycard®
Nitrendipin	Bayotensin®

Wirkstoffe	Handelsnamen
Verapamil	Isoptin®
Vasodilatatoren (☞ Kap. 5.8)	
Dihydralazin	Depressan®, Nepresol®
Minoxidil	Lonolox®, Regaine®
Nitroprussidnatrium	Nipruss®
Digitalisglykoside (☞ Kap. 7.1)	
(β-Acetyl)-Digoxin	Novodigal®
(Metil)-Digoxin	Lanitop®
Digitoxin	Digimerck®
Nitrovasodilatatoren (☞ Kap. 8.1)	
GTN	Nitrolingual®
ISDN	Isoket®
ISMN	Corangin®
Molsidomin	Corvaton®
Ranolazin	Ranexa®
Antiarrhythmika (☞ Kap. 9)	
β-Blocker, Ca^{2+}-Antagonisten	s. dort
Adenosin	Adrekar®
Ajmalin	Gilurytmal®
Amiodaron	Cordarex®
Dronedaron	Multaq®
Flecainid	Tambocor®
Ivabradin	Procoralan®
Lidocain	Xylocain®
Propafenon	Rytmonorm®
Sotalol	Sotalex®
Thrombozytenaggregationshemmer (☞ Kap. 11.1)	
Abciximab	ReoPro®
ASS	Aspirin®, Godamed®
Clopidogrel	Iscover®, Plavix®
Eptifibatid	Integrilin®
Prasugrel	Efient®
Ticlopidin	Tiklyd®
Tirofiban	Aggrastat®

Wirkstoffe	Handelsnamen
Blutgerinnungshemmer (☞ Kap. 11.2–11.4)	
Alprostadil	Prostavasin®
Argatroban	Argatra®
Bivalirudin	Angiox®
Certoparin	Mono-Embolex®
Cilostazol	Pletal®
Dabigatran	Pradaxa®
Dalteparin	Fragmin®
Enoxaparin	Clexane®
Fondaparinux	Arixtra®
Heparin (UFH)	Liquemin®, Thrombophob®
Lepirudin	Refludan®
Nadroparin	Fraxiparin®
Pentoxifyllin	Trental®
Phenprocoumon	Falithrom®, Marcumar®
Rivaroxaban	Xarelto®
Warfarin	Coumadin®
Fibrinolytika (☞ Kap. 11.5)	
Reteplase	Rapilysin®
rtPA	Actilyse®
Streptokinase	Streptase®
Tenecteplase	Metalyse®
Urokinase	Corase®, Rheotromb®
Diuretika (☞ Kap. 14)	
Acetazolmid	Diamox®
Eplerenon	Inspra®
Furosemid	Lasix®
HCT	Esidrix®
Piretanid	Arelix®
Spironolacton	Aldactone®
Triamteren + Xipamid	Neotri®
Torasemid	Torem®, Unat®
Triamteren + HCT	Dytide®
Xipamid	Aquaphor®
Urapidil	☞ α-Blocker

Wirkstoffe	Handelsnamen
H_1-Antagonisten (☞ Kap. 17.1)	
Cetirizin	Zyrtec®
Dimenhydrinat	Vomex®
Diphenhydramin	Vivinox®
Promethazin	Atosil®
Azelastin	Allergodil®, Vividrin®
Ranitidin	☞ Ulkustherapie
5-HT-Agonisten (☞ Kap. 17.2.1)	
Buspiron	Bespar®
Domperidon, Metoclopramid	☞ Antiemetika
Ergotamin, Sumatriptan	☞ Migränemittel
Prucaloprid	Resolor®
Urapidil	☞ α-Blocker
5-HT-Antagonisten (☞ Kap. 17.2.2)	
Ondansetron	☞ Antiemetika
Risperidon	☞ Neuroleptika
Kortikosteroide (☞ Kap. 18)	
Beclometason	AeroBec®, Junik®
Budesonid	Entocort®, Pulmicort®
Dexamethason	Fortecortin®
Fludrocortison	Astonin® H
Methylprednisolon	Urbason®
Prednisolon	(Solo)-Decortin® H
Asthma-, COPD-Medikamente (☞ Kap. 19, 20)	
β_2-Mimetika	☞ Adrenozeptor-agonisten
Cromoglicinsäure	Colimune®, Vividrin®
Ipratropium	Atrovent®
Kortikosteroide	s. dort
Omalizumab	Xolair®
Roflumilast	Daxas®
Montelukast	Singulair®
Theophyllin	Euphylong®
Tiotropium	Spiriva®

Wirkstoffe	Handelsnamen
Laxanzien (☞ Kap. 21.1)	
Anthrachinone	Aloe-, Sennespräparate (X-Prep®)
Bisacodyl	Dulcolax®
Docusat-Natrium	Norgalax®
Lactulose	Bifiteral®
Macrogol 3350 (Polyethylenglykol)	Movicol
Paraffinöl	Agarol®, Obstinol®
Rizinusöl	Laxopol®
Sorbitol	Yal®
Antiemetika, Antidiarrhoika (☞ Kap. 21, 22)	
Aprepitant	Emend®
Dimenhydrinat	Vomex A®
Domperidon	Motilium®
Granisetron	Kevatril®
Loperamid	Imodium®
Metoclopramid	MCP, Paspertin®
Ondansetron	Zofran®
Scopolamin	Scopoderm TTS®
Ulkusmedikamente (☞ Kap. 21.2)	
Esomeprazol	Nexium mups®
Famotidin	Pepdul®
Lansoprazol	Agopton®
Mg-Al-hydroxid	Riopan®
Misoprostol	Cytotec®
Omeprazol	Antra®
Pantoprazol	Pantozol®
Pirenzepin	Gastrozepin®
Ranitidin	Sostril®, Zantic®
Sucralfat	Ulcogant®
chronische Darmerkrankungen	
Immunsuppressiva, Kortikosteroide	☞ Antirheumatika-therapie, s. dort
Olsalazin	Dipentum®
Sulfasalazin	Azulfidine®, Pleon®

Wirkstoffe	Handelsnamen
Schilddrüsenmedikamente (☞ Kap. 23)	
Carbimazol	Neo-Thyreostat®
Na-Perchlorat	Irenat®
Propylthiouracil	Propycil®
L-Thyroxin (T_4)	Euthyrox®
Thiamazol	Favistan®
Antidiabetika (☞ Kap. 25)	
Acarbose	Glucobay®
Exenatide	Byetta®
Normalinsulin (Altinsulin)	Actrapid®, Actraphane® Insuman® Rapid
Glibenclamid	Euglucon® N
Glimepirid	Amaryl®
Insulin aspart	NovoRapid®
Insulin detemir	Levemir®
Insulin glargin	Lantus®
Insulin glulisin	Apidra®
Insulin lispro	Humalog®
Metformin	Glucophage®, Mescorit®
Miglitol	Diastabol®
Nateglinid	Starlix®
NPH-Insulin	Protaphan®
Pioglitazon	Actos®
Repaglinide	NovoNorm®
Sitagliptin	Januvia®
Beeinflussung der Sexualfunktion, -hormone (☞ Kap. 27)	
2-Stufenpille	Oviol®, Sequilar®
3-Stufenpille	Triquilar®
Abarelix	Plenaxis®
Buserelin	Profact®, Suprecur®
Cyproteronacetat	Androcur®
Finasterid	Proscar®
Goserelin	Zoladex®
konjugierte Östrogene	Presomen®
Methylergometrin	Methergin®
Mikropille	Lovelle®

Wirkstoffe	Handelsnamen
Minipille	Microlut®
Östradiolvalerat	Progynon®-Depot
Östriol	Ovestin®
Oxytocin	Syntocinon®
„Pille danach“	Levogynon®
Sildenafil	VIAGRA®
Tadalafil	Cialis®
Tamoxifen	Nolvadex®
Testosteronpräparate	Andriol®, Testoviron®
Vardenafil	Levitra®
Osteoporosemedikamente (☞ Kap. 28)	
Alendronat	Fosamax®
Etidronat	Diphos®
Raloxifen	Evista®
Zoledronat	Aclasta®
Fettsenker (☞ Kap. 29)	
Acipimox	Olbemox®
Atorvastatin	Sortis®
Bezafibrat	Cedur®
Colestipol	Cholestabyl®
Colestyramin	Lipocol-Merz®, Quantalan®
Ezetimib	Ezetrol®
Fenofibrat	Lipanthyl®
Fluvastatin	Cranoc®, Locol®
Gemfibrozil	Gevilon®
Pravastatin	Pravasin®
Rosuvastatin	Crestor®
Simvastatin	Zocor®
Opioidanalgetika (☞ Kap. 30.1)	
Buprenorphin	Temgesic®
Fentanyl	Durogesic®
L-Methadon	L-Polamidon®
Morphin	Kapanol®, MST®
Pentazocin	Fortral®
Pethidin	Dolantin®
Piritramid	Dipidolor®

Wirkstoffe	Handelsnamen
Remifentanil	Ultira®
Sufentanil	Sufenta®
Tilidin + Naloxon	Valoron®
Tramadol	Tramal®
Nicht-Opioidanalgetika (☞ Kap. 30.2, 30.4)	
Flupirtin	Katadolon®, Trancopal®
Metamizol	Novalgin®
Paracetamol	ben-u-ron®
NSAID, selektive COX-2-Hemmer (☞ Kap. 30.3)	
ASS	Aspirin®
Celecoxib	Celebrex®
Diclofenac	Voltaren®
Ibuprofen	Dolormin für Kinder®
Naproxen	Aleve®, Proxen®
Migränetabletten (☞ Kap. 31.2)	
Dihydroergotamin	ergotam®
Flunarizin	Sibelium®
Rizatriptan	Maxalt®
Sumatriptan	Imigran®
Zolmitriptan	AscoTop®
Antirheumatika-Basistherapeutika (☞ Kap. 32.1.2)	
Adalimumab	Humira®
Anakinra	Kineret®
Azathioprin	Imurek®, Zytrim®
Ciclosporin A	Sandimmun®
Cyclophosphamid	Endoxan®
D-Penicillamin	Metalcaptase®
Etanercept	Enbrel®
Infliximab	Remicade®
Goldsalze	Ridaura®, Tauredon®
Hydroxychloroquin	Quensyl®
Leflunomid	Arava®
Methotrexat	Lantarel®
Sulfasalazin	Azulfidine®, Colo-Pleon®

Wirkstoffe	Handelsnamen
Gichttherapeutika (☞ Kap. 33)	
Allopurinol	Zyloric®
Benzbromaron	Narcaricin®
Colchicin	Colchicum-Dispert®
Rasburicase	Fasturtec®
Muskelrelaxanzien (☞ Kap. 34.1)	
Alcuronium	Alloferin®
Atracurium	Tracrium®
Mivacurium	Mivacron®
Rocuronium	Esmeron®
Suxamethonium (Succinylbicholin)	Lysthenon®, Pantolax®
Inhalationsnarkotika (☞ Kap. 34.2)	
Enfluran	Ethrane®
Desfluran	Suprane®
Isofluran	Forene®
Sevofluran	Sevorane®
Injektionsnarkotika (☞ Kap. 34.4)	
Etomidat	Hypnomidate®
S-Ketamin	Ketanest® S
Methohexital	Brevimytal®
Propofol	Disoprivan®
Thiopental	Trapanal®
Lokalanästhetika (☞ Kap. 34.4)	
Bupivacain	Dolanaest®
Lidocain	Xylocain®
Mepivacain	Scandicain®
Prilocain	Xylonest®
Tetracain	Ophtocain-N®
Benzodiazepine (☞ Kap. 35)	
Brotizolam	Lendormin®
Chlordiazepoxid	Librium
Clonazepam	Antelepsin®, Rivotril®
Diazepam	Faustan®, Valium®
Flunitrazepam	Rohypnol®
Lormetazepam	Noctamid®
Midazolam	Dormicum®

Wirkstoffe	Handelsnamen
Oxazepam	Praxiten®
Temazepam	Planum®, Remestan®
Triazolam	Halcion®
Schlafmittel (☞ Kap. 36)	
Benzodiazepine	s. dort
(Clomethiazol)	(Distraneurin®)
Diphenhydramin	Vivinox®, Dolestan®
Doxylamin	Gittalun®
Haloperidol, Melperon, Promethazin, Doxepin	☞ Neuroleptika bzw. Antidepressiva
Melatonin	Circadin®
Zaleplon	Sonata®
Zolpidem	Bikalm®, Stilnox®
Zopiclon	Somnosan®, Ximovan®
Neuroleptika (☞ Kap. 37)	
Benperidol	Glianimon®
Clozapin	Elcrit®, Leponex®
Fluspirilen	Imap®
Haloperidol	Haldol®
Levomepromazin	Neurocil®
Melperon	Eunerpan®
Olanzapin	Zyprexa®
Promethazin	Atosil®
Risperidon	Risperdal®
Therapie der Manie (☞ Kap. 38)	
Benzodiazepine, Neuroleptika	s. dort
Lithium	Quilonum®
Antidepressiva (☞ Kap. 39)	
Amitriptylin	Saroten®
Citaprolam	Cipramil®
Clomipramin	Anafranil®
Desipramin	Petylyl®
Doxepin	Aponal®, Sinquan®
Fluoxetin	Fluctin®
Fluvoxamin	Fevarin®
Imipramin	Pryleugan®, Tofranil®

Wirkstoffe	Handelsnamen
Maprotilin	Deprilept®, Ludiomil®
Mianserin	Prisma®, Tolvin®
Mirtazapin	Remergil®
Moclobemid	Aurorix®
Nortriptylin	Nortrilen®
Paroxetin	Seroxat®, Tagonis®
Reboxetin	Edronax®, Solvex®
Sertralin	Gladem®, Zoloft®
Venlafaxin	Trevilor®
Antiepileptika (☞ Kap. 40)	
Benzodiazepine	s. dort
Carbamazepin	Tegretal®, Timonil®
Ethosuximid	Petnidan®
Gabapentin	Neurontin®
Lamotrigin	Elmendos®, Lamictal®
Levetiracetam	Keppra®
Phenobarbital	Luminaletten®
Phenytoin	Epanutin®
Primidon	Liskantin®, Mylepsinum®
Topiramat	Topamax®
Valproat	Ergenyl®, Orfiril®
Vigabatrin	Sabril®
Antiparkinsonmittel (☞ Kap. 41)	
Amantadin	Adekin®
Bromocriptin	Pravidel®
Cabergolin	Cabaseril®
Entacapon	Comtess®
Lisurid	Dopergin®
L-Dopa + Benserazid	Madopar®
L-Dopa + Carbidopa	Nacom®
Pergolid	Parkotil®
Pramipexol	Sifrol®
Ropinirol	Requip®
Rasagilin	Azilect®
Rotigotin	Neupro®
Selegilin	Antiparkin®, Xilopar®

Wirkstoffe	Handelsnamen
Antibiotika (☞ Kap. 43.1)	
Amoxicillin	Clamoxyl®
Amoxicillin + Clavulansäure	Augmentan®
Ampicillin + Sulbactam	Unacid®
Aztreonam	Azactam®
Bacitracin + Neomycin	Cicatrex®
Cefazolin	Elzogram®
Cefotaxim	Claforan®
Cefpodoxim	Orelox®
Ceftazidim	Fortum®
Ceftriaxon	Rocephin®
Cefuroxim	Zinacef®, Zinnat®
Ciprofloxacin	Ciprobay®
Clarithromycin	Klacid®
Clindamycin	Sobelin®
Daptomycin	Cubicin®
Doxycyclin	Vibramycin®
Erythromycin	Erythrocin®
Flucloxacillin	Staphylex®
Fusidinsäure	Fucidine®
Imipenem + Cilastin	Zienam®
Levofloxacin	Tavanic®
Lincomycin	Albiotic®
Linezolid	Zyvoxid®
Meropenem	Meronem®
Metronidazol	Clont®
Mezlocillin	Baypen®
Moxifloxacin	Avalox®
Ofloxacin	Tarivid®

Wirkstoffe	Handelsnamen
Piperacillin + Tazobactam	Tazobac®
Roxithromycin	Rulid®
Tigecyclin	Tygacil®
Antimykotika (☞ Kap. 43.2)	
Amphotericin	AmBisome®, Ampho-Moronal®
Anidulafungin	Ecalta®
Caspofungin	Cancidas®
Fluconazol	Diflucan®
Flucytosin	Ancotil®
Griseofulvin	Fulcin®, Likuden®
Itraconazol	Sempera®
Ketoconazol	Nizoral®, Terzolin®
Nystatin	Moronal®
Voriconazol	VFend®
Virustatika (☞ Kap. 43.3 und 44.9)	
Aciclovir	Zovirax®
Amantadin	Infex®
Foscarnet	Foscavir®
Ganciclovir	Cymeven®
Lamivudin	Epivir®
Nevirapin	Viramune®
Oseltamivir	Tamiflu®
Ritonavir	Norvir®
Zidovudin	Retrovir®
Malariamittel (☞ Kap. 44.8)	
Artemether / Lumefantrin	Riamet®
Atovaquon / Proguanil	Malarone®
Chloroquin	Resochin®
Mefloquin	Lariam®

Die Tabelle erhebt keinen Anspruch auf Vollständigkeit. Es sind nur einige Vertreter bei den Wirkstoffen der verschiedenen Substanzgruppen aufgeführt. Ebenso sind maximal zwei Handelsnamen pro Wirkstoff genannt. Generika wurden häufig gar nicht erst berücksichtigt. Ebensowenig wurden Zytostatika aufgelistet, aufgrund des großen und andauernden Wandels bei der Tumortherapie.
Die Tabelle wurde in den Anhang aufgenommen, da im Lehrbuchteil praktisch keine Handelsnamen stehen, um dort die Übersichtlichkeit zu wahren, und da die Produktnamen für die Pharmakologie praktisch keine Bedeutung haben. Da viele Studenten jedoch aus den Famulaturen den einen oder anderen Produktnamen kennen, soll diese Tabelle dem Interessierten einen kleinen Überblick über die wichtigsten Präparate bieten.
Die Reihenfolge der Substanzklassen wurde den Kapiteln im Buch angepasst. Die Handelsnamen sind außerdem im Register zu finden.

Literatur

Aktories, K. / Förstermann, U. / Hofmann, F. / Starke, D. (Hrsg.): Allgemeine und Spezielle Pharmakologie und Toxikologie. Elsevier GmbH, München, 10. Aufl., 2009.

Aktuelle Leitlinien der verschiedenen Fachgesellschaften.

Fauci, A. / Braunwald, E. / Kasper, D.L. / Hauser, S.L. / Longo, D.L. / Jameson, J.L. (Eds.): Harrison's Principles of Internal Medicine. McGraw-Hill Co., New York, 17th Ed., 2008.

Deutsches Ärzteblatt, verschiedene Ausgaben.

Fachinformationen für verschiedene Präparate.

Herold, G. und Mitarbeiter: Innere Medizin. Eine vorlesungsorientierte Darstellung. Köln 2011.

Hick, C. / Hick, A. (Hrsg.): Intensivkurs Physiologie. Elsevier GmbH, München, 6. Aufl., 2009.

Mutschler, E. / Geisslinger, G. / Kroemer, H.K. /Ruth, P./ Schäfer-Korting, M.: Arzneimittelwirkungen. Lehrbuch der Pharmakologie und Toxikologie. Wissenschaftliche Verlagsgesellschaft mbH, Stuttgart, 9. Aufl., 2008.

Roche Lexikon Medizin, Urban & Fischer Verlag, München, 5. Aufl., 2003.

The New England Journal of Medicine, verschiedene Ausgaben

Register

A

B

C

D

I

J

K

L

O

P

Q

R

S

T